肿瘤标志物
异常结果分析案例集

主　审　王传新　邢金良

主　编　王书奎　崔　巍　徐笑红

副主编（按拼音首字母排序）

　　　陈　燕　关　明　孙奋勇

　　　应斌武　杨增利

中国出版集团有限公司

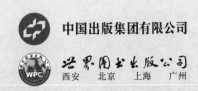

世界图书出版公司

西安　北京　上海　广州

图书在版编目（CIP）数据

肿瘤标志物异常结果分析案例集 / 王书奎，崔巍，徐笑红
主编 . —西安 : 世界图书出版西安有限公司 , 2024.3
ISBN 978-7-5232-1120-5

Ⅰ . ①肿… Ⅱ . ①王… ②崔… ③徐… Ⅲ . ①肿瘤—
生化性状—案例 Ⅳ . ① R730.4

中国国家版本馆 CIP 数据核字（2024）第 035541 号

书　　名	肿瘤标志物异常结果分析案例集
	ZHONGLIU BIAOZHIWU YICHANG JIEGUO FENXI ANLIJI
主　　编	王书奎　崔　巍　徐笑红
责任编辑	胡玉平
装帧设计	新纪元文化传播
出版发行	世界图书出版西安有限公司
地　　址	西安市雁塔区曲江新区汇新路 355 号
邮　　编	710061
电　　话	029-87214941　029-87233647（市场营销部）
	029-87234767（总编室）
网　　址	http://www.wpcxa.com
邮　　箱	xast@wpcxa.com
经　　销	新华书店
印　　刷	西安市久盛印务有限责任公司
开　　本	787mm×1092mm　　1/16
印　　张	32.25
字　　数	700 千字
版次印次	2024 年 3 月第 1 版　2024 年 3 月第 1 次印刷
国际书号	ISBN 978-7-5232-1120-5
定　　价	158.00 元

医学投稿　xastyx@163.com　‖　029-87279745　029-87285296
☆如有印装错误，请寄回本公司更换☆

编者名单

主　审　王传新　邢金良

主　编　王书奎　崔　巍　徐笑红

副主编（按拼音首字母排序）

陈　燕　关　明　孙奋勇　应斌武　杨增利

编　委（按拼音首字母排序）

曹　炬	曹颖平	陈奎生	陈志军	戴淑琴	邓　芳	邓红玉
董　轲	杜鲁涛	段朝晖	关秀茹	郭　林	郭　玮	郭　旭
何帮顺	胡　尧	荆结线	李　林	李　明	李世宝	李耀妮
李一荣	林发全	刘焕亮	刘家云	刘维薇	刘　洋	卢红阳
卢仁泉	马　莉	马秀敏	马艳霞	苗　强	潘秋辉	潘玉琴
齐志宏	秦东春	秦晓松	任　丽	沙光普	宋现让	苏海翔
孙轶华	唐发清	王　峰	汪付兵	王　林	王凤超	王熙才
王晓琴	徐　建	许青霞	袁育林	张　钧	张　泉	张　义
张金艳	张君龙	张　新	赵鸿梅	赵平森	赵银龙	郑桂喜
周　琳	邹学森					

秘　书　程青青　陈　晶

编　者（按拼音首字母排序）

闭　珏	蔡　蓓	曹花香	曹永彤	曹圆圆	陈　浩	陈克平
陈　磊	陈　琳	陈思妍	陈树林	陈文林	陈新科	陈彦丽
陈永健	陈　勇	程歆琦	程子韵	池沛冬	单倩云	董海新
董　茜	董文茜	董学君	董作亮	杜贵永	杜文胜	段　超
段　磊	樊　滢	范　文	方永明	冯　鹭	冯阳春	高　谦
高天翼	高嫣妮	高　颖	葛　鹏	葛章文	郭变琴	郭广波
郭秀娟	郭芷萱	韩昵薇	韩　宁	韩　醒	郝婷婷	何　静
贺妍妍	贺艳丽	洪国粦	侯天文	侯新芳	侯玉磊	胡杰群
黄　浩	黄惠甜	黄　健	黄晋徐	翚　缨	惠金子	贾　丽
贾双荣	贾天红	江明凤	姜　丹	姜菲菲	姜惠琴	蒋金坊
靳　华	康莉华	孔　虹	黎　锦	李　畅	李春莉	李宏峰

李君	李强	李小妹	李烨佳	李芸	李运改	李志伟
厉倩	连加辨	梁欢	梁林慧	梁贤明	林立岩	林丽文
林润端	刘海峰	刘江丽	刘杉	刘纹	刘晓华	刘杨
刘洋	刘艺贤	娄金丽	卢佳慧	罗华	罗晓成	骆诗露
马硝惟	马晓路	满宏伟	毛海婷	毛敏杰	南永刚	聂建云
牛倩	欧国平	潘锋	彭再林	钱丹	乔建启	曲业敏
阮豪骥	邵方桂	沈菁	石雪	宋春丽	宋一玲	宋志娟
苏镜	苏亚娟	孙涛	孙永梅	孙子久	谭丽玲	谭亚君
唐倩倩	唐曦	陶义丰	田保国	田博宇	田振	万楠
王迪	王晖	王佶	王丽星	王懋杰	王明丽	王启林
王秋波	王伟伟	王小玲	王雪萍	王亚丽	王砚春	王艳
王焰	王燕	王瑜敏	王志国	韦娜	魏斌	魏强
魏小童	吴阿阳	吴洪坤	吴杰	吴立翔	吴培元	吴锐浩
吴文娟	吴遐	吴晓娟	吴兴平	吴雁	吴瑶	伍海英
向立化	肖景玉	肖艳红	肖勇健	谢而付	谢科杰	谢志贤
邢瑞青	熊晓亮	熊戍霞	徐蓓	徐春欣	徐华国	徐进霞
徐晓琴	许静	杨惠聪	杨静	杨蕾	杨爽	杨宗蓓
姚懿雯	叶倩	殷剑	应春妹	余永波	曾灏	占少华
湛晓琴	张爱民	张冰	张春丽	张定懿	张芳	张海静
张华	张建港	张晋	张静	张娟	张波克	张磊
张林芝	张琳	张琪	张倩	张青菊	张伟伟	张晓方
张晓珥	张毅敏	张玉娟	张育	张志平	赵可伟	赵利
赵伟	赵晓涛	赵秀英	赵艳滨	郑辉	郑瑜宏	钟霓
周德	周剑锁	周坤	周芮	周小斌	周韵斓	朱俊
朱彧	朱苑莹	邽国庆				

序 一

每个医生每天都在自己的专业领域做正确的事,可加起来对患者却不一定都是好事。整合医学是医学发展的必然方向、必由之路和必然选择,她倡导从人的整体出发,将医学各领域最先进的理论知识和临床各专科最有效的实践经验按需加以整合,并根据社会、环境、心理的现实进行修正、调整,使之成为更加符合人体健康和疾病诊疗的新的医学体系。

《肿瘤标志物异常结果分析案例集》正是这样一本将全国数百位检验医师的智慧整合而成的经典著作,从案例陈述到专家点评展现了编者的深思熟虑和对患者的负责。相信每位读者从阅读一个个案例中能更深刻地了解整合肿瘤学。科学是非黑即白的,医学却有无数结果。医学是在 0~100% 中间找可能性,任何可能性都有可能成为结果,医学越接近 100% 是常理,越接近 0 是例外和意外,既能做疾病规范处理,又能处理例外和意外的医生才是好医生。建议医生要用系统论和整合观认识和了解医学,要坚持医学的反向研究,时常回头看看,把有用却被我们用科学范式扔掉了的东西捡起来,形成闭环式研究,才能找准医学发展的方向。

2022 年以来,中国抗癌协会组织 13 000 余位权威专家,集体编写完成我国首部《中国肿瘤整合诊治指南(CACA)》,覆盖 53 个常见瘤种(瘤种篇)和 60 种诊疗技术(技术篇)。《CACA 指南 —— 血清标志物》是技术篇的重要一章,是全球首个全面、系统阐述血清标志物临床应用的指南。另外,我们也在国内开展全国医生参与的针对特殊病例的"MDT to HIM"大讨论,每月一期,现在已达 120 余期了。每个案例都需要多学科人员参与,以此来提高医生的整体整合从医能力。

《肿瘤标志物异常结果分析案例集》与《CACA 指南 —— 血清标志物》、MDT to HIM 遥相呼应,目标不谋而合,对业界会产生深远影响,可及时架起检验人员、临床医生及患者之间的桥梁,为更合理、更精准、更规范地应用肿瘤标志物提供重要保证。

通览《肿瘤标志物异常结果分析案例集》可由十六个字来概括 —— 寻踪觅迹,联动至因,整合有道,合纵连横。

特将此书推荐给各位医生和读者,是为序。

中国抗癌协会理事长
中国工程院院士
美国医学科学院外籍院士
法国医学科学院外籍院士
樊代明
2023 年 9 月 9 日

序 二

据世界卫生组织国际癌症研究机构（IARC）2020 年发布的数据显示，中国癌症新发人数和死亡人数均位居全球第一，而肿瘤的预防、早期发现及治疗是癌症死亡率下降的主要途径。肿瘤标志物作为临床上广泛应用的检测项目，在肿瘤的早期鉴别诊断、疗效监测及预后评估中发挥了重要的作用。但由于临床医疗的特殊性，肿瘤标志物检测结果所呈现出的异常，常常会与临床医生对于疾病的判断出现不一致甚至矛盾的情况，轻则可能导致检验与临床沟通缺乏信任，重则可能给临床医生带来误导，耽误患者诊治，从而酿成严重后果。因此，分析导致肿瘤标志物检测结果异常的因素，减少临床判断的错误率，从而指导临床医生做出正确的病情分析显得尤为重要。

目前关于肿瘤标志物检测结果的影响因素除了肿瘤本身之外，包括生理、病理、药物等在不同情况下都可能成为影响结果的重要因素。《肿瘤标志物异常结果分析案例集》从 2021 年启动编撰工作，到 2023 年底付梓，共动员了数百位一线医务工作者，里面每一个真实的案例都凝结着广大医务工作者的劳动和智慧，也是最生动、最丰富、最具体的临床医疗实践的重要资料。

古人云：积土成山，风雨兴焉；积水成渊，蛟龙生焉。对于大多数检验或临床医生来说，积累医疗经验是提升专业能力、提高业务素质的重要条件，对于肿瘤标志物检测结果的影响因素判断更需要长期的打磨和相当多的案例经验做铺垫，这也是编撰本书的初衷，即旨在帮助临床排除各种因素对肿瘤标志物检测结果的影响，减少临床判断的错误率，指导检验与临床医生做出正确的病情判断。

我希望这本书能够让全国的同道们在最短时间内学习到更多的诊疗经验，尤其是对于医疗资源欠发达地区或基层医务工作者，弥补由于资源差异所造成的知识壁垒，让他们在日常诊疗工作中有案可依、有例可循，更好地服务患者，造福人类。

山东大学第二医院
中华医学会检验分会主任委员
王传新　教授

序 三

进入 21 世纪以来，随着环境变化和人口老龄化的加剧，恶性肿瘤已成为威胁人类健康的最大杀手之一。肿瘤起病隐匿，多数患者在确诊时已处于疾病中晚期，错过了最佳治疗时机，造成巨大悲剧。因此在肿瘤疾病的诊疗上，早发现、早治疗是我们一直遵循的原则。

在肿瘤疾病的发现和诊疗上，肿瘤标志物可谓一个绕不开的话题，目前临床上的肿瘤标志物种类繁多，广泛应用于肿瘤筛查、早期诊断、伴随诊断、复发风险评估及治疗疗效观察等方面，但多数肿瘤标志物在多种肿瘤中均呈异常表达，且某一特定肿瘤中也常有多种阳性肿瘤标志物。这种"多对一"及"一对多"的现象，也导致传统肿瘤标志物的特异性和灵敏性不足的问题。为此，我们一边寻找更多、更灵敏的肿瘤标志物，一边思考如何更好地应用当下已有的肿瘤标志物，后者更为重要。同时，检验和临床的医务工作者也需要全面深入了解肿瘤标志物，总结归纳肿瘤标志物临床应用的经验与共识，从而更好地提升临床肿瘤疾病的诊疗效果，更好地为患者服务。

作为常年致力于对肿瘤标志物的研究、解读、宣传的专业学会，一直以来，中国抗癌协会肿瘤标志专业委员会在肿瘤标志物方面开展了大量学术交流活动，组织编写了十部相关专家共识和专著，如《肿瘤标志物》《CACA 指南——血清标志物》等，并参编了《整合肿瘤学》等相关书籍，获得业内诸多专家的肯定和赞扬，在经过广泛调研和深入分析之后，30 余位业内专家于 2021 年 6 月共同发起成立了《肿瘤标志物异常结果分析案例集》编写组，期望通过对真实案例的收集，给检验医生和临床医生更多参考，帮助他们在临床工作中排除各种因素对肿瘤标志物检查结果的影响，减少临床判断的错误率，指导检验与临床工作者做出正确的病情分析。

三年时光如白驹过隙，流水匆匆，在主编王书奎教授、崔巍教授、徐笑红教授及几位副主编的带领下，大家共同努力，克服新冠病毒疫情带来的困难和压力，在全国范围内组织了 300 余位专家参与到案例收集及编写工作中，经过 20 余场展示讨论会，从所收集的 571 份原始案例中层层筛选，最终编集成册。此过程所耗费的心血和辛苦有目共睹，不言自明。

《肿瘤标志物异常结果分析案例集》这本书是对肿瘤标志物相关理论的实践与应用，也是临床难得的经验积累与总结，对检验一线人员的日常工作有及其重要的参考价值，也是广大临床医务工作者用于指导医疗实践的实用书籍，不仅能够提升肿瘤标志物在临床上的应用价值，更能增强检验和临床沟通互动，促进肿瘤疾病诊疗水平的提升。

空军军医大学

中国抗癌协会肿瘤标志专业委员会主任委员

邢金良 教授

前　言

在临床实践中，我们经常会遇到一些关于肿瘤标志物的"烦心事"。临床医生或患者拿到检测报告单时，有时会发现检测结果与疾病症状、体征不一致，与治疗的效果不一致，与监测随访中前后结果不一致，检验科常常收到咨询、受到质疑甚至患者投诉。面对这些问题，最终的解答者是检验工作者。然而，面对这些问题，答疑解惑者应具备生理、病理、药理、临床诊断、治疗进展等一系列的专业知识，涉及领域很广，知识储备很多，如果经验不足，就一时难以有满意的析解。为此，我们萌发一个念头，向全国医学工作者征收肿瘤标志物的各类案例。根植肿瘤标志物临床应用30多年的经验和教训，凝练日积月累的思辨与体会，整合"CACA指南"的思路，围绕案例分析解读、专家点评解惑的指导策略，集思广益，研学并进，这便是本书发起的初衷。经过两年多的努力和打磨，《肿瘤标志物异常结果分析案例集》将登场以飨读者。作为检验领域兼具"教学"和"应用"功能的案例用书，《肿瘤标志物异常结果分析案例集》以完备的内容体系和精准的案例择选为检验人员在肿瘤标志物实验室检测上提供技术指导，为临床医生对肿瘤标志物在高危人群筛查、疗效和复发监测、预后评估等应用上提供帮助，为患者在肿瘤标志物应用的基本知识了解上提供科普。

相较于其他案例书籍，本书具有如下特点：

一是百例挑一，例例生辉。本书自发起共收到来自全国范围571份案例。为了打造精品，保证质量，编写组在全国组织了20余场编写讨论会，经过内审、分类审、四场案例展示、八场案例会评、一场终审，邀请了数十位领域元老级专家进行专业指导和精彩点评，通过两年多的不断打磨和反复修改，最终收录了270份典型案例，选取的案例具有真实性、前沿性、典型性等特征，极具可读性。

二是肿瘤标志物内容完备，针对性强。全书分三部分：第一部分介绍常用肿瘤血清标志物的分类及应用、检测方法、检测影响因素，简要概述了肿瘤标志物的基本状况。第二部分展现了124例常用肿瘤血清标志物的临床应用案例解析，分别从肿瘤标志物与高危人群的肿瘤风险评估、在诊断及鉴别诊断中的价值、在疗效监测中的价值、在预后随访中的价值方面遴选案例，主要体现肿瘤标志物的临床实用价值。第三部分展现了146例常用肿瘤血清标志物特殊案例解析，分别从诊疗操作、药物、生理状况、良性疾病、检测平台、血液中其他干扰物质对肿瘤标志物检测结果影响的精选案例，主要展示不同因素对肿瘤标志物结果的影响。此部分乃本书之精华，有些案例非常独特，有些案例极具代表性，专家点评具点睛之效，读之令人茅塞顿开。

三是案例设计得当，结构合理。每个案例由基本信息、病史简述、案例随访、案例分析与专家点评、参考文献这五部分组成。每个案例层层剖析，有理有据，将案例的陈述、专家点评等清晰展现给读者，令读者印象深刻，抓住重点。

四是编者队伍庞大，代表了检验行业的顶尖力量。 整个案例集参编人员达 300 多人，覆盖全国 30 多个省市自治区，参编人员中拥有众多全国知名检验专家，具有丰富的临床经验和雄厚的知识储备，在本书的编写、评审中提供了许多宝贵的建议，也推荐了许多好的案例，对本书内容的丰润起到了重要的作用。

本书凝聚了全国数百位经验丰富的医疗工作者的智慧，体现了编委会和编写者齐心协力、求真务实、精益求精的工作态度，在收集、编写、评审过程中，正值三年疫情防控期，我们的检验专家突破重重困难，为《肿瘤标志物异常结果分析案例集》的收集、编写、评审作出了重大贡献，编写者更是本着严谨的态度，对提交的案例不厌其烦地多次修改。在此，谨向所有参编者、投稿人、秘书处致以衷心的感谢，也非常感谢郑州安图生物工程股份有限公司，依托其肿瘤标志物广泛的用户基础和多年的研发经验，从抗原抗体、反应模式、异常人群、药物影响等方面提出了重要的建议，对成书至关重要。让我们一起见证、一起经历、一起收获。

鉴于时间有限，书中不足之处在所难免，恳请各位专家、读者斧正。

南京市第一医院　王书奎　教授

中国医学科学院肿瘤医院　崔　巍　教授

浙江省肿瘤医院　徐笑红　教授

目　录

第一部分　常用肿瘤血清标志物简介

第二部分　常用肿瘤血清标志物的临床应用案例解析

第三部分　常用肿瘤血清标志物与特殊案例解析

第一部分

常用肿瘤血清标志物简介

I

第一章

常用肿瘤血清标志物的分类及应用

肿瘤标志物（tumor marker，TM）是在恶性肿瘤的发生和增殖过程中，由肿瘤细胞本身所产生或由非肿瘤细胞经肿瘤细胞诱导后所合成并可反映肿瘤存在和生长的一类物质，包括蛋白质、激素、酶（同工酶）、多胺及癌基因产物等。TM 的实验室检查是肿瘤患者诊断、治疗、随诊监测的重要检查手段之一，尤其 TM 的动态检测已贯穿肿瘤筛查、辅助诊断、预后评估、疗效观察和复发监测全过程，甚至对部分肿瘤的诊断和治疗起着关键性作用。理想的肿瘤标志物应具备敏感性高、特异性高、器官特异性好、半衰期短等特点。肿瘤标志物可存在于体液、细胞或组织中，特别是血液中，便于检测。本节就常用肿瘤标志物的分类和应用进行分述。

一、常用肿瘤标志物的分类（表 1.1）

表 1.1　常见的血清肿瘤标志物

分类	主要肿瘤标志物	相关肿瘤
胚胎抗原类	甲胎蛋白（AFP）	肝细胞癌，胚胎细胞癌
	癌胚抗原（CEA）	结肠癌，直肠癌，胰腺癌，肺癌，乳腺癌等
糖蛋白抗原类	糖类抗原 125（CA125）	卵巢癌，子宫内膜癌
	糖类抗原 15-3（CA15-3）	乳腺癌，卵巢癌
	糖类抗原 19-9（CA19-9）	胰腺癌，胃肠癌，肝癌
	糖类抗原 242（CA242）	胰腺癌，结直肠癌
	糖类抗原 72-4（CA72-4）	卵巢癌，乳腺癌，胃肠癌
	鳞状细胞癌抗原（SCC）	宫颈癌，食管癌
	异常凝血酶原（DCP）	肝细胞癌
酶及同工酶类	前列腺特异性抗原（PSA）	前列腺癌
	神经元特异性烯醇化酶（NSE）	小细胞肺癌，神经母细胞瘤
	α-L-岩藻糖苷酶（AFU）	原发性肝癌，肺癌，结肠癌，乳腺癌

续表

分类	主要肿瘤标志物	相关肿瘤
激素类	人绒毛膜促性腺激素（HCG）	妊娠滋养细胞肿瘤，卵巢癌
	降钙素（Ctn）	甲状腺髓样癌
	胃泌素释放肽前体（ProGRP）	小细胞肺癌，神经母细胞瘤
蛋白质类	细胞角蛋白19（Cyfra21-1）	非小细胞肺癌，食管癌
	组织多肽特异性抗原（TPS）	结直肠癌，乳腺癌
	铁蛋白（Fer）	白血病，肝癌，肺癌，乳腺癌
	人附睾蛋白4（HE4）	卵巢癌，子宫内膜癌
	血清100蛋白（S100）	中枢神经系统损伤，恶性黑色素瘤
氨基糖类	唾液酸（SA）	肺癌，肝癌

1. 胚胎抗原类肿瘤标志物

（1）AFP

甲胎蛋白（alpha-fetoprotein，AFP）是胎儿发育早期由肝脏和卵黄囊合成的一种由591个氨基酸组成的糖蛋白，电泳时位于白蛋白和 α_1 球蛋白之间。新生儿时期 AFP 很高，到1岁时降至 10~20 μg/L，在成人血清中 AFP 的含量很低。当肝细胞发生恶性变时，AFP 含量明显升高，是临床上辅助诊断原发性肝细胞癌（简称肝癌）的重要指标。血清 AFP 联合肝脏超声检查可作为原发性肝癌高危人群筛查的重要指标，尤其是 HBV 和（或）HCV 感染者以及有原发性肝癌家族史者。血清 AFP 是当前肝癌诊断和疗效监测常用且重要的指标。对于血清 AFP ≥ 400 μg/L 超过1个月，或 ≥ 200 μg/L 持续2个月，在排除妊娠、活动性肝病和生殖系胚胎源性肿瘤后，应高度怀疑肝癌，结合超声、CT/MRI 等影像学检查，必要时做活组织检查等以明确诊断。血清 AFP 广泛用于肝癌预后、疗效和复发监测，高浓度的血清 AFP，提示预后不良；肝癌手术后，血清 AFP 浓度下降到参考区间内，提示手术有效；若血清 AFP 仅有部分下降，提示手术不彻底或已有转移病灶。血清 AFP 升高也可见于生殖系胚胎源性肿瘤，如睾丸非精原细胞瘤、卵黄囊瘤、恶性畸胎瘤等；还可见其他恶性肿瘤，如胃肝样腺癌、结直肠癌等。

（2）CEA

癌胚抗原（carcinoembryonic antigen，CEA）是一种结构复杂的酸性糖蛋白，主要存在于成人癌组织以及胎儿的胃肠管组织中，是一种较广谱的肿瘤标志物。临床上可用于结肠癌、直肠癌、肺癌、乳腺癌、食管癌、胰腺癌、胃癌、转移性肝癌等常见肿瘤的辅助诊断；在甲状腺髓样癌、胆管癌、泌尿系恶性肿瘤等患者可见不同程度的升高。妊娠、肺部良性疾病、胃肠道良性炎症以及肝炎、肝硬化等疾病，血清 CEA 也可有不同程度的升高。吸烟者血清 CEA 水平明显升高，且升高程度与吸烟量和吸烟持续时间正相关。血清 CEA 一般不用于无症状人群的肿瘤筛查。血清 CEA 水平是判断肿瘤预后的因素之一，血清 CEA 持续升高，提示预后不良。

2. 糖蛋白抗原类肿瘤标志物

（1）CA125

糖类抗原125（carbohydrate antigen 125，CA125）是一种大分子糖蛋白，存在于上皮性卵巢癌组织中，是目前常用的卵巢癌肿瘤标志物。对于有遗传基因突变或卵巢癌家族史的高危人群，可考虑用血清CA125结合盆腔超声检测以及早发现卵巢癌。血清CA125主要用于卵巢癌，特别是上皮性卵巢癌的辅助诊断，还可作为绝经后妇女良、恶性盆腔肿瘤的鉴别诊断指标；也是判断卵巢癌预后的因素之一，无论手术前还是手术后，血清CA125持续升高均提示预后不良。血清CA125在子宫内膜癌等其他妇科肿瘤、肺癌、胰腺癌、结肠癌患者中也有一定的阳性率。血清CA125在某些良性疾病如子宫内膜异位症、慢性盆腔炎、腹膜炎、卵巢囊肿、胰腺炎、肝炎、肝硬化等疾病中也可有不同程度的升高；血清CA125一般不用于无症状女性的卵巢癌筛查。

（2）CA15-3

糖类抗原15-3（carbohydrate antigen 15-3，CA15-3）是一种大分子糖蛋白，对乳腺癌的辅助诊断有一定价值。在卵巢癌、宫颈癌、肝癌、结肠癌等恶性肿瘤中，也有不同程度的阳性率。血清CA15-3与影像学检查及临床体格检查一起，可用于乳腺癌患者治疗反应的监测，CA15-3浓度的持续升高提示疾病进展。

（3）CA19-9

糖类抗原19-9（carbohydrate antigen 19-9，CA19-9）是一种大分子糖蛋白，属Lewis血型抗原类肿瘤标志物，是用结肠癌细胞株SW1116细胞表面分离出来的单唾液酸神经节糖苷脂作为抗原，制成相应的单克隆抗体1116-NS-19-9，用此单克隆抗体识别的肿瘤相关抗原即为CA19-9，是目前临床常用的检测胰腺癌、胆道等恶性肿瘤的肿瘤标志物。约3%~7%的胰腺癌患者为Lewis抗原阴性血型结构，不表达CA19-9，故此类胰腺癌患者CA19-9检测水平多正常。血清CA19-9在胃癌、结肠癌、肝癌患者中也有一定的阳性率；在胆管感染（胆管炎）、炎症或胆管梗阻（无论病因为何）的病例中可能出现一定程度的升高，因此CA19-9水平的术前检测最好在胆管减压完成和胆红素正常后进行。

（4）CA242

糖类抗原242（carbohydrate antigen 242，CA242）是一种唾液酸化的鞘糖脂类肿瘤相关抗原，可用于结直肠癌、胃癌及胰腺癌等消化道恶性肿瘤的辅助诊断、疗效监测和预后评估。

（5）CA72-4

糖类抗原72-4（carbohydrate antigen 72-4，CA72-4）是一种高分子糖蛋白类癌胚抗原，临床上常用于胃癌的辅助诊疗；对胃癌、结直肠癌、胰腺癌等消化道肿瘤和卵巢癌也具有重要的参考价值。

（6）SCC

鳞状细胞癌抗原（squamous cell carcinoma antigen，SCC 或 SCCA）属于丝氨酸 / 半胱氨酸蛋白酶抑制物家族的糖蛋白，是从子宫颈鳞状细胞癌组织中分离出来的肿瘤相关抗原 TA-4 的亚单位，是鳞状细胞癌，尤其是宫颈鳞状细胞癌和肺鳞状细胞癌的常用肿瘤标志物，在头颈部上皮细胞癌、食管癌、鼻咽癌、皮肤癌等恶性肿瘤中也有不同程度的升高。

（7）DCP

异常凝血酶原 / 去饱和 - γ - 羧基 - 凝血酶原（des-gamma-carboxy prothrombin，DCP）是日本学者最早从肝癌患者中检出的一种缺乏凝血活性的异常凝血酶原，可由维生素 K 缺乏或拮抗剂 - Ⅱ 诱导形成的蛋白质（protein induced by vitamin K absence or antagonist- Ⅱ，PIVKA）。在不缺乏维生素 K 的良性肝病及肝癌患者会出现 DCP 增高，应用于肝癌临床诊疗时，与 AFP 联合检测，可提高肝癌的灵敏度。

3. 酶类肿瘤标志物

（1）PSA

前列腺特异性抗原（prostate-specific antigen，PSA）是前列腺组织中一种主要由前列腺上皮细胞合成的，具有丝氨酸蛋白酶活性的单链糖蛋白，大量存在于精液中，参与精液的液化过程。在血液中的 PSA 是游离态 PSA（free PSA，fPSA）与复合态 PSA（complexed PSA，cPSA）的总和，也称为总 PSA（total PSA，tPSA）。在血液中与多种内源性蛋白酶抑制物结合，cPSA 占 tPSA 的 60%~90%，fPSA 占 tPSA 的 5%~40%。

PSA 可用于中、老年男性的前列腺癌筛查；特别是高危人群，如有前列腺癌家族史的男性，建议从 45 岁开始筛查。血清 PSA 在前列腺癌辅助诊断、临床分期以及疗效和复发监测中均有重要价值。

近年来，PSA 同源异构体 2（p2PSA），以及前列腺健康指数（PHI）等评价指标逐渐受到关注。特别是对于 tPSA 为 4~10 ng/mL 的人群而言，PHI 诊断前列腺癌的效力优于 tPSA，可以减少不必要的前列腺穿刺活检。通过 tPSA、fPSA 和 p2PSA 计算 PHI，公式如下：

$$PHI = p2PSA / fPSA \times \sqrt{tPSA}$$

（2）NSE

神经元特异性烯醇化酶（neuron specific enolase，NSE）是一种参与糖酵解代谢过程的酸性蛋白酶，存在于神经组织和神经内分泌组织中；起源于神经内分泌组织的肿瘤如神经母细胞瘤和小细胞肺癌（SCLC），血清 NSE 升高。NSE 和胃泌素释放肽前体（ProGRP）联合检测是 SCLC 被推荐的肿瘤标志物组合。在嗜铬细胞瘤、甲状腺髓样癌、黑色素瘤、胰岛细胞瘤、视网膜母细胞瘤等神经内分泌细胞肿瘤中，也可见血清 NSE 升高。

（3）AFU

α-L- 岩藻糖苷酶（alpha-L-fucosidase，AFU）是一种溶酶体酸性水解酶，广泛分布于人体各种细胞的溶酶体内以及血液和体液中。AFU 参与体内糖蛋白、糖脂和寡糖的代谢，以往主要用于遗传性 AFU 缺乏引起的岩藻糖蓄积病的诊断。1984 年 Deugnier 等首先发现原发性肝癌患者血清中 AFU 活性升高。多年来的研究表明，血清 AFU 检测有助于原发性肝癌的辅助诊断、疗效观察以及术后随访，可作为原发性肝癌的标志物。

4. 激素类肿瘤标志物

（1）HCG

人绒毛膜促性腺激素（human chorionic gonadotrophin，HCG）是由胎盘滋养层细胞分泌的一种糖蛋白，由 α 和 β 二聚体的糖蛋白组成。β 亚单位是 HCG 所特有的，肿瘤诊疗常测定 β-HCG。β-HCG 是葡萄胎及妊娠滋养细胞肿瘤诊断及鉴别诊断、治疗监测重要的参考指标。HCG 还常用于早期妊娠的诊断；在卵巢癌、宫颈癌等恶性肿瘤中也可见增高。

（2）Ctn

降钙素（calcitonin，Ctn）是由甲状腺滤泡旁细胞合成和分泌的一种激素，对起源于滤泡旁细胞的甲状腺髓样癌的诊断、手术疗效判断和复发监测等具有重要意义。

（3）ProGRP

胃泌素释放肽前体（pro-gastrin releasing peptide，ProGRP）是胃泌素释放肽（GRP）的前体物质，GRP 是一种刺激胃 G 细胞分泌胃泌素的神经肽类激素。随着信号肽裂解，其 148 个氨基酸的 GRP 前蛋白原被分解生成 68 个氨基酸的 ProGRP、27 个氨基酸的 GRP 和 10 个氨基酸的神经调节素 C。由于 GRP 的半衰期很短，只有 2 min，在血液中难以准确检测，因此通常测定 ProGRP。血清 ProGRP 是一种与神经内分泌肿瘤有关的物质，且不受标本溶血的影响，正成为 SCLC 首选的肿瘤标志物。血清 ProGRP 水平升高还可见于类癌、具有神经内分泌功能的未分化大细胞肺癌、甲状腺髓样癌以及具有神经内分泌功能的不依赖雄激素的前列腺癌等。

5. 蛋白类肿瘤标志物

（1）Cyfra21-1

细胞角蛋白 19（cytokeratin fragment 19，Cyfra21-1）是角蛋白 19 的可溶性片段，广泛分布于人类上皮细胞的结构蛋白，在肺癌、食管癌等上皮起源的恶性肿瘤患者中常增高，是 NSCLC 的常用肿瘤标志物。

（2）TPS

组织多肽特异性抗原（tissue polypeptide specific antigen，TPS）是细胞角蛋白 18 片段上的 M3 抗原决定簇，血清中 TPS 水平的高低在一定程度上反映出肿瘤细胞的增殖活性，是一种"肿瘤活性依赖型"广谱肿瘤标志物，但 TPS 器官特异性较差。血清 TPS 水平增高可见于结直肠癌、乳腺癌、卵巢癌等恶性肿瘤。

（3）Fer

铁蛋白（ferritin，Fer）是一种主要在肝内合成的含铁丰富的蛋白质，癌细胞具有较强的铁蛋白合成能力，铁蛋白可以作为广谱的肿瘤标志物；在肝癌、淋巴瘤、白血病和乳腺癌等恶性肿瘤患者都可见增高。

（4）HE4

人附睾蛋白 4（human epididymis protein，HE4）是一种 Whey 酸性蛋白家族的分泌蛋白，在卵巢癌患者中高表达。HE4 与 CA125 联合检测，并借助于 ROMA 指数，有助于卵巢癌患者的辅助诊断、病情监测和疗效评估。HE4 在子宫内膜癌患者的诊疗管理中也有一定的临床价值。

（5）S100

血清 100 蛋白（S100）是一种钙结合蛋白，是脑神经损伤的生物标志物，黑色素瘤、神经胶质瘤等恶性肿瘤患者的血清及脑脊液中可检测到 S100 水平增高。

6. 氨基糖类肿瘤标志物

SA

唾液酸（sialic acid，SA）是一大类氨基糖类物质，包括神经氨酸及其衍生物的糖类，作为多糖、糖蛋白和糖脂的成分广泛分布于生物体内细胞膜糖蛋白和脂蛋白中，如以神经节苷脂的形式，在生命体许多重要过程中发挥着重要的作用。在细胞受损及恶变过程中，细胞膜上糖脂合成增加及糖脂转化异常并大量脱落或分泌入血，导致肿瘤患者血清 SA 含量异常增高。SA 是一种可广泛应用于肺癌、肝癌基妇科肿瘤等恶性肿瘤的广谱肿瘤标志物。

二、常见肿瘤标志物的临床应用

1. 肿瘤标志物的临床应用价值

（1）肿瘤高危人群的筛查

早发现、早诊断、早治疗是肿瘤诊疗最重要的原则。大部分肿瘤标志物会先于临床症状出现之前升高，可用于高危人群恶性肿瘤的早期辅助诊断。如血清 PSA 检测，推荐作为老年男性患者前列腺癌的筛查项目之一；在肝癌高发区，特别是在慢性乙肝感染者中定期进行 AFP 检测和超声检查，可早期发现肝癌。

（2）肿瘤的鉴别诊断与临床分期

许多肿瘤标志物浓度在一定程度上与肿瘤负荷呈正相关，能够初步反映肿瘤的大小和分化程度，定量检测结果有助于临床分期的辅助诊断。多项研究均证实，血清肿瘤标志物水平与病理类型之间存在一定的关联性，通过测定患者外周血液肿瘤标志物水平，为肿瘤病理类型的确定提供辅助依据。以临床疑似肺癌患者为例，ProGRP 和 NSE 水平同时异常增高，其他肿瘤标志物基本正常或者轻微升高的，强烈提示 SCLC 可能，对于无法进行支气管活检或者肺穿刺的患者，有重要的鉴别诊断价值。

（3）肿瘤的预后判断

肿瘤标志物浓度的变化与肿瘤预后密切相关；在接受外科根治性切除手术的原发性肝细胞癌患者中，术后 AFP 水平降至正常的患者预后好，其无病生存期显著高于术后 AFP 水平异常的患者。

（4）肿瘤的疗效监测与复发监测

肿瘤标志物浓度的动态监测是肿瘤标志物最重要的临床应用价值。研究表明，肿瘤出现复发或者转移时，血清肿瘤标志物可早于临床症状 3~12 个月出现升高。在肿瘤诊疗过程中，一般建议肿瘤患者在抗肿瘤治疗前、治疗中、治疗后定期复查肿瘤标志物。单纯手术治疗的肿瘤患者一般建议术后 1 个月复查 TM；还需要进行其他化疗、放疗等辅助治疗的患者，一般建议在术后 1 个月 / 辅助治疗前复查 TM，并在治疗过程中根据需要复查 TM。肿瘤患者需要定期复查：一般建议在头 2 年每 3 个月复查一次；2~5 年内每 6 个月复查一次，5 年后每年复查一次；以上复查都需要同时复查肿瘤标志物水平。

2. 肿瘤标志物联合检测

为了提高肿瘤标志物的辅助诊断价值，提高肿瘤的阳性检出率，临床常建议选择两种或两种以上的肿瘤标志物进行联合检测。联合检测的指标必须经过科学分析、严格筛选，合理选择 2~5 种灵敏度高、特异性强的肿瘤标志物，要避免大联合检测造成的医疗资源浪费。常见肿瘤标志物的组合参见表 1.2。

表 1.2　临床常见肿瘤标志物联合检测组合

恶性肿瘤	肿瘤标志物组合
肺癌	Cyfra21-1，CEA，ProGRP，NSE，SCC，CA125
乳腺癌	CA15-3，CA125，CEA
肝癌	AFP，PIVKA，AFP-L3，CEA，CA19-9
胃癌	CA72-4，CEA，CA242，AFP
结直肠癌	CEA，CA19-9，CA242
胰腺癌	CA19-9，CEA，CA242
卵巢癌	CA125，HE4，β-HCG，CEA，AFP
宫颈癌 / 子宫内膜癌	SCC，CA125，CEA
前列腺癌	fPSA/tPSA，PAP，CEA
生殖细胞 / 睾丸肿瘤	AFP，CEA，β-HCG
甲状腺髓样癌	Ctn，CEA

3. 肿瘤标志物应用注意事项

合理应用肿瘤标志物，有助于高危人群的肿瘤筛查，肿瘤患者的辅助诊断、疗效观察和复发监测等，在使用过程应注意以下几点：

• 同一肿瘤或不同类型肿瘤可有一种或几种血清肿瘤标志物浓度异常；同一血清肿瘤标志物可在不同肿瘤中出现。合理选择 2 项及以上灵敏度高、特异性互补的血清肿瘤标志物联合检测，对于高危人群的肿瘤筛查、肿瘤的辅助诊断、预后评估、疗效监测和复发转移预警等具有重要临床价值。

• 肿瘤标志物的检测结果不能作为肿瘤诊断的金标准，需要结合患者病史、症状和体征，以及其他检查结果，如组织病理学，影像学（CT、磁共振成像和超声等），内镜等，按照相关诊疗规范，做出肿瘤诊断。单次检测结果升高不能用于肿瘤复发的判断，应在一段时间内再复诊检测。

• 正确解读肿瘤标志物的检测结果，强调肿瘤标志物动态监测的重要性，应注意不同品牌检测系统、不同实验原理、不同检测方法间检测结果可能存在的差异。为保证检测结果的可比性，在肿瘤标志物连续检测、判断疗效或复发监测时应使用同一检测系统进行监测。

• 肿瘤标志物一般不适用于人群普查；个别肿瘤标志物，如 AFP 可适用于高危人群的筛查与管理。

参考文献

[1] 常用血清肿瘤标志物检测的临床应用和质量管理 (发布稿):WS T 459–2018[S], 2018.
[2] 中华医学会检验分会，卫生部临床检验中心，中华检验医学杂志编辑委员会 . 肿瘤标志物的临床应用建议 [J]. 中华检验医学杂志，2012, 35(2):103–116. DOI:10.3760/cma.j.issn. 1009–9158. 2012.02.003.

（崔　巍，王慜杰　中国医学科学院肿瘤医院）

（齐志宏　中国医学科学院北京协和医院）

第二章

常用肿瘤血清标志物的检测方法

一、化学发光免疫分析

化学发光免疫分析（chemiluminescence immunoassay，CLIA）是目前临床肿瘤标志物的主流检测方法之一。该方法是 Tsugi 于 1979 年创立，用来检测微量抗原或抗体的新型标记免疫分析技术。

1. 检测原理

将带有不同化学发光标记物的抗体或抗原及涂有磁颗粒或固相载体上的抗体 / 抗原，与待测样品中抗原 / 抗体反应形成复合物，经磁场或其他方式洗涤分离未结合物质，免疫结合物通过不同方式发光，仪器根据发光强度自动计算得到待测分析物含量。

根据分析系统中不同发光标记物，化学发光免疫分析可分为酶促化学发光免疫分析法、直接化学发光免疫分析法、电化学发光免疫分析法及活性氧途径均相发光免疫分析法（又称光激化学发光免疫分析法）。

2. 检测流程

不同标记物的检测系统流程基本一致，主要包括抗原抗体结合、洗涤与分离（活性氧途径均相发光免疫分析法无需此步骤）、化学发光反应及信号检测等步骤。

3. 质量控制

根据化学发光免疫分析系统的检测流程，需要在抗原抗体结合、洗涤与分离（活性氧途径均相发光免疫分析法无需此步骤）、化学发光反应及信号检测等方面做好质量控制。不同标记物的抗原 / 抗体与待测样品中的抗原 / 抗体形成复合物的过程是检测准确性极为重要的环节，在此过程中，需要注意抗原抗体反应的特异性、比例性、可逆性和阶段性等特性。对于不同检测系统，需注意其分子大小、空间构象、反应环境、标记偶联技术等因素，尽量降低交叉反应、前带或后带、嗜异性抗体及基质效应等干扰因素。洗涤与分离过程，主要是通过电磁场、微粒捕获、涂覆珠分离及清洗缓冲液来完成，此时要注意电磁场的强度、载体涂层技术，膜柱分离技术及清洗缓冲液的清洗效率及次数，防止出现携带污染等干扰。在化学发光反应阶段，要注意反应环境中的酸碱度、温度、离子浓度及反应时间等，使得发光反应系统达到最佳反应条件。在信号检测过程中，发出的光子、电子或荧光由聚光器收集，光强度读数仪器记录，并按标准品制作标准曲线，仪器自动计算待测物含量，在此过程中，由于发光系统的不同存在闪光型或辉光型，需根据不同情况采用不同聚光器收集和光强度读数仪进行检测。

4. 应用评价

化学发光免疫分析系统由于灵敏度高、特异性好、分析速度快、自动化程度高、线性范围宽等特点，现已广泛应用于临床肿瘤标志物的检测，在肿瘤筛查、诊断及指导临床治疗过程中发挥着重要的作用。但化学发光免疫分析系统仍存在一定局限性，在临床应用过程中，要根据不同临床需求、不同检测系统间的方法特性，采用合适的方法或系统，或采用多种系统组合来进行肿瘤标志物的检测，以提高临床检测的准确率。

二、酶联免疫吸附试验

酶联免疫吸附试验（ELISA）是利用抗原与抗体的特异反应，通过酶与底物产生显色反应，从而实现对待检样本中的抗原或抗体进行定性或定量分析的一种技术，具有操作简便、经济实用、易于标准化、特异性强等优势，目前已被广泛应用于血清肿瘤标志物检测等领域。

1. 检测原理

将待测血清样本与酶标记的抗体或抗原按一定程序加至反应体系中，与结合在固相载体上的抗原或抗体形成固相化的抗原抗体 – 酶复合物；通过洗涤，将固相载体上的抗原抗体 – 酶复合物与其他成分分离，结合在固相载体上的酶量与样本中待测物质的量成一定比例；在加入酶反应底物后，底物被酶催化产生显色产物，产物的量与样本中待测物质的量直接相关，根据显色的深浅，采用酶标仪进行吸光度测定，从而进行定性或定量分析。

2. 检测流程

因不同试剂盒采用的 ELISA 方法类型不同，操作程序略有差别。主要包括配液、校准品溶解、样品稀释、加样、温育、加酶、温育、洗涤、显色、测定等步骤。

3. 质量控制

（1）室内质量控制

参考相应实验制定的实验室内部质量控制程序进行。实验室内质控频率：每次检测均应带入质控品检测；如果样本量大，超过一孔板时，每板均应设置质控。试剂盒中的阴性对照质量可影响检测结果的准确性：若阴性对照检测的 OD 值较高时，夹心法易产生假阴性结果，竞争法易产生假阳性结果。试剂使用前需在室温平衡一定时间，保证酶反应的初始温度及活性剂的溶解。酶反应孔中应避免产生气泡，尽量避免出现"钩状效应"和"边缘效应"。抗体反应过程需严格控制反应时间和孵育温度；洗涤过程需保持操作的一致性和均一性，避免"花板"产生。酶标仪应定期保养和校正滤光片，使用前应预热，在反应加入终止液后尽快比色，操作应严格按照实验室操作程序进行。

（2）室间质量评价

室间质评可参考相应免疫学检验室间质量控制的标准操作程序。室间比对程序可参照 ISO15189 医学实验室管理体系文件。

4. 应用评价

ELISA 是国内临床免疫检验最常用的方法之一。临床常用 ELISA 法检测血清中 GP73、CEA、CA242、CA125、TPS 等肿瘤标志物的含量，检测的线性范围较广，具有较高的检测灵敏度、特异性和准确度。ELISA 技术具有操作简便、技术可靠、试剂方便易得等优点，但 ELISA 试验亦受诸多因素影响，尤其一些血清中含有的内源性干扰物质如类风湿因子、嗜异性抗体、补体、嗜靶抗原自身抗体、交叉反应物质等可对测定结果产生内源性干扰。此外，试剂盒的质量以及操作过程包括加样、抗原抗体反应、洗涤及显色测定等任何一个环节出现问题均可影响检测结果的准确性。因此在完全按照试剂盒要求的前提下，均一、稳定的操作过程和试验条件是获得最佳试验结果的必要条件。

三、时间分辨荧光免疫分析

1. 检测原理

时间分辨荧光免疫分析技术（TRFIA）利用镧系元素，如铕（Eu）、铽（Tb）、钐（Sm）和镝（Dy）的三价稀土离子及其螯合物作为示踪物，标记抗体、抗原、激素、多肽、蛋白质，待反应体系（目前常用的有抗原抗体反应、生物素－亲和素反应）发生后，吸收紫外光，发出特异荧光，待激发光杂散光及本底荧光衰变后，用特定的分析检测仪测定反应产物中的荧光强度。通过与相对应的标准荧光曲线比对，从而判断反应体系中分析物的浓度，达到定量分析的目的。

2. 检测流程

TRFIA 的反应模式主要 3 种方式：固相双位点夹心非竞争法和两种竞争法。两种竞争法包括了标记抗原的免疫分析法和标记抗体的免疫分析法。夹心法多用于蛋白质类大分子化合物的测定，竞争法多用于小分子半抗原的检测。不同项目的检测试剂盒可能反应模式不一样，因此检测流程也不一致。不同反应模式的检测流程如下：

（1）双抗体夹心法（检测抗原）

一抗包被、封闭→加入检测样品→加入 Eu^{3+} 标记二抗→加入增强液→检测

（2）竞争法（检测抗体）

例如：TRFIA 法检测总三碘甲状腺原氨酸（TT_3）实验方法：抗原包被、封闭→加入一抗 / 检测样品→加入 Eu^{3+} 标记二抗→加入增强液→检测。

3. 质量控制

（1）室内质量控制

建议医院建立自己的正常值和质控血清。每个板条上至少采用两个浓度的质控血清进行质量控制，以确保每次实验测定结果的可靠性。试验结果如不能同时满足下述两个条件，则此板条的试验结果无效，试验需重新进行：①各质控物的平均值在允许范围内；②重复样本的测定结果相差在 10% 以内。

由于时间分辨试剂的效期相对短，而在冷冻条件下，免疫质控血清效期相对较长，一个批号的质控血清往往需要几个批号的试剂才会用完，更换相同厂家不同批号的试剂做 6 点定标，进行结果回归方法比较。当换算因子为 1 时，可以延续使用上批号质控图，如果换算因子 1（±0.04），建议重新采用即刻法连续测定 20 次以获得新的常规条件下的变异（RCV）数据进行 L-J 曲线描点。在订购试剂时尽量在 3 个月内使用同一批号的试剂，做好计划，以免频繁更换批号造成室内质量控制（IQC）失控，使其失去意义。

（2）室间质量评价

参加省级以上室间质量评价（EQA），IQC 是确保实验室内测定结果的一致性，而 EQA 则是将实验室测定情况与室间和客观标准进行回顾性比较的数据，EQA 是对 IQC 一个补充的作用，EQA 并非万能的，反映测定水平存在一定的局限性，在工作中必须同等对待 EQA 样本和患者样本。

4. 应用评价

TRFIA 已被用于大部分肿瘤标志物检测，如 AFP、CEA、CA50、PSA 等。

TRFIA 作为一种超微量免疫检测技术，集合了酶标记技术、放射标记技术和同位素标记技术的优点，具有灵敏度高、分析范围宽、标记结合物稳定、有效使用期长、易自动化、无放射性污染等优点。但它易受环境、试剂和容器中的镧系元素离子的污染，使本底增高；与目前临床上常用的化学发光法相比耗时较长。此外，TRFIA 法免疫反应是在特定室温（20℃~25℃）条件下完成，因此对实验室工作环境要求高；而且，大部分检测试剂如螯合剂、增强液等需要进口，依赖国外产品；国产分析仪器尚有软件操作烦琐、界面复杂等缺点。这些都极大地限制了 TRFIA 技术的推广。当前时间分辨荧光免疫技术还有很大的发展空间，相信随着生命科学技术的发展和多学科交融进程的推进，TRFIA 分析技术必将得到更深入的研究和开发，会在更多的领域内得到广泛应用。

四、体外放射分析

体外放射分析是一类以放射性核素标记的配体为示踪剂，以结合反应为基础，在试管或反应杯中进行的检测技术的总称，其中放射免疫分析（RIA）和免疫放射分析（IRMA）是建立较早、应用最广的体外放射分析法。

1. 检测原理

（1）RIA

利用放射性标记抗原（*Ag）与非标记抗原（Ag），同时与限量的抗体（Ab）进行竞争性结合反应，如 HCG、β_2 微球蛋白等项目用此方法检测。

在此反应体系中，*Ag 及 Ab 的量是恒定的，当反体系中无 Ag 时，*Ag 与 Ab 结合，形成 *AgAb 复合物（B）及游离 *Ag（F）；随着 Ag 量增多，B 的量逐渐减少，F 的量逐渐增多，即 Ag 的量与 B 呈反比，与 F 呈正比。测定 B 或 F 的量可推算出待测 Ag 的量。

（2）IRMA

IRMA 用放射性核素标记抗体（*Ab），过量的 *Ab 与待测 Ag 进行非竞争性结合反应，形成 Ag*Ab 复合物和游离的 *Ab，除去游离的 *Ab，通过测定 Ag*Ab 的量来计算 Ag 的量，如 AFP、CEA 等项目用此方法检测。

IRMA 与 RIA 一样，同样需要制作标准曲线，求出待测抗原的含量。

2. 检测流程

（1）RIA

主要分为加样、孵育、分离及测定等步骤，具体按实验室相应操作规程进行。

（2）IRMA

目前常用的方法有以下几种：

双抗体夹心法　将固相抗体先与 Ag 结合，再加入 *Ab 反应，孵育，形成固体抗体 – 抗原 – 标记抗体复合物，除去游离的 *Ab，测定固相放射性。

标记第三抗体法　以夹心法中的标记抗体为抗原，产生第三抗体，并将 ^{125}I 标记在第三抗体上，孵育，形成固体抗体 – 抗原 – 抗体 – 标记抗体复合物，除去游离的 *Ab，测定固相放射性强度。

双标记抗体法　利用抗原存在多个抗原决定簇特性，在单克隆制备筛选出 3 个以上的特异性抗体，其中一个涂饰在固相上，其余分别进行 ^{125}I 标记，测定固相放射性强度。

3. 质量控制

（1）室内质量控制

实验室内部质控包括以下内容：①最大结合率（$B_0\%$）；②非特异结合率（NSB%）；③直线回归的参数；④ ED_{25}、ED_{50}、ED_{75}；⑤反应误差关系（RER）；⑥质控图。

试剂盒质量控制：又称为试剂盒质量和方法学评价。常用指标如下：①精密度；②准确度；③灵敏度；④特异性；⑤可靠性。

（2）室间质量评价

利用实验室间的比对来确定实验室能力的活动。

4. 应用评价

评价 RIA 及 IRMA 的性能需分析系统总的性能。

·在 RIA 反应体系中，灵敏度与标记抗原的化学用量和适合的抗体浓度有关，标记抗原所应用化学用量需尽量少但又能满足控制测量误差要求，当零剂量结合率为 33%~50% 时，误差最小。RIA 在低剂量区存在不确定因素，影响灵敏度，非特异性结合主要影响高剂量区。IRMA 在低剂量不会有不确定因素，灵敏度高，非特异性结合主要影响低剂量区，因此 IRMA 一般选用良好的分离方法，控制非特异性结合，提高灵敏度。顺序加样法灵敏度好，但稳定性和重复性较差。

·RIA 的特异性主要来自抗体，IRMA 特异性相对较高。若类似物只有一个结合位点，则导致测量结果偏低，若具有两个结合位点，则测量结果偏高。

·精密度是检测随机误差的重要指标，在 RIA 体系中，控制在 7%~10%，超过此范围提示结果可信度低。在加样误差中，RIA 的加样误差来自抗原、抗体的加样，而在 IRMA 中，只有一项抗原加样环节，这也是 IRMA 精密度优于 RIA 的重要原因。

·IRMA 与 RIA 相比，由于不存在竞争，标记抗体是过量的，IRMA 反应更容易达到平衡，但需要至少双抗体，因此只适用于大分子物质检测。

五、蛋白质组学及代谢组学相关技术

运用蛋白质组学技术，研究肿瘤组织与正常组织或肿瘤发展不同阶段组织中蛋白质的表达数量、表达水平和修饰状态等方面的差异，从而发现与肿瘤发生发展相关的生物标志物。代谢组学（metabolomics）旨在对复杂生物样品中的低分子量代谢物（< 1500 Da）进行系统鉴定并定量。

1. 质　谱

（1）检测原理

基于质谱（mass spectrometry，MS）的代谢组数据鉴定分析方法中，根据样本类型、分析物的理化性质、浓度以及目标分析物选择不同的样本预处理方法，得到以小分子代谢物为主的样本。通过液相色谱等技术分离后，再进行质谱碎裂。质谱的离子源使样本离子化，质量分析器再将离子源产生的样品离子按照质荷比（m/z）分开，精确确定离子的质量。检测器将离子所带的能量转换为电信号，从而形成质谱图谱，最终将质谱图谱与理论数据库或质谱谱库进行匹配确认。

（2）检测流程

主要包括蛋白提取、酶解、修饰富集、质谱上机分析等。

（3）质量控制

临床样本都必须参照标准执行程序进行采集，以最大限度减少样本采集、处理和储存引起的误差。样本必须有详细的临床信息记录，如年龄、种族、性别以及药物使用情况等。临床应用中应从室内质控、室间质量评价、其他质量保证和质量控制措施三个方面开展质控工作。

（4）应用评价

Bottom-up MS 得益于质谱检测之前使用液相色谱进行肽段分离，这使得需要的样本量更少，并能够提供更好的肽碎片和更高的灵敏度，但 bottom-up MS 最主要的缺陷是不能直接提供蛋白质的一些重要生物参数，如不同的拼接形式、不同的修饰和各式各样的蛋白折叠形式，尤其对于低丰度蛋白。最首选的 MS 技术组合是基质辅助激光解析离子化（MALDI）和飞行时间（TOF）。在这种方法中，蛋白质离子由 MALDI 产生，然后离子通过电场下的飞行管到达检测器。离子通过飞行管到达探测器的旅行时间与质量 / 电荷（m/z）比的测量相关。随着 MS 技术的不断成熟，MS 在癌症研究中得到了广泛的应用，例如通过质谱学研究发现了非小细胞肺癌样本中被激活的致癌激酶和新型融合蛋白，如间变性淋巴瘤激酶（anaplastic lymphoma kinase，ALK）；通过分析癌症基因组图谱计划癌症样本的蛋白质表达谱，可将结肠癌分类为层次相重叠的亚型。质谱灵敏度和速度的提升、检测定量水平的提高、数据分析流程的优化等，将使蛋白质组的深度覆盖更有规律，并向最小输入样本量方向发展，从而提供更多相对单一的具有较高准确性的诊断和预测标志物。

2. 蛋白质芯片

蛋白质芯片是将各种微量纯化的蛋白质阵列在一种高密度的固相载体上，并与待测样品杂交，以测定相应蛋白质的性质、特征以及蛋白质与生物大分子之间的相互作用的方法。

（1）检测原理

将各种蛋白质有序地固定于滴定板、滤膜和载玻片等各种载体上制成检测用的芯片，用标记了特定荧光的蛋白质与芯片作用，经漂洗将未能与芯片上的蛋白质互补结合的成分洗去，再通过荧光扫描仪或激光共聚焦扫描技术，测定芯片上各点的荧光强度。

（2）检测流程

主要包括蛋白芯片制备、样品处理、蛋白质检测、数据分析等。

（3）质量控制

改进基片材料的表面处理技术与蛋白质固化技术，以减少蛋白质的非特异性结合。提高芯片的点阵速度，以保持芯片表面的稳定性和生物活性。改进蛋白质的标记技术，提高信号检测的灵敏度。改善检测结果的分析方法，提供高分辨率和灵敏度的成像设备与分析软件，实现成像与数据分析一体化。

（4）应用评价

蛋白质芯片具有高通量、灵敏度较高、重复性好、所需样本量少和操作自动化等特点。在临床上应用广泛，如肿瘤患者的辅助诊断、疗效判断、病情检测、预后评估及判断肿瘤进展；肿瘤高危人群的定期筛查；肿瘤分子流行病学调查及肿瘤生物学研究等。

肿瘤的代谢表型发生了改变，其异常代谢所产生的中间产物和终产物均可作为肿瘤发生和发展的标志物。同时，代谢作为蛋白质调控的下游对于深入了解癌症形成的生物过程和治疗至关重要。代谢小分子质谱检测的优势在于高通量、高特异性、高灵敏度、同时检测多个物质，目前已应用于肿瘤患者的辅助诊断、预后评估、肿瘤高危人群的定期筛查及肿瘤生物学研究等方向。

六、微流控平台

微流控芯片（microfluidic chip），也称为芯片实验室（lab-on-a-chip），基本工作原理是将生物样本分离与检测过程集中到一块平方厘米的芯片装置上并通过调控方法使待测样本注入其中，同时实现样本的分析过程。微流控芯片的通道设计在尺寸上与细胞大小相当，具有微型化、速度快、便于携带等优势，较适合于现场分析，常用于突发传染性疾病检测、药物残留分析、食品安全检测、肿瘤高发地区的人群普查等，现多处于实验室研究阶段，临床用于肿瘤标志物检测的成熟产品较少。

1. 检测原理

微流控芯片与常规的免疫分析方法相结合，通过芯片微尺度通道的流体控制和抗原抗体反应来完成快速的免疫反应，分为均相微流控免疫和非均相微流控免疫分析。均相微流控免疫原理基于免疫试剂和底物在微流控系统同一液相介质中进行的抗原－抗体复合物形成、实时分离检测的分析方法。非均相微流控免疫检测原理基于将抗原（或抗体）固定在微流控芯片固相载体表面，经过特异性免疫反应，目标抗体（或抗原）结合在固相载体表面即形成抗原－抗体复合物，由于在不同介质中形成抗原－抗体复合物，通过常规清洗可完成抗原－抗体复合物与游离抗原抗体的分离。反应后芯片上的蛋白质就会发出特定的信号，通过采集各反应点的荧光位置、荧光强弱后经软件分析图像可以获得相关信息。

2. 检测流程

完成自动化的设备按照操作说明进行即可。

3. 质量控制

质量控制严格按照科室规定和标准操作规程进行，值得提醒的是主要设备安装完成后必须执行标准、严格的性能验证，确保设备的性能在可接受范围内，并做好比对和日常 CV 记录。在操作中按照规定进行，报告要注意与临床不符合案例的复查和临床随访，同时对灰区结果应注意结合科室 CV 做好沟通和随访。

应当注意载体表面蛋白分子进行偶联的活性基因与结合的蛋白分子容量一定要大，载体应具有稳定的物理、化学、机械性特性，并且要具有良好生物兼容性。抗体或抗原固化是非常重要一步，常用的是玻璃片、聚丙烯酰胺凝胶膜、金膜等固化体。抗原或抗体的标记在此方法中也十分重要，常用的标记酶有辣根过氧化物酶、碱性磷酸酶等，其方法主要有两种——直接法和交联法，荧光物质有异硫氰酸荧光素、丹磺酰氯等。制备完毕后利用波长和时间两种方法分辨，常用的荧光标记物是 Cy3 及 Cy5 两种物质。同时小牛血清白蛋白（BSA）的缓冲液作为封闭液，期间蛋白芯片上的抗原抗体分子之间的反应也起到至关重要的作用。

4. 应用评价

肿瘤标志物的微流控芯片技术检测，因其成本低、高通量，最常用于体检或者早期癌症筛查。当然结果也可用于肿瘤的辅助诊断、预后判断、评估患者治疗情况和预测肿瘤患者的复发。

将微流控芯片技术应用于肿瘤标志物检测，最突出的优点是使用的样本量及试剂量非常少，并可实现高通量，检测的时间短，因而非常适合癌症的大批量筛查和早期诊断，而且对于整个检测过程可以实现实时监测和动态分析。在微流控芯片上进行化学发光免疫分析，可以促进化学发光免疫分析技术进一步的发展。在微流控芯片上固定多种探针，可实现全自动、多通量和多指标的检测，能大大提高免疫分析的效率。

七、即时检验

即时检验（point-of-care testing，POCT）指利用便携式分析仪和试剂在采样现场进行快速检测并得到结果的一种体外诊断方法。

1. 检测原理

免疫层析法和化学发光免疫层析法是 POCT 用于检测血清肿瘤标志物的主要方法。免疫层析技术根据标记物的不同，又分为胶体金免疫层析技术和荧光免疫层析技术。胶体金免疫层析技术以硝酸纤维膜为固相载体，以胶体金（红色）为标记物，抗原抗体在检测区的特异性反应导致胶体金聚集，通过条带显色的强弱变化定性或半定量分析。荧光免疫层析技术以荧光物质为标志物，通过检测板条上荧光强度，进而定量检测待测物质的浓度。化学发光免疫层析技术是将化学发光和免疫反应相结合的技术，以化学发光剂为标记物，通过便携式化学发光仪检测光子强度，从而定量检测待测物质的浓度。

2. 检测流程

将待测样品（如尿液或血清）滴入样品垫粘贴区的样品孔，随后将稀释液同样滴入样品垫粘贴区的试剂孔。由于毛细管作用，样品将沿着硝酸纤维膜向前移动。当样品移动至喷金垫粘贴区时会特异性结合相应抗原的抗体，随后抗原抗体复合物继续向前移动至检测区，与包被在该区的另一抗体（T 线抗体）特异性结合。而作为质控的兔抗会向前继续移动至质控区，与包被在该区的抗兔二抗（C 线抗体）特异性结合。最后通过测定偶联在抗原抗体上的胶体金的颜色深浅、荧光微球的荧光强度或者化学发光剂的光子强度定性或定量检测待测物质。

3. 质量控制

所有开展血清肿瘤标志物检测的小型实验室或者移动检测点至少应选择阴、阳性对照以及医学决定水平附近浓度在内的两个质控品，对每个项目进行质控并做好质控记录，同时参加临床检验中心组织开展的室间质评。建议同一医疗机构在同一 POCT 项目中应使用同一个品牌的仪器和试剂，二级以上的医院需与本单位的临床实验室进行比对，二级以下的医疗机构需定期与二级以上的医院临床实验室进行比对，每年不少于 2 次，每次至少 5 个样本，样本浓度应覆盖不同医学决定水平，设备间的检测偏倚应 < 10%。

4. 临床应用及评价

（1）肿瘤辅助诊断

使用胶体金免疫层析技术或者化学发光 POCT 产品可以实现对 CEA、AFP、CA125、NSE 等肿瘤标志物的快速定性或定量检测。肿瘤标志物可辅助区分良、恶性肿瘤和肿瘤类型，如 CEA 和 NSE 可辅助判断胃肠道肿瘤是腺癌（CEA 阳性、NSE 阴性）还是类癌（介于良性肿瘤和恶性肿瘤间的一种病变）（CEA 阴性、NSE 阳性）；AFP 升高提示原发性肝癌或生殖系统肿瘤；且血清肿瘤标志物升高水平与肿瘤大小和分化程度有关。

（2）疗效监测与预后评估

动态监测血清肿瘤标志物水平变化是病情监测的重要手段。血清中肿瘤标志物浓度的下降预示着手术、放疗或药物治疗有效，若下降至正常或者治疗前水平的 95% 即可认为治疗有效；若术后或者化疗后肿瘤标志物水平先下降后逐渐上升则提示复发转移，而一直居高不下者常提示有残留肿瘤或者早期复发。

（3）应用评价

胶体金免疫层析法、荧光免疫层析法和化学发光免疫层析法目前都已经有成熟的检测试剂盒，这三种检测方法除了具有快速、操作简单、稳定性好等优点外，标志物与抗体是通过静电引力和疏水作用结合在一起，不会影响抗体的活性，且无须洗涤，简化了操作步骤，减少了许多干扰因素，结果简单明了。对于偏远地区高危人群或肿瘤患者长期随访时，POCT 技术有着广阔的应用前景。但是由于 POCT 技术固有的局限，无法进行检测前、检测中以及检测后的质量控制，检测结果的可靠性仍有待研究。

八、其他新技术

其他新技术如流式荧光技术、胶乳免疫比浊技术、小分子免疫夹心法检测技术等，在此将不作详述。

参考文献

[1] 王书奎，崔巍，聂勇战．中国肿瘤整合诊治技术指南 (CACA)—— 血清标志物．天津：天津科学技术出版社，2023.

[2] 苏文涛，冯可，秦建华．微流控芯片在心肌标志物检测中的研究进展 [J]．分析化学，2015，43(10): 9.DOI:10.11895/j.issn.0253-3820.150440.

（陈　燕　福建省肿瘤医院）

第三章
肿瘤标志物检测的常见影响因素

肿瘤标志物已广泛用于临床，在肿瘤的早期诊断、鉴别诊断、肿瘤分期、药物选择、疗效观察、复发监测和预后评估上都有重要的作用，已成为临床不可或缺的诊治手段之一。然而，随着临床应用的不断深入，检测方法的不断更新，新项目的不断推出，我们在肿瘤标志物的实际应用中发现许多检测结果与临床疾病特征和转归不相符，有诸多因素对肿瘤标志物的检测结果有很大的影响，常常收到临床医生的质疑、患者的困惑，影响临床医生对检测结果的解读，甚至误导临床的诊疗决策。为此，需要我们用更多的诊疗手段和甄别方法去进一步考证。

血液中肿瘤标志物的量受许多因素的影响，包括影响肿瘤标志物产生的因素和影响肿瘤标志物代谢的因素。患者体内肿瘤标志物的高低与肿瘤细胞负荷的多少、肿瘤的质量、肿瘤的转移途径和肿瘤的分期相关，与肿瘤细胞能够产生肿瘤标志物的多少和释放入血的速度有关，也与肿瘤细胞坏死或术后残留情况及机体对肿瘤标志物的代谢和清除能力有直接的关联。另外，标本状态、某些诊疗手段、药物干扰、生理状况、良性疾病、不同检测平台结果的不一致性、嗜异性抗体或自身免疫性抗体等免疫因素也会影响血液中的检测结果。为此，根据行业标准、相关指南、日常工作中发现的问题及文献报道，我们对肿瘤标志物在检测中的影响因素作一简单阐述，以供讨论。常见的影响肿瘤标志物检测结果的因素有以下几种。

一、样本状况对肿瘤标志物检测结果的影响

对肿瘤标志物检测有影响的标本因素主要包括溶血、脂血、黄疸、样本种类、样本处理和保存及样本污染等。

1. 标本溶血、黄疸和脂血等对肿瘤标志物检测结果的影响

不同检测系统对溶血、黄疸和脂血的抗干扰能力不同，检测时应仔细参阅说明书，并在报告单上备注标本状态。如黄疸会使 CA19-9 显著升高；因红细胞中存在大量 α γ 亚基组成的烯醇化酶，故溶血可使 NSE 结果升高；溶血后释放的血红蛋白具有类过氧化物酶活性，某些酶免疫分析（如 ELISA 法）也会受到溶血的影响，溶血还会使 AFU 结

果偏低。因此血液标本在采集时尽量顺畅，送检时避免震荡，接收后及时离心，避免溶血，尽快检测。

2. 标本储存对肿瘤标志物检测结果的影响

不同的肿瘤标志物，对样本的保存要求也不同，需严格按照说明书要求保存。如标本不能及时检测，应保存于 4℃冰箱中，当天不能检测的应储于 -20℃冰箱内保存，如需长期贮存应 -70℃保存。避免反复冻融对蛋白质肽链断裂而影响结果；复溶样本应充分混匀，以防出现溶质与溶剂分层现象；避免热处理，以防蛋白变性，结果偏低。酶类和激素类肿瘤标志物不稳定，易降解，应及时检测或低温保存。不稳定肿瘤标志物如 NSE、fPSA、HCG 和 SCC，半衰期短，易降解，应及时测定。

3. 样本种类对肿瘤标志物检测结果的影响

大多数肿瘤标志物的检测血清或血浆均可使用。用抗凝标本时应考虑抗凝剂对待测物的稀释效应。不同的检验系统，对血清、血浆及抗凝剂有相关的要求，应严格遵循说明书。如 ProGRP 的第 78 位氨基酸易被凝血酶激活而被剪切，故使用跨该位点对应的抗体检测试剂时，应选用抗凝血以抑制凝血酶的活性。此外，采样管内促凝剂对某些肿瘤标志物也会有干扰。

4. 标本污染对肿瘤标志物检测结果的影响

呼吸道分泌物、唾液、汗液、皮肤屑等污染标本，可使 SCC 和 CEA 检测值变高。大多数肿瘤标志物是蛋白质，可被蛋白酶和神经胺酶分解，故标本应避免微生物污染。

二、生理因素对肿瘤标志物检测结果的影响

生理状况对肿瘤标志物检测结果也有一定影响，包括年龄、性别、月经期、妊娠、生活习惯和昼夜节律等。应关注不同生理状况与肿瘤标志物的相关性。

1. 不同性别和年龄对肿瘤标志物水平的影响

有多种肿瘤标志物在不同性别和年龄者中所测结果有所不同。如新生儿 AFP 较高，出生后逐渐降至正常浓度水平；PSA 随年龄增长有所升高，CA19-9、CA153、CEA 等也可能会升高。有研究表明 60~99 岁健康个体中，至少有 40% 的个体 CA19-9、CEA、CA72-4、CA15-3、AFP 和 PSA 出现一项升高。铁蛋白男性高于女性，绝经后妇女会逐渐升高。女性 CA125 和 CA19-9 水平明显高于男性，男性 AFP、CEA、NSE、Cyfra21-1 和 CT 水平明显高于女性，女性绝经后 CA125 水平逐渐下降。中国人群参考值多中心研究发现，中国女性与西方女性 HE4 水平略有差异，随年龄增长 HE4 随之升高，西方男性 PSA 高于东方男性。因此，各实验室应建立不同性别、不同年龄段的参考区间。

2. 月经期对肿瘤标志物检测结果的影响

部分妇女月经期 CA125 和 CA19-9 可升高，主要是由于子宫内膜细胞增殖导致，月

经第 2~3 天 CA125 浓度明显高于其他时间点，有的可比平时增加 2~3 倍。建议避开月经期进行 CA125、CA19-9 的检测。

3. 妊娠期对肿瘤标志物检测结果的影响

妊娠期 AFP 和 CA125 等明显升高、CEA 可轻度升高，约有 35% 的孕妇 CA125 高出临界值，有的高达 550 U/mL；妊娠期间母体乳腺上皮细胞增殖，黏蛋白分泌增加，使部分孕妇 CA153 也会高于临界值；AFP 随着孕周增加而增加；也有部分孕妇可出现 CA19-9 的明显升高。建议妊娠期检测上述指标时注意鉴别。

4. 生活习惯对肿瘤标志物检测结果的影响

吸烟会引起 CEA、CT 水平升高。情绪紧张、剧烈运动会引起儿茶酚胺、皮质醇和催乳素的增加，建议在安静状态下抽血。

5. 昼夜节律对肿瘤标志物检测结果的影响

某些激素类标志物有昼夜节律分泌的特点，如生长激素（GH）睡眠时高于清醒时；促肾上腺皮质激素（ACTH）清晨时浓度最高，午夜浓度最低；催乳素睡醒前达最高峰，随后迅速下降。建议采集血液时注意时间节点。

三、诊疗操作对肿瘤标志物检测结果的影响

有些诊疗操作可影响肿瘤标志物的检测结果，为鉴别是否受其影响，可根据标志物的半衰期择期复检，通常 5~6 个半衰期后再检测可排除其干扰。建议临床医生先抽血后诊疗操作。

· 直肠指诊、导尿、直肠镜、膀胱镜、前列腺按摩、前列腺穿刺活检等诊疗操作，可引起 PSA、fPSA 和前列腺酸性磷酸酶（PAP）的升高。

正常情况下，PSA 仅在前列腺腺泡及前列腺导管上皮细胞中表达，很少进入血液。当机械挤压、炎症或发生癌变时，前列腺组织上皮细胞基底膜通透性发生改变，PSA 从前列腺导管穿过上皮 – 血屏障进入血液，从而导致血清 PSA 升高。因此，但凡挤压前列腺的操作包括日常的骑自行车、性生活等，均可致 PSA 和 fPSA 值增高，临床医生应注意问诊，一般 2~3 周后复检可予以鉴别。

· 体外循环、ECMO 等可造成机械性红细胞损伤的检查和治疗措施，可导致溶血使 NSE 升高，应注意鉴别，建议 5~6 d 后复检。

· 乳房触诊引起催乳素升高。婴儿吸吮乳头可促使哺乳期妇女催乳素分泌，这是一个典型的神经 – 内分泌反射。同样，乳房触诊也可触发下丘脑 – 垂体 – 性腺轴反射反应，有些触诊敏感者，催乳素（PRL）可明显升高，1 周后复检可与垂体瘤鉴别。

四、药物及保健品对肿瘤标志物检测的影响

某些保健品和药物可致肿瘤标志物检测结果异常，应停用后进行随访、动态监测，加以甄别。

1. 保健品的影响

许多保健品会引起肿瘤标志物异常升高，如长期服用灵芝孢子粉、螺旋藻片、金蝉花、铁皮枫斗、虫草花等引起 CA72-4、CA19-9 升高的案例在日常工作中并不少见，但存在个体差异，注意鉴别随访。

2. 药物的影响

痛风患者服用秋水仙碱、非甾体类药物可引起 CA72-4 升高，且与药物的剂量和用药时长有一定的相关性；抗雄性激素治疗前列腺癌时，可抑制 PSA 产生，检测结果偏低；某些抗肿瘤药如丝裂霉素、顺铂等可导致 PSA 假性升高；正常肝脏在维生素 K 作用下产生凝血酶原，当维生素 K 缺乏或患肝细胞癌时会产生异常凝血酶原，故维生素 K 缺乏或使用维生素 K 拮抗剂（如华法林）时，可引起血液中 PIVKA-Ⅱ 升高；化疗初始可引起肿瘤标志物一过性增高，可能与药物杀伤肿瘤细胞后释放出的肿瘤标志物相关，当治疗有效时会逐渐下降；单克隆抗体或某些免疫治疗如 DC-CIK、CAR-T 等治疗的患者，肿瘤标志物也可能会出现假性升高。对于药物引起的肿瘤标志物结果的异常，建议停药后随访，动态监测是很有效的鉴别手段。

五、良性疾病对肿瘤标志物检测结果的影响

良性疾病导致肿瘤标志物升高的情况很常见，许多良性肿瘤、各种炎症、不同原因的胆管梗阻、糖尿病、肝肾功能不全等都会引起肿瘤标志物不同程度的升高。当疾病好转时，肿瘤标志物则随之下降。在解读报告时，要结合病史、临床症状、生理病理情况、各种肿瘤标志物的特性、影像学及其他相关检查综合分析，必要时进行随访。

1. 炎症和黄疸的影响

炎症常会导致肿瘤标志物不同程度的升高，其升高幅度与炎症的严重程度相关，如慢性肝炎、肝硬化 AFP 会升高；急性胆囊炎、胰腺炎等会致 CA19-9 显著升高；慢性胃肠炎可致 CA72-4、CEA 轻度增高；急性尿潴留、前列腺炎也可使 PSA 升高；发热伴剧烈咳嗽者 SCC 可显著升高；某些发热性疾病如家族性地中海热可出现 CA72-4 升高；结核感染可导致多种肿瘤标志物如 CEA、Cyfra21-1、NSE、SCC、CA15-3、CA125、ProGRP 不同程度的升高；当肿瘤、结石等因素导致胆管、胰管梗阻引起梗阻性黄疸时，血清 CA19-9、CEA 等会明显增高，一旦梗阻解除，会呈断崖式下降，CA242 不受黄疸影响，和 CA19-9 联检利于鉴别；在随访监测中，当标志物渐进性升高时，应警惕合并肿瘤可能，需进一步完善检查，综合判断。

2. 肝、肾功能的影响

大多数肿瘤标志物由肝脏和肾脏代谢，一般情况下，CEA、CA125、CA15-3、NSE、ProGRP、Cyfra21-1 等在肝脏代谢降解，其升高与肝功能受损程度呈正相关。肾病综合征、肾功能不全时，ProGRP、Cyfra21-1、SCC、β_2-MG、CA125 等会明显升高，

CEA、CA19-9、CA125、CA15-3、NSE 也会轻度升高。AFP 在肝功能受损的早中期，因肝细胞代偿再生，会有轻、中度增高，当肝细胞再生失代偿时，AFP 不升反降，与肝细胞肝癌引起的 AFP 持续性升高完全相反。肝肾功能受损导致的标志物升高随疾病的好转、功能的改善而随之下降。

3. 良性疾病的影响

心功能衰竭时会致 CA125 增高，可能是心包间叶组织受到刺激后分泌 CA125 所致；糖尿病患者随着年龄、病程、糖化血红蛋白水平的增加，CEA、CA19-9 水平随之升高；矽肺患者血清 CA125、CA19-9 水平升高；脑部外伤、脑部疾病患者脑脊液中 NSE 可升高；皮肤病如牛皮癣、银屑病、天疱疮、湿疹等可致 SCC、Cyfra21-1 升高，活动期更甚。原发性干燥综合征患者病情活动期血清 CA125 水平升高；SLE 合并感染、肺间质病变，血清 CA125、CA19-9、CEA、AFP 及 CA15-3 也可出现异常，升高幅度与病情严重程度呈正相关，也可作为相关性疾病疗效的观察指标。

4. 良性肿瘤及浆膜腔积液的影响

CA19-9、CA125 升高还见于女性生殖系统疾病，如子宫内膜异位症、卵巢囊肿、畸胎瘤、子宫肌瘤、卵巢皮样囊肿、卵巢黏液囊肿等。男性前列腺增生也可使 PSA 升高。结核、心肌炎等病变引发的心包积液、多浆膜腔积液中，CA125 可明显升高。

六、检测平台对肿瘤标志物检测结果的影响

肿瘤标志物检测方法众多，常用检测方法有化学发光免疫分析、酶联免疫吸附试验、放射免疫分析、时间分辨荧光免疫分析、POCT、质谱等，每种技术各有特色，检测结果也有差异。

1. 不同检测系统的检测结果会有差异

肿瘤标志物检测仪器众多，试剂良莠不齐，除少数项目如 AFP、CEA、PSA、HCG 外，其他项目目前缺乏统一的校准品和参考方法，无法标准化，不同厂家的抗体针对抗原的位点不同（尤其是糖类抗原类），常导致检测结果相差甚远。因此对患者进行连续监测时，应尽量在同一实验室使用相同检测系统进行检测，避免因分析系统不同产生的误差误导临床。实验室更换检测系统时必须进行验证和比对，了解不同系统间的差异，并告知临床医生和患者，重新建立肿瘤标志物随访曲线。建议在报告单上注明所使用的仪器、型号，方便医生查对。实验室应了解不同检测平台之间结果的差异状况，便于临床解答。

2. 注意"钩状效应"和携带污染

抗原抗体的检测，受抗原抗体的性质，效价，活性，反应比例，环境（如电解质、pH 值、温度）及检测平台的检测线性等诸多因素影响。当检测高浓度样本时，常会出现"钩状效应"，即检测结果不高反低。疑有"钩状效应"时，应适当稀释样本后复检。另外，高浓度标本后若出现一个偏高或多个浓度递减的结果，应复查排除携带

污染。自动化流水线也有因样本针滴漏或洗涤液溅出污染导致的结果假性升高，应予以重视。

七、其他免疫因素对肿瘤标志物检测结果的干扰影响

人体内存在着各种各样的干扰物质，如嗜异性抗体（HAb）、类风湿因子（RF）、人抗动物抗体（HAAA）、自身抗体和其他蛋白等，都可能干扰基于免疫学分析原理的肿瘤标志物检测结果。

1. 嗜异性抗体（HAb）的干扰

在健康人群中，约有 3%~15% 的人体内含 HAb，HAb 具有多种属的特异性和低亲和力，通常是接触动物、被动物咬伤、免疫疗法或接种来源于动物血清及组织的疫苗后产生。HAb 有 IgG 型和 IgM 型，可与免疫球蛋白的 Fc 和 Fab 表位结合，从而影响与被测抗原的结合位点结合，虽其亲和力较弱，但 HAb（尤其是鼠抗人抗体）的存在会在两种鼠单克隆抗体间起"桥梁"作用，导致肿瘤标志物浓度假性增高。对于有动物密接者或有被动物咬伤史者应尤为注意。HAb 对双位点及捕获法免疫分析技术影响较大，竞争法相对干扰较小。

2. 人抗动物抗体（HAAA）的干扰

HAAA 免疫多发生在有动物免疫球蛋白治疗或接触史者，接触动物 2 周后可产生 HAAA，常持续存在 30 个月之久。鼠 McAb 的靶向性药物、成像剂、马抗毒素、抗胸腺细胞免疫球蛋白（Ig）、羊抗地高辛 Fab、嵌合抗体、胰岛素、输血和接种疫苗等，均有可能会对体外的免疫分析产生干扰。

HAAA 和 HAb 的干扰机制相似，均因桥联捕捉抗体和示踪抗体影响检测结果。因不同的检测系统抗干扰的能力常常不同，当怀疑有此两种抗体干扰时，可采用更换检测系统来比较结果的差异，也可使用阻断试剂进一步确认，或在样本中加入聚乙二醇（PEG）沉淀 HAb 和 HAAA，可在一定程度上减少或消除 HAb 和 HAAA 的干扰，还可以采用标本倍比稀释后检测，如结果不成线性，不升反降，可初步判定有 HAb 和 HAAA 存在，这是一种可行的初筛手段，适合基层医院实验室应用。

3. RF 和自身抗体的干扰

RF 是针对自身 IgG 分子 Fc 段产生的抗体，与 HAb 具有类似的作用，主要以 IgM 为主。对动物源性抗体作为检测试剂的检测结果可能会有干扰，导致结果假性降低或升高。自身抗体是针对自身组织或细胞所产生的特异性抗体，可干扰相应的自身抗原检测。如患者抗甲状腺球蛋白抗体（TgAb）阳性可使甲状腺球蛋白（Tg）结果偏低。因此，对于 TgAb 阳性的甲状腺癌患者，Tg 不能作为术后监测的可靠指标，应结合其他影像学检查进行监测，如采用质谱技术监测 Tg，准确性会更高。关注试剂说明书中的干扰因素有助于处理相应的影响。

4. 其他因素的干扰

抗原抗体在结合过程中可使捕获抗体结构发生变化，如与标本中的补体结合，可遮蔽抗原抗体的特异性结合位点，使检测结果偏低。新鲜标本中补体的干扰最大。可以通过添加阻断剂或用浓度 10~40 mmol/L 的 EDTA 处理标本，灭活补体，也可在 56℃、30 min 加热血清使 C1q 灭活，但因注意被检测物对热处理的稳定性，如 SCC、Cyfra21-1 遇热不稳定，实验室人员应予以关注。

在本书的案例征集中，收到了许多因各种因素对肿瘤标志物检测结果的影响案例，有的案例非常罕见，实属难得，非常珍贵，值得一学。目前，在肿瘤标志物检测方法难以达到标准化的状态下，检验人员除严格执行操作规程，加强质量管理外，还应更多地了解影响肿瘤标志物检测的各种因素，审核报告时要关注检测结果的历史回顾，查阅诊疗状况，发现结果与临床不符的情况，及时与临床和患者沟通，了解患者治疗进程和转归，及时发现问题，探索解决问题的方法，不断积累经验，尽量避免错误报告，使肿瘤标志物在肿瘤的诊治中发挥更好的作用。

参考文献

[1] 樊代明，王书奎，崔巍，等.中国肿瘤整合诊治技术指南·血清标志物 [M]. 天津：天津科学技术出版社，2023.

[2] 潘志文，徐笑红.临床肿瘤标志物检测中常见影响因素与质量控制要点 [J]. 临床实验室，2022(16):65-68.

[3] 王庭槐.生理学 [M]. 9 版.北京：人民卫生出版社，2018.

[4] Yaping Tian, Chuanxin Wang, Liming Cheng, et al. Determination of reference intervals of serum levels of human epididymis protein 4 (HE4) in Chinese women[J]. Journal of Ovarian Research, 2015, 8:72-78.

[5] Y H Balaban, H Simsek, R Yilmaz, et al. Tumor markers in familial Mediterranean fever and their correlation with the frequency of attacks[J]. Clin Exp Rheumatol, 2008, 26(4 Suppl 50): S114-6.

[6] Pyeon SY, Park JY, Ki KD, et al. Abnormally high level of CA19-9 in a benign ovarian cyst[J]. Obstet Gynecol Sci, 2015, 58(6): 530-532.

[7] Pandey D, Sharma R, Sharma S, et al. Unusually High Serum Levels of CA 19-9 in an Ovarian Tumour: Malignant or Benign? [J]. J Clin Diagn Res, 2017, 11(3): QD08-10.

[8] 韦秀芳，阮素莲.肾病综合征治疗前后血清 CA125 水平变化及其影响因素分析 [J]. 实用临床医药杂志，2013, 17(24):141-143.

[9] 朱君秋，赵洪，张宇，等.肿瘤标志物在老年慢性肾脏病患者中的表达及相关因素分析 [J]. 老年医学和保健，2015, 12(1):31-34.

[10] Arik N, Adam B, Akpolat T, et al. Serum tumour markers in renal failure[J]. Int Urol Nephrol, 1996, 28(4):601-604.

[11] 顾宗元，胡宏，王磊，等.影响肺癌相关肿瘤标志物因素分析 [J]. 临床肺科杂志，2003, 8(1):11-12.

[12] 陈键华，倪润州，肖明兵，等.血清 CA125 检测在腹水性质分析中的诊断价值 [J]. 江苏医药，2007, 33(5):441-442.

[13] 王莉华，王怡，彭超，等.2 型糖尿病患者血糖控制前后肿瘤标志物变化及其影响因素 [J]. 实用临床医学杂志，2021, 25(5):91-95.

[14] 席燕，王月香.老年人血清肿瘤标志物表达及影响因素 [J]. 中国老年学杂志，2018, 38(16):3883-3884.

[15] 张敏敏, 周玮, 谭薇, 等, 系统性红斑狼疮患者血清肿瘤标志物水平变化及其意义 [J]. 山东医药, 2019, 59(27):25–28.

[16] 陈莉莹, 孙华瑜, 巫斌, 等, 原发性干燥综合征患者 CA125 变化初步探讨 [J]. 吉林医学, 2008, 29(3):217–218.

[17] 陈晔, 吉卉霞, 高玉龙, 等. 中老年男性矽肺患者血清肿瘤标志物水平和影响因素分析 [J]. 国际检验医学, 2021, 42(19): 2414–2417.

[18] Jaume Trape, Xavier Filella, Montse Alsina-Donadeu, et al. Increased plasma concentrations of tumour markers in the absence of neoplasia[J]. Clin Chem Lab Med, 2011, 49(10):1605–1620.

[19] 赵春生, 裴春红. 化学发光免疫技术检测肿瘤标志物的影响因素和联合应用 [J]. 中外医学研究, 2011, 9(7):37–38.

[20] 章丽和, 金珍木, 李素蘋. 秋水仙碱对痛风性关节炎患者肿瘤标志物的影响 [J]. 医学研究杂志, 2017, 46(12):154–156.

[21] 蒋利君, 黎宇, 戴盛明. 异嗜性抗体对免疫测定干扰的研究进展 [J]. 分子诊断与治疗杂志, 2010, 2: 68–72.

（徐笑红　中国科学院大学附属肿瘤医院）

第二部分

常用肿瘤血清标志物的临床应用案例解析

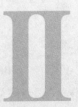

第四章

肿瘤标志物与高危人群的肿瘤风险评估

案例一　CA19-9 单阳性肺鳞状细胞癌的诊断

基本信息

温某某，女，14 岁，因"右侧胸痛 1 个多月，发热半个月"于 2021 年 5 月 28 日于四川某三甲医院就诊。

病史简述

2020 年 9 月 23 日，患者因体检 CA19-9 升高（> 1000 U/mL），于我院门诊就诊，行胃镜示慢性非萎缩性胃炎，未检查出肿瘤相关疾病。

2020 年 9 月 30 日，行胆胰、纵隔、腹腔内镜检查示：气管隆突下区实性占位；病理报告纵隔占位细胞块查见肿瘤细胞。

2020 年 10 月 26 日，行纤维支气管镜检查示：左上叶上支尖段开口浸润结节；病理示：非小细胞癌，倾向鳞状细胞癌。

2020 年 11 月 7 日至 2021 年 1 月 25 日，行 4 周期紫杉醇与顺铂联合化疗。

案例随访

检验科对 2020 年 9 月 23 日标本进行复查，排除了样本类型错误及溶血的干扰，我们将血清样本吸出再次离心后复查，结果示 CA19-9 > 1000 U/mL。

我们对患者血清样本加做了其他肿瘤标志物：Cyfra21-1、NSE、CEA，检测结果见表 4.1，通过进一步结合病理结果，确诊为肺鳞状细胞癌。

表 4.1　**患者肿瘤指标的检测结果**

检验项目	CA19-9（U/mL）	CEA（ng/mL）	NSE（ng/mL）	Cyfra21-1（ng/mL）
2020/9/21	> 1000	4.81	10.7	9.92
2020/11/4	419	2.16	14.3	2.1
2021/2/27	189	1.36	9.45	2.55
2021/6/27	664	1.98	11.9	4.03

案例分析与专家点评

本案例中患者 CA19-9 显著增高且其他肿瘤标志物均为阴性，经复查后结果一致，排除检测误差和样本类型的干扰，经查询病史，该患者胃镜检查排除胃肠道肿瘤及胃肠道疾病干扰，同时，纵隔、支气管内镜病理结果提示肿瘤，证明本案例中 CA19-9 的升高与患者肺鳞状细胞癌有关。

CA19-9 是一种存在于某些癌细胞表面的蛋白质。从肿瘤细胞表明脱落后，CA19-9 可以从血清中被检测到，这通常与结肠直肠癌、胃癌、胰腺癌和胆管癌有关。同时支气管和细支气管的腺体中也有 CA19-9 存在，因此支气管腺体中肿瘤细胞表面 CA19-9 脱落是导致本案例中 CA19-9 升高的主要原因。

目前，CA19-9 升高已在小细胞肺癌、肺腺癌等患者中被报道[1]，同时有研究指出 CA19-9 升高存在于 60% 左右的肺恶性上皮性肿瘤中，传统肺癌肿瘤标志物如 CEA、Cyfra21-1 可能存在灵敏度不足的问题，需结合 SCC、ProGRP 对考虑肺癌的 CA19-9 升高患者进行诊断[2]。

参考文献

[1] Rottenberg Y, Nisman B, Peretz T. Extreme high levels of CA19-9 associated with adenocarcinoma of the lung[J]. Isr Med Assoc J, 2009, 11(2): 116-117.

[2] Prieto De Paula JM, Mayor Toranzo E, Gallardo Borge L, et al. Small-cell lung cancer and elevated CA19-9 tumor marker levels[J]. Arch Bronconeumol, 2012, 48(10): 385-386.

（林立岩　四川大学华西医院）

案例二　肾盂移行细胞癌伴 CA19-9 升高

基本信息

张某，男，52 岁。因"左侧颈部淋巴结肿大增大明显"入院就诊。发生于湖南某医院。

病史简述

患者 5 个月前发现左颈淋巴结肿大，皮肤无红肿、破溃，无其余特殊不适，未予重视，近 1 个月来淋巴结进行性增大，伴轻触痛，遂就诊于本院。体重近 2 个月下降，无其他不适。既往健康状况一般，无高血压、糖尿病、冠心病等疾病，无外伤、手术史，无其他传染病史。长期吸烟，无饮酒习惯，患者父亲患有心脏病和肺结核，无家族遗传性疾病史。查体一般状况尚可，左颈Ⅳ区颈静脉角淋巴结肿大、融合，大小 3cm×3cm，质硬，活动度尚可，边界不清。

案例随访

CEA 23.18 ng/mL，超出正常范围近 5 倍，CA19-9 1843.16 U/mL，远远超出正常范围，

其余标志物正常，尿检示血尿。淋巴结病理活检见异型细胞呈实性团巢状排列。免疫组化结果：癌细胞 CK（＋），CK7（＋），CK20（＋），CK19（＋），P63（＋），GATA-3（＋），Pax-B（部分＋），P501S（部分＋），Urop Ⅱ（少数＋），其余阴性。通过组织活检，确定患者为左肾盂移行上皮细胞癌伴多处转移。

案例分析与专家点评

肾盂移行细胞癌临床上漏诊率较高，可能与健侧肾功能代偿期、尿脱落细胞阳性率低、起病隐匿等原因有关。

CA19-9 是细胞膜上的糖脂质，正常的胰腺、胆管、胃、结肠以及唾液腺的上皮细胞均能合成血清 CA19-9，在胰腺肿瘤、胃肠道肿瘤、胆管癌等多种肿瘤中表达升高，用于肿瘤筛查。研究表明，在胰腺癌中 CA19-9 阳性率最高，其次为胆管癌、肝癌肠癌和胃癌，但以往很少有 CA19-9 在肾癌患者血清中明显升高的报道。

查阅资料，发现 CA19-9 在肾盂、膀胱和输尿管的移行细胞癌以及膀胱腺癌和小细胞癌的血清中升高，同时肿瘤组织中有 CA19-9 的表达，血清 CA19-9 含量与肿瘤大小、分级、分期无关。此外，尿中 CA19-9 也有助于泌尿系肿瘤的诊断，尤其是膀胱癌。假阳性率过高是泌尿系肿瘤标志物应用的主要障碍之一。肿瘤细胞的增生程度，肿瘤细胞糖类抗原的合成，与糖类抗原结合的蛋白量以及脱落细胞数都可能影响尿中的 CA19-9 浓度。肾癌中尿 CA19-9 假阳性率高可能与 CA19-9 在肿瘤组织中肾小管的合成排泌增加有关[1]。

其他肿瘤标志物，如 EMA（上皮细胞膜抗原）在肾盂移行细胞癌中的表达随肿瘤分级、分期的增加而升高，其中低分期肿瘤与高分期肿瘤中 EMA 表达具有显著性差异[2]。

参考文献

[1] 袁昆. 糖类抗原 19-9 在膀胱癌患者尿液及肿瘤组织中的异常表达 [D]. 复旦大学医学院, 2000.
[2] 胡滨. EMA 在肾细胞癌和肾盂移行细胞癌中的表达情况研究 [D]. 中国医科大学, 2004.

（肖勇健，伍海英　南华大学附属第二医院）

案例三　警惕单一肿瘤标志物的动态升高
——进行有针对的早筛

基本信息

患者，男，63 岁，因发现肿瘤标志物 CA19-9 异常。发生于吉林某医院。

病史简述

2020 年 3 月，体检发现肿瘤标志物 CA19-9 高于正常值，胃肠镜及 CT 检查未见异常，之后每个月进行肿瘤标志物筛查。

2020 年 7 月，CA19-9 值明显增高，胰腺平扫加增强 CT 提示胰腺体部占位，考虑恶性、囊腺癌可能性大。

案例随访

患者插管全麻下行"腹腔镜下胰体胰尾病损切除术"，病理回报：（胰腺）高分化导管腺癌，神经周围见癌浸润，未见确切脉管侵犯，未累及胰腺周围脂肪，胰腺周围淋巴结未见浸润，胰腺断端未见癌。pTNM 分期 pT1。肿瘤标志物检查结果见表 4.3。

表 4.3　肿瘤标志物检查结果

时间	2020/3	2020/4	2020/5	2020/6	2020/7	参考值
CEA（ng/mL）	1.05	2.59	2.66	3.06 ↑	4.35 ↑	< 3.0
AFP（ng/mL）	0.98	1.26	1.74	2.03	1.33	0~8.78
CA242（U/mL）	15.5	16.4	22.3	19.7	27.24 ↑	0~25
CA19-9（U/mL）	57 ↑	68 ↑	122 ↑	278 ↑	488 ↑	0~35

案例分析与专家点评

胰腺癌是一种治疗难度大、发病率高的消化道恶性肿瘤，将近 90% 是起源于腺管上皮的导管腺癌，瘤体纤维化可致早期临床症状不典型，影响影像学检查的准确性。CA19-9 属于低聚糖类抗原，是迄今为止在胰腺癌诊断中最有价值、临床应用最多、敏感性最高的一种肿瘤标志物，CA19-9 异常升高往往提示癌细胞变性、坏死以及分泌物入血，且其在胆管癌、胆囊癌等多种恶性肿瘤中均具有高表达的特点。

CA19-9 单项检测在胰腺癌的诊断方面缺乏足够的敏感性和特异性，已有研究证实，血清 CEA、CA242 及 CA19-9 水平的变化与胰腺癌之间存在一定的相关性 [1]。CA242 被认为是胰腺癌的第三代标志物，可作为 CA19-9 的重要补充，CEA 在消化道系统恶性肿瘤中升高趋势更为显著，也可进一步辅助提高 CA19-9 的诊断效能 [2,3]。本例患者首先出现 CA19-9 的升高，体现了其先于影像学表达的灵敏度，随着密切的跟踪随访，逐渐出现 CEA 及 CA242 的升高，CA19-9 大幅度上升，此时完善影像学检查已经发现肿瘤存在，术中未发现其他转移，说明疾病尚处于早期，本案例亦说明单一肿瘤标志物的动态增高需警惕，并应与相关系统肿瘤标志物联合监测随访，必要时有针对性地结合其他辅助检查进行早筛，有利于早期诊断及治疗疾病，提高患者生存质量及生存期。

参考文献

[1] Halbrook CJ, Lyssiotis CA. Employing Metabolism to Improve the Diagnosis and Treatment of Pancreatic Cancer[J]. Cancer cell, 2017, 31(1): 5–19.

[2] 张定富，吴秋芳，戈长征 . 肿瘤标记物 CA19-9、CA242 对胰腺癌转移和预后预测价值的分析 [J]. 现代肿瘤医学 , 2017, 25(8): 1258–1260.

[3] 窦荣汉，周国明，张彬，等 . 糖类抗原 19–9、糖类抗原 50 和糖类抗原 242 联合检测对可手术胰腺癌的临床诊断价值 [J]. 中国当代医药 , 2019(32): 5.

（张海静　吉林大学第二医院）

案例四　一例伴有CA19-9极度升高的肺黏液腺癌

基本信息

张某某，男，67岁，因咳嗽咯痰1月余，于2020年3月8日入院。

病史简述

入院时体格检查：双肺呼吸音粗，未闻及明显干湿啰音。肺部CT显示：①斑片、结节影，考虑炎症，建议治疗后复查排除肺部肿瘤；②纵隔多发大小不等淋巴结。既往有"高血压2级"病史。给予抗感染、雾化、平喘等治疗。

3月9日，查肿瘤标志物显示CEA 5.46 ng/mL、CA19-9 ＞1000 U/mL、Cyfra21-1 7.42 ng/mL。增强CT及磁共振检查显示：胆囊炎、胰腺饱满、双肺多发异常信号灶。

3月16日，行电子支气管镜检查并送病理活检未见肿瘤细胞。

3月24日，复查肿瘤标志物显示：CEA 5.81 ng/mL、CA19-9 ＞1000 U/mL。

3月26日，行肺穿刺送病理活检未见肿瘤细胞。

4月10日，复查肿瘤标志物显示：CEA 10.39 ng/mL、CA19-9 ＞1000 U/mL。

4月12日，临床咨询为何该患者多次检测CA19-9结果均大于1000 U/mL？

案例随访

CA19-9异常升高多见于消化道肿瘤，但此患者所有检查结果及多次会诊、疑难病例讨论结果均不倾向于消化道肿瘤。检查仪器检测系统正常，操作人员操作规范。多次检测该样本，结果均大于1000 U/mL。同时排除样本检测的干扰因素：患者无肝胆系统疾病，标本血清量足，未见明显黄疸、溶血和脂血。

取一肿瘤患者样本（CA19-9为930 U/mL）作为对照，进行相关试验排除非特异性干扰，具体如下：

多倍稀释试验：将患者样本及对照样本同时进行10倍、20倍、50倍、400倍自动稀释后检测CA19-9，与各自均值比较计算回收率，患者样本回收率与对照样本比较基本一致，并不随稀释度增加而呈趋势性变化，排除非特异性干扰因素，具体结果见表4.4.1。

表 4.4.1　多倍稀释后 CA19-9 检测结果

稀释倍数	患者样本		对照样本	
	稀释后（U/mL）	回收率（%）	稀释后（U/mL）	回收率（%）
10	8455	105.9	923	95.2
20	8044	100.8	952	98.2
50	7516	94.2	1034	106.7
400	7892	98.9	–	–
均值	7977		969	

倍比稀释试验：将患者样本用低值血清稀释 10 倍后测得 CA19-9 结果为 868.4 U/mL，将此稀释后的样本及对照样本同时 2 倍、4 倍、8 倍稀释后检测 CA19-9，与 868.4 U/mL 和 930 U/mL 比较计算回收率，两者回收率基本一致，并不随稀释度增加而呈趋势性变化，排除非特异性干扰因素，具体结果见表 4.4.2。

表 4.4.2　倍比稀释后 CA19-9 检测结果

稀释倍数	患者样本			对照样本		
	稀释后（U/mL）	终浓度（U/mL）	回收率（%）	稀释后（U/mL）	终浓度（U/mL）	回收率（%）
低值血清 10 倍稀释		868.4	–		930	
2	389.7	779.4	89.7	436	872	93.7
4	205	820	94.4	229	916	98.5
8	93.56	748.48	86.2	119	952	102.3

25% PEG 沉淀试验：将患者样本用低值血清稀释 10 倍，稀释两次得到 2 个样本，与对照样本同时分别检测 CA19-9 结果后，再分别用 25% PEG6000 1∶1 沉淀，再次检测 CA19-9。与对照相比无明显变化，排除大分子如 CA19-9 抗原抗体复合物干扰，具体结果见表 4.4.3。

表 4.4.3　25% PEG 沉淀后 CA19-9 检测结果

稀释倍数	患者样本 1		患者样本 2		对照样本	
	结果（U/mL）	回收率（%）	结果（U/mL）	回收率（%）	结果（U/mL）	回收率（%）
低值血清 10 倍稀释	875.3	–	900.9	–	930	–
25% PEG 处理后终浓度	707.6	80.8	1111	123	1036	111

综上所述，该样本经高倍稀释后数值仍很高，且倍比稀释后回收率与对照一致，25% PEG6000 沉淀后回收良好，因此基本可以排除内源性因素干扰。确定数值为真值。该患者于 2020 年 4 月 17 日又行支气管镜送检病理，同时将肺泡灌洗液送检 CEA，测得 CEA > 1000 ng/mL。最终病理结果显示为肺黏液腺癌。

案例分析与专家点评

2011 年国际肺癌研究学会（IASLC）、美国胸科学会（ATS）、欧洲呼吸学会（ERS）联合在《胸部肿瘤学》杂志（*J Thorac Oncol*）上公布了关于肺腺癌分类新标准，把肺黏液腺癌作为腺癌的一种特殊类型 [1]。原发性肺黏液腺癌（primary pulmonary mucinous adenocarcinoma，PPMA）在临床很少见，且临床表现无特异性，不易发现，且易被误诊为肺炎、肺结核及其他肺部疾病，导致治疗延误 [2]。其影像学大多表现为肺内的结节影、团块影和斑片状阴影，缺乏特异性，故其诊断主要靠病理学检查。由于 PPMA 分化程度高，恶性程度低，所以临床症状出现较晚。有报道称，肺黏液腺癌在所有分化良好的腺癌中约占 30%，较其他类型肺癌 5 年生存率更长 [1]。

本案例患者为老年男性，因咳嗽咯痰渐重 1 月余入院。入院后查体仅有呼吸音粗，肺 CT 示斑片状、结节状影等非特异性表现。先后经支气管镜及肺穿刺送病理活检均未检出肿瘤细胞。以上均与 PPMA 的病理类型和特点有关，该患者经历多次有创检查才最终确诊。故本案例提示，对于有肺部阴影，临床初诊为肺炎而抗感染无效的患者，若肺部 CT 有多发异常信号灶，则需要高度怀疑该类型肺癌，应该积极取活检确诊。

CA19-9 升高多见于消化道肿瘤，在肺腺癌中会有升高，但极度升高的病例极为少见 [3]，而本病例 CA19-9 高达 8000 U/mL。在临床的一些确诊肺癌病例中也可看到只有 CA19-9 单项升高，但人数比例很低。故本案例提示若该类患者其他肿瘤标志物未见升高、单独 CA19-9 的极度升高，也应考虑肺黏液腺癌的诊断。

参考文献

[1] Travis WD, Brambilla E, Noguchi M, et al. International association for the study of lung cancer/American thoracic society/European respiratory society international multidisciplinary classification of lung adenocarcinoma[J]. Proc Am ThoracSoc, 2011, 8(5): 381–385.

[2] Zhang J, Chen C, Zheng H, et al. Clinicopathologic analysis of 57 cases of primary pulmonary mucinous adenocarcinoma[J]. Zhonghua Zhong Liu Za Zhi, 2009, 31(1): 66–68.

[3] Rottenberg Y, Nisman B, Peretz T. Extreme high levels of CA19-9 associated with adenocarcinoma of the lung[J]. Isr Med Assoc J, 2009, 11(2): 116–117.

（唐倩倩，陈　磊　烟台毓璜顶医院）

案例五　胰腺癌患者血清 CA19-9 检测结果阴性

基本信息

贺某某，男，75 岁，胰腺体部占位。发生于上海某医院。

病史简述

2021 年 6 月，患者无明显诱因出现上腹部隐痛不适，疼痛程度较轻。

2021 年 8 月，患者上述症状加重，就诊于江苏某医院，行腹部 MRI 提示"胰腺体部占位，大小约 2.3 cm × 3.6 cm，考虑恶性肿瘤"。

2021 年 9 月，患者来上海某医院就诊，以"胰腺体部占位"收入院，检测肿瘤标志物，结果发现，CA19-9 16.11 U/mL，CA125 74.5 U/mL，CEA 15.78 μg/L，其他肿瘤标志物阴性。

案例随访

检验科将原标本进行复查，检测结果无疑，并且患者病理及影像学结果提示该患者为胰腺癌，该患者在 2021 年 10 月完成三个疗程的化疗后检测血清中肿瘤标志物的情况，发现血清中 CA19-9 水平无显著变化，而 CEA 和 CA125 随治疗呈现逐步下降趋势，治疗前后的检测结果见表 4.5。

表 4.5　患者肿瘤指标检测结果

项目	2021/9	2021/10
CA19-9（U/mL）	16.11	16.26
CEA（μg/L）	15.78	10.27
CA125（U/mL）	74.5	52.45

注：CA19-9 参考区间 0~39 U/mL，CEA 参考区间 0~5 μg/L，CA125 参考区间 0~35 U/mL

案例分析与专家点评

本案例中患者影像学和病理学结果证实为胰腺癌患者，但患者血清中的 CA19-9 结果未显著升高，提示该患者为 CA19-9 阴性的胰腺癌患者。

CA19-9 是由 Lewis 抗原的前体物质在一种唾液酸转移酶和一种岩藻糖基转移酶的共同作用下形成的。根据《WST459-2018：常用血清肿瘤标志物检测的临床应用和质量管理》指南，CA19-9 可作为胰腺癌、胆管癌、胃癌及某些良性疾病的辅助诊断指标，同样在预后评估、疗效与复发监测等方面有一定应用。但是，文献表明约有 8%~10% 的胰腺癌患者 CA19-9 为阴性水平[1]。

在本案例中，虽然 CA19-9 未见异常升高，但发现 CEA 和 CA125 显著升高。文献表明，CEA 和 CA125 在 CA19-9 阴性的胰腺癌患者中有一定的诊断价值[2]，并且 2020 版的《中国胰腺癌综合诊治指南》提示，CEA 和 CA125 能够在一定程度上具有反映肿瘤转移潜能、肿瘤负荷及预后的价值[3]。

在实际工作中，要注意 CA19-9 阴性的结果，结果阴性并不能排除为胰腺癌。相反，当 CA19-9 阳性时，也不一定提示胰腺癌患者，应综合考虑 CA19-9 分泌产生情况、良性疾病、检测方法局限性等多方面进行判断。

参考文献

[1] Tempero MA, Uchida E, Takasaki H, et al. Relationship of carbohydrate antigen 19-9 and Lewis antigens in pancreatic cancer[J]. Cancer Res, 1987, 47(20): 5501-5503.

[2] Luo G, Fan Z, Cheng H, et al. New observations on the utility of CA19-9 as a biomarker in Lewis negative patients with pancreatic cancer[J]. Pancreatology, 2018, 18(8): 971-976.

[3] 中国胰腺癌综合诊治指南 (2020 版)[J]. 中华外科杂志 , 2021, 59(2): 81-100.

（周　琳，吴洪坤　上海长征医院）

案例六　PSA 在前列腺疾病中的应用价值

基本信息

王某某，男，67 岁，尿频、进行性排尿困难 5 年，症状加重 2 个月。发生于某医院。

病史简述

患者 5 年前无明显诱因出现尿频，以夜间明显（4~6 次），伴尿急、尿痛，排尿困难，表现为逐渐出现排尿费力，排尿踌躇，射程缩短，尿线变细，尿后滴沥，未予系统治疗。2 个月前上诉症状加重，抗炎对症处置效果欠佳。为求进一步诊断与治疗就诊于我院。患者检查结果见表 4.6。

表 4.6　患者检查结果

参数	结果	正常区间
肌酐	73	41~73 μmol/L
谷丙转氨酶	20	7~40 U/L
谷草转氨酶	16	13~35 U/L
总胆红素	9.05	2.00~21.10 μmol/L
tPSA	13.15	0~4 ng/mL
fPSA	1.19	0~31.3 ng/mL
fPSA/tPSA	0.09	> 0.16

前列腺 MRI：前列腺稍大，大小约为 52 mm × 37 mm × 45 mm，其内信号不均，增强扫描呈不均匀强化。后侧外周带见囊状长 T1、长 T2 信号，增强扫描未见强化，大小约为 7 mm × 10 mm。检查结论 / 诊断：前列腺体积增大，增生，外周带囊变影。

案例随访

F26 电切镜观察见：前列腺三叶增生明显，凸向尿道及膀胱，后唇抬高明显。行经尿道前列腺钬激光剜除术。病理示：前列腺增生症，间质有灶状淋巴细胞浸润。

案例分析与专家点评

PSA 是由前列腺上皮分泌的蛋白酶。通常情况下，PSA 在血清中水平极低。发生前列腺疾病时，PSA 分泌量显著增加。前列腺癌或炎症等导致前列腺管原有的完整性遭到破坏，大量 PSA 进入血液中，故 PSA 在血清中水平越高提示患前列腺癌的风险越大[1]。但 PSA 无肿瘤特异性，其血清水平可受到前列腺穿刺、导尿管刺激、前列腺按摩等因素的影响，单纯检测血清 PSA 水平容易出现假阳性结果，且无法有效区分前列腺良性病变与前列腺癌[2-3]。血清 PSA 水平处于 4~10 μg/L 的诊断灰区时诊断性不强，但多数患者血清 PSA 水平处于该范围内，而此时 fPSA/tPSA 值能有效鉴别前列腺癌与前列腺良性疾病[4]。fPSA/tPSA 值可以提高 PSA 诊断前列腺癌的特异度，尤其对血清 PSA 水平处于 4~10 μg/L 时的意义重大[5]。故临床上通常将 PSA 与 fPSA 进行联合诊断[6]。研究表明，当 tPSA > 4 ng/mL 时，前列腺恶性组的 fPSA/tPSA 低于前列腺良性组，差异有统计学意义[7]。

本案例中患者 tPSA 大于 10 ng/mL，且 fPSA/tPSA 比值低于正常，因此穿刺活检对于鉴别诊断的意义重大，而 fPSA/tPSA 鉴别诊断良恶性前列腺疾病的界限值还需更多数据进一步研究。

参考文献

[1] 陈勇, 夏光荣, 何伟, 等. 艾灸对良性前列腺增生患者性激素及前列腺特异性抗原的影响 [J]. 中医药导报, 2019, 25(2): 112–115.

[2] 姜斌, 徐浩, 张宇聪, 等. 血清前列腺特异性抗原在乳腺癌中表达水平的变化及诊断价值的 Meta 分析 [J]. 中华实验外科杂志, 2020, 37(7): 1212–1214.

[3] 李永章, 杨冰琦, 陈文彬, 等. 良性前列腺增生并发前列腺炎患者前列腺液白细胞介素水平与前列腺特异性抗原的相关性研究 [J]. 国际泌尿系统杂志, 2020, 40(1): 49–52.

[4] 余宗泽, 韩德军, 吴强. 前列腺特异性抗原 4~10 μg/L 患者前列腺癌检出率及与年龄和病理分级的相关性分析 [J]. 肿瘤预防与治疗, 2019, 32(6): 533–536.

[5] 刘慧, 红华, 梁丹艳, 等. 超声造影参数在血清总前列腺特异性抗原 4~10 μg/L 前列腺疾病良恶性鉴别诊断中的价值 [J]. 中华实用诊断与治疗杂志, 2020, 34(7): 722–725.

[6] 陈大卫, 陈清标, 胡建明. 超声引导下穿刺活检联合血清前列腺特异性抗原检测对前列腺癌的诊断价值 [J]. 癌症进展, 2020, 18(2): 192–194.

[7] 于喜梅. 血清总前列腺特异性抗原和血清游离前列腺特异性抗原与总前列腺特异性抗原的比值在前列腺癌中的诊断价值 [J]. 中国实用医药, 2021, 16(4): 80–82.

（石 雪，赵银龙　吉林大学第二医院）

案例七　低水平 PSA 的前列腺癌病例

基本信息

郑某某，男，66 岁，因"肛周疼痛 3 月余，发现前列腺占位 10 天"于 2021 年 8 月就诊于某医院。

病史简述

2021 年 8 月，患者因"肛周疼痛 3 月余"至弥勒某医院就诊，对症治疗后症状无明显缓解。转至开远某医院，电子结肠镜提示直肠腔外肿物待查，考虑前列腺占位可能。

2021 年 11 月 29 日，首诊我院，入院查血清 PSA 为 2.56 ng/mL，F/T 为 0.71，MRI 提示：①前列腺增大、形态失常并肿块形成，考虑前列腺癌可能，病灶与直肠前壁及右侧精囊腺分界欠清，请结合临床（PI-RADS 5）。②右侧髂外血管旁淋巴结显示，请复查。CT 提示：①前列腺体积增大、形态失常并肿块，考虑恶性；直肠、精囊腺受累，膀胱后壁受累可能，请结合 MRI。②双侧髂血管旁及双侧腹股沟淋巴结显示。肛门指检：前列腺质地坚硬，行超声引导下前列腺穿刺术，术后病检提示：前列腺腺泡癌，Gleason 评分 =4+4=8 分，WHO/ISUP 分级分组 4；结合患者影像学检查（图 4.7）考虑临床分期为 T4N0M0，予比卡鲁胺 + 醋酸戈舍瑞林内分泌治疗。

案例随访

再次核实患者 PSA 为 2.56 ng/mL，F/T 为 0.71，与影像科沟通阅片、病理科再次落实其病理类型，结合患者病史、体征、症状及相关检查，考虑诊断为前列腺腺癌 T4N0M0。

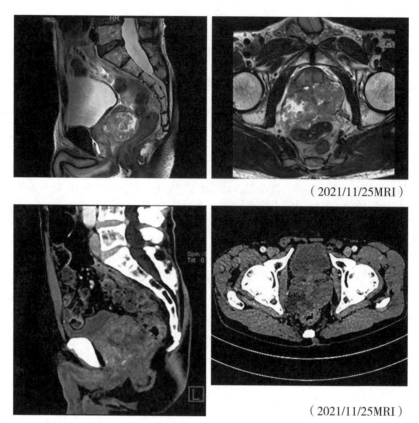

（2021/11/25MRI）

（2021/11/25MRI）

图 4.7　影像检查结果

案例分析与专家点评

本案例患者血清 PSA 为正常值水平，前列腺穿刺后病理诊断为前列腺腺泡癌，Gleason 评分为 4+4=8 分，WHO/ISUP 分级分组 4，临床分期为 T4N0M0；属于前列腺癌高危组，但患者 PSA 为正常值水平。大部分研究提示血清 PSA 水平与前列腺癌病理分级及临床分期呈正比，血清高水平 PSA 往往预示更高的临床风险和不良预后 [1]。

本案例患者病理分级及临床分期均为高危组，但 PSA 水平却处于正常值水平；且低 PSA 水平诊断为前列腺癌是极少的。目前也有部分研究表明患者 PSA ＜ 4 ng/mL，仍有可能诊断为前列腺癌，需结合影像学和肛门指检结果行 B 超引导下前列腺穿刺活检确诊。

在实际工作中如遇上述情况，应再次检测患者 PSA，排除检测误差可能，若患者 PSA 水平仍处于正常值水平，则应高度怀疑患者前列腺癌病理类型，排除神经内分泌癌、导管内癌等恶性程度较高、不会导致 PSA 水平升高的前列腺癌病理类型，研究表明这部分病理类型可能对 ADT（雄激素剥夺治疗）治疗不敏感，预后较差。

PSA 水平是目前前列腺癌筛查的重要指标，它对前列腺癌的早期筛查、检测治疗效果及监测肿瘤是否复发有着重要的意义；但 PSA 检测仍有较多局限性，PSA 水平并不能作为前列腺癌筛查的单一指标 [2]，有部分研究表明 PSA 水平 ＜ 4 ng/mL 时，其灵敏度为 67.5%~80%，因此这个判断标准仍会造成 20%~30% 的患者漏检，故关注临床病史的采集分析很重要。

参考文献

[1] 李跃进, 李登清, 谭湘芳, 等. 血清 tPSA、fPSA 水平和 F/T 比值与前列腺癌病理分级的相关性 [J]. 实用预防医学, 2007, 14(2): 344–345.

[2] 李绍成, 骆本军, 罗建蓉. 前列腺癌患者血清 PSA 表达情况及 PCNA 表达的相关性研究 [J]. 中国性科学, 2018, 27(8): 14–18.

（王启林　云南省肿瘤医院）

案例八　PHI 用于前列腺癌辅助诊断

基本信息

梅某某，男，74 岁，前列腺增生。发生于某医院。

病史简述

患者前列腺增生 5 年，无其他既往史。例行体检，发现前列腺癌。前列腺相关标志物检测结果见表 4.8。

表 4.8　前列腺相关标志物检测结果

项目	缩写名	结果	参考值	单位
总前列腺特异性抗原	tPSA	5.63	0~4	ng/mL
游离前列腺特异性抗原	fPSA	0.89	0~1	ng/mL
游离 / 总前列腺特异性抗原	fPSA/tPSA	0.16	0.11~1.00	
前列腺特异性抗原同源异构体	p2PSA	18.67		
前列腺健康指数	PHI	37.73	0~35.00	ng/mL

案例随访

该患者 5 年前无明显诱因出现尿痛、排尿困难，伴尿频及排尿不尽感，夜尿增多，未行诊治。查体示：双肾区无压痛、叩击痛，双侧输尿管行经区无压痛。耻骨联合上膀胱区无压痛。

随访发现，该患者于我院检测血清 tPSA 略升高，fPSA/tPSA 在参考区间范围内，PHI 升高。行超声示残余尿 91 mL，行超声引导下经会阴前列腺穿刺活检术，病理示前列腺癌。在全麻下行前列腺癌根治术，术后病理示：前列腺腺癌。

案例分析与专家点评

本案例患者有前列腺增生 5 年史，为前列腺癌高危人群。每年例行体检，此次肿瘤标志物中 tPSA 略升高，fPSA/tPSA 在参考区间范围内，但 PHI 升高。PSA 检测对前列腺癌诊断特异性不高，而 p2PSA 是最稳定的 PSA 前体，最具肿瘤特异性。前列腺健康指数（PHI）是综合 tPSA、fPSA 和 p2PSA 三个指标的多因子数学模型，可区分前列腺癌和良性前列腺疾病（前列腺炎、前列腺肥大），性能优于 fPSA/tPSA 的比值，避免不必要穿刺活检。

PHI 被列入 NCCN 前列腺癌早期诊断指南，对于首次活检或初次活检阴性的人群，当 tPSA > 3 ng/mL，如果 fPSA/tPSA < 0.10 且 PHI > 35 时，患有前列腺癌的可能性升高；美国 FDA 在 2005 年将 p2PSA 批准为前列腺癌的检测指标，在 2012 年将 PHI 批准用于血清 tPSA 4~10 ng/mL 的人群中。我国前列腺癌诊断治疗指南、中国前列腺癌早期诊断专家共识、前列腺穿刺中国专家共识指出 PHI 能够一定程度上提高前列腺癌诊断准确率，其诊断前列腺癌的准确性及特异性均优于 PSA，PHI 被认为是前列腺穿刺阳性的预测因素[1-3]。该患者术后病理确诊为前列腺腺癌，PHI 在诊断前列腺癌方面可以作为 PSA 的有效补充。

参考文献

[1] Stephan Carsten, Jung Klaus, Lein Michael, et al. PHI density prospectively improves prostate cancer detection[J]. World journal of urology, 2021, 39(9): 3273–3279.

[2] Luisa Agnello, Matteo Vidali, Rosaria Vincenza Giglio, et al. Prostate health index (PHI) as a reliable biomarker for prostate cancer: a systematic review and meta-analysis[J]. Clin Chem Lab Med. 2022, 60(8): 1261–1277.

[3] Robert Peters, Carsten Stephan, Klaus Jung, et al. Comparison of PHI and PHI Density for Prostate Cancer Detection in a Large Retrospective Caucasian Cohort[J]. Urol Int, 2022, 106(9): 878–883.

（郑桂喜，张　义　山东齐鲁医院）

案例九　PHI 对前列腺癌的诊断价值

基本信息

徐某某，男，72 岁，前列腺癌。发生于山西省某医院。

病史简述

间断腹部不适 6 月余。2021 年 4 月 26 日，于山西省某医院磁共振检查结果显示：前列腺增生，右侧外周带异常信号，双侧髂血管旁稍大淋巴结，左侧髂血管旁一侧较大，考虑转移，前列腺癌可能性较大。

2021 年 4 月 29 日，山西省某医院，患者行前列腺穿刺，病理：左叶前列腺增生；右叶为低分化癌，前列腺腺泡腺癌，Gleason 评分 5+4=9 分，WHO/ISUP 预后分组 V/V，肿瘤组织占针穿前列腺组织的 40%。

术前肿瘤标志物检测结果（2021/04/21）：CEA 1.9 μg/L，TPS 342.87 U/L，Testo 2.19 ng/mL，p2PSA 123.38 pg/mL，PHI 146.19，tPSA 6.55 ng/mL，fPSA 2.16 ng/mL，fPSA/tPSA 32.98%。

案例随访

患者确诊后于 2021 年 5 月 1 日、6 月 5 日给予口服比卡鲁胺内分泌治疗，以及醋酸戈舍瑞林缓释植入剂药物去势治疗；血清肿瘤标志物检查结果见表4.9。

表 4.9　患者血清肿瘤标志物检查结果

	2021/4/21	2021/6/2	2021/6/30	参考范围
CEA（μg/L）	1.9	1.1	0.79	< 3
TPS（U/L）	342.87	60.36	43.22	< 150
Testo（ng/mL）	2.19	0.45	0.49	1.75~7.81
p2PSA（pg/mL）	123.38	4.03	1.08	
PHI	146.19	5.69	4.32	< 36
tPSA（ng/mL）	6.55	2.46	0.27	< 4
fPSA（ng/mL）	2.16	1.11	0.13	
fPSA/tPSA（%）	32.98	45.12	48.15	> 16

案例分析与专家点评

前列腺癌是发生于前列腺的上皮性恶性肿瘤，是男性泌尿生殖系统最常见的恶性肿瘤之一。前列腺癌诊疗指南中推荐对于 50 岁以上，或者是有前列腺癌家族史的 45 岁以上男性，在充分告知筛查风险的前提下，进行以 PSA 检测为基础的前列腺癌筛查。PSA 是前列腺腺泡和导管上皮细胞合成分泌的一种具有丝氨酸蛋白酶活性的单链糖蛋白，主要存在于精液中，参与精液的液化过程。正常生理条件下，PSA 主要局限于前列腺组织中，血清中 PSA 维持在低浓度水平。当前列腺发生癌变时，正常组织破坏后，大量 PSA 进入机体的血液循环使血清中 PSA 升高。tPSA 值为 4~10 ng/mL 的患者，使用 fPSA/tPSA 来辅助诊断前列腺肿瘤的性质[1]。

血清游离 PSA 水平与前列腺癌的发生呈负相关，当 fPSA/tPSA < 10% 时，高度怀疑前列腺癌，必须做组织活检确定；当 fPSA/tPSA > 25% 时，前列腺癌的可能性为 8%。我国推荐 fPSA/tPSA > 0.16 作为正常参考值。若患者总 PSA 水平在 4~10 ng/mL，而 fPSA/tPSA < 0.16 应建议进行前列腺穿刺活检。本案例中 tPSA 的血清水平处于灰区，而 fPSA/tPSA 比值为 32.98%，大于 25%，提示前列腺肿瘤恶性可能性低。由于 PSA 具有前列腺组织特异性却缺乏足够的肿瘤特异性，良性前列腺增生、前列腺肥大、前列腺炎或者外伤都可能导致 PSA 升高，因此其临床应用存在一定的局限性。随着研究的深入，血清 [−2]proPSA（p2PSA）的检测及 PHI 多参数风险预测模型的建立逐渐受到临床关注。PHI 是综合了 tPSA、fPSA 和 p2PSA 的一个指数，计算公式为 PHI=p2PSA/fPSA × $\sqrt{tPSA}$。欧美人群和中国人群的临床研究显示，p2PSA 和 PHI 能够显著提高前列腺癌诊断的临床特异性，减少不必要的前列腺活检，在前列腺癌的筛查、诊断、监测和预后中有重要的临床应用价值[2]。

2020 年 8 月 22 日，中国肿瘤临床学会（CSCO）前列腺诊疗指南发布，推荐 PHI（2A 类）。PHI 可以提高 50 岁以上，直肠指检阴性且 PSA 4~10 ng/mL 患者的临床有意义前列腺癌的检出率，且与前列腺癌术后不良病理结果相关[3]。本案例中 PHI 异常升高，高达 146.19，提示前列腺肿瘤恶性可能性高。既往研究显示，p2PSA 与前列腺癌和高分级前列腺癌相关，特别是对于 tPSA 为 4~10 ng/mL 的人群而言，PHI 诊断前列腺癌的效力优于 tPSA，可以减少不必要的前列腺穿刺活检。PHI＞100 提示前列腺肿瘤恶性程度极高[4]。进一步行前列腺穿刺活检，病理结果也证实为前列腺腺泡腺癌，术后经药物治疗后血清肿瘤标志物均降低至正常水平。这个案例也提示我们在临床实践中，对于 tPSA 灰区范围的范围，fPSA/tPSA 比值对前列腺肿瘤性质的鉴别诊断具有一定的局限性[5, 6]。因此，在中国人群中，p2PSA 和 PHI 有助于提高前列腺筛查的准确率，克服 tPSA 和 fPSA 的局限性，减少不必要的活检，在男性前列腺癌的筛查和诊断中发挥巨大作用。

参考文献

[1] Jansen FH, van Schaik RH, Kurstjens J, et al. Prostate-Specific Antigen (PSA) Isoform p2PSA in Combination with Total PSA and Free PSA Improves Diagnostic Accuracy in Prostate Cancer Detection[J]. European Urology, 2010, 57(6): 921–927

[2] Na R, Ye D, Liu F, et al. Performance of serum prostate-specific antigen isoform [-2]proPSA(P2PSA) and the prostate health index (PHI) in a Chinese-hospital-based biopsy population[J]. Prostate, 2014, 74(15): 1569–1575.

[3] Na R, Ye D, Qi J, et al. Prostate health index significantly reduced unnecessary prostate biopsies in patients with PSA 2-10 ng/mL and PSA ＞ 10 ng/mL: Results from a Multicenter Study in China[J]. Prostate, 2017, 77(11): 1221–1229.

[4] Kim L, Boxall N, George A, et al. Clinical utility and cost modelling of the PHI test to triage referrals into image-based diagnostic services for suspected prostate cancer: the PRIM (PHI to Reflne Mri) study[J]. BMC Med, 2020, 18(1): 95.

[5] 叶定伟 . 中国临床肿瘤学会（CSCO）前列腺癌诊疗指南 2020. 北京：人民卫生出版社，2020.

[6] 国家癌症中心 . 前列腺癌诊疗指南（2022 年版）. 国家卫生健康委员会，2022.

（徐晓琴，荆结线　山西省肿瘤医院）

案例十　tPSA、fPSA/tPSA 比值联合应用在 tPSA 灰区前列腺癌患者中的价值分析

基本信息

汪某某，男，63 岁，体重 62 kg，前列腺癌（T4N0M0）。发生于某医院。

病史简述

2021 年 6 月患者于当地县医院发现 tPSA 升高，无排尿困难，无尿等待，无血尿，尿频，尿急，尿痛，夜尿增多，约 2 次 / 夜，无发热、盗汗，无恶心、呕吐，无腰部酸痛，并于当地行前列腺穿刺活检明确为前列腺癌，当地医生建议休息 6~8 周后行手术治。2021 年 8 月 5 日来我院要求进一步手术，门诊以"前列腺癌"收入院，入院后完善 PSA 检查结果见表 4.10.1。

表 4.10.1　实验室检测结果

项目	缩写	结果	提示	单位	参考区间
总前列腺特异性抗原	tPSA	6.55	↑	ng/mL	0.00~4.00
游离前列腺特异性抗原	fPSA	0.772		ng/mL	0.00~1.00
游离前列腺特异性抗原/总前列腺特异性抗原	fPSA/tPSA	0.118			比值 < 0.25 前列腺癌的风险高，> 0.25 前列腺增生的风险高。

直肠指检：肛门括约肌张力正常，前列腺Ⅱ度增生，质韧，中央沟变平消失，轻触痛，边界清楚，未扪及直肠包块，退出后指套无血染。2021 年 8 月 6 日前列腺 MRI 平扫 + 增强提示：①考虑前列腺右后外周带 Ca，前列腺中央带结节可疑恶性，建议穿刺活检；②慢性膀胱炎征象，膀胱颈前下部份结节，尿路憩室？

2021 年 8 月 6 日前列腺超声：前列腺宽 46 mm，厚 36 mm，长 38 mm，前列腺增大，并回声不均质，请结合 PSA 检查；2021 年 8 月 10 日肾血管、肾脏超声诊断意见：双肾未见明显异常，双侧输尿管未见明显异常，双肾动脉超声未见明显异常。

排除手术禁忌，于 2021 年 8 月 16 日在手术室麻醉下行"经尿道旁腹腔镜下前列腺癌根治 + 膀胱部分切 + 尿道重建 + 盆腔粘连松解 + 肠粘连松解"，术后病理结果提示：前列腺腺泡腺癌（Gleason 评分 3+5=8 分，分级分组：4 组），癌组织约占 60%，右上后侧面前列腺周围纤维脂肪组织中查见局灶癌，可见癌灶侵犯神经组织，未见确切的胆管内癌栓。标本之尖部切缘见癌累及（范围约 2 mm），前列腺切缘、基底部切缘、输精管切缘及精囊腺未见癌累及。tPSA 6.55 ng/mL，fPSA/tPSA 0.118 < 0.25，检验结果提示前列腺癌风险高，与前列腺 MRI、病理结果符合。

案例随访

患者行"经尿道旁腹腔镜下前列腺癌根治 + 膀胱部分切 + 尿道重建 + 盆腔粘连松解 + 肠粘连松解"术后，目前患者精神、饮食可。2021 年 8 月 20 日复查 PSA，结果见表 4.10.2。

表 4.10.2　实验室检测结果

项目	缩写	结果	单位	参考区间
总前列腺特异性抗原	tPSA	1.25	ng/mL	0.00~4.00
游离前列腺特异性抗原	fPSA	0.024	ng/mL	0.00~1.00

案例分析与专家点评

前列腺特异性抗原（PSA）是前列腺癌（prostatic carcinoma，PCa）最主要的肿瘤标志物，是 PCa 筛查、诊断、病理分级、治疗方案制定及预后评估的重要指标。国内外很多研究均提示 tPSA 检测结合 fPSA/tPSA 比值综合评估可提高其对 PCa 的诊断价值[1]。这是由于 PSA 的特异性只是针对前列腺器官，不仅 PCa 能导致血液中 PSA 增高，其他如前列腺炎性病变及梗死、前列腺增生（benign prostatic hyperplasia，BPH）等都能使血液中 PSA 浓度增高。而当血清 tPSA 浓度处于 4~10 ng/mL 范围内较低含量，即诊断 PCa 的灰区时，BPH 患者和早期 PCa 的 tPSA 测定值往往存在较多重叠，难以鉴别[2]。此时，辅以 fPSA/tPSA 比值则有助于鉴别诊断 BPH 和 PCa。因此，fPSA/tPSA 比值的使用，使 PSA 诊断 PCa 的临床价值得到大大提高[3]。如本案例中患者血清学检测结果 tPSA 6.55 ng/mL，fPS/tPSA < 0.25 提示前列腺癌风险高。

在 PSA 对前列腺癌风险的预测的应用上，有研究建议[4]根据年龄分段来进行，如年龄 < 65 岁男性进行筛查，在 PSA > 4.0 ng/mL 时可进行每两年一次的主动监测。PSA 值在 4.9~5.7 ng/mL 时，以 PSA 排除晚期 PCa 的能力下降，需借由 Gleason 评分识别晚期癌症风险。当 PSA 水平 > 5.7 ng/mL 时需考虑活检，研究显示若处于这个浓度水平，每进行 3 次活检可检测出 1 例晚期癌症。对于年龄在 > 65 岁男性 PSA > 6.1 ng/mL 的患者，应建议其进行活检。该案例中患者年龄 < 65 岁，血清学检测结果，tPSA > 5.7 ng/mL（6.55 ng/mL），fPSA/tPSA 比值为 0.118，小于 0.25，提示前列腺癌风险高，前列腺 MRI 平扫 + 增强提示：考虑前列腺右后外周带 Ca，前列腺中央带结节可疑恶性。建议穿刺活检，结合检验及影响学结果患者进行穿刺活检，其穿刺结果考虑前列腺癌，最终在手术室麻醉下行"经尿道旁腹腔镜下前列腺癌根治 + 膀胱部分切 + 尿道重建 + 盆腔粘连松解 + 肠粘连松解"治疗，术后病理结果提示为前列腺腺泡腺癌，Gleason 评分 8 分也提示该患者 PCa 高风险。

根据 2022 版《CSCO 前列腺癌诊疗指南》[5]意见，PSA 和前列腺 MRI 是Ⅰ级推荐，PHI 和 PSA 密度（PSAD）作为Ⅱ级推荐，当 PSA 4~10 ng/mL 时，可以结合 fPSA/tPSA、PSAD 或者 PHI 是否需要进行前列腺穿刺；PHI 是综合了 tPSA、fPSA 和 PSA 的一种前体异构体（p2PSA）的一个指数，该项研究提示，PHI 可以帮助提高 50 岁以上，直肠指检阴性且 tPSA 2~10 ng/mL 患者的临床有意义前列腺癌的检出率[6]，检验效能优于单用 fPSA[7-8]。PSAD 即血清总 PSA 值与前列腺体积的比值，正常值为 PSAD < 0.15 ng/（mL·cm^3）。当患者 PSA 在正常值高限或轻度增高时，用 PSAD 可指导是否进行活检或随访[9]。本例患者 PSAD 为 0.198 ng/（mL·cm^3）> 0.15 ng/（mL·cm^3）也有指导临床进行活检的提示。目前，PSA 已经成为前列腺癌临床筛查的重要肿瘤标志物，在 tPSA 4~10 ng/mL 范围内诊断 PCa 的灰区时，以 fPSA/tPSA 比值来鉴别诊断 BPH 和 PCa，要比单纯使用 tPSA 更具诊断价值，再结合 PSAD 或 PHI 则能为临床提供更全面的指导建议。

因此，在 tPSA 4~10 ng/mL 范围内诊断 PCa 的灰区，结合患者年龄、tPSA、fPSA/tPSA 比值、PSAD 或 PHI 及影像学（MRI）检查的结果综合判断是否需要穿刺活检明确诊断，规范 PCa 的临床诊疗，可减少不必要的穿刺活检，避免漏诊，达到早诊断，早治疗的目的。

参考文献

[1] 秦辛玲，黄立伟，罗云，等 . E170 检测血 TPSA、FPSA 及 FPSA/TPSA 在前列腺癌疾病诊断中的应用价值 [J]. 华夏医学，2009, I(22): 30–32.

[2] 武建国 . 前列腺特异抗原的几个临床应用问题 [J]. 临床检验杂志，2006, 24(1): 123.

[3] 季广厚. 血清 fPSA 与 tPSA 比值对鉴别前列腺癌的价值 [J]. 中国医疗前沿 , 2013, 8(14): 100–101.

[4] Simona Ferraro, Marco Bussetti, Niccolò Bassani, et al. Defifinition of outcome-based prostate-specificantigen (PSA) thresholds for advanced prostate cancer risk prediction[J].Cancers, 2021, 13: 3381.

[5] 顾伟杰 , 朱耀 . 2022 版《CSCO 前列腺癌诊疗指南》更新要点解读 [J]. 中国肿瘤外科杂志 , 2022, 14(3): 224–232.

[6] WILLIAM JC, ALAN WP, MARTIN GS, et al. A multi-center study of [-2] pro-prostate-specific antigen (PSA) in combination with PSA and frce PSA for prostate cancer detection in the 2. 0 to 10. 0 ng/mLPSA range[J]. J Urol, 2011, 185 (5): 1650–1655.

[7] CATALONA WJ, PARTIN AW, SANDA MG, et al. A multicenter study of[-2] pro-prostate specificantigcn combined with prostate specific antigen and frce prostate specific antigen for prostate canccrdetection in the 2. 0 to 10. 0 ng/mL prostate specific antigen range[J]. J Urol, 2011, 185 (5): 1650–1655.

[8] NA R, YE D, OI J, et al, Prostate health index significantly reduced unnecessary prostate biopsies inpatients with PSA 2-10 ng/mL and PSA > 10 ng/mL: Results from a Multicenter Study in China[J]. Prostate, 2017, 77(11): 1221–1229.

[9] Zheng XY, Zhang P, Xie LP, et al. Prostate-specific antigen vclocity (PSAV) and PSAV perinitial volume (PSAVD) for early detection of prostate cancer in Chinese men[J]. Asian Pac J Cancer Prev, 2012, 13 (11): 5529–5533.

（田　振　贵州医科大学附属医院）

案例十一　肺腺癌垂体转移性高催乳素血症案例

基本信息

　　患者，男，68 岁，因双侧视力模糊、头晕、多尿、夜尿、重度乏力、嗜睡、性欲减退、间歇性恶心呕吐数月入院。发生于某医院。

病史简述

　　2016 年 1 月 6 日，患者出现双侧视力模糊和头晕。无明显呼吸困难、咳嗽、咯痰、咯血症状。既往无肝肾疾病或恶性肿瘤病史，近期无口服药物史。患者有超过 30 年的吸烟史，最近 3 个月内体重减轻了 10 kg。

　　2016 年 7 月 2 日，患者症状加重。

　　2016 年 7 月 8 日，入院查体：嗜睡，皮肤细腻而苍白，右眼视力下降（仅感知光），双侧颞部偏盲。听诊双肺呼吸音稍粗，无浅表淋巴结肿大等不适临床症状。

　　2016 年 7 月 9 日，实验室检查：垂体功能检查显示血清促性腺激素（HCG）和性激素水平较低。发现游离血清皮质醇水平（FCL）（上午 8:00）低至 66.50 nmol/L ↓。血清催乳素（PRL）：710.50 mIU/mL ↑（PRL > 200 ng/mL 作为催乳素瘤的诊断标准），24 h 尿量（5.2 L/d）↑明显增加。

　　影像学检查：①垂体 MRI 检查显示蝶鞍边界不清；从蝶鞍和蝶窦突出的肿块（5.80 cm×

3.50 cm×3.10 cm）；T1 加权图像（T1WI）；以及 T2WI 上的高、略高和低强度信号。增强扫描不均匀增强，垂体及其柄不清晰可见。视神经和乳头体被肿块包围。肿块突入第三脑室，侵犯双侧海绵窦和颈内动脉。只有一小部分斜坡是可见的。②垂体 CT 检查显示蝶鞍周围的骨质破坏。胸部平扫显示右肺上叶有一巨大的高密度影（3.6~3.8 cm），边界不清。有边缘毛刺，考虑为周围型肺癌。

初步诊断：侵袭性垂体腺瘤，周围型肺癌。

2016 年 7 月 9 日，手术治疗。术前口服氢化可的松（30 mg/d）和左甲状腺素（25 mg/d）可显著改善疲劳和嗜睡症状。

2016 年 7 月 17 日，对鞍区病灶进行经鼻次全切除，送肿瘤组织进行组织病理学和免疫组化检查。术中发现蝶窦内有一实体瘤，血管丰富。此外，发现肿瘤侵入周围结构并与周围组织紧密黏附，表明其恶性。术后头晕、视力等症状明显改善。复查垂体激素水平，PRL 降低（560.70 mIU/mL）。此外，继续口服补充氢化可的松和左甲状腺素。

2016 年 7 月 19 日，术后病理学检查结果：（鞍区病灶）肺源性腺癌浸润或转移；免疫组化：AE1/AE3（+）、TF1（+）、CK7（+）、CAM5.2（+）、Napsin A（+）、CK5/6（−）、p63（−）、SALL4（−）、CgA（−）、Sy（−）、CD56（−）、Ki−67（30%+）。

案例随访

患者及其家属拒绝做基因检测，回当地医院接受进一步治疗。电话随访，手术后 5 个月，患者于 2016 年 12 月 25 日因多器官衰竭而死亡。

案例分析与专家点评

临床上很少观察到肿瘤向垂体转移。据报道，转移至垂体最常见是乳腺癌和肺癌。随着筛查和诊断技术的提高以及人类寿命的延长，垂体转移瘤较以前增多，但因转移扩散而引起的高催乳素血症的病例罕见报道 [1,2]。

有报道证实，泛连环蛋白的异常激活可调控 PRL 的转录，鞍区肿块并高催乳素血症强烈提示 PRL 垂体腺瘤。在本病例中，由于肿瘤主要位于下丘脑区域下方和蝶窦内，因此几乎不存在由下丘脑抑制引起的 PRL 分泌增加的可能性，有理由认为存在分泌 PRL 的恶性肿瘤。但由于患者家属拒绝进行基因测序，缺乏分子生物学支持证据 [3]。

一般认为催乳素瘤的诊断可以通过鞍区肿块的放射学鉴定和血清 PRL 水平升高（> 200 ng/mL）来确定 [4,5]。垂体转移瘤的术前诊断主要依靠影像学检查。有报道指出任何垂体病变引起的尿崩症或眼肌进展性麻痹可以表明其转移性。本例的调查结果支持了这一假设。但垂体转移的确诊尚缺少分子病理学证据。

由垂体转移导致的初始症状高催乳素血症和整体垂体功能减退是罕见的，高催乳素血症是预后不良的指标之一。

参考文献

[1] Gilard V, Alexandru C, Proust F, et al. Pituitary metastasis: is there still a place for neurosurgical treatment?[J]. J Neurooncol, 2016, 126(2): 219–224.

[2] Castle-Kirszbaum M, Goldschlager T, Ho B, et al. Twelve cases of pituitary metastasis: a case series and review of the literature[J]. Pituitary, 2018, 21(5): 463–473.

[3] Thewjitcharoen Y, Shuangshoti S, Lerdlum S, et al. Colorectal cancer manifesting with metastasis to prolactinoma: report of a case involving symptoms mimicking pituitary apoplexy[J]. Intern Med, 2014, 53(17): 1965–1969.

[4] Caponnetto S, Iannantuono GM, Barchiesi G, et al. Prolactin as a Potential Early Predictive Factor in Metastatic Non-Small Cell Lung Cancer Patients Treated with Nivolumab[J]. Oncology, 2017, 93(1): 62–66.

[5] Haider SA, Levy S, Rock JP, et al. Prolactinoma: Medical and Surgical Considerations[J]. Otolaryngol Clin North Am, 2022, 55(2): 305–314.

（秦东春，陈奎生，韦　娜　郑州大学第一附属医院）

案例十二　伴有 AFP 明显升高的原发性乳腺神经内分泌癌案例

基本资料

患者，女，48 岁。2018 年 5 月 8 日，发现左乳结节。在当地医院行乳头附近乳房超声检查，示低回声区约 2.0 cm×1.0 cm，小叶状不规则，边界清晰，内部回声不均匀，周边检测血流信号丰富。左腋区发现数个异常肿大的淋巴结，较大的约 1.5 cm×1.4 cm，形态规则，皮髓边界不清，淋巴门不明显。右乳未见明显占位性病变。初步诊断：左乳乳腺增生。2018 年 5 月 12 日到郑州市某医院就诊。

病史简述

2018 年 5 月 12 日入院体格检查，左侧乳房可触及一个约 2.0 cm×1.0 cm、活动度低的硬质肿块；体格检查无乳房压痛、乳头内陷、分泌物、乳房皮肤凹陷、红肿或溃疡等症状。5 月 12 日，发现左乳低回声病变（BI-RADS 分类 4C 级）和左腋淋巴结异常增大转诊至该院。5 月 13 日，实验室检查：患者血清肿瘤标志物 AFP 的水平超过 1210 ng/mL ↑。患者既往无 AFP 升高、肝功能异常或胃肠道肿瘤病史。腹部超声和增强 CT 均未发现明显异常。5 月 14 日，MDT 讨论：建议患者行乳腺肿瘤切除术。

2018 年 5 月 16 日，行乳腺肿瘤切除术。术中快速冷冻切片病理检查及免疫组化检查，结果：Ⅱ 级浸润性导管癌伴神经内分泌分化。免疫组化结果：ER（强 +，> 95%），PR（－），c-erb-2（2+，焦点 3+），ck8/18（+），ck5/6（－），P63（－），钙调蛋白（－），e- 钙黏蛋白（+），P120（膜，+），Syn（+），CgA（+），AFP（+），CD56（－）；此外，40% 的肿瘤细胞对 Ki-67 染色呈阳性。诊断：乳腺原发性神经内分泌癌（PNECB）。随后对患者进行左侧乳房改良根治术。

2018 年 5 月 19 日，术后标本常规病理检查结果：送检乳房（左乳）无癌变组织，乳头表面无癌侵，周围边缘无残留癌变。淋巴结转移癌。

案例随访

治疗后患者术后恢复良好。因腋窝淋巴结转移，术后第 13 天接受环磷酰胺、表柔比星、紫杉醇联合化疗，至今已成功化疗 6 个周期，无不良反应。化疗期间 AFP 水平均高于 1210 ng/mL。

2019 年 3 月 18 日，患者随访 10 个月，腋窝有淋巴结转移，其他部位未发现肿瘤。检查患者血清 AFP 水平仍高于 1210 ng/mL。

案例分析与专家点评

乳腺原发性神经内分泌癌（PNECB）是一种罕见肿瘤[1,2]，仅占所有乳腺癌的 0.5%~1%。2019 年，世界卫生组织将神经内分泌（NE）肿瘤重新定义为侵袭性肿瘤[3]，其特征为低 / 中级。由于缺乏特异性临床特征和影像学检查，本病易被误诊。

NE 分化的一线免疫组化标志物是 CgA、Syn 和 CD56[4-8]。本例肿瘤细胞 CgA、Syn 阳性符合 PNECB，相关检查排除了其他恶性肿瘤转移的可能。

血清 AFP 升高常见于患有各种肝损伤、肝功能障碍、再生障碍和肝 / 生殖细胞肿瘤的患者[9]。本例患者诊断为乳腺癌并排除其他肿瘤。甲胎蛋白（AFP）常作为 HCC 的血清学肿瘤标志物[10]，AFP 水平增高是否与 PNECB 的发生有关报道甚少。值得关注的是入院时 AFP 水平显著升高（> 1210 ng/mL），且在多个术后评估点并无明显下降。

有研究表明 AFP 也是乳腺癌的危险因子，高水平的 AFP 水平意味着患者在术后有可能出现癌肿复发。随访证实，该患者在术后 10 个月确实出现了复发。本案提示 AFP 水平升高与 PNECB 的发生及预后不良有关。

参考文献

[1] Wang J, Wang X, Du W, et al. Primary neuroendocrine carcinoma of the breast with markedly elevated alpha-fetoprotein: a case report[J]. Transl Cancer Res, 2021, 10(5): 2503–2508.

[2] Irelli A, Sirufo MM, Morelli L, et al. Neuroendocrine Cancer of the Breast: A Rare Entity[J]. J Clin Med, 2020, 9:1452.

[3] Rindi G, Klimstra DS, Abedi-Ardekani B, et al. A common classification framework for neuroendocrine neoplasms: an International Agency for Research on Cancer (IARC) and World Health Organization (WHO) expert consensus proposal[J]. Mod Pathol, 2018, 31: 1770–1786.

[4] 彭理，赵佳琳，赵大春，等 . 乳腺原发性神经内分泌癌与浸润性癌（非特殊型）临床病理特点和淋巴结转移相关因素的病例对照研究 [J]. 协和医学杂志，2021, 12(1): 122–128.

[5] 耿俊 . 原发性乳腺神经内分泌癌研究进展 [J]. 现代临床医学，2015, 41(5): 323–328.

[6] 朱美琴，周文斌，申维玺，等 . 32 例原发性乳腺神经内分泌癌的临床及病理分析 [J]. 中国医药指南，2013, 11(32): 12–13.

[7] 李简，马泰，孙国平 . 原发性乳腺神经内分泌癌的预后相关因素分析 [J]. 世界最新医学信息文摘，2021, 21(53): 169–170.

[8] 关剑，江昌新 . 原发性乳腺神经内分泌癌 1 例 [J]. 诊断病理学杂志，2009, 16(6): 451–458.

[9] 王玉娇，何毅怀，陈云芬，等 . 甲胎蛋白在非肿瘤性肝病中的研究进展 [J]. 自我保健，2020, 11: 211–212.

[10] 钱丽媛，李长菲，罗云敬，等 . 甲胎蛋白在肝癌的诊断和治疗中的研究进展 [J]. 生物工程学报，2021, 37(9): 3042–3060.

（秦东春，韦　娜，陈奎生　郑州大学第一附属医院）

案例十三　体检AFP异常升高为首发的胆囊腺癌病例分析

基本信息

李某某，男，86岁，胆囊结石病史20余年。

病史简述

2020年10月18日体检：血清AFP 1161 ng/mL，在不同检测体系复查结果一致；其他常规检查均正常；B超示胆囊多发结石。

案例随访

电话随访临床医生及家属，患者无不适。

2020年10月31日，患者就诊于普外科门诊，检测血清标志物CEA、CA19-9、CA50、热休克蛋白90a均正常。

2020年11月2日，腹盆部CT平扫及增强示：胆囊多发结石，胆囊内胆汁淤积；由于AFP水平过高，强烈建议家属给予重视，经会诊后患者住院待查。

2020年11月27日行剖腹探查手术，术中见肿瘤位于胆囊体部，直径约2 cm，侵犯浆膜层，胆囊床部肝脏可触及肿瘤转移灶，遂行胆囊癌根治术式。

术后病理提示：胆囊浸润性中－低分化腺癌，局部伴神经内分泌分化，大小3.5 cm×3 cm×2.5 cm，侵及浆膜层，脉管癌栓（＋），神经侵犯（＋），周围黏膜见胆囊结石。胆囊颈切缘未见癌灶累及。免疫组化结果（IHC20-19277）：Syn（少数＋），CD56（少数＋），CgA（－），P40（－），P63（－），CK7（部分＋），Ki-67（+60%）。术后给予补液、保肝对症治疗。

2020年11月30日腹部CT平扫示胆囊切除术后改变。

2020年12月2日出院。

2020年12月30日复查血清AFP 263.50 ng/mL，肝肾功能等常规检查均无异常。

案例分析与专家点评

胆囊癌是胆管系统中最常见的恶性肿瘤，早期缺乏特异性症状和体征，对其能否早期诊断直接影响患者的治疗效果和预后；中国抗癌协会《胆囊癌规范化诊治专家共识（2016）》推荐肿瘤标志物CA19-9、CEA、CA125和CA242等多项肿瘤标志物联合应用以提高胆囊癌诊断特异性[1]。但临床上我们发现，极少数胆囊腺癌患者，检测指南上推荐的血清肿瘤标志物不高，影像学检查也没有明显异常发现，只有血清AFP异常升高。具有与普通胆囊癌明显不同的生物学特点。

胆囊肝样腺癌临床表现缺乏特异性，多表现为上腹部疼痛、腹胀、腹部包块等，而CT、MRI等影像学检查通常缺乏特异性，因此，诊断和鉴别诊断比较困难，但常伴有血清AFP异常升高。目前，国内外对AFP阳性的胆囊癌临床特点及预后研究也很少。

胆囊癌产生 AFP 罕见，1972 年，Bernades 报道第一例胆囊癌产生 AFP[2]。关于产生 AFP 胆囊癌的病理类型不一，有胆囊腺瘤 [3,4]、胆囊肉瘤 [5]、胆囊未分化癌 [6] 等。AFP 是含有一条多肽链的糖蛋白，其理化性质以及氨基酸组成与白蛋白相似，胆囊与肝脏、胃都来自于胚胎期的前肠内胚层，当有些原发性胆囊癌分化紊乱，可能导致向肝性分化，无论在组织结构或功能变化都可类似原发性肝细胞癌的特点；特别是胆囊中、低分化腺癌中会出现异位蛋白或激素分泌，故 AFP 可呈阳性表达 [7]；本例患者血清 AFP 异常升高也通过病理诊断得以证实，免疫组织化学可见 CK7、Ki-67 等呈阳性表达。

肝样腺癌（hepatoid adenocarcinoma，HAC）是一种罕见的组织形态与肝细胞肝癌类似但非肝脏起源的上皮性恶性肿瘤，因其病理形态、免疫组化表型与肝细胞癌（hepatocellular carcinoma，HCC）相似而得名，较为罕见 [8,9]。胆囊肝样腺癌约占肝样腺癌的 3.8%[10]。目前认为肿瘤可能起源于具有向肝样细胞和正常肠道细胞双向分化能力的内胚层干细胞 [11]，免疫组织化学 CK7、CK9 在胆囊 HAC 中多呈阳性表达，而在 HCC 中无表达。

文献报道以胃 HAC 多见 [12]，此外，肺、肾、泌尿道、结肠、卵巢等 HAC 也可见到，而位于胆囊者较为罕见 [13]。合并 AFP 升高的胆囊癌表现类似于肝样腺癌的生物学行为特点及临床特征。该肿瘤好发于中老年人，其主要生物学特征为广泛的血行转移及早期淋巴结转移，预后差 [14]。

当体检或门诊患者出现肿瘤标志物水平升高，需要结合其他临床表现进行综合分析，既要考虑良性疾病的影响，也要考虑恶性肿瘤的可能。由于合并 AFP 升高的胆囊癌多发生于中老年人群，且影像学检查会出现漏诊，故对于患有胆囊结石的中老年人也要考虑胆囊肿瘤的可能，可以在指南推荐胆囊癌肿瘤标志物的基础上增加 AFP 检测，提高血清肿瘤标志物对胆囊癌的辅助诊断价值。

参考文献

[1] 中国抗癌协会 . 胆囊癌规范化诊治专家共识 (2016)[J]. 临床肝胆病杂志 , 2016, 33(4): 612–620.

[2] Sugaya Y, Sugaya H, Kuronuma Y, et al. A ease of gallbladder carcinoma producing both alpha-fetoprotein (AFP) and carcinoembryonie antigen(CEA)[J]. Gastroenterol Jpn, 1989, 24(3): 325–331.

[3] Fujii H, Yamagnehi K, Ohnishi N, et al. Adenoendocrine cell carcinoma of the gallbladder producing a high level of alpha-fetoprotein[J]. Clin J Gastroenterol, 2012, 5(4): 261–267.

[4] Karayiannakis AJ, Kakolyris S, Giatromanolaki A, et al. Hepatoid Adenoeareinoma of the Gallbladder: Case Report and Literature Review[J]. J Gastrointest Cancer, 2012, 43 (Suppl 1): S139–144.

[5] Shimada K, Iwase K, Aono T, et al. Careinosareoma of the gallbladder producing alpha-fetoprotein and manifesting as Leukocytosis with elevated serum granulocyte colony stimulating factor: report of a case[J]. SurgToday, 2009, 39(3): 241–246.

[6] Ng WK, Ng WF. Elevated serum alpha-fetoprotein in a patient with undifferentiated carcinoma of the gall bladder[J]. J Clin Pathol, 1995, 48(11): 1061–1063.

[7] 张鹏，王禹，廖佳桦，等 . 胆囊肝样腺癌行胆囊癌根治术 1 例 [J]. 癌症进展 , 2017, 15(12): 1473–1474.

[8] 王鹤霖，戴朝六 . 胆囊肝样腺癌的诊断与治疗现状 [J]. 中华消化外科杂志 , 2017, 16(11) : 1163–1166.

[9] Ye M, Tao F, Liu F, et al. Hepatoid adenocarcinoma of the stomach: a report of three cases[J]. World J Gastroenterol, 2013, 19(27): 4437–4442.

[10] Sun J, Chen Y, Wang R, et al. Clinicopathological characterristics in the differential diagnosis of hepatoid adenocarcinoma: a literature review[J]. World J Gastroenterol, 2013, 19(3): 321–327.

[11] Gakiopoulou H, Givalos N, Liapis G, et al. Hepatoid adenocarcinoma of the gallbladder[J]. Dig Dis Sci, 2007, 52 (12): 3358–3362.

[12] Su J, Chen Y, Wang R, et al. Clinicopathological characteristics in the differential diagnosis of hepatoid adenocarcinoma: a literature review[J]. World J Gastroenterol, 2013, 19(3): 321–327.

[13] 李扬，刘志艳，刘新农，等 . 胆囊肝样腺癌伴肝脏、网膜多发转移一例 [J]. 中华肝胆外科杂志，2015, 21(4): 247–252.

[14] 杨岳，孙冬林，邹岩，等 . 胆囊肝样腺癌合并甲胎蛋白升高一例 [J]. 中华肝胆外科杂志，2014, 20(9): 643–669.

（何　静　中国科技大学附属第一医院）

案例十四　AFP 及 PIVKA–Ⅱ对于肝脏占位病变性质的提示意义

基本信息

包某某，男，45 岁，肝血管瘤、华支睾吸虫感染。发生于吉林某医院。

病史简述

10 年前慢性乙型病毒性肝炎。2020 年 7 月肝胆脾 CT 平扫 + 增强提示肝细胞癌可能性大。入院后实验室检查相关指标见表 4.14.1。

表 4.14.1　入院相关指标检测结果

项目	结果	正常区间
AFP	122.57 ↑	0~9.0 ng/mL
PIVKA–Ⅱ	23.850	11.12~32.01 mAU/mL
CA19–9	< 0.8	0~35.0 U/mL
CEA	1.37	< 3.0 ng/mL
ALT	170 ↑	9~50 U/L
AST	94 ↑	15~40 U/L
间接胆红素	78.1 ↑	1.71~11.97 μmol/L
白蛋白	39.7	40~55 g/L
HBV-DNA	9.72×10^7 ↑	检测限 100 IU/mL

2020 年 7 月肝左外叶切除，病理报告为肝左外叶海绵状血管瘤，肝内胆管扩张，胆管内小胆管增生，局部见寄生虫虫体。

案例随访

术后 1 周复查相关指标，结果见表 4.14.2。

表 4.14.2　术后 1 周复查相关指标结果

项目	结果	正常区间
AFP	40.15 ↑	0~9.0 ng/mL
PIVKA– Ⅱ	28.630	11.12~32.01 mAU/mL
CA19–9	< 0.8	0~37.0 U/mL
CEA	2	< 3.0 ng/mL
ALT	61 ↑	9~50 U/L
AST	48 ↑	15~40 U/L
间接胆红素	50.2 ↑	1.71~11.97 μmol/L
白蛋白	37	40~55 g/L
HBV-DNA	9.72×10^3 ↑	检测限 100 IU/mL

案例分析与专家点评

AFP 既往是肝细胞癌（HCC）重要的血清学标志物，其分泌量与肿瘤大小密切相关，很多患者发现即为中晚期，此时肿瘤体积较大，表达 AFP 水平较高。本例患者 AFP 水平明显升高、CT 提示肝占位为肝细胞癌，既往有慢性乙肝病史，临床资料对于肝细胞癌的诊断互为支撑，但术后病理证实为肝脏良性病变，显示出 AFP 及影像学的局限性。AFP 表达水平受很多因素干扰，可呈现假阳性结果，如肝炎活动、妊娠、生殖细胞肿瘤等，本例患者 AFP 高表达的原因，考虑与目前乙肝活动期同时存在寄生虫感染相关，患者术后 1 周 AFP 水平未降至正常值，考虑与术后局部炎症反应有关。

1984 年 Liebman 等经研究首先提出 PIVIKA– Ⅱ 可能是诊断肝细胞癌的新型肿瘤标志物[1]。近年研究报道，PIVKA– Ⅱ ≥ 40 mAU/mL 诊断早期肝细胞癌的灵敏度和特异度分别为 64% 和 89%，准确度可达 86.3%[2]。PIVKA– Ⅱ 诊断 HCC 的灵敏度明显高于 AFP，两者联合检测可提高单独检测的敏感度，而不降低其特异度[3]。PIVKA– Ⅱ 可以与 AFP 互补，并与 AFP 在体内的表达各自独立，互不干扰，其半衰期更短，更能在短时间内反映其在体内的变化水平，需要注意的是梗阻性黄疸、维生素 K 缺乏及使用华法林等药物可能造成假阳性结果。本例患者 PIVKA– Ⅱ 水平始终处于正常值范围内，也反映了其在 HCC 中诊断的优越性，所以当临床医生遇到影像学提示肝脏占位，但良恶性征象鉴别困难的患者，需以肿瘤标志物等其他临床资料作为参考诊断的依据时，应注意患者 AFP 及 PIVKA– Ⅱ 的表达水平，排除其干扰因素后，谨慎决断，更好地辅助临床诊断。

参考文献

[1] Liebman HA, Furie BC, Tong MJ, et al. Des-gamma-carboxy (abnormal) prothrombin as a serum marker of primary hepatocellular carcinoma[J]. N Engl J Med, 1984, 310(22): 1427–31.

[2] Choi J, Kim GA, Han S, et al. Longitudinal Assessment of Three Serum Biomarkers to Detect Very Early-Stage Hepatocellular Carcinoma[J]. Hepatology, 2019, 69(5): 1983–1994.

[3] 席强, 孙桂荣, 丛培珊, 等. 血清异常凝血酶原和甲胎蛋白联合检测对原发性肝癌的临床价值[J]. 中华检验医学杂志, 2014, 37(12): 928–932.

（张海静，赵银龙　吉林大学第二医院）

案例十五 ROMA 值帮助鉴别诊断卵巢肿瘤良恶性

基本信息

付某某，女，42 岁，因"月经期下腹痛"就诊于吉林某医院。

病史简述

患者平素月经规律，无明显痛经。于最近一次月经期出现下腹部疼痛。

2021 年 7 月，盆腔 CT 显示右侧附件区见椭圆形软组织影，大小约 5.1 cm×4.8 cm，密度稍高，CT 值约 53 HU；左侧附件区见类椭圆形混杂密度影，大小约 5.6 cm×4.4 cm，CT 值约 12~34 HU。

妇科彩超：子宫壁回声不均匀，肌层可见少量点状强回声；左附件区见 5.3 cm×4.1 cm 低回声，右附件区见 5.3 cm×5.0 cm 低回声，内均见密集中回声颗粒及分隔，形态尚规则，界限尚清；CDFI 未见异常血流信号。提示子宫肌层回声不均，双附件区囊性包块，不除外巧克力囊肿。

肿瘤标志物：CA125 136.60 U/mL，CA19-9 69.68 U/mL，HE4 40.6 pmol/l，绝经前 ROMA 值 5.33（正常范围 0~7.4）。

案例随访

2021 年 8 月患者行双侧卵巢瘤剥脱术，病理：（左卵巢）子宫内膜样囊肿，（右卵巢）浆 - 黏液性囊腺瘤。

案例分析与专家点评

CA125 是应用十分广泛的卵巢癌筛查生物标志物，但在一些常见的妇科良性疾病中，如子宫内膜异位症和肌瘤，以及其他来源的恶性肿瘤也可表达 CA125，特别是在绝经后，CA125 诊断卵巢癌的特异度较低。HE4 是一种分泌性糖蛋白，在卵巢癌组织中高表达，但有一项荟萃分析发现，HE4 的总体灵敏度为 73%[1]，其单独应用仍有缺陷。

2009 年，Moore 等通过 logistic 回归分析建立了卵巢恶性肿瘤风险预测模型（ROMA），是以 CA125、HE4 和受试者更年期状态组合的多变量筛选测试[2]，ROMA 未关注血清 CA125 及 HE4 的临界值，仅将实际检测到的血清 CA125、HE4 浓度，根据绝经状态输入至相应的公式，得到罹患卵巢恶性肿瘤的风险概率。在对绝经前和绝经后妇女的综合分析中，ROMA 的灵敏度为 93.8%，特异度为 74.9%[2]，可见 ROMA 指数诊断恶性卵巢癌具有良好的效能。

有研究显示，CA125 在卵巢浆液性良恶性肿瘤中有明显差异，浆液性囊腺瘤、浆液性交界性肿瘤及浆液性癌的 CA125 水平分别为 15.60（±3.43）U/mL、210.10（±98.28）U/mL 及 310.45（±104.42）U/mL[3]。该患者双侧卵巢占位性病变，CA125 升高幅度大，明显高于文献中良性卵巢浆液性囊腺瘤的数值，HE4 阴性，ROMA 值在正常范围，依据 ROMA 值考虑卵巢占位良性可能大，最终双侧卵巢病理均为良性，体现了 ROMA 值在卵巢肿瘤良恶性鉴别中的重要价值。

参考文献

[1] Arpita S,Vanamail P, Prajwal A, et al. Diagnostic measures comparison for ovarian malignancy risk in Epithelial ovarian cancer patients: a meta-analysis[J]. Sci Rep, 2021, 11: 17308.

[2] Moore RG, Miller MC, Disilvestro P, et al. Evaluation of the diagnostic accuracy of the risk of ovarian malignancy algorithm in women with a pelvic mass[J]. Obstet Gynecol, 2011, 118 (2 Pt 1): 280–288.

[3] 丁迎春，鲍玲玲，燕小明. 腹部彩超联合 CA125 诊断卵巢浆液性肿瘤的研究 [J]. 影像科学与光化学，2022, 1(40): 133–137.

（郝婷婷，赵银龙　吉林大学第二医院）

案例十六　ROMA 值可用于女性盆腔包块的鉴别诊断

基本信息

黄某某，女，78 岁，以"盆腔包块"收入院。

病史简述

2 个月前无明显诱因出现腹胀、坠痛，以左下腹为主，间歇性疼痛，进食后加重，无恶心、呕吐，无阴道流血、排液。ROMA 检测结果如表 4.16 所示。

表 4.16　患者肿瘤标志物检测

项目	缩写名	结果	参考值	单位
人附睾蛋白 4	HE4	494.10	绝经后 ≤ 140	mmol/L
糖类抗原 125	CA125	93.00	0~35	U/mL
ROMA 值	ROMA	95.46%	绝经后 ≤ 25.3%	

案例随访

患者以"盆腔包块"收入院后，行腹腔镜手术，术后病理提示高级别腺癌，结合免疫组化结果符合高级别浆液性腺癌。

案例分析与专家点评

该患者腹胀、坠痛，间歇性疼痛，初步诊断为"盆腔包块"。HE4 是附睾上皮组织的一种分泌型糖蛋白，属于 Whey 酸性蛋白家族，是一种蛋白酶抑制剂。HE4 在多个正常组织（包括呼吸道和生殖道组织）以及卵巢癌组织的上皮内均表达，在良性肿瘤及正常组织中含量较低[1]。HE4 在卵巢癌呈高水平表达，在各种类型的卵巢癌中，以浆液性卵巢癌和子宫内膜卵巢癌最为明显，HE4 水平与卵巢癌病理组织分型相关，可用于卵巢癌病情发展及治疗监测、预后评估等。

HE4 与 CA125 联合使用中，多数卵巢癌 HE4 和 CA125 水平同时升高，HE4 比 CA125 灵敏度高，更有利于卵巢癌的早期检出，且能更好地反映治疗效果。HE4 与

CA125 检测相结合的恶性卵巢癌风险评估算法（ROMA），可作为评估患者上皮性卵巢癌风险、鉴别附件包块良恶性的一种辅助手段，比单独使用对恶性肿瘤具有更准确的预测性[2]。

参考文献

[1] 王欣，康熙雄. 诊断学 [M]. 北京：北京大学医学出版社，2020.

[2] Zhang Lei, Chen Ying, Wang Ke. Comparison of CA125, HE4, and ROMA index for ovarian cancer diagnosis[J]. Curr Probl Cancer, 2019, 43(2): 135–144.

（郑桂喜，张　义　山东齐鲁医院）

案例十七　肿瘤标志物与乳腺癌易感基因
—— 一例携带 *BRCA2* 致病性变异的家系报道

基本信息

患者 1，女，28 岁，因"右乳肿物"就诊于北京某医院。

病史简述

现病史：2015 年患者查体时发现右乳肿物，乳腺彩超提示"右乳内上可见低回声结节，大小 0.7 cm × 0.6 cm"。后定期复查肿物未见明显变化。2020 年 12 月患者行右肩 MRI 增强提示：右乳内高强化结节。既往史：6 年前行左大腿软组织肉瘤切除术。家族史：大姨乳腺癌，二姨卵巢癌并携带 *BRCA2* 致病性变异。2020 年 12 月 4 日行右乳肿物切除，术后病理为乳腺纤维腺瘤。测肿瘤标志物结果见表 4.17.1。乳腺癌易感基因胚系检测结果见表 4.17.2。

表 4.17.1　**患者 1 肿瘤标志物检测结果**

检测项目名称	检验值	正常参考值
CA125	15.93 U/mL	0~35.00 U/mL
CA15–3	9.82 U/mL	0~25.00 U/mL
AFP	2.94 ng/mL	0~7.00 ng/mL
CEA	0.67 ng/mL	0~4.70 ng/mL

表 4.17.2　**患者 1 乳腺癌易感基因胚系变异检测结果**

基因	检测结果	纯和 / 杂合	变异解读
BRCA2	p.K1472Tfs × 6（c.4415_4418delAGAA）exon11	杂合	致病性变异

乳腺癌易感基因胚系变异检测结果解读：该变异为移码突变，导致基因编码的蛋白提前终止，可能形成功能损伤或失活的蛋白。根据 ACMG 指南标准判定为致病性变异。

遗传风险：*BRCA2* 基因致病或疑似致病性变异携带者终身患乳腺癌、卵巢癌等的风险升高。一级亲属可能携带同样的致病性变异，建议行遗传咨询，必要时进行基因检测。

案例随访

2021年3月29日，患者2，女，53岁，与患者1为母女关系，就诊我院，行遗传咨询。家族史：父亲肺癌，母亲肝癌，大姐乳腺癌，二姐卵巢癌，女儿软组织肉瘤。行基因检测：*BRCA2* 致病性变异，与其二姐和女儿为同一位点变异。

2021年6月23日，患者2因子宫肌瘤就诊于我院，行子宫全切术和双附件切除。病理诊断：子宫肌壁间可见腺肌瘤及平滑肌瘤，双附件未见明显异常。风险评估：患者为 *BRCA2* 致病性变异携带者，行双附件预防性切除，避免了患卵巢癌等的风险。

案例分析与专家点评

该家系肿瘤史明确（图 4.17），*BRCA2* 致病性变异在家系中稳定遗传，建议其他成年亲属进行变异位点的检测；FDA/NMPA 已批准 PARP 抑制剂用于携带 *BRCA* 基因变异的乳腺癌、卵巢癌等患者的治疗，家系中携带 *BRCA2* 致病性变异的肿瘤患者可能从 PARP 抑制剂中获益；高风险个体应在临床医生的指导下采取相应措施以降低患癌风险。

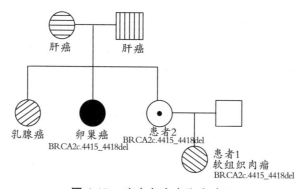

图 4.17　肿瘤家系遗传系谱图

*BRCA*1/2 基因变异检测 [1]：应用一代测序检测家系特异位点；若无特异位点或未进行过 *BRCA* 基因检测，应用二代测序结合大片段缺失检测方法检测 *BRCA*1/2 基因的全部外显子及外显子和内含子连接区域 ± 20 bp。

乳腺癌肿瘤标志物检测 [2]：CA15-3、CEA 主要用于转移性乳腺癌的病程监测，CA15-3 和 CEA 联合应用可明显提高检测肿瘤复发和转移的灵敏度，但不适于乳腺癌的筛查和诊断。

参考文献

[1] 中国医师协会精准治疗委员会乳腺癌专业委员会, 中华医学会肿瘤学分会乳腺肿瘤学组, 中国抗癌协会乳腺癌专业委员会, 等. 中国乳腺癌患者 *BRCA*1/2 基因检测与临床应用专家共识(2018年版) [J]. 中国癌症杂志, 2018, 28(10): 787–800.

[2] 中华人民共和国国家卫生健康委员会.乳腺癌诊疗规范(2018年版)[J].肿瘤综合治疗电子杂志，2019, 5(03): 70–99.

（陈彦丽，赵晓涛　北京大学人民医院）

案例十八　SCC用于肺癌高危人群风险评估

基本信息

夏某某，男，65岁。

病史简述

患者吸烟平均每天1包，烟龄40年，偶饮酒。每年例行体检，2020年2月肿瘤标志物检测结果未见异常：SCC 0.65 ng/mL，Cyfra21-1 2.05 ng/mL；2021年1月，肿瘤标志物检测：SCC 5.90 ng/mL，Cyfra21-1 6.24 ng/mL，两个标志物均升高（表4.18）。

表4.18　患者肿瘤标志物检测

项目	缩写名	2020/2	2021/1	参考值	单位
糖类抗原19-9	CA19-9	5.26	11.13	0~37	U/mL
神经元特异性烯醇化酶	NSE	7.57	12.59	0~25	ng/mL
癌胚抗原	CEA	0.14	0.92	0~5	ng/mL
糖类抗原242	CA242	2.92	7.28	0~20	U/mL
人绒毛膜促性腺激素β亚单位	β-HCG	< 0.20	< 0.20	0~4	ng/mL
甲胎蛋白	AFP	4.09	1.39	0~20	ng/mL
游离前列腺特异性抗原	FPSA	0.19	0.20	0~1	ng/mL
总前列腺特异性抗原	TPSA	1.83	1.93	0~4	ng/mL
糖类抗原125	CA125	12.34	9.66	0~35	U/mL
糖类抗原15-3	CA15-3	19.84	3.58	0~28	U/mL
细胞角蛋白19片段	Cyfra21-1	2.05	6.24	0~5	ng/mL
鳞状细胞癌相关抗原	SCC	0.65	5.90	0~1.5	ng/mL

案例随访

与体检中心沟通发现，该体检者无胸痛胸闷，无咳嗽咯痰，无呼吸困难，无痰中带血，无低热盗汗，无吞咽困难，无恶心呕吐等症状。查体：气管居中，双侧锁骨上淋巴结未触及。胸廓对称，双侧呼吸动度相等。双肺叩诊音清，双肺呼吸音清，未闻及干湿啰音。上消化道钡剂造影示：左肺占位。胸部CT示：左肺上叶大小约2.5 cm类圆形结节影，考虑左肺上叶肿瘤。术后病理示：肺鳞状细胞癌。

案例分析与专家点评

SCC 是从子宫颈癌转移病灶中提取到的 TA-4 亚成分鳞状上皮癌抗原，是常用于诊断鳞癌的肿瘤标志物，可作为子宫颈癌、肺癌、头颈部癌的辅助诊断和预后监测指标[1,2]。

本案例患者有 40 年吸烟史，为肺癌高危人群。每年例行体检，此次肿瘤标志物中 SCC 和 Cyfra21-1 均较上年度体检时显著升高，提示肺癌高风险，最终术后病理示：肺鳞状细胞癌。

参考文献

[1] 倪军，郭子健，张力. 单独与联合检测四项肺癌血清肿瘤标志物在肺癌诊断中的价值 [J]. 中华内科杂志，2016, 55(1): 25-30.

[2] 王欣，康熙雄. 诊断学 [M]. 北京：北京大学医学出版社，2020.

（郑桂喜，张 义　山东齐鲁医院）

案例十九 肿瘤标志物 CEA、CA19-9、CA242 辅助诊断以贫血为首发表现的结直肠恶性肿瘤一例

基本信息

患者，女，56 岁，乏力 2 月余，加重 6 天。发生于吉林某医院。

病史简述

患者 2 个月前，无明显诱因出现头晕、乏力，当时未予重视，6 天前自觉症状加重，查血常规：白细胞（WBC）4.5×10^9/L，红细胞（RBC）2.8×10^{12}/L，血红蛋白（Hb）61 g/L，血小板（Plt）359×10^9/L，平均红细胞体积（MCV）73.2 fL，平均红细胞血红蛋白（MCH）21.8 pg，平均红细胞血红蛋白浓度（MCHC）298 g/L，网织红细胞（Ret）2.0%。以贫血收入血液科治疗。入院后完善相关检查，大便隐血阳性。血清铁和铁蛋白低于正常，叶酸、维生素 B_{12} 定量在正常范围内。入院后检查肿瘤标志物：CEA 154.65（0~5）ng/mL；CA19-9 75.41（0~37）U/mL；CA242 239.174（0~25）U/mL；CA72-4 15.00（0~6.9）U/mL，其余结果阴性。

案例随访

肿瘤标志物 CEA、CA19-9 异常，提示消化道肿瘤可能性大，于是体检行全腹 CT+增强检查。检查结果：全腹 CT 增强可见结肠肝曲局部管壁不均匀增厚，增强扫描呈轻度强化，周围脂肪间隙模糊，并见多发淋巴结显示，大者短径约为 11 mm。肝内可见多发类圆形稍低密度影，大者位于肝Ⅵ段，直径约为 33 mm，CT 值约为 27 HU，增强扫描病灶边缘可见强化，呈"牛眼"样改变。无痛电子结肠镜诊断提示：结肠癌（性质待病理提示）、大肠息肉（建议行 ESDR+APC 治疗）。病理回报：（结肠距肛门约 70 cm）腺癌，伴有较多细胞外黏液，（结肠距肛门约 5 cm）管状腺瘤。

治疗方案：结肠镜下肿瘤切除，补充铁剂，保护胃黏膜，抗肿瘤，对症支持治疗。

术后 3 个月后复查腹部 CT，发现肝脏肿瘤最大径增至 7.4 cm，腹膜后转移淋巴结较前增多增大，CA19-9 增至 295.2 U/mL，CEA 增至 189.54 ng/mL，CA242 329.137 U/mL，考虑疾病进展，患者为结直肠癌肝转移，经与家属协商后考虑保守治疗，治疗效果较差。

案例分析与专家点评

肿瘤标志物在排除诊断肿瘤引起的贫血中具有相当重要的地位，也被用于结直肠癌的早期诊断、术后监测和远期预后中。如果患者出现不明原因贫血，推荐行全身肿瘤标志物检查以排除肿瘤或提示肿瘤。临床上常见的用于结直肠癌诊断的肿瘤标志物有 CEA、CA19-9、CA242 等。该患者 CEA 和 CA242 显著升高，而 CEA 作为最常用的结直肠癌肿瘤标志物，CA242 作为特异性较强的消化系统肿瘤标志物，CA242 增高常见于胰腺癌、直肠癌，也有研究报道其在结直肠癌诊断中检出率高于 CEA[1]。两者同时升高说明消化系统存在病变的可能性大，而患者的其他检查和病理也证实了这一点。

CA19-9 在胰腺癌、胆囊癌的诊断中作为首选肿瘤标志物，也用于结直肠癌的诊断，但是由于肿瘤标志物分泌的部位广泛，单个肿瘤标志物检测往往达不到早期诊断要求，因此在早期诊断结直肠癌的过程中，推荐多种肿瘤标志物联合应用[2]。

参考文献

[1] 张竞宇，吴小威，王绪，等 . CEA、CA19-9 和 CA242 联合检测能否提高结直肠癌诊断的敏感性和诊断价值：Meta 分析 [J]. 世界华人消化杂志，2021, 29(14): 825-834.
[2] 姜雅聪，张旭初，王剑杰，等 . 血清肿瘤标志物测定联合应用对结直肠癌术后复发与转移探测的临床诊断价值 [J]. 标记免疫分析与临床，2021, 28(07): 1106-1109.

（周　芮，赵银龙　吉林大学第二医院）

案例二十　疑似肺栓塞的肺动脉内膜肉瘤伴 CA125 升高案例

基本信息

患者，女，37 岁，劳力性胸部不适和呼吸困难 6 个月。患者否认有任何重要的既往病史。初步诊断：肺栓塞。发生于郑州某医院。

病史简述

2017 年 3 月 1 日，住院查体：体温 36.3 ℃，脉搏 86 次 / 分，呼吸 26 次 / 分，血压 117/78 mmHg。

影像学检查：①二维超声心动图显示肺动脉病变合并中度肺动脉高压和右心室功能障碍。双下肢彩色多普勒超声显示血管未见特异性变化。②胸部增强 CT 显示主肺动脉（PA）主干多发不规则低密度软组织病变，双侧 PA 分支灌注缺损。

2017 年 3 月 2 日，实验室检查：血清肿瘤标志物 CA125 61.87 U/mL ↑，AFP 9.40 ng/mL，CEA 1.61 ng/mL，β-HCG 1.88 mIU/mL。

2017 年 3 月 3 日，临床初步诊断：根据现有检查证据，怀疑肺血栓栓塞（PTE），但不能完全排除原发性或转移性恶性肿瘤。患者拒绝 PET-CT 检查。MDT：建议胸骨正中切开术和心包切开术。

2017 年 3 月 5 日，手术记录：患者行胸骨正中切开术和心包切开术，显示中度心包积液和扩张型心肌病。切开肺动脉后，识别出具有果冻状质地的管腔黄色肿块；肿块黏附于肺干内膜并延伸至双侧肺动脉主干，没有发现包膜，但医生仍尽量完全切除了肿块。应用 ECMO 支持治疗。

2017 年 3 月 7 日，术后病理学检查结果：发现黏附于血管壁的多结节肿块。镜检显示肿块由增多的梭形细胞群组成，具有轻度异型性，在黏液瘤和水肿背景下有丝分裂活性增加，可见肿瘤细胞浸润血管内膜，导致继发性血栓形成。免疫组化染色显示，肿瘤细胞波形蛋白阳性，CK、S100、SMA、结蛋白、肌细胞生成素、CD68、STAT6、CD34、CD31、β-catenin、ALK-p80、P53、MDM2 均为阴性，Ki-67 在活性最高的区域约为 20%。病理结果报告：肺动脉内膜肉瘤（PAIS）。

案例随访

2017 年 3 月 12 日，术后 CT 显示 PA 及其分支未见明显占位性病变。

2017 年 3 月 16 日，开始给患者进行预防性放疗，剂量为 45~56 Gy，每次 1.8~2 Gy，每天 1 次，每周 5 次。

2017 年 6 月 18 日，CT 复查未见肿块，血清肿瘤标志物检查，CA125 12.6 μL/mL，AFP 4.1 ng/mL，CEA 1.55 ng/mL，β-HCG 1.76 mIU/mL，均回复正常。

案例分析与专家点评

肺动脉内膜肉瘤（PAIS）是一种罕见的恶性肿瘤，发病率为 0.001%~0.03%，全球文献报道仅约 400 例[1]。PAIS 的临床症状包括呼吸困难、咳嗽、咯血或胸痛，这些症状与呼吸道感染、心力衰竭和肺栓塞有共同的临床表现[2]。

PAIS 的诊断具有挑战性，在所有鉴别诊断中，临床医生必须排除危及生命的肺栓塞。与肺栓塞相比 PAIS 的症状表现更为缓慢[3]。本病例中，患者出现了 6 个月的进行性劳力性呼吸困难，这有助于 PAIS 的诊断。PAIS 的其他表现包括发热、恶病质、炎症性贫血和红细胞沉降率增加等，特别是在患者否认任何深静脉血栓形成的危险因素存在也有助于诊断 PAIS。

目前，使用血清肿瘤标志物诊断 PAIS 资料不多[4]。本病例肿瘤标志物检查结果显示 CA125、AFP 水平的轻度升高与与肿瘤的发生有关。但 CA125、AFP 等肿瘤标志物是否可以作为 PAIS 诊断的生物标志物，则需要积累更多的研究数据。

影像学检查是诊断 PAIS 的有用工具，胸部 CT 血管造影和心脏超声相结合有助于排除 PTE。

手术是 PAIS 的主要治疗方法。据报道，接受根治性切除的患者总生存期比接受不完全切除的患者长（中位总生存期分别为 36.5 个月和 11 个月）。然而，术后辅助化疗和放疗对生存率的改善并无统计学意义[5]。

综上所述，PAIS 是一种罕见的疾病，由于其临床表现与 PTE 症状有些相似，容易被误诊。但可通过多种影像学方法进行术前诊断，术后结合组织病理学检查、免疫组织化学染色和荧光原位杂交进行确诊。

参考文献

[1] Li Ying-Chun, Li, Le-Yao,Tong Hai-Chao, et al. Pulmonary artery intimal sarcoma mimicking pulmonary thromboembolism: A case report[J]. Medicine, 221, 100(6):e24699.

[2]Kim C, Kim MY, Kang JW, et al. Pulmonary artery intimal sarcoma versus pulmonary artery thromboembolism: CT and clinical findings[J]. Korean J Radiol, 2018, 19:792–802.

[3]Tachihara M, Tanaka Y, Zen Y, et al. The notable appearance of pulmonary artery intimal sarcoma on positron emission tomography (PET)/CT[J]. Intern Med, 2017, 56:2953–4.

[4]Pan B, Wang SC, Chen ZK, et al. Primary pulmonary artery sarcoma with intrapulmonary metastases based on PET/CT imaging: a case report and literature review[J]. Ann Palliat Med, 2020, 10(6):7013–7018.

[5]Nakrani R, Yeung HM, Kim JS, et al. Pulmonary artery intimal sarcoma: a diagnostic challenge using a multimodal approach[J]. Case Rep Med, 2020:6795272.

（陈奎生，韦　娜，秦东春　郑州大学第一附属医院）

案例二十一　上皮细胞引起的 SCC 升高

基本信息

杨某，女，54 岁，无业，诊断宫颈癌 1 年余。

病史简述

患者于 2019 年 8 月因身体不适入院检查，病理诊断宫颈癌，立即行手术治疗及辅助治疗 1 年余，本次按期治疗入院，患者既往无高血压、糖尿病、心脏病，无肿瘤家族史。

案例随访

2020 年 12 月 20 日审核该患者报告单时发现该患者 SCC 结果为 16.35 ng/mL，较前一次结果明显升高，随后查阅患者病例，了解该患者为宫颈癌术后，定期监测 SCC 结果。回顾患者近 6 个月 SCC 结果如表 4.21.1 所示。

表 4.21.1　宫颈癌术后患者近 6 个月 SCC 结果（ng/mL）

日期	2020/6/17	2020/8/12	2020/10/11	2020/12/20
SCC	1.3	1.1	1.20	16.23

从上表可看出患者之前 SCC 水平均较低且稳定，本次结果陡然升高，是什么原因？是肿瘤进展吗？带着这个疑问电话联系临床医生，沟通得知其病情稳定，本次入院的影像学等检查结果也不支持疾病进展，医生质疑该结果的真实可靠性。沟通后建议患者重

新采样复查，同时启动我科室内部复查程序。发现检测系统和操作流程都没有问题，仔细检查标本，发现标本中有一小片状灰白色漂浮物，同批其他标本中未发现，怀疑漂浮物影响了结果，接着同时检测该患者做肝功能的生化标本和重新采样送检的标本以及原始管的 SCC 结果，结果如表 4.21.2 所示。

表 4.21.2　患者 SCC 结果对比（ng/mL）

标本	重新采集的标本（血清）	肝功能的标本（血清）	血常规的标本（血浆）	原来的标本（血清）
SCC	1.31	1.35	1.23	17.46

得出结论证实该患者本次的 SCC 结果为 1.31，与患者 2 个月前的结果基本相符，之所以第一次测出 16.23 ng/mL 的结果，考虑是该标本出现污染从而干扰了检测结果，导致与临床病情不符。

乳白色的小片状物到底是什么？通过梳理工作流程，发现当天离心后分拣标本时，工作人员没有佩戴帽子，推测该片状物可能是工作人员落下的头皮屑碰巧飘至该试管中所致，为了验证这一推测，找了 5 个 SCC 结果不同的当日血清标本分别加入少许皮屑和唾液，再次进行检测，前后 SCC 结果见表 4.21.3。

表 4.21.3　不同的当日血清标本分别加入少许皮屑和唾液前后检测 SCC 结果（ng/mL）

标本编号	1（加皮屑）	2（加皮屑）	3（加唾液）	4（加唾液）	5（加皮屑）
SCC 结果（加前）	1.31	1.35	2.95	4.23	7.56
SCC 结果（加后）	4.57	3.40	18.34	20.46	22.58

案例分析与专家点评

结合上述实验结果，再次证实了我们的推断，皮屑、唾液等含有脱落上皮细胞的物品会对 SCC 的检测产生巨大的影响。为避免类似情况再次发生，我科室重新制定了 SCC 标本检测流程，并规定工作人员在离心分拣标本时必须戴帽子、口罩，避免污染标本，此后我科室出现 SCC 假性升高的情况减少。经过本案例的整理记录，给我们寻找 SCC 检测干扰提供了一种新方法，有助于我们更好地分析异常结果。

肿瘤标志物对于肿瘤患者疗效及疾病进展的监测具有重要的价值，但是其检测的干扰务必引起重视，试剂厂家说明书给出并验证的干扰物质很有限，这就需要我们检验人在实际工作中留心观察、探究，这样更有利于合理规范操作流程，得出真实可靠的检验结果。检验与临床相互沟通反馈很重要，共同分析查找与临床诊断不一致的原因，及时反馈，是彼此进步的重要手段，也能更好地服务患者。

（孙永梅　中国科技大学附属第一医院）

第五章

肿瘤标志物在诊断及鉴别诊断中的价值

案例一　疑似卵巢癌的阑尾源性腹膜假黏液瘤案例

基本信息

患者，女，62岁，绝经后，2017年7月6日因短暂的恶心和腹胀病史到郑州某医院妇科就诊。患者无泌尿系统恶性肿瘤及妇科疾病相关病史。无遗传性疾病，一级亲属无家族癌症史。无吸烟、饮酒或吸毒史；患有高血压8年。

病史概述

2017年7月6日，入院查体：妇科检查发现右侧卵巢附近有可触及的触痛肿块。腹部和阴道超声检查，显示腹部有大量游离液体，呈高回声，右侧卵巢肿瘤伴混合回声。7月7日，实验室检查：①血常规检查，除了血红蛋白为109 g/L↓外，其他指标均正常。②血清肿瘤标志物CEA 25.0 g/mL↑，CA19–9 157.8 U/mL↑，CA125 41.5 U/mL↑。7月8日，腹部CT检查：显示存在一个不均匀的低密度肿块，没有对比增强。位于骨盆右侧，靠近右侧卵巢。CT还显示肿瘤的中央钙化和脂肪成分。右盆腔淋巴结肿大，腹腔内有大量游离液。MDT建议：腹部手术探查。

7月9日，腹部探查术：术中发现大量黄色凝胶状黏液性腹水（约1.3 L），查明一个肿物（直径7 cm×6 cm）从阑尾出现并位于右侧卵巢附近的道格拉斯囊中。肿瘤肉眼可见，肉质，未累及阑尾底部。右侧盆腔淋巴结肿大，壁层和脏层腹膜没有植入物。对远处转移的评估为阴性。收集腹水（约40 mL）用于分析。遂进行了阑尾切除术、腹腔镜子宫全切除术、双侧输卵管卵巢切除术和双侧盆腔淋巴结清扫术。

7月11日，组织病理学检查报告：低分化黏液性阑尾腺癌（MAA），包括高达50%的印戒细胞。肿瘤穿透阑尾并通过其内脏腹膜生长；生殖器官和淋巴结正常。TNM分类诊断为pT4aN0M1aG3。腹水分析未发现肿瘤上皮细胞。腹膜假黏液瘤（PMP）为无细胞PMP。

患者术后第10天出院，身体状况良好。

案例随访

2017 年 10 月 12 日，术后 3 个月患者复诊，自觉无任何不适。妇科检查、腹部、阴道超声检查正常，肿瘤标志物水平均正常（CAE 2.56 ng/mL，CA19-9 6.5 U/mL，CA125 8.5 U/mL ↑）。

案例分析与专家点评

腹膜假黏液瘤（PMP）又称"果冻肚"，是一种异质性临床疾病[1]。有学者指出 PMP 可能包括黏液性腹水、腹膜植入物、"网膜饼"和卵巢受累，最常见于阑尾肿瘤[2]。PMP 代表腹腔内黏液性腹水的宏观表现，而不是组织学诊断。有研究指出，免疫组织化学和分子遗传学检查支持卵巢黏液性腺癌是穿孔的阑尾黏液性肿瘤转移；患有家族性腺瘤性息肉病和 *KRAS*、*GNAS*、*TP*53 突变的患者发生阑尾黏液性腺癌的风险升高[3,4]。

PMP 的诊断主要通过超声和 CT 影像学检查确诊[5]。超声标志性特征是"洋葱皮征"及"哑铃结构"；典型的 CT 表现是肝脏和脾脏表面的"扇形"，可显示低密度病变或散布在整个腹膜腔内的局部腹水和单个腹膜或网膜结节，但 CT 扫描无法对原发性肿瘤定性，术前诊断仍然较为困难[6,7]。

血清肿瘤标志物（CAE、CA19-9、CA125）对 PMP 的诊断、预后、细胞减灭不完全等起到了预测、随访和复发监测的作用[8,9]。

阑尾黏液性肿瘤合并 PMP 是罕见的实体瘤，与卵巢肿瘤具有相似性。对于右侧盆腔肿块的患者，应考虑与阑尾肿瘤进行鉴别诊断[10-12]。

参考文献

[1] García KM, Flores KM, Ruiz A, etal. Pseudomyxoma peritonei: case report and literature review[J]. J Gastrointest Cancer, 2019, 50: 1037–1042.

[2] Mittal R, Chandramohan A, Moran B. Pseudomyxoma peritonei: natural history and treatment[J]. Int J Hyperther, 2017, 33: 511–519.

[3] Legué LM, Creemers G-J, de Hingh IHJT, et al. Review: pathology and its clinical relevance of mucinous appendiceal neoplasms and pseudomyxoma peritonei[J]. Clin Colorectal Cancer, 2018, 18: 1–7.

[4] Gonzalez RS. Staging-carcinoma. PathologyOutlines.com website. Available at: https://www.pathologyoutlines.com/topic/appendixstaging.html.

[5] Govaerts K, Lurvink RJ, de Hingh IHJT, et al. Appendiceal tumours and pseudomyxoma peritonei: literature review with PSOGI/EURACAN Clinical Practice Guidelines for diagnosis and treatment[J]. Eur J Surg Oncol, 2021, 47: 11–35.

[6] Carr NJ, Cecil TD, Mohamed F, et al. A consensus for classification and pathologic reporting of pseudomyxoma peritonei and associated appendiceal neoplasia[J]. Am J Surg Pathol, 2016, 40: 14–26.

[7] Bignell M, Carr NJ, Mohamed F. Pathophysiology and classification of pseudomyxoma peritonei[J]. Pleura Peritoneum, 2016, 1: 3–13.

[8] Yu B, Raj MS. Pseudomyxoma Peritonei. Available at: https://www.ncbi. nlm.nih.gov /books/ NBK541116/.

[9] Carr NJ, Bibeau F, Bradley RF. The histopathological classification, diagnosis and differential diagnosis of mucinous appendiceal neoplasms, appendiceal adenocarcinomas and pseudomyxoma

peritonei[J]. Histopathol, 2017, 71: 847–858.

[10] Fonseca C, Carvalho S, Cunha TM, et al. Abecasis N. The many faces of pseudomyxoma peritonei: a radiological review based on 30 cases[J]. Radiol Bras, 2019, 52: 372–377.

[11] Pantiora EV, Massaras D, Koutalas J, et al. Low-grade appendiceal mucinous neoplasm presenting as adnexal mass: a case report[J]. Cureus, 2018, 10: e3568.

[12] Stoyan Kostov，Yavor Kornovski，Stanislav Slavchev，et al. Pseudomyxoma peritonei of appendiceal origin mimicking ovarian cancer:a case report with literature review[J]. Prz Menopauzalny, 2021, 20（3）: 148–153.

（韦　娜，陈奎生，秦东春　郑州大学第一附属医院）

案例二　癌胚抗原、胃蛋白酶原可用于胃癌的辅助诊断

基本信息

魏某，男，69 岁，就诊于山东某医院。

病史简述

该患者 1 个月前无明显诱因出现上腹部胀痛不适，呈阵发性隐痛，饭后加重，可自行缓解，近 3 天来出现黑便。无恶心呕吐、呃逆反酸等其他症状，未予特殊处理。肿瘤标志物检测结果见表 5.2。

表 5.2　患者相关检测结果

项目	缩写名	结果	参考值	单位
鳞状细胞癌相关抗原	SCC	0.30	0~1.5	ng/mL
甲胎蛋白	AFP	1.65	0~20	ng/mL
癌胚抗原	CEA	10.65	0~5	ng/mL
铁蛋白	Ferr	182.70	13~400	ng/mL
糖类抗原 19–9	CA19-9	5.19	0~39	U/mL
糖类抗原 125	CA125	6.11	0~35	U/mL
糖类抗原 72–4	CA72-4	1.18	0~6.9	U/mL
胃蛋白酶原 I	PG I	3.60	> 70	ng/mL
胃蛋白酶原 II	PG II	4.10	/	ng/mL
PG I / PG II	PG I /PG II	0.88	> 3.0	/

案例随访

肿瘤标志物 CEA 升高，PG I / PG II 阳性，行胃镜检查，病理活检示：胃低分化腺癌，溃疡型。肿物切面积 5.5 cm × 0.5 cm，浸透浆膜达周围脂肪组织。小弯侧淋巴结 20 枚，其中 10 枚查见转移癌（10/20）；大弯侧淋巴结 10 枚及另送第 12 组淋巴结 1 枚，均未查见转移癌。

案例分析与专家点评

本例患者肿瘤标志物 CEA 升高，PG Ⅰ /PG Ⅱ 阳性，结合其上腹部胀痛、阵发性隐痛、饭后加重，出现黑便的症状，怀疑胃癌可能性较大，后胃镜 + 病理活检证实为（胃）低 – 中分化腺癌。

胃蛋白酶原是由胃黏膜分泌的蛋白酶前体，分为 PG Ⅰ / 和 PG Ⅱ 两种亚型，胃蛋白酶原可通过胃黏膜进入血液，通过血清胃蛋白酶原的数值可显示胃黏膜的状态[1, 2]。若 PG Ⅰ < 70 ng/mL，且 PG Ⅰ / PG Ⅱ < 3，提示胃液分泌减少，有萎缩性胃炎或胃癌的可能，与 CEA 联合检测可增加胃癌诊断的灵敏度。

参考文献

[1] Muhammad Miftahussurur, Langgeng Agung Waskito, Hafeza Aftab, et al. Serum pepsinogens as a gastric cancer and gastritis biomarker in South and Southeast Asian populations[J]. PLoS One, 2020, 15(4): e0230064.

[2] Haejin In, Srawani Sarkar, Jessica Ward, et al. Serum Pepsinogen as a Biomarker for Gastric Cancer in the United States: A Nested Case-Control Study Using the PLCO Cancer Screening Trial Data[J]. Cancer Epidemiol Biomarkers Prev, 2022, 31(7): 1426-1432.

（郑桂喜，张 义 山东齐鲁医院）

案例三 CA15–3 在肝胆恶性肿瘤患者血清中的异常升高案例

基本信息

严某，男，68 岁，左叶肝内胆管癌并肝内多发性转移，2019 年 3 月 16 日就诊于贵阳某医院。

病史简述

患者 1 个多月在外院检查发现肝内胆管癌，无发热、盗汗、恶心、呕吐，无胸闷气促，无腹胀、腹泻等不适。遂就诊于我院门诊，上腹部 MRI 提示：①考虑肝左叶肝内胆管细胞癌并肝内多发子灶形成，门静脉左支受侵犯，继发胆管梗阻；②腹腔腹膜后、后纵隔、肝门区及心膈角区多发增大淋巴结，考虑转移瘤。

案例随访

患者于我院行肿瘤标志物及相关检查，结果见表 5.3。

表 5.3　患者相关检测结果

检验项目	结果	单位	参考区间
乙肝表面抗原	10.534	IU/mL	< 0.4
丙氨酸转移酶	20.10	U/L	7~40
天冬氨酸氨基转移酶	29.50	U/L	13~35

续表

检验项目	结果	单位	参考区间
γ-谷氨酰转肽酶	98.00	U/L	7~45
甲胎蛋白	>1210.00	ng/mL	0.00~7.00
癌胚抗原	2.45	ng/mL	0.00~4.70*
糖类抗原125	2915.00	U/mL	0.00~35.00
糖类抗原15-3	>300	U/L	0.00~25.00
糖类抗原19-9	>1000	U/L	0.00~27.00
糖类抗原72-4	132.00	U/L	0.00~6.90

* 吸烟者：< 40 岁 0~5.50 ng/mL；≥ 40 岁 0~6.50 ng/mL

案例分析与专家点评

肝癌是消化系统常见的恶性肿瘤之一，其发生率和病死率分别排在恶性肿瘤的第三位和第二位。早期肝癌的治疗以手术治疗为主，且治愈率较高，预后较好。因此，早期肝癌的及时发现对于改善患者预后、提高生存率均具有重要的临床价值[1]。血清甲胎蛋白（AFP）是目前临床诊断肝癌最常用的肿瘤标志物，但仍有 20%～40% 肝癌患者血清 AFP 呈阴性或低浓度[2]。本例左叶肝内胆管癌并肝内多发转移患者 AFP > 1210.00 ng/mL。而临床医生将 AFP 作为肝癌唯一的诊断指标则不具有特异性，仅 AFP 单一指标不足以辅助临床对肝癌的诊断。

本例消化道肿瘤患者 CA19-9、CA15-3 检测结果均明显增高，与研究显示肝癌患者的 CA19-9、CA15-3 值高于良性肝病和健康对照[2] 相符。CA15-3 与 CA19-9 为两种同源的糖脂抗原，与肠癌、胰腺癌、胃癌等多种恶性肿瘤病变有关，在肝癌患者血清中高表达[3,4]，提示 CA15-3 可能参与肝癌的发生发展过程。目前，对于肝癌患者 CA15-3 水平升高的机制仍不十分明晰，可能与微小 RNA 的调节及 CA15-3 蛋白的泛素化降解相关[5]。也有研究表明 CEA、CA15-3 水平与肝癌恶性程度的相关机制可能与通过丝裂原活化蛋白激酶信号通路[6] 和 E-cadherin 下调[7]，进而促进肿瘤的侵袭和转移有关。E-cadherin 是上皮间质转化的标志性蛋白之一，其表达水平下调是启动上皮间充质转化的主要标志[8]。E-cadherin 表达水平降低，可使肿瘤细胞失去极性[9]，进而引起肿瘤细胞侵袭[10]。而肿瘤细胞进入血液系统或淋巴系统，又可导致血液中 CEA、CA15-3 水平明显增高[11,12]。

文献报道，肿瘤多发转移时（如胆管癌、肝癌、结肠癌、转移性卵巢癌等），肿瘤负荷较高，可导致 CA15-3 明显升高[1,13,14]。研究表明，AFP、CA15-3 及 CA19-9 与肝癌患者的病情进展存在密切关系，是肝癌早期诊断及病情评估的重要标志物[15,16]。同时，不同肝功能 Child-Pugh 分级患者血清 AFP、CA15-3、CA19-9 浓度比较差异也具有统计学意义[17]。陈伟军等[18] 的研究显示，肿瘤组、良性对照组和健康对照组 CA15-3 检测结果比较，差异具有统计学意义，表明在消化系统肿瘤发生时，CA15-3 表达也会增加。故选择多种肿瘤标志物联合检测，能够有效地提高检测的灵敏度和特异性。

肿瘤的生长是个极其复杂的多病因过程，单一的标志物应用价值有限，对于不同的肿瘤或同一肿瘤的不同类型，其诊断及监测的临床意义也不尽相同[19]。因此，对于某种肿瘤而言，临床上应该选择特异性及灵敏度均较高的肿瘤标志物进行检测，而肿瘤标志物联合检测能更有效地提高检测的灵敏度及特异性。

参考文献

[1] 申燕军, 陈京龙, 李文东, 等. 原发性肝癌患者术前 CEA 和 CA15–3 与临床病理特征和预后的关系 [J]. 医学综述, 2018, 24(23):188–192.

[2] 尹琍, 赵宗豪. 血清 AFU 和 AFP 对原发性肝癌诊断的临床价值 [J]. 安徽医学, 2010, 31(3): 211–212.

[3] 朱虹, 刘俊丽, 林一帆, 等. 合并肝硬化的胆管结石 ERCP 治疗的护理 [J]. 中国中医急症, 2015, 24(1):186–188.

[4] 郑琼燕. 血清 AFP、CA125、CA15-3、CA19-9 联合检测对肝癌的诊断意义评价 [J]. 基层医学论坛, 2018, 22 (10) :1395.

[5] 施爱军, 吴晓柳. 血清 CA15–3、KLF5 联合检测诊断肝癌的价值分析 [J]. 检验医学与临床, 2021, 7(18):1945–1947.

[6] Fu Y, Li. Assessing Clinical Significance of Serum CA15–3 and Carcinoembryonic Antigen (CEA) Levels in Breast Cancer Patients: A Meta-Analysis[J]. Med Sci Monit, 2016, 22: 3154–3162.

[7] Tanaka M, Kitajima Y, Sato S, et al. Combined evaluation of mucin antigen and E-cadherin expression may help select patients with gastric cancer suitable for minimally invasive therapy[J]. Br J Surg, 2003, 90 (1) : 95–101.

[8] Bezdekova M, Brychtova S, Shdlakova E, et al. Analysis of Snail-1, E-cadherin and claudin-1expression in colorectal adenomas and carcinoma [J]. Int J Mol Sci, 2012, 13(2) : 1632–1643.

[9] Stark AP, Chang HH, JUNG X, et al. E-cadherin expression in obesity-associated, Kras-initiated pancreatic ductal adenocarcinoma inimic [J]. Surgery, 2015, 158(6) : 1564–1572.

[10] Toiyama Y, Yasuda H, Saigusa S, et al. Increased expression of Slug and Vimentin as novel predictive biomarkers for lymp node metastasis and poor prognosis in colorectal cance [J]. Carcinogenesis, 2013, 34(11) : 2548–2557.

[11] Yoshikawa M, Morine Y, Ikemoto T, et al. Elevated preoperative serum CEA level is associated with poor prognosis in patients with hepatocellular carcinoma through the Epithelial-Mesenchymal Transition Anticancer [J]. Res, 2017, 37(3) : 1169–1175.

[12] Peng Y, Wang L, Gu J. Elevated preoperative carcinoembryonic antigen (CEA) and Ki67 is predictor of decreased survival in Ⅱ A stage colon cance [J]. World J Surg, 2013, 37(1) : 208–213.

[13] 吕民林. 血清 AFP、CEA、CA125、CA19-9 在原发性肝癌诊断中的应用价值 [J]. 中国实用医药, 2014, 9(1): 29–30.

[14] 庞丹梅, 林爱珍, 邓燕明. 动态检测乳腺癌患者血清 TPS 和 CA15-3 的临床意义 [J]. 实用肿瘤学杂志, 2006, 20(3):226.

[15] 张亚莉. AFP、CA19-9 和 CEA 单项及联合检测在原发性肝癌诊断中的应用价值 [J]. 临床医药实践, 2019, 28(6): 446–448.

[16] 覃运荣, 五种肿瘤标志物联合检测对原发性肝癌诊断价值的探讨. 医学检验与临床 [J]. 2010, 21(2): 39–41.

[17] 凌线峰. 探究糖类抗原、甲胎蛋白、癌胚抗原三项肿瘤标志物在原发性肝癌的诊断价值 [J]. 黑龙江医学, 2019, 43(2): 158–159.

[18] 陈伟军, 陈灏庆, 郭晓丹. CA15-3 及 CEA 检测在消化道肿瘤诊断中的应用 [J]. 现代诊断与治疗, 2019, 30(6):943–944.

[19] 崔灿, 牛国平. 肿瘤标志物联合检测对原发性肝癌的诊断价值 [J]. 现代肿瘤医学, 2015, 23(9) : 1262–1265.

（王　焰　贵州医科大学附属医院）

案例四　肿瘤标志物对单发骨肿瘤的诊断及鉴别诊断价值

基本信息

丛某某，女，59 岁，脊柱肿瘤，发生于吉林某医院。

病史简述

腰痛半年，加重伴右下肢疼痛 1 个月，具体检查结果见表5.4。

表 5.4　**患者相关检测结果**

项目	结果	正常区间
肌酐	37 μmol/L	41~73
谷丙转氨酶	30 U/L	7~40
谷草转氨酶	24 U/L	13~35
总胆红素	7.02 μmol/L	2.00~21.10
胃泌素释放肽前体（ProGRP）	33.1 pg/mL	28.3~74.4
癌胚抗原（CEA）	8.26 ng/mL ↑	0~5
甲胎蛋白（AFP）	5.24 ng/mL	0~8.78
肿瘤相关抗原 125（CA125）	4.70 U/mL	0~35
肿瘤相关抗原 15-3（CA15-3）	214.40 U/mL ↑	0~31.3
肿瘤相关抗原 19-9（CA19-9）	27.51 U/mL	0~37
糖类抗原 242（CA242）	8.034 U/mL	0~25
糖类抗原 72-4（CA72-4）	3.47 U/mL	0~6.9
细胞角蛋白 19 片段（Cyfra21-1）	3.02 ng/mL ↑	0~2.08
异常凝血酶原（PIVKA- Ⅱ）	31.850 mAU/mL	11.12~32.01
神经元特异烯醇化酶（NSE）	9.640 ng/mL	0~16.3
鳞状上皮细胞癌抗原（SCC）	0.10 ng/mL	0~1.5
β_2 微球蛋白（β_2-MG）	0.95 μg/mL	0.6~2.3
胃蛋白酶原Ⅰ（PGⅠ）	59.700 ng/mL	
胃蛋白酶原Ⅱ（PGⅡ）	10.900 ng/mL	
PGⅠ/PGⅡ比值	5.477	＞3
人绒毛膜促性腺激素（HCG）	2.73 mIU/mL	0~5
人附睾蛋白 4	40.6 pmol/l	绝经前：0~70；绝经后：0~140
绝经前 ROMA 值	4.36%	0~7.4
绝经前 ROMA 值	4.29%	0~25.3

乳腺超声：双乳未见占位性改变。胸部 CT：左肺下叶可见结节状高密度影，直径约为 9 mm，建议密切观察。腰椎 CT：腰 3 椎体及附件骨质破坏、其内及椎管走行区占位性病变。腰椎 MRI 提示：L3 椎体及附件占位性病变，部分占位侵入椎管内，相应

节段水平硬膜及神经受压。

案例随访

结合患者腰椎病灶影像学表现及全身未见明确原发灶,考虑骨原发肿瘤可能性大,对患者行腰椎病损切除术,病理结果显示:送检组织内见腺癌,结合免疫组化染色考虑来源于肺。

案例分析与专家点评

CA15-3 属于高分子糖蛋白,在乳腺癌患者中有明显升高的情况,为乳腺癌的相关抗原[1]。患者行乳腺超声检查未见占位表现。有研究提示,CA15-3 在非小细胞肺癌中呈现异常高表达,在非小细胞肺癌临床诊断中具有一定的特异性[2]。CEA 为目前临床中广泛使用的肿瘤标志物之一,在乳腺癌、肠胃肿瘤、肺癌等患者中均有升高的表现。在以往文献中有证明,17%~80% 的肺癌患者中 CEA 水平高于正常人[3]。CEA 的表达水平和肺癌患者的病情进展相关,可为患者治疗效果进行评估。Cyfra21-1 对非小细胞肺癌的诊断有重要价值,非小细胞肺癌患者血清 Cyfra21-1 呈现异常表达,其水平的变化与非小细胞肺癌的发生发展具有密切联系[4-6]。此三种异常肿瘤标志物均指向肺,针对双肺进行 CT 检查,于左肺下叶见一结节,但未见明显恶性征象。同时患者腰椎病灶为单发,因此容易误诊为骨原发肿瘤。但此患者 CA15-3 明显升高,CEA 及 Cyfra21-1 轻度升高,患者肝肾功能正常,无造成肿瘤标志物假阳性的干扰因素,因此应考虑患者存在原发肿瘤的可能性,此时病理学检查对于病灶性质的确定具有重要意义。同时本案例中肺结节较小,恶性征象尚不明确,也提示肿瘤标志物对肿瘤早期诊断的意义。有研究显示在良恶性肺结节的鉴别诊断中,相关标志物联合检测的诊断灵敏度、特异度、准确度、阳性预测值、阴性预测值均高于单一检测[7]。

参考文献

[1] Peng Q L, Zhang X L, Min M, et al. The clinical role of microRNA-21 as a promising biomarker in the diagnosis and prognosis of colorectal cancer: A systematic review and meta-analysis[J]. Oncotarget, 2017, 8(27):12–14.

[2] 刘志强,王湘毅,孙晓革,等 . CA125、CA15-3 及 CEA 肿瘤标志物联合检测对非小细胞肺癌早期诊断的临床意义 [J]. 临床合理用药杂志 , 2016, 9(5): 111–112.

[3] Zhang G Y, Li Y Y, Li C. et al. Assessment on clinical value of prostate health index in the diagnosis of prostate cancer [J]. Cancer Med, 2019, 8(11):78–79.

[4] 黄冬云,许文景,周锐,等 . 血清 CYFRA21-1.NSE 和 CEA 在非小细胞肺癌辅助诊断中的应用 [J]. 中国老年学杂志 , 2016, 36(6): 1378–1380.

[5] 杜军华,乔洪源,尹宜发,等 . 血清 CEA、CA125 及 Cyfra21-1 水平对中晚期非小细胞肺癌患者预后的影响 [J]. 肿瘤防治研究 , 2016, 43(2):137–140.

[6] 鲁丹,万彦彬,赖馨,等 . 血清 CEA、NSE、CYFRA21-1 水平与非小细胞肺癌病理分期的相关性 [J]. 中国实验诊断学 , 2016, 20(6):912–914.

[7] 袁丽侠,张玲,张清禄,等 . CYFRA21-1、CA15-3、SCC、CRP 联合检测在肺癌诊断中的应用价值 [J]. 临床医学研究与实践 , 2022, 7(1):122–125.

(石 雪,赵银龙 吉林大学第二医院)

案例五 血清降钙素测定避免漏诊甲状腺髓样癌案例

基本信息

患者，女，42 岁，"发现颈部肿物 1 月余，伴心慌"。发生于某医院。

病史简述

2019 年 10 月 8 日患者于北京某医院甲状腺门诊就诊。查体：双侧甲状腺Ⅱ度肿大，质地中等，无压痛。左叶可及直径 1.5 cm 包块，包块质较硬、活动度欠佳。颈部未闻及血管杂音，心率 92 次 / 分，律齐，未闻及心脏杂音。手抖（－），胫前水肿（－）。既往体健，无家族遗传病史，无药物过敏史。

辅助检查：超声检查左侧甲状腺可见 1.8 cm×0.9 cm×0.8 cm 结节，形态规则，边界清楚，纵横比小于 1，结节内未见钙化灶。胸部 X 线片：未见异常改变。甲状腺激素七项：结果正常。肿瘤标志物：降钙素（Ctn）285 ng/L ↑↑，CEA 105 ng/mL ↑↑甲状腺球蛋白（Tg）2.5 ng/mL。

案例随访

Ctn、CEA 测定分别使用新产业及安图化学发光检测系统，对原标本复查降钙素及 CEA，检测结果无疑。原标本再用罗氏 411 电化学发光分别检测 Ctn 和 CEA，二者测定结果 CT 312 ng/L ↑↑，CEA 87 ng/mL ↑↑，排除干扰物质影响。

本例超声未提示甲状腺结节恶性征象，Ctn 和 CEA 异常增高，高度怀疑甲状腺结节恶性变。为进一步明确结节性质，行甲状腺结节细针穿刺细胞学检查，穿刺病理报告：考虑甲状腺髓样癌（MTC）。

2019 年 12 月患者行甲状腺全切除及周围淋巴结清扫术，病理报告甲状腺髓样癌，淋巴结见癌转移（5/9）。

患者术后 3 个月随访，复查 Ctn ＜ 5.0 ng/L，CEA 5.6 ng/mL，均在正常范围内。

案例分析与专家点评

甲状腺髓样癌的发病率较低，且有其独特的临床病理特征，误诊、漏诊和不规范治疗现象普遍存在。降钙素低水平增高可见于部分正常人群、肾功能衰竭、自身免疫性甲状腺炎或其他神经内分泌肿瘤。

Ctn 是一类多肽类激素，主要由甲状腺滤泡旁 C 细胞表达并分泌释放，故在 MTC 病人中特征性地表达。多项大样本前瞻性非随机对照研究证实，对甲状腺结节人群常规筛查血清 Ctn 能提高 MTC 的检出率及总体存活率[1]。我国学者的一项大型回顾性研究显示血清 Ctn 对于诊断 MTC 的灵敏度、特异度均较高，同时其检测费用相对较低[2]。我国于 2017 年发布的《甲状腺癌血清标志物临床应用专家共识》[3]推荐对于怀疑恶性的甲状腺肿瘤患者，术前应常规行血清 Ctn 检测。

Ctn 在肝脏和肾脏中代谢，其表达水平主要受血钙浓度的调节。必须注意的是，血清 Ctn 水平可受生理作用、病理作用、药理作用等多方面因素的影响。

另外，对于肿瘤负荷较大，而血清 Ctn 阴性的患者，须注意免疫分析中"脱钩现象"导致的假阴性可能。

因此，对于甲状腺结节患者，特别是对于超声仅具备恶性结节 1~2 项特征或不具备恶性结节特征但病灶血供丰富，需结合降钙素水平或行穿刺活检病理学检查明确诊断。进行降钙素检测可帮助临床早期诊断、避免漏诊并利于术后随访。

参考文献

[1] Chambon G, Alovisetti C, Idouxlouche C, et al. The use of preoperative routine measurement of basal serum thyrocalcitonin in candidates for thyroidectomy due to nodular thyroid disorders: results from 2733 consecutive patients[J]. Clin Endocrinol Metab, 2011, 96(1): 75–81.

[2] 殷德涛，张高朋，李红强，等 . 甲状腺结节患者常规行血清降钙素检查对早期发现甲状腺髓样癌的临床价值 [J]. 中国普通外科杂志 , 2018, 27(5): 541–546.

[3] 中国抗癌协会甲状腺癌专业委员会 . 甲状腺癌血清标志物临床应用专家共识 (2017 版)[J]. 中国肿瘤临床 , 2018, 45(1): 7–13.

（宋志娟　北京中医药大学房山医院）

案例六　ProGRP 作为甲状腺髓样癌鉴别诊断的新候选生物标志物

基本信息

陈某某，男，31 岁，体检发现甲状腺结节 1 个月，就诊于四川某医院。

病史信息

2020 年 8 月，患者门诊抽血检查提示甲状腺功能、肝肾功未见异常。血清肿瘤标志物检查显示：降钙素 34.1 pg/mL（参考值＜ 6.4 pg/mL），CEA 4.26 ng/mL（参考值＜ 5 ng/mL）。

颈部彩超检查示：①甲状腺左侧上部见一大小约 3 mm×5 mm×3 mm 的弱回声均匀实质结节，边界不清楚，形态不规则，内未见明显血流信号。②甲状腺左侧叶下部后方见一大小约 24 mm×20 mm×14 mm 的弱回声结节，边界较清楚，形态欠规则，内见点线状血流信号。③诊断提示：甲状腺左侧叶结节：性质？甲状腺左侧叶下部后方实性结节：异常长大淋巴结？

案例随访

我们对患者 CEA 检测的血清样本加做了 NSE 和 ProGRP，结果显示 NSE 13.6 ng/mL（参考值＜ 20.4 ng/mL），ProGRP 307 pg/mL（参考值＜ 65.7 pg/mL）。结合超声检查和降钙素（Ctn）、ProGRP 升高，提示患者可能为甲状腺髓样癌（MTC）。

2020 年 9 月，患者进行了甲状腺细针穿刺及病理检查，结果显示：查见异型上皮细胞，免疫组化检测符合髓样癌。

2020 年 12 月，患者入院行手术治疗。术后肿瘤标志物检查结果 CEA 1.25 ng/mL，

NSE 15.5 ng/mL，ProGRP 27.4 pg/mL，Ctn 4.87 pg/mL。可见术前升高的 Ctn、ProGRP 均明显降低。

案例分析与专家点评

本例患者为年轻男性，甲状腺功能完全正常，彩超结果提示甲状腺结节并有点状血流信号，伴有淋巴结异常增大，因此考虑结节偏恶性可能性较大，患者肿瘤标志物结果 Ctn 升高但未超过 100 pg/mL，不能排除其他良性疾病因素的影响导致。加测神经内分泌癌相关的标志物 ProGRP 明显升高，排除患者肾功能的影响，高度疑似 MTC。后续患者进行了细针穿刺病理活检及免疫组化检查，证实为 MTC。术后 1 天检测 Ctn、ProGRP 均明显降低，提示 ProGRP 在 MTC 诊断和治疗效果评估中均有重要价值。

MTC 是源于甲状腺滤泡旁细胞或 C 细胞的神经内分泌肿瘤。2017 年发布的《甲状腺癌血清标志物临床应用专家共识》中推荐对怀疑甲状腺恶性肿瘤的患者，术前应常规检测血清 Ctn 对 MTC 进行鉴别筛查，Ctn 升高或考虑 MTC 的患者应同时检测 CEA。Ctn 是诊断与监测 MTC 灵敏度的标志物，在一些良性病变 Ctn 可中度升高，如果排除肾衰竭，浓度超过 15 pg/mL 为可疑 MTC，浓度超过 60 pg/mL 提示 MTC 可能性很高，超过 100 pg/mL 确认 MTC[1]。但是也存在血清 Ctn、CEA 阴性的非分泌型髓样癌（NCR-MTC）。ProGRP 作为小细胞肺癌的标志物，其在 MTC 中的作用鲜有提及，由于髓样癌具有神经内分泌肿瘤的临床及组织学特征，结合我们的研究及文献报道发现 ProGRP 在 MTC 的诊断及疗效监测中同样具有重要价值，可作为甲状腺髓样癌鉴别诊断的新候选生物标志物[2]。

MTC 患者甲状腺功能检查结果往往正常。与分化型甲状腺癌（DTC）相比，MTC 肿瘤具有更强的侵袭性和转移发生率，具有易复发、进展快、预后差等特点。常规血清 Ctn 联合 ProGRP 筛查可以发现早期的 C 细胞增生和 MTC，从而提高 MTC 的检出率，对于 MTC 提高治愈率及存活率意义重大。

参考文献

[1] 中国抗癌协会. 甲状腺癌血清标志物临床应用专家共识 (2017 版)[J]. 中国肿瘤临床，2018, 45(1): 7–13.

[2] Parra-Robert M, Orois A, Augé JM, et al. Utility of proGRP as a tumor marker in the medullary thyroid carcinoma[J]. Clin Chem Lab Med, 2017, 55(3): 441–446.

（苗　强　四川大学华西医院）

案例七　细针穿刺洗脱液中降钙素测定辅助诊断甲状腺髓样癌

基本信息

患者，女，43 岁，体检发现甲状腺结节 4 年。发生于某医院。

病史信息

2018 年患者体检发现甲状腺结节，规律随诊，未做治疗。2019 年 2 月随访甲状腺彩超检查提示：双侧叶查见多个弱回声结节，较大者位于右侧叶上部，大小约 12 mm × 6 mm × 10 mm。

2021 年 7 月 23 日随访甲状腺彩超检查提示：双侧叶见多个弱回声结节，较大者位于右侧叶上部，大小约 15 mm × 6 mm × 7 mm。诊断提示：结节性甲状腺肿？桥本结节？桥本甲状腺炎？血清降钙素（Ctn）22.26 pg/mL，癌胚抗原（CEA）1.44 ng/mL。

案例随访

为进一步明确结节性质，患者于 2021 年 7 月 26 日在我院行超声引导下病理穿刺活检，结果提示：①甲状腺右叶结节，查见少量不明意义的滤泡性病变。②甲状腺左叶结节，查见一些淋巴细胞，倾向桥本甲状腺炎，建议结合临床考虑并随访。该患者同时送检了不同部位结节穿刺冲洗液检测 CEA 和 Ctn，其结果见表 5.7。

表 5.7　不同部位结节穿刺冲洗液检测结果

项目	结节部位		血清参考值
	甲状腺左叶	甲状腺右叶	
Ctn（pg/mL）	2194	> 200 000	< 6.4
CEA（ng/mL）	1.64	3.26	< 5

注：穿刺针 23G；洗脱液类型：生理盐水；体积：1 mL；检测方法：ECLIA

随后患者入院并完善相关检查，排除手术禁忌后于 2021 年 8 月 19 日全麻下行甲状腺全切 + 双侧中央区淋巴结清扫 + 右下甲状旁腺自体移植 + 术中喉返神经探查监测术。术后复查 Ctn 0.63 pg/mL，CEA 0.16 ng/mL。

术后病理诊断：①甲状腺右叶及峡部髓样癌。②甲状腺左叶桥本甲状腺炎。③淋巴结均未见肿瘤转移。

案例分析与专家点评

本例患者为中年女性，起病缓，病程长。血清 CEA 正常，Ctn 结果未见明显升高。随访超声检查也仅提示桥本甲状腺炎和结节性甲状腺肿。B 超引导下细针穿刺活检（FNA）病理结果也未见肿瘤细胞，穿刺洗脱液中 Ctn 的结果明显升高，远远超过血清中的浓度，高度提示为甲状腺髓样癌（MTC），最终患者入院行甲状腺全切术，术后病理结果确诊为甲状腺右叶及峡部 MTC。

MTC 是甲状腺滤泡旁细胞恶性增殖异常分化导致的恶性肿瘤。该疾病缺乏特定的临床表现，早期易发生转移，预后相对较差。CEA 和 Ctn 的检测对 MTC 的诊断具有重要意义，被 2017 年发布的《甲状腺癌血清标志物临床应用专家共识》所推荐。然而部分 MTC 患者可表现为血清 Ctn 和 CEA 均低表达（非分泌型 MTC），因此仅依靠血清标志物检测结果容易漏诊 [1, 2]。

超声引导下的 FNA 是 MTC 术前诊断的主要方法，但仍有 15%~30% 的病例无法确定标本的确切细胞学，本案例即是如此，患者 FNA 病理结果未见肿瘤细胞。然而穿刺洗脱液中 Ctn 检测结果高度提示 MTC，与术后病理结果吻合。可见 FNA 洗脱液 Ctn 检测并非多此一举，反而会让临床医生在面对一些特殊病例的时候会柳暗花明，为患者做出更加精准的诊断。故美国甲状腺协会（ATA）及美国临床内分泌医师学会（AACE）均推荐血清 Ctn 检测结果为阴性或轻度增高，穿刺结果不明确或疑似 MTC 患者测定穿刺洗脱液中 Ctn 浓度，辅助鉴别 Ctn 轻度升高的"灰色区域"，增加术前诊断的可靠性[3]。

参考文献

[1] 田文，郄洪庆，王冰．甲状腺髓样癌诊治中值得关注的几个问题 [J]．中国实用外科杂志，2020，40(9): 1029–1032.

[2] 王宇，田文，嵇庆海，等．甲状腺髓样癌诊断与治疗中国专家共识 (2020 版)[J]．中国实用外科杂志，2020, 40(9): 1012–1020.

[3] Wells SA, Jr, Asa SL, et al. Revised American Thyroid Association guidelines for the management of medullary thyroid carcinoma[J]. Thyroid, 2015, 25(6): 567–610.

（苗　强　四川大学华西医院）

案例八　PSA 在不明原发灶前列腺癌中的辅助诊断价值

基本信息

赵某某，男，63 岁，前列腺癌。发生于山西省某医院。

病史简述

右声带乳头状瘤外院切除术后 1 年，发现左锁骨上肿物 1 周。

2008 年 10 月 23 日，右声带乳头状瘤切除术。2009 年 10 月 20 日，复查喉内镜，未见异常。10 月 30 日，胸部 DR 提示：片中所见普遍性骨密度增高。11 月 2 日，彩超提示：双锁骨上区可见多发淋巴结肿大，左侧较多较大（MT）。11 月 6 日，行双侧锁骨上淋巴结清扫术；术后病理结果显示：右锁骨上淋巴结转移性低分化腺癌。

2009 年 11 月 24 日，颈胸部增强 CT 提示：双颈Ⅳ区淋巴结增大、假性囊肿、肺内未见明显的原发灶。纵隔内小的淋巴结。彩超提示：脐周腹腔大血管周多发 MT，双侧颈部Ⅲ区多枚淋巴结肿大（炎性）。胸部 DR：双侧肋膈角处胸膜肥厚，少量积液不除外。片内诸肋骨及锁骨、胸骨均可见骨质明显疏松，似有虫噬样骨质破坏改变。肿瘤标志物检测结果显示异常：CEA 6.27 μg/L，CA125 251.78 U/mL，tPSA 46.1 μg/L，fPSA 15.62 μg/L。

案例随访

术后行 6MV–X 线双锁骨上区放射治疗，联合"IFP"方案化疗 1 周期，及抗骨转移、抗瘤对症治疗。ECT 检查：全身多发骨转移。患者及家属主动放弃治疗。2010 年 6 月 4 日因排尿困难 1 年再次就诊于我院泌尿外科。6 月 18 日手术，术后病理结果显示：前列腺癌，Gleason 4+5=9，低分化。术后行内分泌治疗：口服比卡鲁胺 50 mg。效果尚可，排尿症状有所改善。2011 年 4 月 11 日给予抗雄药物氟他胺药物治疗。9 月 1 日口服抗骨转移（氯膦酸二钠）及前列腺化疗药物（磷酸雌莫司汀）。11 月 22 日就诊行抗骨转移治疗。治疗期间复查胸部 DR：片内诸肋骨及锁骨可见明显骨质疏松，多发混合性骨质破坏。彩超：前列腺明显增大，回声降低；ECT：超级影像改变，全身多发骨转移。肿瘤标志物动态变化见表 5.8。

表 5.8　治疗及随访过程中肿瘤标志物动态变化

	2009/11/24	2010/5/26	2010/10/28	2011/3/4	2011/4/7	2011/9/2	参考范围
CEA	6.27	–	–	–	–	1.62	< 3 μg/L
CA19–9	16.5	–	–	–	–	13.57	< 20 U/mL
CA242	2.03	–	–	–	–		< 12 U/mL
AFP	4.03	–	–	–	–		< 15 μg/L
CA72–4	0.96	–	–	–	–		< 7 U/mL
SCC	0.29	–	–	–	–		< 1 ng/mL
NSE	6.75	–	–	–	–		< 12 μg/L
Cyfra21–1	3.16	–	–	–	–		< 4 ng/mL
ProGRP	59.31						< 45 pg/mL
CA125	251.78	–	–	–	–		< 30 U/mL
CA15–3	20.74						< 20 U/mL
TPA	6.01	–	–	–	–		< 2 ng/mL
TPS	245.6	1034.4	–	–	–	327.6	< 150 U/L
tPSA	46.1	101	8.29	38.97	100	74.16	< 4 μg/L
fPSA	15.62	51	–	–	33.41	35.64	< 1 μg/L
CA50	6.32	–	–	–	–		< 30 U/mL

案例分析与专家点评

　　前列腺癌是发生于前列腺的上皮性恶性肿瘤，是男性泌尿生殖系统最常见的恶性肿瘤之一。由于前列腺癌发病比较隐匿，多数患者发现时已处于晚期，因此转移性前列腺癌是严重影响患者预后的重要疾病阶段。在欧美人群中，转移性前列腺癌仅占新发前列腺癌的 5%~6%，而在我国，这一比例则高达 54%。PSA 是前列腺腺泡和导管上皮细胞合成分泌的一种具有丝氨酸蛋白酶活性的单链糖蛋白。在正常生理条件下，PSA 主要局限于前列腺组织中，血清中 PSA 维持在低浓度水平。血清中 PSA 有两种存在形式，一部分（10%~40%）为游离 PSA；一部分（60%~90%）与 α$_1$– 抗糜蛋白酶结合、少量与 α–2– 巨球蛋白等结合，称为复合 PSA。通常以游离 PSA 与复合 PSA 的总和称为血清总 PSA。当前列腺发生癌变时，正常组织破坏后，大量 PSA 进入机体的血液循环使血清中 PSA 升高。血清总 PSA > 4 ng/mL 为异常。

　　患者血清 PSA 水平受年龄和前列腺大小等因素的影响。本案例中患者就诊时发现颈部淋巴结肿大，转移性低分化腺癌，不明原发灶，结合血清肿瘤标志物的结果，tPSA 46.1 μg/L > 4 ng/mL，CEA 也显著升高，提示前列腺肿瘤可能。因患者拒绝治疗，再次就诊时排尿困难，tPSA 升高到 101 μg/L，经手术治疗后病理明确为前列腺腺泡癌，经药物治疗，tPSA 的血清水平也显著降低 [1, 2]。

综上所述，PSA 对前列腺癌具有很好的辅助诊断价值，由于 PSA 具有很好的器官特异性，对于不明原发灶的肿瘤，PSA 可以辅助临床医生寻找原发灶。

参考文献

[1] 叶定伟. 中国临床肿瘤学会 (CSCO) 前列腺癌诊疗指南 2020[M]. 北京 : 人民卫生出版社 , 2020.
[2] 国家癌症中心 . 前列腺癌诊疗指南 (2022 年版). 国家卫生健康委员会 , 2022.

（徐晓琴，荆结线　山西省肿瘤医院）

案例九　NSE用于卵巢无性细胞瘤的辅助诊断

基本信息

曹某某，女，18 岁，原发性闭经、盆腔包块。发生于山东某医院。

病史简述

实验室肿瘤标志物检测结果提示 β–HCG 78.50 mU/mL 和 NSE 296.00 ng/mL 均显著升高，如表 5.9 所示。

表 5.9　肿瘤标志物检测结果

中文名称	英文缩写	结果	参考值	单位
甲胎蛋白	AFP	3.71	0~20	ng/mL
癌胚抗原	CEA	2.53	0~5	ng/mL
铁蛋白	Fer	182.00	13~400	ng/mL
人绒毛膜促性腺激素 –β	β–HCG	78.50	0~10	mU/mL
糖类抗原 15–3	CA15–3	9.37	0~28.5	U/mL
糖类抗原 125	CA125	30.1	0~35	U/mL
人附睾蛋白 4	HE4	38.6	绝经前＜ 92.1 绝经后＜ 121.00	pmol/L
ROMA 指数	ROMA	4.12	绝经前＜ 11.4 绝经后＜ 29.9	
糖类抗原 72–4	CA72–4	1.91	0~6.9	U/mL
神经元特异性烯醇化酶	NSE	296.00	0~16.3	ng/mL
鳞状细胞癌抗原	SCC	0.69	0~2.7	ng/mL
催乳素	PRL	670.30	102.00~496.00	μU/mL
促卵泡刺激素	FSH	35.24	黄体期 1.70~7.70	mU/mL
黄体生成素	LH	22.77	黄体期 1.00~11.40	mU/mL
孕酮	PROG	0.540	黄体期 5.820~75.900	nmol/L
雌二醇	E_2	31.86	黄体期 81.90~1251.00	pmol/L
睾酮	TEST	0.970	0.101~1.670	nmol/L

续表

中文名称	英文缩写	结果	参考值	单位
抗米勒管激素	AMH	< 0.01	1.22~11.70	ng/mL
碱性磷酸酶	AKP	202	50~130	U/L
乳酸脱氢酶	LDH	2183	120~230	U/L

案例随访

针对异常结果，临床医生认为该患者原发性闭经，尚无月经初潮，排除早孕可能。妇科超声示盆腔内探及 3 个低回声团块，大小分别约 9.7 cm×9.2 cm×8.6 cm，3.5 cm×3.4 cm×2.9 cm，7.2 cm×8.2 cm×6.3 cm，边界清晰，内回声尚均匀，可见分支状血液信号，第 3 个团块前方隐约可见纤细子宫样回声，右卵巢 4.1 cm×2.4 cm，内回声未见异常，左卵巢未扪及，考虑来源于左卵巢，但性质不明。该患者总 β-HCG、NSE 同时明显升高，怀疑为生殖细胞肿瘤。进而结合盆腔 MR 平扫+增强，结果示双附件区见混杂 T1、混杂 T2 异常信号灶，左侧病灶较大，占据盆腔，压迫邻近组织，大小约 17.0 cm×8.7 cm×6.5 cm，右侧病灶较小，大小约 4.6 cm×3.0 cm×2.4 cm，增强扫描可见明显不均匀强化，子宫显示欠清。MRI 显示：盆腔占位性病变，考虑来源于卵巢，颗粒细胞瘤或无性细胞瘤。结合抗米勒管激素显著降低，提示颗粒细胞瘤可能较小，无性细胞瘤可能。为明确诊断，患者全麻下行"经腹双侧附件切除+大网膜活检术"。术后病理检查结果显示：（双侧卵巢）无性细胞瘤。

案例分析与专家点评

卵巢无性细胞瘤是反映原始生殖细胞的恶性肿瘤，占所有恶性卵巢肿瘤的 1%~2%[1,2]。病理形态及组织来源与睾丸精原细胞瘤很相似，因此都被称为生殖细胞瘤。

本案例通过对一例临床较罕见病例——卵巢无性细胞瘤——的诊疗经过、鉴别诊断进行了较为详细的阐述，更展示出一名检验工作者主动与临床沟通，在检验专业的角度对测定结果解读，与临床联系追踪患者后续诊疗的工作流程。检验科加强与临床沟通，不仅能够提升检验医生工作水平，更能有效地发挥检验医学在临床诊疗中的重要作用。

参考文献

[1] Yukihiro Tatekawa, Hisao Kemmotsu, Takeshi Mouri, et al. A case of pediatric ovarian dysgerminoma associated with high serum levels and positive immunohistochemical staining of neuron-specific enolase[J]. J Pediatr Surg, 2004, 39(9):1437-9.

[2] 美国国家综合癌症网略 (NCCN). 2021 NCCN 卵巢癌包括输卵管癌及原发性腹膜癌临床实践指南（第 1 版）. National comprehensive cancer network, Inc 公司.

（郑桂喜，张　义　山东齐鲁医院）

案例十　肿瘤标志物 NSE 升高可用于鉴别胰腺神经内分泌肿瘤

基本信息

刘某某，男，54 岁，上腹隐痛 20 天，发热 4 天，再治疗，发生于徐州某三甲医院。

病史简述

2020 年 7 月 19 日，患者出现上腹隐痛，夜间较重。

2020 年 8 月 9 日，就诊于当地县医院，查上腹部 CT 提示：胰腺体尾部占位，考虑恶性肿瘤可能，肝脏近膈顶处、肝右前叶占位，考虑恶性（转移可能）。

2020 年 8 月 21 日，为求进一步诊治，入住徐州某三级甲等医院。入院后肿瘤标志物检测结果提示：NSE 59.38 ng/mL，明显升高，AFP 1.55 ng/mL，CEA 3.6 ng/mL，肺癌抗原 Cyfra21-1 3.61 ng/mL，CA50 0.50 IU/mL，CA125 24.45 U/mL，CA19-9 1.3 U/mL，CA24-2 2.46 U/mL，CA72-4 2.30 U/mL 均在正常范围内，乙肝表面抗原、乙肝 e 抗体、乙肝表面抗体、乙肝 e 抗原、乙肝核心抗体、丙肝抗体、戊肝抗体均为阴性。

2020 年 8 月 24 日，行彩超引导下经皮肝脏穿刺及细胞学诊断，同时做细胞块行免疫细胞化学检查。

案例随访

细胞学检查结果示（图 5.10.1）：镜下见大量体积中等大小、形态一致的小圆形肿瘤细胞，可见 3 种细胞排列方式：①散在分布，外观呈浆细胞样；②条索状排列；③成簇或腺泡状排列，胞浆呈嗜酸性染色，细胞核偏位，核仁少见。结合 CT 检查结果提示胰腺肿瘤转移可能，综合形态学分析细胞学诊断为转移性小圆细胞肿瘤，且根据血清中神经源性肿瘤标志物——神经元烯醇化酶（NSE）59.38 ng/mL 明显增高，所以考虑为神经内分泌肿瘤可能性大，建议行免疫细胞化学检测协助诊断。

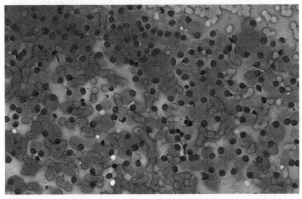

图 5.10.1　肿瘤穿刺细胞学涂片，自然干燥固定，刘氏染色，×400

沉渣包埋制作细胞蜡块，镜检可见送检组织内小圆形细胞呈腺泡状或灶性实性结构（图 5.10.2），待免疫细胞化学进一步检查。

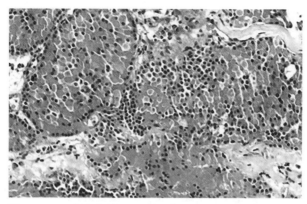

图 5.10.2 肿瘤穿刺组织病理学切片，HE 染色，×400

免疫细胞化学结果（D20-01071）：CK8/18（+），CK7（-），CKpan（+），CgA（+），CEA（-），CDX-2（-），CD10（-），B-catenin（膜+），Hepa（-），AFP（-），Glypican-3（-），Villin（+），MUC-4（-），Ki-67（+，约5%），SYN（+），CD56（+），PR（+），MUC-6（-），CK19（-），DCP4（+），特殊染色：D-PAS（-）。

结合 HE 切片及免疫细胞化学检测结果考虑为胰腺神经内分泌肿瘤转移可能性大，与腺泡细胞癌待鉴别。

案例分析与专家点评

本案例为中老年男性肝脏肿块病例，肝脏原发性肿瘤标志物 AFP 1.55 ng/mL 及肝炎病毒标记物均正常，结合 CT 结果基本可以排除肝脏原发性肿瘤的可能。患者胸部 CT 未见肺部肿物，且无咳嗽等呼吸道症状，排除肺小细胞癌的可能，因此主要考虑胰腺肿瘤的肝转移。而胰腺部位的恶性肿瘤类型主要包括胰腺导管癌、胰腺腺泡细胞癌、胰腺神经内分泌肿瘤、胰腺实性-假乳头状瘤等。首先结合本例细胞学形态为小圆细胞，排除具有明显细胞学异型性的胰腺导管癌，而且胰腺导管癌常出现 CA19-9 肿瘤标志物明显升高，与本例不符。然而胰腺腺泡细胞癌与胰腺神经内分泌肿瘤的细胞学形态较为接近，均为大小较为一致的小圆细胞，免疫细胞化学也存在一定的交叉，诊断较为困难。

面对二者诊断上的细微差异，文献[1]报道：①二者形态上均可表现位于大小较一致的肿瘤细胞，丰富的颗粒状嗜酸性胞质，可单个存在，或呈带状的细胞簇，或成团。区别点在于腺泡细胞癌核染色质较粗，常有单个明显的核仁，而神经内分泌肿瘤核染色质呈"椒盐"状，核仁不明显，浆细胞样肿瘤细胞对诊断神经内分泌肿瘤具有高度特异性。②免疫细胞化学提示腺泡细胞癌可见少数神经内分泌标记物 CgA、CD56、Syn 和 NSE 阳性表达，而大部分神经内分泌肿瘤细胞 CgA、CD56、Syn 和 NSE 呈弥漫强阳性表达。③在细胞学形态及免疫组织化学结果上均难以鉴别 2 种肿瘤的情况下，肿瘤标志物成为鉴别诊断的重要依据。据文献[2]报道，NSE 也称为 γ 烯醇化酶，是糖酵解烯醇化酶同工酶的一种形式。NSE 主要在神经元和神经内分泌细胞的细胞质中表达。因此，探讨血清 NSE 水平在神经内分泌肿瘤中的升高有一定临床价值。有研究表明，在非神经元和非神经内分泌细胞或组织中也发现了少量的 NSE，如血小板、红细胞、肺小细胞癌等，特别是检测标本溶血时，红细胞膜被破坏，高水平的 NSE 释放到血清中，导致血清 NSE 水平假性升高 [3]。本病例的血清标本没有出现溶血，避免了溶血因素的影响。而且该病例 NSE 的结果为 59.38 ng/mL，明显高于正常参考值，因此倾向于神经内分泌肿瘤的诊断。该病例经本院病理科集体会诊及北京医学科学院肿瘤医院的远程会诊，最终做出神经内分泌肿瘤的诊断。

参考文献

[1] 蒋慧，郑建明. 2019 版 WHO 胰腺肿瘤分类解读 [J]. 中华胰腺病杂志，2020, 20 (1): 1–7.
[2] 韦莉，王敏. 血清 NSE 在无功能性胰腺神经内分泌肿瘤诊断及鉴别诊断中的价值 [J]. 国际检验医学杂志，2021, 42(11): 1349–1352.
[3] 王强，卢小岚，汪光蓉，等. 新生儿血液样本溶血对血清 NSE 检测结果的影响及其校正公式的建立 [J]. 检验医学，2019, 34(1): 42–46.

（赵　利　徐州市肿瘤医院）

案例十一　胸水"追凶"——胸腔积液铁蛋白辅助诊断肺腺癌

基本信息

马某某，女，46 岁，"胸闷、气短"半月余。发生于陕西某医院。

病史简述

患者半月前无明显诱因出现胸闷、气短。其余一般情况较好。

胸部 CT 提示：双肺上叶感染部分实变，左侧胸腔积液，左肺膨胀不全。在当地行左侧胸腔闭式引流术，引流出血性胸腔积液 1600 mL。

自发病以来精神、食欲、睡眠欠佳，大小便无异常，体重无明显减轻。查体：体温 36.6 ℃，脉搏 85 次 / 分，呼吸 19 次 / 分，血压 120/80 mmHg，体重 48.5 kg。气管居中，胸廓对称无畸形，左侧胸部可见引流管通畅。双侧呼吸动度一致，语颤无增强与减弱；双肺叩诊呈清音；双肺听诊呼吸音清晰，未闻及干湿性啰音。心前区无隆起，心尖搏动于左第 5 肋间锁骨中线内 1 cm，心率 85 次 / 分，律齐，心音有力，各瓣膜听诊区未闻及杂音。

患者初步诊断：①胸腔积液待查（左）——结核性渗出性胸膜炎？②恶性胸腔积液？

辅助检查：心电图未见异常。血常规、肝肾功电解质、CRP 未见明显异常。红细胞沉降率 38.0 mm/h，凝血系列 FDP 12.90 μg/mL，DD 5.79 μg/mL；抗结核抗体阴性、结核杆菌 DNA 定量未检出，初步排除结核性积液。胸腔积液常规：橘红色，白细胞 2760×10^6；胸腔积液生化：ADA 9 U/L。血清肿瘤标志物：除 CA125 轻微升高外未见明显异常。

案例随访

由于胸腔积液常规细胞数量异常，建议医生检查胸腔积液肿瘤标志物，结果显示胸腔积液中的肿瘤标志物几乎均高于血清水平。尤其以胸腔积液铁蛋白升高为主，CA125

也有大幅度升高，虽然炎性渗出均可导致这两项指标异常升高，但一般不会达到如此高水平，高度提示为恶性胸腔积液。

胸部 CT 结果提示：左肺上叶舌段占位性病变；左侧胸膜多发结节影；右肺上叶前段、中叶及左肺下叶高密度影；左肺下叶部分不张；左侧胸膜腔积液。

因此我们建议进行胸腔积液的病理学检测，在进行胸腔积液细胞学检测同时进行左肺穿刺活检。左肺穿刺活检术后病理显示：组织学特点提示恶性肿瘤，部分伴有腺癌分化特征，另见少许横纹肌及纤维脂肪组织，如图 5.11.1 所示。

第一次胸腔积液细胞学未查见癌细胞，而第二次胸腔积液细胞学检查提示：查见瘤细胞，倾向腺癌细胞，如图 5.11.2 所示。

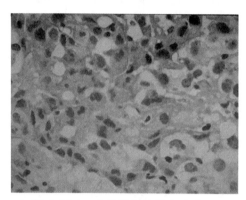

图 5.11.1　左肺穿刺活检术后病理

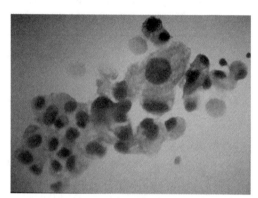

图 5.11.2　第二次胸水细胞学检查结果

患者最终确诊：肺癌（左上，周围型腺癌），cT3Nx；胸膜转移癌（左侧）。

案例分析与专家点评

此例肺腺癌就诊时虽已发生胸膜转移，但是血清中肿瘤标志物除 CA125 外并未升高，而胸腔积液中的肿瘤标志物浓度升高。多项研究表明，胸腔积液中肿瘤标志物的检测在单检和联检中均优于血清[1-3]。原因：恶性肿瘤已侵犯胸膜，癌细胞增殖，合成和释放此类肿瘤标志物至胸腔内的量增加，肿瘤标志物滞留在胸腔内，不易被血循环带至肝脏代谢和灭活，因而胸腔内浓度高于血清。临床有部分医生会同时送检，因此，对于不明原因的胸腔积液，可建议临床医生同时测定患者血清和胸腔积液肿瘤标志物，依据其血清和胸腔积液的含量及阳性率，判断导致胸腔积液的原发疾病的良恶性，从而提高特异性和阳性率，为诊断和治疗提供依据。

胸腔积液中铁蛋白升高尤为显著。铁蛋白并不是具有特异性的肿瘤标志物，但在此病例中这个指标如此突出是个例还是普遍现象？胸腔积液中的铁蛋白对良恶性胸腔积液的鉴别是否有意义？继此病例之后，我们在之后的 1 年多时间里收集了 176 例病例，包括 99 例肺腺癌胸腔积液（AD-MPE）和 77 例结核性胸腔积液（TPE）。对这些患者的血清铁蛋白、胸腔积液铁蛋白（PFRT）、胸腔积液铁蛋白 / 血清铁蛋白（RFRT）、胸腔积液铁蛋白 – 血清铁蛋白（GFRT）进行统计学分析，结果表明 AD-MPE 中 PFRT、

GFRT 和 RFRT 的水平显著高于 TPE 组[4]。因此胸腔积液铁蛋白相对于血清的升高幅度是鉴别诊断结核性和肺腺癌性胸腔积液的良好指标，可以显著提高诊断准确性，降低误诊率。

参考文献

[1] 陈阳育, 徐莉莉, 伍燕兵, 等. 血清及胸腔积液中四种肿瘤标志物联合应用对良恶性肿瘤鉴别诊断价值的评估 [J]. 中华肿瘤防治杂志, 2021, 28(3):212–222.

[2] 吴学虹, 王丽燕, 杨丽英. 联合检测血清和胸腔积液中肿瘤标志物对良恶性胸腔积液的鉴别诊断价值分析[J]. 中华肿瘤防治杂志, 2018, 25(S1):80–81.

[3] 陆沈栋, 盛泽波. 肺癌并恶性胸腔积液患者血清和胸腔积液肿瘤标志物水平变化及其对良恶性胸腔积液的鉴别诊断价值研究 [J]. 实用心脑肺血管病杂志, 2018, 26(09):38–42.

[4] 李锐成, 林芳, 刘昕阳等. 胸腔积液 – 血清中铁蛋白比值及梯度在 AD-MPE 与 TPE 中的诊断价值 [J]. 昆明医科大学学报, 2020, 41(10):28–33.

（董　轲　空军军医大学唐都医院）

案例十二　AFP、β –HCG 均升高的肝脏占位病变并睾丸肿物患者一例

基本信息

患者, 男, 28 岁, 肝脏占位性病变合并右侧睾丸肿物。

病史简述

患者自 2021 年 1 月起无诱因出现脐上隐痛, 疼痛时放射至右肩部, 1 月 18 日至当地医院就诊, 查 AFP ＞ 1210 ng/mL, B 超提示肝右叶实质性占位、右侧睾丸肿物; 为进一步诊治遂于 1 月 25 日来我院住院。既往诊断出 "乙肝" 10 余年, 未规律治疗。查体: 全身皮肤无黄染, 肝脾肋下未触及, 右侧睾丸肿胀, 皮肤无破溃, 余无特殊。

血液检查: AFP 4612.62 ng/mL（↑）, β –HCG 69.68 mIU/mL（↑）, HBsAg 2948.57 IU/mL（↑）, HBeAb 0.23 IU/mL（↑）, HBcAb ＞ 12.60 IU/mL（↑）; 其余结果正常。超声检查: ①肝 S6 探及一个约 3.6 cm×3.4 cm 稍高回声团; ②右侧睾丸内不均质回声, 双侧附睾囊肿。增强 CT 检查: ①肝脏 S5/6 见一个类圆形稍低密度灶, 约 3.4 cm×3.5 cm×4.1 cm; ②腹后腔腹主动脉及下腔静脉旁占位, 下腔静脉、左侧肾静脉、两侧髂静脉见斑片状充盈缺损。MRI 检查: 肝脏 S5/6 见一个类圆形长 T1 长 T2 灶, 大小约 4.1 cm×4.2 cm×4.1 cm, DWI 呈高信号, 增强扫描病灶三期持续性强化, 假包膜延迟期明显强化; 腹后腔主动脉及下腔静脉旁见多发肿大淋巴结。

案例随访

1 月 29 日行肝脏穿刺术, 肝脏穿刺组织病理结果: 慢性乙型病毒性肝炎, 伴肝细胞癌。免疫组化: Glypican-3（＋）, HbsAg（＋）, HbcAg（－）, CD34（示粗梁索状），

Ki-67（+70%），CK（18）+，CK（19）+，Hepatocyte（-）。

2月5日行右侧睾丸切除术，右侧睾丸病理结果：慢性肉芽肿性炎性结节。

患者确诊为原发性肝细胞癌，于2月23日开始接受化疗联合靶向药物治疗；用药治疗后，于3月19日、4月6日与4月25日共3次检测AFP，其结果均超过治疗前水平，分别为10 809.15 ng/mL、5368.28 ng/mL、10816.85 ng/mL；患者治疗2个月后死亡。

案例分析与专家点评

本例患者特点如下：①以腹痛起病、AFP水平显著升高，典型的肝脏占位病变，原发性肝癌（primary hepatic carcinoma，PHC）的可能性大；②青年男性，无痛性睾丸肿胀，AFP、β-HCG均升高，尚需考虑睾丸恶性肿瘤并多发转移的可能。最终通过病理检查，确诊为PHC，表明患者AFP、β-HCG升高与PHC有关。

AFP是一种糖蛋白，当肝细胞或生殖腺胚胎组织恶变，其水平可升高。在肝癌患者中，约70%表现为AFP阳性；AFP已作为肝癌诊断的重要指标[1]。

β-HCG是由胎盘滋养层细胞分泌的一种糖蛋白类激素，是诊断早期妊娠的指标。另外，在多种不同病理类型的肿瘤发生、发展和分化过程中，可合成和表达β-HCG，其增高主要见于胚胎源性肿瘤和生殖腺肿瘤（如睾丸癌）；其他病理类型的肿瘤（如肝癌）也可检测到大量的β-HCG[2]。

AFP和HCG同时升高时，需要重视肝癌、生殖腺肿瘤的诊断与鉴别诊断，及早确诊。

参考文献

[1] 国家卫生健康委办公厅. 原发性肝癌诊疗指南 (2022年版)[J]. 中华外科杂志, 2022, 60(4): 273–309.

[2] Xiang H, Yan Z, Ming L, et al. The fusion protein of HSP65 with tandem repeats of beta-hCG acting as a potent tumor vaccine in suppressing hepatocarcinoma[J]. Int Immunopharmacol, 2010, 10(2): 230–238.

（肖景玉，林发全　广西医科大学第一附属医院）

案例十三　睾丸混合性恶性生殖细胞肿瘤一例

基本信息

患者，男，26岁，2个月前无明显诱因出现右侧睾丸变硬变大，于四川某三甲医院就诊。

病史简述

查体：右侧阴囊扪及质硬增大睾丸，温度不高，左侧睾丸可扪及，大小正常。余无明显异常。查血：绒毛膜促性腺激素（β-HCG）＞1382.00 mIU/mL，甲胎蛋白（AFP）306.00 ng/mL，乳酸脱氢酶（LDH）898 U/L。肝肾功能、血常规等其余检测结果无明显异常。彩超：右侧睾丸增大伴回声改变，精原细胞癌？未见其余异常。CT 腹部扫描：右侧睾丸可见混合密度影包块。未见其余异常。

案例随访

手术切除右侧睾丸，病理结果显示：混合性恶性生殖细胞肿瘤，含精原细胞瘤、胚胎性癌、畸胎瘤及少量绒毛膜癌成分。患者最终诊断为：右侧睾丸肿瘤。

术后 1.5 个月随访：β–HCG 0.31 mU/mL，AFP 3.26 ng/mL，LDH 200 U/L。

案例分析与专家点评

本例患者为青年男性，起病缓，病程短。主要临床表现为右侧睾丸无痛性变硬变大，双侧输尿管走行区无明显叩击痛，右侧阴囊可扪及质硬增大睾丸。腹部彩超和 CT 均提示睾丸肿瘤，结合 β–HCG、AFP 和 LDH 异常升高，应怀疑睾丸生殖细胞肿瘤。但应注意鉴别是否合并有肝癌或肿瘤肝脏转移，以及是否有继发于化疗、麻醉药或其他药物引起的肝损伤对 AFP 的影响。本例患者肝肾功能正常，且未服用相关药物，可基本排除以上影响，且患者手术后病理结果符合诊断。

睾丸癌在男性肿瘤中占 1%~2%，是 20~35 岁男性除白血病外最常见的恶性肿瘤。90%~95% 的睾丸癌属于生殖细胞肿瘤。生殖细胞肿瘤又分为精原细胞瘤和非精原细胞瘤。这些组织学类型可单独发生也可混合发生。精原细胞瘤的肿瘤标志物为 LDH 和 HCG，非精原细胞瘤的肿瘤标志物除 LDH 和 HCG 外还包括 AFP。这些肿瘤标志物具有重要的临床应用价值。本例为混合性恶性生殖细胞肿瘤，因此 LDH、HCG、AFP 均升高[1]。

HCG 是由胎盘滋养层细胞分泌的一种糖蛋白，它是由 α 和 β 二聚体的糖蛋白组成。HCG 的半衰期比 AFP 短，通常为 12~36 h。有文献报道，睾丸精原细胞瘤患者约 30% 有轻度 HCG 升高，一般浓度不超过 500 mIU/mL，对于 HCG 水平较高的睾丸肿瘤患者，应考虑到其为非精原细胞瘤的可能[2,3]。

LDH 主要存在于人体的细胞质内，已有研究表明，血清 LDH 水平升高与多种恶性肿瘤均有较高的相关性，且提示预后不良。

在疑似生殖细胞瘤时必须检测 HCG、AFP 和 LDH 水平。这些肿瘤标志物的浓度与疾病的播散和组织类型相关。HCG、AFP 可用于肿瘤的分期、预后及治疗监测。如术后持续升高，表示存在肿瘤残余病灶。

参考文献

[1] 刘树超，刘凌琪，王莹，等. 睾丸精原细胞瘤标志物的研究进展 [J]. 国际泌尿系统杂志，2018，38(5): 4.

[2] Murray MJ, Huddart RA, Coleman N, et al. The present and future of serum diagnostic tests for testicular germ cell tumors[J]. Nature Reviews Urology, 2016, 13(12): 715–725.

[3] Beyer J, Collette L, Sauvé N, et al. Survival and New Prognosticators in Metastatic Seminoma: Results From the IGCCCG-Update Consortium[J]. J Clin Oncol, 2021, 39(14): 1553–1562.

（魏　斌　四川大学华西医院）

案例十四　婴幼儿 AFP 异常升高不一定是肝母细胞瘤

基本信息

孙某某，男，3 个月，足月分娩，母乳喂养，体重 7.2 kg，家族无肝病史，2020 年 2 月进行新生儿检查。根据主诉，当地医院检查结果显示肝脏存在受损，AFP 水平异常升高，怀疑肝母细胞瘤可能性。进一步检查，肝功能结果正常，乙型和丙型肝炎血清学检查阴性。

病史简述

2020 年 3 月入我院检查发现 AFP 为 6388.4 ng/mL，AFP-L3 和 PIVKA–Ⅱ阴性。腹部超声显示右肝病变，大小为 56 mm × 54 mm。混合回声囊样瘤轮廓不清，呈多曲线状，内有固体成分，高回声，血管回声强。

2020 年 4 月，血清 AFP 水平从 6388.4 ng/mL 下降至 2176.4 ng/mL，AFP-L3 和 PIVKA–Ⅱ保持阴性。增强 MRI 检测右肝Ⅵ段病变，大小为 56 mm × 43 mm。T2W 肝实质呈不均匀高信号，T1W 呈不均匀低信号。

2020 年 5 月，患儿接受手术，肝脏切除包含肿瘤的Ⅵ段，肿瘤大小 40 mm × 50 mm，组织病理学检测标本由正常肝细胞索、疏松的细胞实质、致密血管和纤维组织组成，淋巴结显微镜诊断为正常淋巴结，排除肝母细胞瘤，确认肝脏间叶错构瘤。

案例随访

2020 年 6 月，术后 1 个月，患儿身体健康，饮食正常，体重从 7.2 kg 增加到 7.8 kg，体重稳步增加。

2020 年 7 月，术后两个月，腹部超声未发现肿瘤复发，手术瘢痕愈合良好，AFP 继续下降，接近正常限值，为 44 ng/mL，见表 5.14。

表 5.14　患儿血清学指标检测结果

	2020/3/18	2020/4/25	2020/6/9	2020/7/8
AFP（ng/mL）	6388.4	2176.4	74	44.4
AFP –L3（%）	< 0.5	< 0.5	< 0.5	< 0.5
PIVKA–Ⅱ（mAU/mL）	15	14	24	22

案例分析与专家点评

肝母细胞瘤（Hepatoblastoma，HB）是一种恶性程度较高的胚胎源性肿瘤，其发病早期多无症状，患儿常以偶然发现腹部肿块而就诊，并且伴随 AFP 异常升高[1,2]。由于 HB 起病隐匿，且部分患者会发生远端转移，预后较差，早期诊断筛查对于提高患儿预后具有重要的意义。AFP 是目前 HB 诊断的唯一血清标志物。AFP 是一种血浆糖蛋白，主要通过胎儿干细胞和卵黄囊合成，在胎儿的血液循环中浓度较高，出生后迅速下降，2~3 个月即降到较低水平[3,4]。AFP 是肝脏恶性肿瘤最常用的血清标志物。HB 患儿早期 AFP 常异常升高到非常高的水平[5]。本案例中 AFP 为 6388.4 ng/mL，联合影像学结果，初步判断为肝母细胞瘤。

根据手术切除的组织病理结果，明确该病例为婴儿肝脏间叶错构瘤，排除肝母细胞瘤。肝脏间叶错构瘤为儿童肝脏少见的良性肿瘤，是继肝脏血管瘤后位于第二位的肝脏良性肿瘤，几乎都发生与婴幼儿和儿童期[6]。本病临床表现不具特异性，常见腹部胀大、食欲缺乏，其他少见症状有呕吐、发热、便秘腹泻和体重减轻，多为体检发现[7]。术后状况良好，不影响发育，AFP 多为正常，极少数出现 AFP 异常显著升高。该病例术前 AFP 非常高，导致误诊为肝母细胞瘤，术后两个月 AFP 恢复至正常水平。

该病例提示，AFP 虽然是最常用的肝脏恶性肿瘤诊断血清标志物，但仍存在特异性不高的问题。若发现极高水平，需及时进一步检查，进行病理诊断，避免误诊。同时期待特异性更好的血清学标志物服务于临床。

参考文献

[1] Hiyama E, Hishiki T, Watanabe K, et al. Outcome and Late Complications of Hepatoblastomas Treated Using the Japanese Study Group for Pediatric Liver Tumor 2 Protocol[J]. J Clin Oncol, 2020, 38(22): 2488–2498.

[2] Yang T, Whitlock RS, Vasudevan SA. Surgical Management of Hepatoblastoma and Recent Advances[J]. Cancers (Basel), 2019, 11(12): 1944.

[3] Ferraro S, Panzeri A, Braga F, et al. Serum alpha-fetoprotein in pediatric oncology: not a children's tale[J]. Clin Chem Lab Med, 2019, 57(6): 783–797.

[4] Mussa A, Ciuffreda VP, Sauro P, et al. Longitudinal Monitoring of Alpha-Fetoprotein by Dried Blood Spot for Hepatoblastoma Screening in Beckwith-Wiedemann Syndrome[J]. Cancers (Basel), 2019, 11(1): 86.

[5] Khanna R, Verma SK. Pediatric hepatocellular carcinoma[J]. World J Gastroenterol, 2018, 24(35): 3980–3999.

[6] Rahadiani N, Stephanie M, Putra J. Recurrent hepatic mesenchymal hamartoma with osseous metaplasia[J]. Liver Int, 2018, 38(10): 1875.

[7] Siddiqui MA, McKenna BJ. Hepatic mesenchymal hamartoma: a short review[J]. Arch Pathol Lab Med, 2006, 130(10): 1567–1569.

（郏国庆，潘秋辉 上海交通大学医学院附属上海儿童医学中心）

案例十五 AFP 升高的胃肝样腺癌

基本信息

患者，男，59 岁。偶发上腹部不适半年余，当地医院治疗后未见好转。肿瘤标志物检测结果显示：AFP 308.2 U/mL（参考值 0~6.05 U/mL）。既往体健。

病史简述

患者于半年前偶发上腹部不适，就诊于当地诊所，口服中药及输液治疗后，疗效欠佳，遂就诊于我院。入院查血常规、肝、肾功能、乙肝五项均正常。肿瘤标志物检测显示：AFP 308.2 U/mL（参考值 0~6.05 U/mL），余 CEA、CA19–9、CA125、ProGRP 均正常。

查上腹部 CT 显示：肝脏大小、形态正常，肝内密度均匀，未见局灶性密度异常，肝内血管走行正常，肝内外胆管无扩张，脾不大，胆囊不大，胰腺大小形态及密度正常，双侧肾脏对称，大小及形态正常，未见局灶性密度异常，腹膜后未见肿大淋巴结。腹部彩色多普勒超声检查结果提示上腹部脏器未见明显异常回声灶。

AFP 结果异常增高，不除外肝脏疾病，而上腹部 CT 及 B 超均未见明显肝脏器质性病变。为明确 AFP 异常升高原因，进一步行全身 ^{18}F-FDG PET-CT 检查，报告肝脏形态、大小、密度尚可，未见明显占位性病变及放射性异常浓聚病灶。胃充盈欠佳，胃窦后壁局部轻度增厚，呈放射性异常浓聚，SUVmax 6.7，建议胃镜及活检。

案例随访

为排除 PET-CT 提示的胃部病变，建议患者行胃镜检查，后结果回报：幽门部见黏膜下隆起性病变，顶端呈溃疡状，触之质脆，易出血。镜下诊断：胃窦部黏膜下占位性病变。活检病理报告：（胃窦）腺癌。免疫组织化学检测：胃癌 Ki67（+60%），CK-pan（+），Her-2（0），P53（散在 +），GPC-3（+），Heppar1（-），胃小弯淋巴结 CK-pan（转移癌 +），符合（胃）肝样腺癌。

案例分析与专家点评

AFP 是一种由肝脏、卵黄囊和胃肠道产生和分泌的糖蛋白，首次在胎儿期被检测出来，因此被称为甲胎蛋白。其水平升高的原因主要与肝细胞肝癌或卵黄囊肿瘤有关。胃肝样腺癌（hepatoid adenocarcinoma of stomach，HAS）因最早发现时为血清和病理标本 AFP 呈阳性的胃腺癌患者，故命名为"AFP 阳性胃癌"，是一种罕见的原发于胃黏膜呈肝细胞癌样分化的胃腺癌亚型，占普通胃腺癌的 0.38%~1.00%。血清高 AFP 水平的 HAS 患者的生存期明显低于低 AFP 水平的患者。HAS 患者 AFP 升高的原因目前尚不明确，有研究者认为，该类患者 AFP 升高的原因，与胃、肝同起源于内胚层有关，其原始细胞都具有产生 AFP 的潜能，当胃细胞发生癌变时，其在胚胎发育过程中被抑制的基因被异常激活，进而产生 AFP 的潜能得到发挥，使得大量 AFP 被释放入血[1]。除了绝大部分肝样腺癌来源于胃，还有部分案例报道起源于胆囊、子宫、肺和膀胱等。

因此，实际临床工作中，当 AFP 升高时，除了排除肝及卵黄囊相关的良、恶性肿瘤之外，也应关注其少发的其他部位病变的可能性，同时要充分结合其他影像学检查手段，才能争取做到早发现、早诊治，提高及改善患者预后。

参考文献

[1] Liu X, Sheng W, Wang Y. An analysis of clinicopathological features and prognosis by comparing hepatoid adenocarcinoma of the stomach with AFP-producing gastric cancer[J]. J Surg Oncol, 2012, 106(3): 299-303.

（张青菊，李　林，南永刚，吴培元，贺艳丽　陕西省肿瘤医院）

案例十六　肝血管瘤术后患者血清甲胎蛋白持续升高
——难道血管瘤发生了癌变？

基本信息

陈某，男，70 岁，肝血管瘤术后，发生于天津某医院。

病史简述

患者患有高血压、糖尿病，房颤术后，阑尾术后。未知原因 AFP 持续升高 14 个月，2019 年 5 月体检发现 AFP 为 10.15 ng/mL，参考区间 0~7 ng/mL。

检查腹部超声提示胆囊结石、肝血管瘤；多种实验室检查均未见明显异常。

患者多次采用同一检测方法检测血清 AFP 发现呈连续上升趋势，2020 年 1 月升高至 60 ng/mL。经超声检查及实验室检测排除生殖系统胚胎源性肿瘤。于外院给予干预治疗，行腹腔镜胆囊切除术切除"胆囊结石"，同时行射频治疗"肝左叶血管瘤"，以期 AFP 恢复至正常水平。

术后半年即 2020 年 7 月复查 AFP，结果不降反升，检测值为 256 ng/mL，遂转入我院，两周后再次复查 AFP 进一步增高为 341 ng/mL，患者无疼痛、消化不良等消化系统症状。

案例随访

2020 年 8 月 3 日，患者入院常规检查，消化道肿瘤标志物 CA19–9、CA242 首次出现轻度升高，为肿瘤定位提供重要线索，临床医生进行患者病情回顾性分析，发现 2019 年 8 月 7 日患者曾于我院行 PET-CT 检查（图 5.16.1 左），结果示：胃窦壁增厚，黏膜增粗，可见放射性浓聚，考虑为炎性可能性大。针对此情况，2020 年 8 月 4 日复查 PET-CT（图 5.16.1 右），结果示：胃窦壁较前明显增厚，呈结节样凸向胃腔，显示较高放射性浓聚，高度可疑恶性；同时，肝左外叶治疗后改变，未见异常放射性浓聚。至此，事实真相，逐步浮出水面！

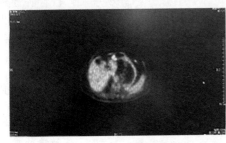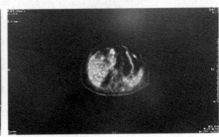

图 5.16.1　两次 PET-CT 影响结果

2020 年 8 月 18 日，全院 MDT 会诊，符合胃腺癌特殊分型，建议镜检，择期手术。遂于 2020 年 8 月 24 日行胃癌根治术，术后病理提示：（远端胃）中低分化腺癌，结合 IHC 为产生 AFP 的腺癌伴中分化管状腺癌。

术后进行血清 AFP 及其他肿瘤标志物监测，术后两周 AFP 降至 20 ng/mL，术后 2 个月降至 4.06 ng/mL，其后每隔 3~5 周检测一次，结果均在 3~4 ng/mL，即胃癌根治术后，AFP 成功降至正常水平，AFP 监测结果见图 5.16.2。CA19–9 及 CA242 同时降至正常。

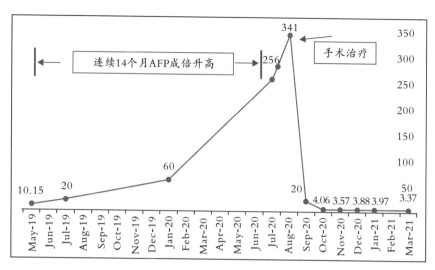

图 5.16.2　AFP 变化趋势图（ng/mL）

案例分析与专家点评

思考一：患者基础疾病多，日常用药复杂。是否因多种药物的使用导致药物性肝损伤？查肝肾功能、凝血功能等均未见明显异常，基本可以排除严重肝脏损伤；同时肝炎系列检测正常也排除了病毒性肝炎引起 AFP 升高的可能。

思考二：患者 AFP 连续升高 14 个月，胆囊切除及肝血管瘤射频治疗后又进一步飙升，是否与手术或术后预后相关？复查腹部超声，符合肿物治疗后复发的声像图表现；AFP 进一步升高是否为血管瘤复发或者恶化引起？

突破口：本案例中，患者 14 个月间 AFP 呈连续上升趋势，在积极治疗肝胆良性疾病后，AFP 不降反升。多次影像学检查及实验室其他检查均未见明显异常，疾病的诊断线索断裂。患者入院进一步检查发现消化道肿瘤标志物 CA19-9、CA242 首次出现轻度增高，虽然不如 AFP 动态增高幅度明显，却对肿瘤定位具有重要的提示意义，符合肿瘤标志物联合检测升高的特点，提示临床医生关注是否存在消化系统肿瘤。经过临床与实验室专家的抽丝剥茧，最终发现胃部肿瘤的存在，可谓"山穷水复疑无路，柳暗花明又一村"。

本案中胃癌组织分型为肝样腺癌及伴肠母细胞分化的腺癌，是一种特殊的可分泌 AFP 的胃癌，AFP 的升高早于影像学及传统消化道肿瘤标志物 14 个月，是典型的异位肿瘤标志物提示早期肿瘤存在的案例，也提示肿瘤标志物联合检测对肿瘤早期诊断的重要意义。

（任　丽，贾　丽　天津医科大学肿瘤医院）

案例十七　抽丝剥茧显元凶——肿瘤标志物联合检测助诊肠癌肝转移

基本信息

刘某某，女，82 岁，因急性上消化道出血就诊于江西省某医院。

病史简述

患者入院后查 AFP 686.57 ↑（0~6.05）U/mL，CEA 396.91 ↑（0~5.09）ng/mL，CA125 71.57 ↑（0~35）U/mL，CA19-9 > 1000 ↑（0~28）U/mL，CA72-4 > 500 ↑（0~6）U/mL，铁蛋白（SF）> 1000 ↑（13~232）ng/mL。

胸腹 CT 平扫 + 增强：①右肺上叶实性微小结节；②肝脏恶性肿瘤性病变，转移瘤？原发性肝癌肝内转移？建议 MR 增强检查；③肝门区囊实性占位，淋巴结转移可能性大；④结肠、子宫及附件术后改变，局部未见明显复发征象，建议随诊；⑤双侧髂管旁囊性占位，淋巴结囊肿？⑥腹盆腔积液。

胃镜提示：浅表性胃炎，十二指肠球部巨大隆起，十二指肠溃疡。

B 超结果显示：肝内多发实质性病灶，胆囊炎并结石，肝门区占位（肿大淋巴结？），肝内外胆管稍扩张。

案例随访

临床诊断：肝转移癌？原发性肝癌？为进一步明确肝脏结节病变性质，在患者病情稳定后行肝脏肿物穿刺活检术，病理诊断：（瓶标：肝肿物组织 3 条）恶性肿瘤，免疫组化结果：CK7（−），CK20（−），CDX-2（+），Villin（+），HepPar-1（−），AFP（+），CK8/18（+），CK19（−），CD34（−），Glypican-3（−）。

病理诊断：恶性肿瘤，HE 结合免疫组化结果，结肠腺癌转移不能排除。

案例分析与专家点评

当血清肿瘤标志物 CEA 超过检测上限时，一般提示胃肠道腺癌、胰腺癌、肺腺癌、甲状腺髓样癌[1]；当 CA19-9 超过检测上限时，一般提示胃肠癌、胰腺癌、胆管上皮来源恶性肿瘤、卵巢恶性肿瘤[2]；当 SF 超过检测上限时，一般提示肺癌、胆管上皮来源恶性肿瘤及其他晚期恶性肿瘤[3]；当 CA72-4 超过检测上限时，一般提示胃癌及其他肠道来源恶性肿瘤；当 CEA、CA19-9、CA72-4、SF 同时超过测量上限时，可除外肺腺癌、胆管上皮来源恶性肿瘤、甲状腺髓样癌，而胃肠道、胰腺、卵巢恶性肿瘤不能排外[4]。

本例患者 CT 及 B 超提示胰腺、卵巢无占位性病变，因此胰腺、卵巢来源恶性肿瘤可能性不大。十二指肠球部溃疡合并癌症且肝转移临床罕见，结合 CT 图像，胃镜提示的十二指肠球部巨大占位是因肝脏占位挤压十二指肠所致；CT 未发现胃周淋巴结明显异常，因此胃癌肝转移可能性不大。

综上所述，结合患者曾有肠癌病史，肝门区淋巴结肿大，在穿刺结果尚未出来行 MDT 时，核医学科给出了肠癌肝转移的诊断。

当恶性肿瘤发展到晚期，常会出现多种肿瘤标志物的异常增高，如何从这些异常增高的肿瘤标志物抽丝剥茧找出原发肿瘤，需要具备丰富的临床经验。本例患者因上消化道出血入院，发现肝脏巨大占位并多发低密度病灶，临床高度怀疑原发性肝癌肝内转移，经结合临床对血清肿瘤标志物 AFP、CEA、CA19-9、CA72-4、CA125 及 SF 进行综合分析，拨开了 AFP、CA19-9、SF 增高、影像提示原发性肝癌的迷雾，诊断为肠癌肝转移，经穿刺活检证实肝脏病灶为结肠来源的恶性肿瘤。

通过对不同肿瘤标志物的联合检测，根据其特点并结合临床进行综合分析，能为疾病的诊断、鉴别诊断提供重大帮助。通过本病不难得出，检验人员不但要有丰富的肿瘤标志物检测相关知识，充分了解不同肿瘤标志物的临床意义，更要结合临床对不同肿瘤标志的特点进行综合分析，为临床诊疗提供帮助，最大限度发挥肿瘤标志物检测的临床价值。

参考文献

[1] 陈美红，颜林林，赖希希，等. 癌胚抗原、糖链抗原 19–9、糖链抗原 72–4 联合检测对结肠癌早期诊断的性能评价 [J]. 实用医技杂志，2021, 8(28): 967–969.

[2] 付鸿江，裴效瑞，卢德宝. 血清 AFP、CA19-9 及 CA50 水平与原发性肝癌的相关性研究 [J]. 中国实验诊断学，2016, 20(5): 828–829.

[3] 田刚，张毅，叶婷，等. 乳腺癌患者血清结肠癌相关转录物 2 表达水平检测临床应用价值 [J]. 中华肿瘤防治杂志，2019, 26(21): 1593–1598.

[4] 赵晓朋，赵猛，任丽. 术前血清 CEA、CA19-9、CA72-4 联合检测对 Ⅰ～Ⅲ 期结直肠癌手术患者预后的预测价值 [J]. 山东医药，2019, 59(34): 66–69.

（周　琳　江西省肿瘤医院）

案例十八　AFP 异常表达的高级别胎儿肺腺癌病例

基本资料

患者，女，51 岁。因体检发现肺部肿块于 2018 年 10 月 8 日来院就诊。患者自诉饮食无异常，排便正常，体重无明显下降，无粉尘接触史，无吸烟、饮酒史，无家族性肿瘤或遗传性疾病史。

病史简述

2018 年 10 月 8 日，入院查体：体温 36.3℃，脉搏 86 次 / 分，呼吸 22 次 / 分，血压 117/78 mmHg。发现双肺呼吸音正常。心脏和腹部无异常。

2018 年 10 月 9 日，实验室检查：常规检查无异常；肝肾功能均正常。出凝血检查指标正常。血清肿瘤标志物检查 AFP 816.2 ng/mL ↑，显著升高，而其他肿瘤标志物均在正常范围内。

影像学检查：胸部 CT 扫描提示，左肺左上叶舌段有一个小叶肿块，大小约为 74±51 mm，高度怀疑恶性肿瘤。双侧肺门和纵隔未见明显肿大淋巴结。电子支气管镜检查显示：左上叶、下叶和舌段细支气管有炎症；行左肺左上叶舌段肿块活检。腹部 CT、脑部 MRI 和骨扫描未见远处转移。

2018 年 10 月 12 日，初步诊断：根据临床和肺活检病理结果诊断为肺腺癌，分级为 T4N0M0，为 Ⅲ A 期。

2018 年 10 月 13 日，MDT：建议行胸腔镜下左肺全切除及纵隔淋巴结清扫术。

2018 年 10 月 16 日，胸腔镜下行左肺全切除及纵隔淋巴结清扫术。术中探查发现左侧左肺上叶有一大小约 90 mm×85 mm 的肿块。肿瘤侵犯左肺左下肺叶。随后进行左肺全切，并切除第 5、6、7、9 和 10 组的淋巴结。

2018 年 10 月 19 日，术后病理诊断结果：胎儿肺腺癌（FLAC），肿瘤累及脏层胸膜，有血管内浸润，无神经浸润。免疫组化染色结果：TTF-1（+），CK7（+），β-catenin（+），Napsin-A（－），EMA（+），CEA（－），CD56（－），SYN（－），Vim（－），34BE12（－）。

案例随访

患者手术康复后无并发症，接受辅助化疗。化疗方案为培美曲塞二钠 500 mg/kg 和顺铂 75 mg/ 周期。

2019 年 5 月 18 日，来院随访复查，影像学检查未见复发。检查肿瘤标志物检查 AFP 8.5 ng/mL，恢复正常。

2019 年 8 月 18 日，定期复查，影像学检查未见复发。检查肿瘤标志物 AFP 7.8 ng/mL，正常范围。

案例分析与专家点评

胎儿肺腺癌（FLAC）是一种极为罕见的肿瘤。根据组织病理学和临床过程不同，FLAC 分为低水平（L-FLAC）和高水平（H-FLAC）两种。H-FLAC 通常表现为更晚期（Ⅲ～Ⅳ期）[1]。

H-FLAC 患者通常表现为边界清晰的外周病变，CT 检查往往表现出异质性。本案例胸部 CT 扫描显示左肺左上叶舌段有一软组织肿块，软组织肿块内可见少量液化成分。

AFP 是胎儿时期高表达的蛋白质之一。报道显示，产生 AFP 的肺癌数量约占所有肺癌的 2%。在组织学上，H-FLAC 占产生 AFP 的肺癌的大部分，与血清学检查一致[2-4]。

本病例肿瘤切除后血清 AFP 水平很快恢复正常，其病理意义尚不清楚。H-FLAC 的诊断更加困难，血清 AFP 检测可为 H-FLAC 临床诊断提供有效参考，本案例提示 AFP 可能是 H-FLAC 诊断的重要标志物。

参考文献

[1] Zhang S, Yin H, Zhang J, et al. Novel genetic characteristics in low-grade fetal adenocarcinoma of the lung[J]. Thorac Cancer, 2021, 12(20): 2789–2795.

[2] Chen T, Dai X, Dai J, et al. AFP promotes HCC progression by suppressing the HuR-mediated Fas/FADD apoptotic pathway[J]. Cell Death Dis, 2020, 11(10): 822.

[3] Sia D, Villanueva A, Friedman SL, et al. Liver Cancer Cell of Origin, Molecular Class, and Effects on Patient Prognosis[J]. Gastroenterology, 2017, 152(4): 745–761.

[4] Schabath MB, Cote ML. Cancer Progress and Priorities: Lung Cancer[J]. Cancer Epidemiol Biomarkers Prev, 2018, 28(10): 1563–1579.

（韦　娜，陈奎生　郑州大学第一附属医院）

案例十九　AFP 和 AFP-L3% 异常诊断异位肝细胞癌案例

基本信息

患者，女，81 岁。腹腔镜胆囊切除术史，慢性丙型肝炎病毒（HCV）携带者，在当地诊所定期随访中进行腹部超声检查时发现腹部肿块。初步诊断：肝脏占位病变。于 2019 年 6 月 7 日到郑州市某医院就诊。

病史简述

2019 年 6 月 7 日，入院体格检查：腹部柔软而平坦，无任何其他消化系统症状。影像学检查：腹部超声检查显示位于胰头背侧的腹膜后肿瘤（大小为 6 cm×5 cm）。增强 CT 扫描显示腹膜后肿瘤在动脉期有强化，在静脉期被冲掉。增强 MRI 显示动脉期增强，肝胆期有缺陷。PET–CT 扫描显示肿瘤内有强烈的积累（标准化摄取值最大值 13.8）。

2019 年 6 月 8 日，实验室检查：血清 AFP 和 AFP 异质体比率（AFP-L3%）分别为 30.1 ng/mL ↑ 和 83.1% ↑。维生素 K 缺乏或拮抗剂 – Ⅱ（PIVKA– Ⅱ）诱导蛋白质 17 mAU/mL，CEA 3.5 ng/mL，CA19–9 9.6 U/mL。

2019 年 6 月 8 日，穿刺病理诊断：内镜超声引导下细针腹膜后肿瘤穿刺细胞学检查，结果报告：低分化癌，来源不明。6 月 10 日，患者行肿瘤摘除术，并对周围淋巴结进行了切除取样。术中发现肿瘤与肝脏和胰头脱节。切除的标本大小 7.5 cm×6.5 cm×3.5 cm，包膜，切面红黄色，瘤内出血。

2019 年 6 月 12 日，术后常规病理检查结果：镜下可见肿瘤由多角形细胞组成，细胞核深染，核仁明显，胞浆呈颗粒状嗜酸性。表面未发现胰腺组织，判断肿瘤没有侵入胰腺。组织形态学诊断为：低分化癌。免疫组化染色检查，HepPar–1（ – ）和 Glypican–3（ – ），Arginase–1（Arg–1）为局灶性（+），此外，AE1/AE3 部分（+），CAM5.2（+），突触素（ – ），S100（ – ），p53（ – ），β –catenin（+）。

最终诊断：胰头背侧异位肝细胞癌（EHCC）。

案例随访

2019 年 6 月 17 日，术后第 5 天，实验室检查 AFP 和 AFP-L3% 水平分别降至 1.7 ng/mL 和 27.3%。

2020 年 2 月 5 日，随访 8 个月，患者存活，未见复发，复查 AFP 2.3 ng/mL 和 AFP-L3% 25.0%，均在正常范围。

案例分析与专家点评

异位肝细胞癌（EHCC）是一种罕见的肿瘤[1-3]，定义为由异位肝组织引起的肝细胞癌（HCC），通常在尸检或腹腔镜检查时偶然发现。在胆囊、脾脏、胰腺、肾上腺、门静脉肝韧带、横膈膜、胸腔、腹膜后和网膜内均有发现[4, 5]。文献报道[6-8]，异位肝或副肝的发生率约为 0.56%，其中胆囊是最常见的部位。

肝脏发育开始于胚胎生命第 3 周的中间时段[9,10]，肝憩室（肝芽）由前肠形成并成为肝细胞索。随后，胆管、胆囊和胆囊管从肝憩室和前肠之间的连接部分发育。胰腺由两种类型的芽组成：从胆管发育而来的腹侧胰芽和从前肠产生的背侧胰芽。肝组织的异位性与胚胎发育密切相关。

本例患者行辅助化疗，术后 8 个月无复发。肿瘤切除术对 EHCC 的临床益处需要进一步积累 EHCC 的流行病学知识。

EHCC 的术前诊断较困难。如果影像学发现存在肿瘤的可能性，特定的肿瘤标志物（血清 AFP 和 AFP-L3%）用于术前 EHCC 辅诊断具有良好的价值。

参考文献

[1] Adachi Y, Hayashi H, Yusa T, et al. Ectopic hepatocellular carcinoma mimicking a retroperitoneal tumor: A case report[J]. World J Gastroenterol, 2020, 26(18): 2268–2275.

[2] Jin R, Yu Q, Liang X. Ectopic hepatocellular carcinoma manifesting multiple abdominal masses: A case report[J]. Medicine (Baltimore), 2017, 96(48): e8968.

[3] Martínez-Acitores D, Hernández Ainsa M, Cortés García L, et al. Ectopic hepatocellular carcinoma arising from the peritoneum[J]. Rev Esp Enferm Dig, 2019, 111(10): 809–811.

[4] George NE, Raghavapuram S, Banerjee D, et al. Ectopic Hepatocellular Carcinoma within a Choledochal Cyst Diagnosed Using Single-Operator Digital Cholangioscopy[J]. Am J Gastroenterol, 2017, 112(8): 1347–1348.

[5] Li Z, Wu X, Wen T, et al. Multiple ectopic hepatocellular carcinomas in the pancreas: A case report[J]. Medicine (Baltimore), 2017, 96(30): e6747.

[6] Cui T, Diao X, Chen X, et al. A case report: delayed high fever and maculopapules during Sorafenib treatment of ectopic hepatocellular carcinoma[J]. BMC Cancer, 2016, 16: 543.

[7] Lee JY, Kim KH, Kang MS, et al. Ectopic Hepatocellular Carcinoma Arising from the Peritoneum in a Patient with a History of Oropharyngeal Cancer: A Case Report. Case Rep Oncol, 2015, 8(3): 456–460.

[8] Aarås AM, Reitan-Gjersøe TA, Waage A, et al. Laparoscopic resection of recurrent ectopic hepatocellular carcinoma: A case report with review of the literature and guidelines for follow-up[J]. Int J Surg Case Rep, 2015, 17: 92–95.

[9] 李艺扬，付艳，孙健，等. 胚胎及胎儿肾、肾上腺、肝脏发育模式探讨 [J]. 中国实用妇科与产科杂志,2009,25(08):602–605.

[10] 何建波. 早期肝脏发育研究进展 [J]. 安徽农业科学,2011,(19):11580–11581,11583.

（陈奎生，秦东春，韦　娜　郑州大学第一附属医院）

案例二十　肾上腺肝样腺癌 AFP 异常升高案例

基本信息

患者，男，49 岁。2018 年 7 月 3 日因右侧腰腹部疼痛 8 小时入院。初步诊断：肾结石？肾占位？

病史简述

2018 年 7 月 3 日，急诊行腹部 CT 平扫＋增强提示：肝肾间隙团块状混合密度影待排除，右肾上腺肿瘤破裂出血？右侧腹膜后肿瘤出血并血肿形成。

2018 年 7 月 4 日，实验室检查：HBsAg（＋），HBV-DNA 定量 647.0 U/mL ↑，AFP 352.71 ng/mL ↑。

2018 年 7 月 5 日，MDT：建议患者行右侧肾上腺肿块切除术。

2018 年 7 月 6 日，行右侧肾上腺肿块切除术：术中右侧肾上腺内见可疑团块状肿物，肿物组织质地脆，水肿明显，呈现溃疡状，部分与肾上腺分界不清，活动性出血。右肾包膜完整光滑，血运好，未见明显肿瘤样病变，彻底清除肿物及与之粘连的肾上腺组织。

2018 年 7 月 8 日，组织常规病理学检查结果：①见（右肾上腺周围组织）灰黄暗红组织多块，大小 6 cm×6 cm×1 cm，其内见一结节状肿物，直径 2.5 cm，切面呈暗红色，可见出血坏死。肿物周边见肾上腺组织，切面呈金黄色。②镜检：瘤细胞排列实性或梁索状，瘤细胞体积较大，多角形或卵圆形不等，细胞界线清楚，胞质嗜酸，细颗粒状，核圆或卵圆形，异型明显，位于中央，可见核仁，核分裂多见，瘤细胞内或瘤细胞间出现嗜伊红玻璃样小球，间质富含丰富的毛细血管网，瘤巢内瘤细胞可见退变及坏死。免疫表型 CK（＋）、Hepatocyte（＋）、AFP（＋）、Glypican-3（＋）、HSP70（＋）；CD34（显示窦样毛细血管＋）；CEA、CA Ⅸ、SALL4、OCT3/4、CgA、PAX-8、CR、Vim、Inhibina、HMB-45、Melan A、NSE、EMA、Syn、S-100 均阴性；Ki-67 约 70%（＋）。病理诊断：（右肾上腺）肝样腺癌。

案例随访

2018 年 8 月 7 日，术后 30 天，PET-CT 提示：右侧肾上腺呈术后缺如，肝脏形态、密度及放射性分布未见明显异常；肝门结构清晰，放射性分布未见明显异常，肝内、外胆管及胆总管未见扩张；其余部位未见异常放射性分布。抽血复查血清 AFP 7.5 ng/mL，正常范围。

案例分析与专家点评

肝样腺癌（hapatoid adenocarcinoma，HAC）可原发于胃、肺、卵巢、胰腺、膀胱、壶腹、子宫内膜和子宫颈等，胃是最常见部位，以中老年男性多见[1-4]。大部分 HAC 在组织学由肝样分化区和腺样分化区构成。

本例患者 AFP 明显升高，右侧肾上腺肿块组织形态学上全部由肝样分化区组成，未见腺样分化区域，肿瘤细胞形态及免疫表型与原发性肝细胞癌相似，CK（＋）、Hepatocyte（＋）、AFP（＋）、Glypican-3（＋）、HSP70（＋）；CD34（显示窦样毛细血管＋）。

AFP 是判定肝癌及肝样腺癌的标志物[5-7]，大部分患者不仅血清 AFP 增高，肝样腺癌瘤细胞 AFP 免疫表型也呈阳性表达（85%~95%）；Hepatocyte 是相对特异的肝细胞标记物，Glypcian-3 多表达在胎儿肝和肝细胞癌中，多种免疫组织化学标记物联合应用，有助于明确肝样腺癌的诊断。但原发于肾上腺的肝样腺癌非常少见[8, 13]。

临床上需要排除肝细胞癌肾上腺转移，才能确诊为原发性肾上腺肝样腺癌[9-12]。鉴别方法为影像、形态、免疫表型、AFP 等联合检查。本例患者虽然血液乙肝病毒核酸检测阳性，但无肝硬化，且手术前后超声、CT、PET-CT 等影像学检查均未发现肝脏肿块，故排除肝细胞癌肾上腺转移的可能。此外，应注意与肾上腺转移性肝样腺癌、肾上腺原发性肿瘤、卵黄囊瘤等进行鉴别诊断。

肾上腺肝样腺癌是极度异质性的肿瘤[14-17]，大多数预后比普通腺癌差，极易发生转移，术后也容易复发，同肝细胞癌的预后相近。

参考文献

[1] Bourreille J, Metayer P, Sauger F, et al. Existence of alpha feto protein during gastric-origin secondary cancer of the liver[J]. Presse Med, 1970, 78(28): 1277–1278.

[2] Ishikura H, Kirimoto K, Shamoto M, et al. Hepatoid adenocarcinomas of the stomach. An analysis of seven cases[J]. Cancer, 1986, 58(1): 119–126.

[3] Yang K, Jiang H, Li Q. Primary pulmonary hepatoid adenocarcinoma A case report and review of the literature[J]. Medicine, 2019, 98(14): e15053.

[4] Kuan K, Khader S, Hussein S. Hepatoid adenocarcinoma of the lung[J]. Diagn Cytopathol, 2019, 47(8): 831–833.

[5] Sarmast N, Smith A, Guileyardo J. Unsuspected primary malignancy in the setting of elevated serum alpha-fetoprotein[J]. Proc (Bayl Univ Med Cent), 2019, 32(2): 268–270.

[6] Yoshioka M, Ihara H, Shima H, et al. Adrenal hepatoid carcinoma producing alpha-fetoprotein: a case report[J]. Hinyokika Kiyo, 1994, 40(5): 411–414.

[7] 刘茜，陆江阳，王晓虹，等．肾上腺原发性肝样腺癌临床病理观察 [J]．诊断病理学杂志，2009, 16(1): 15–17.

[8] Malya F, Bozkurt S, Hasbahceci M, et al. A rare tumor in a patient with hepatic hydatid cyst: adrenal hepatoid adenocarcinoma[J]. Case Rep Med, 2014, 2014: 824574.

[9] 朱晓应，叶林阳，杨勇，等．肾上腺原发肝样腺癌二例 [J]．中华外科杂志，2014, 52(5): 397–398.

[10] 刘静，张锐，周萍，等．肾上腺肝样腺癌临床病理分析 [J]．实用癌症杂志，2015, 30(2): 194–197.

[11] 张熔熔，华军．左侧肾上腺原发性肝样腺癌一例报道 [J]．中华内分泌外科杂志，2016, 10(6): 527–528.

[12] 苏贞辉，侯东省，程显魁，等．一例肾上腺肝样腺癌分析报告 [J]．世界临床医学，2016, 10(22): 232–233.

[13] 王燕，谢华红，刘杰．胃肝样腺癌的免疫病理特点分析附一例病例报告 [J]．现代肿瘤医学，2007, 15(11): 1810–1812.

[14] Sinard J, Macleayl J, Melamed J. Hepatoid adenocarcinoma in the urinary bladder. Unusual localization of a newly recognized tumor type[J]. Cancer, 1994, 73(7): 1919–1925.

[15] Li J, Liu Y, Xu J, et al. Expression of hepatocyte growth factor and c-Met is characteristic of alpha-fetoprotein-producing colorectal adenocarcinoma: a report of three cases[J]. Oncol Lett, 2016, 11(1): 731–734.

[16] Akiyama S, Tamura G, Endoh Y, et al. Histogenesis of hepatoid adenocarcinoma of the stomach:molecular evidence of identical origin with coexistent tubular adenocarcinoma[J]. Int J Cancer, 2003, 106(4): 510–515.

[17] Fujii H, Ichikawa K, Takagaki T, et al. Genetic evolution of alpha fetoprotein producing gastric cancer[J]. J Clin Pathol, 2003, 56(12): 942–949.

（秦东春，陈奎生，韦　娜　郑州大学第一附属医院）

案例二十一　AFP 升高，小心胃癌！

基本信息

患者，男，70 岁，因体检发现甲胎蛋白升高 1 天，为明确原因来河北省某医院就诊。

病史简述

2020 年 10 月 14 日，患者因体检发现甲胎蛋白升高 1179.66 ng/mL 就诊于我院。10 月 15 日胸腹部强化 CT：右肺下叶小结节，甲状腺左叶低密度影。全腹部 CT 平扫加增强未见明显异常，肝胆胰脾未见异常，腹膜后及腹腔内未见明确肿大淋巴结影。肝脏 MRI 平扫未见明显异常。10 月 19，PET-CT 检查：贲门部胃壁增厚，PET 显像可见放射性浓聚，考虑恶性可能性大。10 月 22 日，超声胃镜：贲门（44 cm）见一溃疡型肿物，累及全周，累及食管下段及胃底、胃体后壁小弯。超声所见：病变呈实性低回声，累及至肌层，最大厚度 1 cm，浆膜层回声尚光整。壁外探及数枚 0.4~0.8 cm 肿大淋巴结，形态饱满，皮髓质分界不清。贲门占位性病变，考虑 T2 期贲门癌。咬检病理：诊断为（贲门）低分化腺癌。

案例随访

2020 年 11 月 10 日，外院进行腹腔镜下食管胃交界部癌根治术（术中诊断 T1N0M0，遂决定行腹腔镜近端胃部分切除双通路重建 +D2 淋巴结清扫 + 大网膜部分切除术）。12 月 16 日，外院手术后再次就诊于我院放化疗科，复查腹部 CT 提示肝占位，腹膜后及腹腔内多发小淋巴结影，胰体后方占位。

2021 年 1 月 17 日，进行奥沙利铂 + 替吉奥治疗 2 周期，同时联合肝部热疗治疗。

2021 年 2 月 7 日，进行奥沙利铂 + 替吉奥化疗 1 周期及肝部热疗治疗。

临床诊断：胃癌术后Ⅳ期、肝转移、骨髓抑制。

案例分析与专家点评

甲胎蛋白（AFP）是主要由胎儿肝细胞及卵黄囊合成，胃肠道黏膜和肾脏合成较少的一种单链糖蛋白。在正常成人体内，仅可以检测到低浓度的甲胎蛋白。患者 AFP 异常升高，而肝脏无实质性损伤，与我们惯性思维相悖，临床上 AFP 升高常见于正常妊娠状态、肝炎、肝硬化、肝癌、生殖腺胚胎瘤等疾病，而胃癌伴 AFP 升高非常罕见，这种疾病被称为甲胎蛋白阳性胃癌（AFPGC），发病率较低，具有独特病例特征，但没有明显的临床表现，容易被忽视[1-2]。AFPGC 具有较强侵袭性，常伴有淋巴结和肝脏转移[3]。有研究认为，AFPGC 患者 AFP 升高的原因可能是胃与肝均起源于内胚层，其原始细胞都有分泌 AFP 的能力，当胃细胞发生癌变时，胚胎发育过程中被抑制的基因被激活，机体大量分泌 AFP 释放入血，使得患者 AFP 升高，这可能为本案例 AFP 升高的生物学机制。本案例胃癌切除术后 AFP 水平迅速下降，说明手术治疗有效。但该患者术后在很短时间内发生肝转移，CEA 水平逐渐升高而 AFP 水平无明显变化，这可能是该疾病的一个特点。动态监测 AFP 和 CEA 水平（图 5.21），可能对该疾病发生转移、治疗、预后都具有重要价值。

在实际工作中，经常遇到 AFP 单独升高，往往是与肝硬化、原发性肝癌等疾病具有一定相关性。而继发性肝癌，例如肠道肿瘤发生肝脏转移会同时伴有 CEA 升高。AFPGC 通过肿瘤标志物很难判断肿瘤部位，需要借助 PET-CT 和病理进行鉴别和确诊。AFPGC 目前改善或者治愈的方法只能通过外科手术，应尽早切除胃癌原发灶和肝转移灶。作为检验人员，提高对该肿瘤疾病的认识，能够为疾病的早发现、早诊断、早治疗提供帮助。

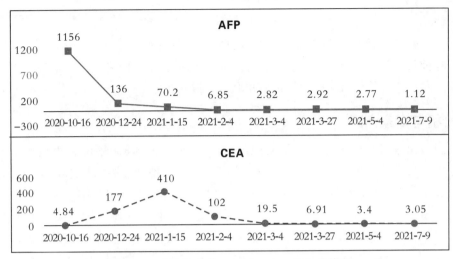

图 5.21　肿瘤标志物 AFP 和 CEA 变化趋势图

参考文献

[1] 吴丽丽, 李园, 林洁, 等. 甲胎蛋白阳性胃癌一例 [J]. 中日友好医院学报, 2022, 36(1): 54–56.

[2] 张楠楠, 邓靖宇. 临床非常见型胃癌的研究进展 [J]. 中华胃肠外科杂志, 2018, 21(2): 228–235.

[3] 戴伟钢, 叶志君, 王亮, 等. 产极高甲胎蛋白胃癌伴同时性肝转移 1 例 [J]. 消化肿瘤杂志 (电子版), 2016, 8(3): 184–187.

（乔建启　河北省沧州中西医结合医院）

案例二十二　PIVKA- Ⅱ、Fer 辅助经典肿瘤标志物 AFP 诊断原发性肝癌

基本信息

患者, 男, 57 岁, 以"肝细胞癌"收入吉林某医院肝胆胰外科。

病史简述

体检发现腹部增强 CT 提示肝Ⅷ段小肝癌可能。同时查肿瘤标志物检查结果见表 5.20。

表 5.20　肿瘤标志物检查结果

检验项目	结果	参考值
PIVKA- Ⅱ（mAU/mL）	52.22 ↑	11.12~32.01
CA242（U/mL）	3.737	0~25
AFP（ng/mL）	6.14	0~8.78
CEA（ng/mL）	7.54 ↑	0~5
CA19–9（U/mL）	9.17	0~37
Fer（ng/mL）	319.59 ↑	21.81~274.66

案例随访

行"腹腔镜下肝部分切除术"，常规病理结果回报：（部分肝）中分化肝细胞肝癌，癌紧邻肝被膜，脉管内见癌浸润，断端未见癌，周围肝组织内见假小叶形成，汇管区有炎细胞浸润。建议患者出院后进行抗病毒联合抗肿瘤治疗。

案例分析与专家点评

原发性肝癌（PHC）是临床常见的消化道恶性肿瘤，发病率位居我国常见肿瘤的第4位，死亡率位居第2位[1]。PIVKA-Ⅱ作为一种新型肝癌肿瘤标志物，具有无活性的特点，从灵敏度和特异性功能方面来看，PIVKA-Ⅱ在早期肝癌的诊断中，具有灵敏度高、特异度高等特点[2]。据临床的有关研究[3]证明，目前PIVKA-Ⅱ与AFP诊断肝癌为互补指标，针对部分在AFP检测中水平较低或者趋于临界点的肝癌患者，可以在二次检测中应用放射免疫法测定其PIVKA-Ⅱ水平，以提高诊断的准确率和肝癌患者诊断的阳性率。Fer为含铁离子的水溶性蛋白，由肝脏合成，正常情况下血清水平含量较低，但肝脏发生损伤后，可导致大量Fer外溢，释放到血液中，进而导致Fer升高，并且肝癌细胞能合成与分泌大量Fer，因此，临床上也将Fer作为原发性肝癌的一个筛查指标。

本例患者肿瘤标志物AFP处于正常值范围，而PIVKA-Ⅱ及Fer高水平，术后病理明确诊断为肝细胞肝癌。这提示临床医生，PIVKA-Ⅱ及Fer表达水平可以对AFP的辅助诊断价值进行补充，多种肿瘤标志物联合检测可有效弥补单独检测的特异度差、灵敏度低等缺点，进而提升疾病诊断准的确率，临床工作中更值得推广。

参考文献

[1] 中华人民共和国国家健康委员会医政医管局. 原发性肝癌诊疗规范 [J]. 中华消化外科杂志, 2020, 19(1): 1–20.

[2] 柏兆方, 董方, 柴煊, 等. 肝癌血清学早期筛查与诊断标志物研究进展 [J]. 胃肠病学和肝病学杂志, 2016, 25(05): 589–593.

[3] 向启云, 谢传英, 董艳娥, 等. 8 种血清标志物对肝癌的诊断价值 [J]. 实用癌症杂志, 2015, 03(3): 348–351.

（张海静　赵银龙　吉林大学第二医院）

案例二十三　家族性腺瘤性息肉病恶变肝转移伴 CEA 和 CA19–9 显著升高

基本信息

患者，男，52 岁。2017 年 6 月 3 日因"大便带血半年，伴腹痛及排便困难 3 个月"入住郑州市某医院。贫血貌，生命体征平稳。既往体健，无特殊病史。其父多年前因结肠癌去世。初步诊断：结直肠病变。

病史简述

2016 年 11 月 20 日，患者无明显诱因出现大便带血，有少量鲜血附着于大便表面。近 3 个月症状进行性加重，大便次数逐渐增多，并逐渐出现乏力，间断性下腹部疼痛，便血量逐渐增多。

2017 年 6 月 3 日，入院查体：心、肺及腹部未见阳性体征，双侧腹股沟区未触及增大淋巴结。直肠指诊示：距肛缘 4 cm 直肠左前壁可触及不规则肿物，约 3 cm × 3 cm 大小，约占肠壁 3/4 周，表面不平，边缘不整，活动度差，指套有血染。

2017 年 6 月 4 日，常规检查：Hb 92 g/L ↓，RBC $4.44 × 10^{12}$/L，Plt $216 × 10^9$/L，WBC $7.32 × 10^9$/mL，中性粒细胞 68%，淋巴细胞 27%。肝肾功能均正常。出凝血检查指标正常。血清肿瘤标志物：AFP < 25 ng/mL，CEA > 1000 ng/mL ↑，CA19-9 1000 U/mL ↑，CA72-4 87 U/mL ↑。CT 检查提示：直肠占位性病变，考虑恶性病变；盆腔可见稍增大淋巴结；肝脏可见大小不等的多发低密度影，考虑转移癌。

2017 年 6 月 6 日，结肠镜检查示：结肠肝曲（距肛门 73~80 cm 处）及直肠（距肛门 4~10 cm 处）黏膜不规则隆起，表面充血、糜烂、质脆、易出血，取活组织标本 8 块送病理检查；其他各段结肠见散在密集分布的大小不等息肉，表面光滑，色泽正常。

2017 年 6 月 8 日，病理检查结果：（直肠、结肠肝曲）黏膜绒毛状腺瘤样改变，部分腺体重度异型增生并癌变。

临床诊断：家族性腺瘤息肉病（FAP）恶变并肝转移。

案例随访

鉴于患者肝脏转移灶大而多，失去一期手术切除机会，遂决定先给予 XELOX 方案化疗（卡培他滨联合奥沙利铂）。接受 3 周期化疗，患者腹痛、血便、排便困难等症状均明显减轻。

2017 年 6 月 28 日，血常规检查：血红蛋白（Hb）增至 104 g/L，较前升高。肿瘤标志物水平明显下降（AFP < 20 ng/mL，CEA 154 ng/mL ↑，CA19-9 230 U/mL ↑，CA72-4 13 U/mL ↑），且患者自觉情况良好。

案例分析与专家点评

家族性腺瘤性息肉病（FAP）是一种家族性遗传疾病，发病率低（约 3~10/10 万）[1,2]。FAP 多在青少年期发病，中年以后发病者少。临床上多以排便异常为首发症状，如每日大便次数增多、大便习惯改变、便血、排黏液便等，症状呈进行性加重。

本例患者结肠镜检查最典型的特征是全结肠密集分布 100 个以上 2~10 mm 的管状或绒毛状带蒂腺瘤，尤以乙状结肠和直肠多见。FAP 的诊断标准是结肠腺瘤性息肉超过 100 个 [3]。直肠指检、眼底检查、钡剂造影、内镜检查和基因检测是目前诊断该病的主要方法。实验室检查肿瘤标志物如 CEA、CA19-9、CA72-4 异常升高对 FAP 的恶变诊断具有很好的指导意义 [4-6]。

由于 FAP 具有高度恶变倾向。对于已经发生恶变的 FAP，应按照结肠癌治疗原则进行。本病例因就诊晚，腺瘤已恶变并远处转移至肝脏，失去了最佳治疗时机。早期诊断和治疗至关重要，尤其对于持续存在大便异常的患者应予高度重视。

参考文献

[1] Li J, Wang R, Zhou X, et al. Genomic and transcriptomic profiling of carcinogenesis in patients with familial adenomatous polyposis[J]. Gut, 2020, 69(7): 1283–1293.

[2] 中华人民共和国国家卫生健康委员会. 中国结直肠癌诊疗规范 (2020 年版)[J]. 中华外科杂志, 2020, 58(8):561–585. DOI:10.3760/cma.j.cn112139-20200518-00390.

[3] Hao C, Zhang G, Zhang L. Serum CEA levels in 49 different types of cancer and noncancer diseases[J]. Prog Mol Biol Transl Sci, 2019, 162: 213–227.

[4] 曾桃英 , 周祖良 , 刘聪 . 家族性腺瘤性息肉病 P21.P53.CEA 表达意义的探讨 [J]. 数理医药学杂志 ,1998(4):46.

[5] Xu Y, Zhang P, Zhang K, et al. The application of CA72-4 in the diagnosis, prognosis, and treatment of gastric cancer[J]. Biochim Biophys Acta Rev Cancer, 2021, 1876(2): 188634.

[6] 钟劢文 , 何惠平 , 许浩生 . CEA、CA19-9、CA724 及 CA242 对结直肠癌的诊断价值 [J]. 中国现代医药杂志 , 2022, 24(1): 6–9.

（韦　娜，秦东春，陈奎生　郑州大学第一附属医院）

案例二十四　肝占位病变就诊发现多发性骨髓瘤案例

基本信息

患者，男，发现肝占位性病变 10 天，于上海某医院就诊。

病史简述

患者因"肾功能异常"于 2021 年 3 月就诊外院，门诊行腹部超声示：肝左叶低回声团块。后至我院行腹部增强 MRI（图 5.24.1）提示：肝左叶软组织异常信号灶，范围 2.2 cm × 2.0 cm，伴门静脉左支包绕，为明确肝脏占位性质收住入院。

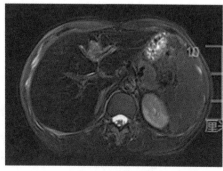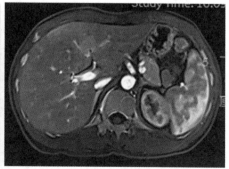

图 5.24.1　患者腹部增强 MRI 病灶图像

案例随访

入院后行实验室检查。血常规：红细胞 $2.09 \times 10^{12}/L$ ↓，血红蛋白 67 g/L ↓，血小板 $53 \times 10^9/L$ ↓，白细胞 $13 \times 10^9/L$，淋巴细胞百分比 51.3%。生化结果：总蛋白 67 g/L，白蛋白 47 g/L，球蛋白 20 g/L，尿素氮 36.8 mmol/L ↑，肌酐 728 μmol/L ↑，钙 2.56 mmol/L，无机磷 1.04 mmol/L。

免疫固定电泳：γM 带阳性；总蛋白 55 g/L，M 蛋白浓度 0.5 g/L，M 蛋白百分比 0.9%。血清游离轻链：κ 17.5 mg/L，λ 324.0 mg/L，κ／λ 比值 0.054。骨髓涂片：骨髓增生尚活跃，以体积较小的浆细胞增生为主，其中 7% 为幼稚样浆细胞。粒、红、巨三系均相对受抑，另片中淋巴细胞比例略偏高，部分似有浆样分化。骨髓流式细胞术：CD38（+），CD138（+），CD45（-），CD117（-），CD19（-）；κ 型轻链 0.10%；λ 型轻链 99.00%。骨髓活检：浆细胞肿瘤性增生，考虑浆细胞瘤。

诊断：多发性骨髓瘤（Ⅲ期 B 组），慢性肾功能不全 5 期。转血液科进一步诊治。

案例分析与专家点评

本案例中患者因疑似肝恶性肿瘤就诊，入院后血常规提示三系降低。由肝恶性肿瘤导致的三系降低在临床上并不常见，故需考虑是否存在其他病因导致三系下降，肝恶性肿瘤是否为继发性。常见造成三系降低的疾病包括骨髓浸润性疾病、再生障碍性贫血、阵发性睡眠性血红蛋白尿等。结合患者合并肾功能不全、血钙升高、免疫固定电泳阳性等实验室结果，诊断线索指向血液系统肿瘤中的多发性骨髓瘤（multiple myeloma，MM），并最终通过骨髓穿刺检查明确诊断。该患者血小板降低，故未行肝脏穿刺活检，通过请肝病科、影像科专家会诊读片，考虑肝脏占位是骨髓瘤引起的髓外系统损害可能性大。

MM 的典型特征为浆细胞肿瘤性增殖，并产生单克隆（monoclonal，M）免疫球蛋白。该患者的血清蛋白电泳并未提示异常条带，蛋白电泳 γ 区比重及血清免疫球蛋白水平均无明显升高（表 5.24.1~2；图 5.24.2~3），与临床评估不相符。检验科建议行免疫固定及游离轻链辅助诊断，从而明确了诊断方向。

表 5.24.1　免疫球蛋白亚型检测

	IgG（g/L）	IgA（g/L）	IgM（g/L）	IgE（IU/mL）
检测结果	2.11 ↓	0.17 ↓	0.16 ↓	75
参考范围	8.6~17.4	1.0~4.2	0.5~2.8	< 200

表 5.24.2　血清蛋白电泳

电泳条带	Alb（%）	α_1（%）	α_2（%）	β（%）	γ（%）
检测结果	65.8	5.6	11.5	12.1	5.0
参考范围	55.8~66.1	2.9~4.9	7.1~11.8	8.4~13.1	11.1~18.8

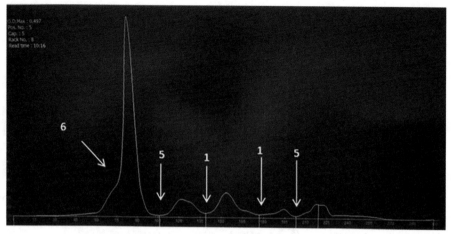

图 5.24.2　患者血清蛋白电泳结果

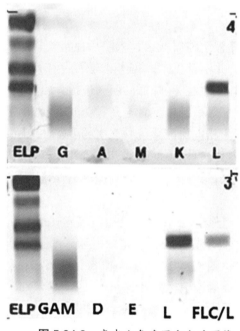

图 5.24.3　患者血免疫固定电泳图像

　　许多物质会对血清蛋白电泳检测造成干扰[1]：血红蛋白、纤维蛋白原可导致 α_2、β 及 γ 区出现异常条带。人抗动物抗体与许多免疫试剂会产生交叉干扰。有报道嗜异性抗体导致的血清蛋白电泳异常及免疫固定 IgMλ 型[2]。药物：新型单抗类治疗药物会干扰血清蛋白电泳和免疫固定电泳结果。使用 5- 氟嘧啶治疗合并肾功能不全患者的血清蛋白电泳 γ 区可出现类似单克隆的假性条带。造影剂：毛细管电泳造影剂通过相同波长光的吸收对检测结果产生干扰，使 α_2 或 β 区出现异常增高峰。通过免疫固定电泳可避免此干扰。

参考文献

[1] McCudden CR, Jacobs JFM, Keren D, et al. Recognition and management of common, rare, and novel serum protein electrophoresis and immunofixation interferences[J]. Clin Biochem, 2018, 1(51): 72–79.

[2] Covinsky M, Laterza O, Pfeifer JD, el al. An IgM lambda antibody to Escherichia coli produces false-positive results in multiple immunometric assays[J]. Clin Chem, 2000, 8 (46) : 1157–61.

（程子韵，郭　玮　复旦大学附属中山医院）

案例二十五　一例多克隆免疫球蛋白异常增高病例引起的思考

基本信息

徐某某，女，54 岁。因"颈部淋巴结肿大 2 月余"入院就诊。发生于安徽省某医院。

病史简述

2021 年 1 月入院查血常规，白细胞由门诊时的 17×10^9/L 升至 66.16×10^9/L，血红蛋白量由 97 g/L 降至 61 g/L，于是进行外周血细胞分类检测，镜下发现浆细胞约占 26%，不是典型的成熟浆细胞，但也未见明显核仁。结合免疫固定电泳和血清蛋白电泳结果，前者显示宽而浓密的 γ 蛋白区，无聚集条带，后者 M 蛋白 40.82%。

为了明确浆细胞性质及 M 蛋白异常是否为单克隆免疫球蛋白，于是又进行免疫球蛋白检测：IgA 7.79 g/L ↑，IgG 57.55 g/L ↑，IgM 3.69 g/L ↑；血轻链 κ 11.00 g/L ↑，λ 11.40 g/L ↑；尿轻链 κ 160.00 mg/L ↑，λ 90.70 mg/L ↑，以及流式细胞法：骨髓中浆细胞约占 17.6%，κ / λ ≈ 1，综合判定浆细胞为非限制性表达 κ 或 λ 的 IgG 型多克隆浆细胞。但该患者 LDH 950 IU/L，明显增高。根据以上结果，该患者初步判断为多克隆免疫球蛋白增高。抗核抗体普筛查未发现有明确指向的风湿性免疫疾病，影像学排除了肝癌。

为了鉴别淋巴瘤和 EB 病毒感染，进行淋巴结、骨髓活检，发现了一类表达 CD4、PD1，不表达膜表面 CD3、CD8 的异常 T 淋巴细胞，淋巴结中占 11.3%，骨髓中占 0.2%。骨髓切片中也发现了此类细胞，特异性表达 CXCL13、PD1。进而又为患者做了 TCR 基因重排技术，显示淋巴结阳性，B 细胞重排阴性。至此患者诊断明确，为 T 细胞淋巴瘤。

患者于 2021 年 5 月 11 日完成第一阶段 5 个疗程化疗，7 月采集自体造血干细胞移植，8 月 CHOP 方案治疗 1 个疗程后，在家口服西达苯胺维持，定期复查，目前持续缓解，血常规检测稳定、病情稳定。

案例随访

免疫固定电泳（图 5.25.1）：免疫固定电泳 γ 区条带从第一次化疗结束开始，进行性减弱，到第一阶段治疗结束恢复正常。目前未再出现异常增高或单克隆免疫球蛋白。

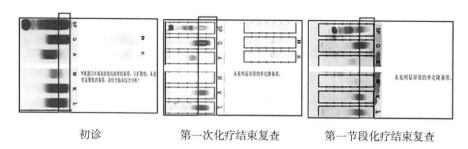

初诊　　　　第一次化疗结束复查　　　　第一节段化疗结束复查

图 5.25.1　免疫固定电泳图像

血清蛋白电泳（图 5.25.2）：血清蛋白电泳 γ 区蛋白进行性下降直至第一阶段化疗结束恢复正常，并在历次复查中保持正常。

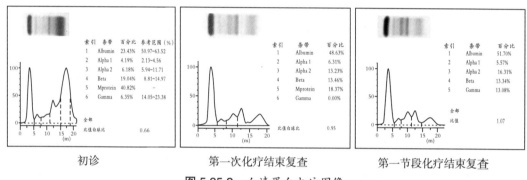

初诊　　　　第一次化疗结束复查　　　　第一节段化疗结束复查

图 5.25.2　血清蛋白电泳图像

LDH、EB 病毒（图 5.25.3）：LDH 在第一阶段 5 个疗程结束 2021 年 5 月后恢复至正常，除移植时增高，后期稳定在正常范围。EB 病毒荷载在第一次化疗后仍然保持较高荷载，后期也时阴时阳，规律不明显。

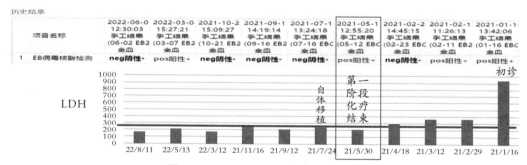

图 5.25.3　LDH、EB 病毒检测结果

案例分析与专家点评

本案例由 M 蛋白异常，发现了多克隆免疫球蛋白增高，经过相关检查初筛，锁定 EB 病毒感染，淋巴瘤待排，最后经过流式形态确认为 CD3⁻CD4⁺ 异常 T 细胞，最终诊断为血管免疫母 T 细胞淋巴瘤（AITL）。多克隆免疫球蛋白增高常见于慢性感染 [1-4]、各类自身免疫性疾病 [5,6]、肝癌、淋巴瘤 [7]、过敏等。为了鉴别诊断，筛查了病毒全套，发现了 EB 病毒和巨细胞病毒阳性。通过检索文献，发现该疾病初诊时症状多样，缺乏特异性，但常以多克隆性高 γ 球蛋白血症为首发症状，容易误诊、漏诊。再者由于该疾病起源于滤泡辅助 T 淋巴细胞，这类细胞同时可以诱导 B 细胞分化为浆细胞，从而导致浆细胞增高 [8]，浆细胞是 AITL 中的反应性成分，所以多克隆免疫球蛋白水平在一定程度上反映了肿瘤负荷 [9]，另外由于 AITL 本身可以引起免疫抑制，所以大部分患者伴随 EB 病毒感染 [10]。在治疗后指标追踪发现：免疫球蛋白、LDH 与 AITL 治疗效果吻合。EB 病毒荷载与治疗效果不吻合，与免疫球蛋白变化也不吻合。由此推论该患者初诊时免疫球蛋白增高主要由于淋巴瘤本身导致。EB 病毒与疗效不吻合是因为治疗针对 T 细胞，EB 病毒感染的是 B 细胞 [11]，所以两者无直接相关性。再者免疫球蛋白随治疗逐渐恢复正常后，仍然需要继续监测是因为，如果出现单克隆浆细胞，提示病情进展。所以多克隆免疫球蛋白在疾病早期辅助诊断 AITL，后期监测辅助发现病情进展。

这个病例是多克隆免疫球蛋白增高辅助诊断缺乏特异性临床表现的血管免疫母细胞淋巴瘤。免疫球蛋白增高我们在临床上更多关注的是单克隆免疫球蛋白增高，它作为肿瘤标志物常提示浆细胞肿瘤，而多克隆免疫球蛋白增高，常常被忽略。"γ 球蛋白区域见较宽而浓密的条带，呈扩散状，未见明显聚集的条带"常被大家默认为未见 M 蛋白，结果阴性。实际工作中这种条带虽然没有发现 M 蛋白的存在，但并不是正常结果。此类患者一部分是持续的多克隆免疫球蛋白增高，它可以提示很多疾病，如本病例，AITL 常伴随多克隆性高 γ 球蛋白血症，其他临床表现多样且缺乏特异性，所以很容易漏诊。再者，我们在临床上随访过一些病例，在早期表现一个 γ 区弥散条带，两三年后慢慢进展为 M 蛋白。所以在日常工作中，我们对于肿瘤标志物（TM）的认知，不能局限于书本列举的常见 TM，需要通过知识更新，扩展 TM 的范围，结合相关检查提高 TM 适用精准性。

参考文献

[1] Moon Y. Klebsiella pneumoniae associated extreme plasmacytosis[J]. Infection &chemotherapy, 2013, 45:435–440.

[2] Desborough MJ, Grech H. Epstein-Barr virus-driven bone marrow aplasia and plasmacytosis mimicking a plasma cell neoplasm[J]. British journal of haematology, 2014, 165(3):272.

[3] Wada T, Hideaki M, Yasuhiro I, et al. Reactive peripheral blood plasmacytosis in a patient with acute hepatitis A[J]. International journal hematology, 2007, 85(3):191–194.

[4] Koduri PR, Naides SJ, Transient blood plasmacytosis in parvovirus B19 infection: A report of two cases[J]. Annals of hematology, 1996, 72(1):49–51.

[5] Okabe M, Keiichi H, Kentaro T, et al. Reactive peripheral blood plasmacytosis in Kawasaki disease[J]. Pediatrics international: official journal of the Japan pediatric society, 2018, 60(9):884–885.

[6] Lee J, Chang J, Cho Y, et al. A case of reactive plasmacytosis mimicking multiple myeloma in a patient with primary Sjogren's syndrome[J]. Journal of korean medicine science, 2005, 20(3):506–508.

[7] Sokol K, Kartan S, Johnson WT, et al. Extreme peripheral blood plasmacytosis mimicking plasma cell leukemia as a presenting feature of angioimmunoblastic T-cell lymphoma (AITL) [J]. Frontiers oncology, 2019, 13(9):509.

[8] Vinuesa CG, Tangye SG, Moser B, et al. Follicular B helper T cells in antibody response and autoimmunity[J]. Nature Reviews Immunology, 2005, 5(11):853–65.

[9] 李权. 血管免疫母细胞性 T 细胞淋巴瘤临床病理观察 [J]. 中外医疗, 2012, 31(30):35–36

[10] Eladl AE, Shimada H, Suzuki Y et al. EBV status has prognostic implication among young patients with angioimmunoblastic T-cell lymphoma[J]. Cancer medicine, 2020, 9(2): 678–688.

[11] D.A. Thorley-Lawson, EBV Persistence--Introducing the Virus[J]. Current top microbiology and immunology, 2015, 390(Pt 1):151-209.

（吴　遐，郑　辉　中国科学技术大学附属第一医院）

案例二十六　多发性内分泌瘤 I 型（MEN-1）CgA 异常分析

基本信息

张某某，女，41 岁，因"反复晕厥 1 月余"就诊于上海某医院。

病史简述

患者血常规血生化：Glu 1.70 mmol/L，Ca 3.02 mmol/L。肿瘤标志物检查：CA19-9 19.25 U/mL，CA125 16.22 U/mL，CA72-4 14.99 U/mL，CA50 7.98 U/mL，CA242 12.40 U/mL，AFP 3.31 ng/mL，CEA 1.37 ng/mL，CA15-3 6.36 U/mL。既往史：无特殊。家族史：父亲曾患肿瘤，具体不详。相关检查如下：

实验室检查结果：胰岛素 85.3 pmol/L（正常值 17.8~173），NSE 11.32 ng/mL（正常值 0~16.3），降钙素 20.93 pg/mL（正常值 0~50），PTH 38.270 pmol/L ↑（正常值 1.575~6.825）；CgA 114.09 pmol/L ↑（正常值 0~30）；胃泌素 13.04 pmol/L ↑（正常值 0~2.7）。

生长抑素受体检查（SRS）图像见图 5.26。

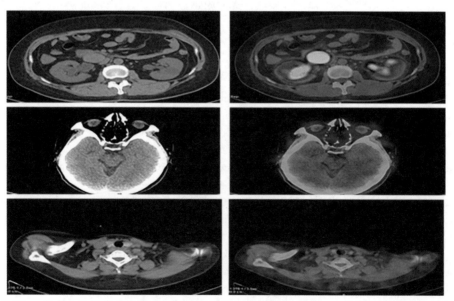

图 5.26　患者生长抑素受体检查（SRS）图像。左侧均为常规 CT 结果，肾上腺、脑部、盆腔等多处呈现异常低密度灶；右侧为 SRS 显像结果，出现黄色处，为异常代谢增高病灶

案例随访

患者拟以胰腺神经内分泌肿瘤（pancreas neuroendocrine tumor，pNET）收治入院。

胰十二指肠切除术发现：胰头肿瘤约 2 cm×2 cm，质中，界清。十二指肠降段、水平段 2 枚肿物，大小约 3 cm×2 cm，质中。胃多发息肉，大小约 1 cm×1 cm。病理组织学类型：多发性神经内分泌瘤（NET）。淋巴结转移情况：总数（0/11），脉管内癌栓（+），神经侵犯（+），十二指肠切缘（−），术中送后腹膜切缘（−），胰腺周围组织侵犯（−）。免疫组化结果显示，CgA、Syn 同时阳性，符合 pNET 的诊断（表 5.26）。

表 5.26　肿瘤细胞表面免疫标志汇总

部位	分级	Ki-67	CgA	CD56	SSTR2	Syn	Gas	Ins	Glu	Vip
胃肠	G2	6%	+	+	+	+	+	+	+	−

但此时，分子病理学的基因检测结果回报：该病例对其 10 个 *MEN*1 基因的外显子进行 PCR 扩增直接测序并经亚克隆验证，发现第 10 外显子存在突变 1649_1650insC，导致密码子 514 之后发生移码突变。最终认为该病例有 *MEN*1 基因突变，结合前述各项检查结果，符合 MEN-1 的诊断。

案例分析与专家点评

多发性内分泌瘤 I 型（multiple endocrine neoplasia type I，MEN-1）是一种常染色体显性遗传疾病，典型的临床特征包括：原发性甲状旁腺功能亢进（约 95%）、胰腺内分泌肿瘤（25%~75%）、垂体瘤（20%~40%）等[1]。*MEN*1 基因编码一个含 610 个氨基酸的蛋白质，即 menin。menin 主要以核蛋白的形式与其他已知功能的蛋白质相互作用。

超过 500 种不同的 *MEN*1 基因突变类型，无明确的突变热点。移码突变及无义突变可导致 menin 蛋白合成提前终止（截尾突变），导致 menin 滞留于细胞质中并且易降解。*MEN*1 基因失活性改变是 MEN-1 综合征的主要发病机制。90% 的 MEN-1 患者可发现 *MEN*1 基因突变；约 21% 散发型胰腺 NET 存在 *MEN*1 基因突变[2]。

绝大多数患者有高钙血症（＞90%），但约 70% 病例是无症状的。低血糖是 MEN-1 型次常见的表现，腹痛、腹泻、多发溃疡或不典型部位的溃疡（Zollinger-Ellison 综合征）也颇为多见，为胰肠肿瘤分泌胰岛素、胃泌素、血管活性肠肽等所致。垂体是第 3 个易累及的腺体，以催乳素瘤的闭经、不育、溢乳为多见。肾上腺皮质增生或肿瘤多无症状，罕见表现为醛固酮增多症和库欣综合征者。

一般认为如在 3 个最常见的内分泌器官肿瘤（甲状旁腺、胰肠内分泌腺和垂体）中患有 2 个即可诊断为 MEN-1 型。少数患者可累及 3 个以上脏器。MEN-1 与散发 pNET 手术治疗策略相似。需注意病灶多发可能。适合手术的人群：功能性肿瘤内科治疗效果欠佳；肿瘤大于 1~2 cm；6~12 个月以来肿瘤进展，术前进行 EUS 检查很有必要。MEN-1 肿瘤进展较慢，部分患者可密切随访。内分泌科专家的评估也很有必要。

最后，该病例经多学科讨论，确诊为 MEN-1。主要总结如下：该病例是 *MEN*11 基因突变有关、累及多种内分泌器官、伴有常染色体显性遗传的遗传性肿瘤综合征。基因检测是其确诊的最关键证据。其父亲可能也与此疾病相关，可建议进行家族遗传咨询及检测。

诊断：该病例在 3 个最常见的内分泌器官肿瘤（甲状旁腺、胰肠内分泌腺和垂体）中患有 2 个即可诊断为 MEN-1 型。本病例胰肠内分泌腺明确，甲状旁腺也有改变，血钙异常。

临床表现：绝大多数患者（＞90%）有高钙血症，但约 70% 病例是无症状的。

治疗：手术为主要的治疗方式。

该患者 Whipple 术后于当地医院切除甲状旁腺肿瘤，并予以善龙（醋酸奥曲肽微球）30 mg。随访需密切观察是否有新的内分泌肿瘤发生，检测血糖、血钙水平。

本病例是靠临床表现、病理结果、各项检查结合基因检测，最终得到明确、可靠诊断，同时接受规范治疗的典范。

参考文献

[1] Thakker RV, Newey PJ, Walls GV, et al. Clinical practice guidelines for multiple endocrine neoplasia type 1 (MEN1) [J]. The Journal of clinical endocrinology metabolism, 2012, 97(9): 2990–3011.

[2] Niederle B, selberherr A, Bartsch DK, et al. Multiple endocrine neoplasia type 1 and the pancreas: diagnosis and treatment of functioning and non-functioning pancreatic and duodenal neuroendocrine neoplasia within the MEN1 syndrome—an international consensus statement [J]. Neuroendocrinology, 2021, 111(7): 609–630.

（卢仁泉，郭　林，马晓路　复旦大学附属肿瘤医院）

案例二十七　骨髓涂片在多发性骨髓瘤中的诊断价值

基本信息

梁某某，女，53 岁，因腰部疼痛活动受限入住脊柱科，后经血液肿瘤科诊断为多发性骨髓瘤。发生于广州某医院。

病史简述

患者主诉腰部疼痛活动受限 1 月余。患者 1 个月无明显诱因出现腰部疼痛活动受限，休息后未见明显缓解，自行予药膏外敷未见好转，遂来我院就诊，检查提示"胸腰椎骨折"，为求进一步系统治疗，遂以此为诊断收入脊柱科。

入院检查腰肌紧张，脊柱呈后凸畸形，胸腰段椎体棘突上压痛明显，叩击痛（＋）；双侧 4 字试验（＋）；腰椎各向活动受限。

案例随访

患者抽血做入院检查，发现患者血清呈胶冻样。后检查发现该患者总蛋白 125 g/L，球蛋白 108.1 g/L，达到了危急值。检验结果引起重视，查看凝血结果发现凝血酶时间大于 100 秒。

球蛋白增高、凝血功能异常，基于这两点，检验科医师讨论后，觉得患者可能有免疫性疾病和血液病，高度怀疑多发性骨髓瘤的可能性。于是跟脊柱科医生沟通，建议该患者做免疫五项、血清免疫固定电泳、血清蛋白电泳、骨髓涂片细胞学等多发性骨髓瘤方面检查。脊柱科很重视检验科的建议，停止胸腰椎骨折手术安排，于是请血液肿瘤科医生来会诊，会诊医生也高度怀疑多发性骨髓瘤的可能性，于是同意该患者转入血液肿瘤科，接受系统检查。

患者血 β_2 微球蛋白 7234.11 mg/L、免疫五项提示 IgG 84.10 g/L，定量结果严重升高。血清免疫固定电泳提示 IgG 泳道发现沉淀条带、λ 泳道发现两条沉淀条带，免疫球蛋白类型为 IgG–λ 伴 λ 游离轻链型。血清蛋白电泳发现 M 蛋白条带，λ 链为 54.9%，定量结果升高。于是，血液肿瘤科医生加送了骨髓涂片和流式细胞免疫表型检查，流式结果提示可见单克隆浆细胞且伴免疫表型异常。骨髓涂片检查，结果提示多发性骨髓瘤骨髓象（图 5.27）。

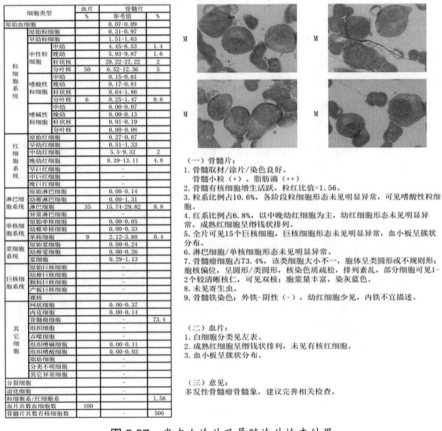

图 5.27　患者血涂片及骨髓涂片检查结果

案例分析与专家点评

经过检验与临床沟通，逐步检查，抽丝剥茧，最终明确诊断该患者为多发性骨髓瘤。多发性骨髓瘤患者异常浆细胞增多常引起异常免疫球蛋白增高，使血浆黏度增高，红细胞聚集性增大，异常的免疫球蛋白与血浆中的凝血因子形成复合物或附着血小板表面从而导致凝血功能障碍，血块收缩不良，使血清无法析出。

检验人需要做到告诉患者和临床：该做什么合理的检查？结果说明了什么？进一步又该做什么检查来避免发生误诊、错诊、漏诊的情况？应时刻抱着"检以求真，验以求实"的工作态度，坚守自己的岗位，做临床的侦察兵，为临床提供疾病诊治的实验依据和有价值的线索。

（苏　镜，赵可伟　广州中医药大学第三附属医院）

案例二十八　SCC诊断肺间叶性肿瘤

基本信息

温某某，女，14岁，因"右侧胸痛1月余，发热半月"于2021年5月28日于四川某三甲医院就诊。

病史简述

2021年4月，患者因突发右侧胸痛于当地医院就诊，查胸部CT示：右肺中叶肿块，右肺上叶后段及下叶内基底段结节及斑片影，纵隔淋巴结肿大。行经皮肺穿刺病理显示：见较多淋巴浆细胞浸润，提示为炎症反应性改变。

2021年5月，患者出现发热伴有咳嗽咯痰，伴有盗汗，遂于我院急诊就诊，胸部CT示：考虑右肺及右侧胸膜恶性肿瘤病变伴淋巴结转移？心包受累，合并右肺阻塞性肺炎，心包少量积液。血细胞分析：血红蛋白86 g/L，血小板计数598×10^9/L，白细胞计数13.54×10^9/L，中性分叶核粒细胞绝对值10.24×10^9/L。

2021年5月，完善其他检查显示：白蛋白26.8 g/L，红细胞计数3.62×10^{12}/L，血红蛋白77 g/L，血小板计数577×10^9/L，白细胞计数17.31×10^9/L，中性分叶核粒细胞百分率81.8%，中性分叶核粒细胞绝对值14.16×10^9/L。DIC常规检查：凝血酶原时间13.5秒，国际标准化比值1.27，纤维蛋白原6.69 g/L，抗凝血酶Ⅲ 44.5%，纤维蛋白及纤维蛋白原降解产物13.2 mg/L，D-二聚体8.23 mg/L（FEU）；C反应蛋白247.00 mg/L，降钙素原0.27 ng/mL，红细胞沉降率74.0 mm/h；鳞癌相关抗原（SCC）＞70.00 ng/mL。

2021年6月，经皮肺穿刺活检，病理结果显示：查见少量非典型梭形细胞，可见炎细胞浸润。免疫组化染色：PCK（－），EMA（－），SMA（－），Des（－），S100（－），CD34（－），STAT6（－），TTF-1（－），ALK-1（－）。

案例随访

检验科对2020年5月标本进行复查，排除了样本类型错误及溶血的干扰，我们将血清样本吸出再次离心后复查，结果示SCC＞70 ng/mL。

通过查阅病史，我们排除了因皮肤病导致SCC假性升高的可能。

我们对患者血清样本加做了CEA、CA125，检测结果如表5.28所示，通过进一步结合病理回报发现非典型梭形细胞的情况，确诊为间叶性肿瘤。

表 5.28　血清样本肿瘤筛查

检测项目	2020/9/21 结果	参考区间
CA19-9（U/mL）	3.88	< 3
CEA（ng/mL）	0.51	< 5
NSE（ng/mL）	49.5	< 20.4
Cyfra21-1（ng/mL）	0.42	< 3
CA125（U/mL）	25.8	< 47
SCC（ng/mL）	>70	< 2.7

案例分析与专家点评

本案例中患者 SCC 显著增高且其他肿瘤标志物均为阴性，经复查后结果一致，排除检测误差和样本类型的干扰。经查询病史，该患者 CT 片提示右肺及右侧胸膜见多发软组织肿块影，经皮肺穿刺活检，病理结果显示：查见少量非典型梭形细胞，提示 SCC 的升高与患者间叶性肿瘤有关。

原发性肺间叶肿瘤主要起源于肺中的中胚层细胞，这些细胞发育成骨骼、软骨或其他结缔组织，如血管、脂肪组织、平滑肌或成纤维细胞。由于原发性肺间叶肿瘤在临床上非常罕见，仅有少数病例报道，通常表现为胸部肿块，淋巴结肿大，伴有胸腔积液[1]。

SCC 存在于子宫、子宫颈、肺、头颈等鳞状上皮细胞癌的细胞质中，是一种特异性很好而且是最早用于诊断癌症的肿瘤标志物。各种皮肤病，如银屑病、湿疹、表皮炎、红皮病和特应性皮炎，都可能导致 SCC 水平的假性升高。在慢性肾功能衰竭患者中该标志物也可能升高[2]。

在本案例中，通过标本复查及查阅病史我们证实患者血清中 SCC 水平升高，同时结合病理结果确认患者为间叶性肿瘤，这提示我们临床工作中遇到 SCC 升高时除考虑假性因素以外的同时也需要考虑罕见肿瘤的可能。

参考文献

[1] Ghosh S. Mesenchymal Tumors[M]. Cham, Springer International Publishing, 2021: 41–52.

[2] Hoseok I, Je-Yoel Cho. Lung Cancer Biomarkers[J]. Advances in Clinical Chemistry, 2015, 72: 107–170.

（林立岩　四川大学华西医院）

案例二十九　SCC 在宫颈癌诊断和随访监测中的作用

基本信息

张某某，女，52 岁，宫颈浸润性鳞状细胞癌Ⅰb2 期术后放化疗后复发。发生于上海某医院。

病史简述

2018 年 7 月，阴道出血，B 超提示宫颈管实质不均质回声团块（恶性肿瘤可能）。盆腔 MRI：考虑宫颈癌，宫旁浸润可能，淋巴结转移可能大。PET-CT：考虑宫颈癌，多发淋巴结转移。阴道镜提示可疑浸润性癌。7 月 5 日行腹腔镜下广泛子宫全切除 + 双卵巢输卵管切除 + 盆腔淋巴结清扫术。病理报告：宫颈浸润性鳞状细胞癌。

2018 年 7—12 月，上海某医院行 TC 方案化疗 4 次，江苏当地医院放疗 27 次。

2019 年 4 月 5 日，发现阴道口赘生物，阴道顶液基细胞检测（LCT）提示非典型鳞状上皮细胞（不能明确意义），阴道镜病理结果为：阴道顶组织黏膜组织低级别鳞状上皮内病变，阴道口右侧组织黏膜组织浸润性鳞状细胞癌。未进一步处理。

2019 年 7 月 4 日，自诉外阴水肿，伴坠痛不适，再次复查阴道顶 LCT：鳞状细胞癌。妇科检查见阴道内质硬包块，考虑宫颈癌复发。

2019 年 7—10 月，化疗 5 次。

案例随访（表 5.29）

表 5.29　SCC 的随访结果

时间	2018					2019								
	7/3	7/13	9/28	11/20	12/18	3/19	4/22	7/2	7/8	7/19	8/16	9/16	10/15	11/7
SCC（μg/L）	19.5	0.6	1.6	0.7	1.3	1.6	3.2	20.7	24.3	24.6	43.8	> 70	> 70	> 70

案例分析与专家点评

SCC 在正常人血清中含量极微 < 1.5 μg/L。在 28% ~88% 的宫颈鳞状细胞癌中可检测到血清 SCC 水平升高[1]。SCC 可辅助宫颈癌筛查，在宫颈癌的早期治疗中，SCC 的水平与疾病的阶段、肿瘤的大小和基质浸润的程度有显著相关性。但血清中 SCC 水平升高不具有特异性，可见于 83% 的宫颈癌、25%~75% 的肺鳞状细胞癌、30% 的Ⅰ期食管癌、89% 的Ⅲ期食管癌；也可见于卵巢癌、子宫癌和子宫颈部鳞状上皮细胞癌[1]。

SCC 可用于宫颈癌预后评估，可通过治疗前 SCC 水平检测，预测治疗反应状况，预测效果优于淋巴结阴阳性对预后的判断。SCC 可用于宫颈癌疗效监测，对于单独进行放疗或放化疗的患者，SCC 持续升高意味着肿瘤生长或癌细胞已扩散至辐射区域以外。SCC 可用于宫颈癌的复发监测，术后患者 SCC 水平连续升高，提示肿瘤复发。

本案例中，该患者在 2018 年 7 月手术后，SCC 降至正常。2019 年 4 月 22 日，SCC 结果为 3.2 μg/L，结合阴道镜结果，提示该患者宫颈癌复发可能，且早于复发后出现临床症状的时间，在宫颈癌的复发监测中有着重要的应用价值。2019 年 7 月化疗后，SCC 依然持续升高，提示该患者预后差，治疗效果不佳。

参考文献

[1] 杜鲁涛，靖旭，段伟丽．妇科肿瘤标志物应用专家共识[J]．山东大学学报（医学版），2018，56(10): 9–14.

（应春妹　复旦大学附属妇产科医院）

案例三十　ProGRP 在原发部位不明显的小细胞肺癌诊断中的应用

基本信息

徐某某，男，78 岁，50 多年吸烟史。

病史简述

2016 年 6 月体检发现癌胚抗原 5.35 ng/mL。胸部 CT 检查无异，胃肠镜检查提示：多发肠息肉，进行息肉摘除手术。

2017—2019 年，每年一次胸部 CT 检查均无异样。癌胚抗原每半年检查一次，均在 5.00~6.00 ng/mL，不存在进行性升高。

2020 年 7 月体检结果：两肺肺气肿伴部分间质性改变。两肺散在小结节，考虑增殖灶。其余无特殊。2021 年 1 月检查癌胚抗原和其他肿瘤标志物检测项目，CEA 5.24 ng/mL，其他标志物均正常。

2021 年 7 月例行随访检查时发现多项肿瘤标志物不同程度升高：CEA 5.12 ng/mL，ProGRP 266.7 pg/mL，CA125 55.80 U/mL，CA15-3 49.50 U/mL，CA19-9 57.10 U/mL，NSE 23.9 ng/mL，Cyfra21-1 3.57 ng/mL。尤其是 ProGRP 显著升高，患者担忧，前来咨询，引起我们关注，鉴于 ProGRP 在小细胞肺癌中的诊断价值以及小细胞肺癌发病隐匿的特性，建议进一步行 CT 增强检查。

案例随访

根据我们的建议，患者于 2021 年 8 月入住我院完善各项检查。胃肠镜提示：乙状结肠散在 4~5 颗直径 0.2 cm 白色增生性小息肉，摘除后病理结果提示为良性息肉。增强 CT 结果：两肺纹理欠清晰，两肺可见弥漫空泡影，部分呈网格样改变，两肺散在小结节影，直径约 3 mm，左下肺门软组织稍增厚，气管支气管通畅，血管及脂肪间隙清晰，增强后纵隔、双侧肺门、左锁骨上见肿大淋巴结，大者短径约 12 mm。两侧胸腔未见明显积液。结论：①两肺肺气肿伴部分间质性改变；②两肺散在小结节，考虑增殖灶；③纵隔、肺门、左锁骨上见肿大淋巴结，左下肺门软组织稍增厚，建议复查。因肺部原发部位不明显，医生建议淋巴结穿刺或 3 个月后复查。鉴于 ProGRP 266.7 pg/mL（0~77.70 pg/mL），结果升高显著，家属要求进行左锁骨上淋巴结穿刺。穿刺病理结果提示：淋巴结转移性小细胞肺癌。

案例分析与专家点评

本案例癌胚抗原偏高有 5 年之久，但未见进行性升高，可能与结肠息肉有关，与小细胞肺癌无直接相关。

胃泌素释放肽（GRP）是一种重要的调节分子，与人体许多生理功能、病理状态有关。广泛分布于哺乳动物的神经系统。由于 GRP 的半衰期很短，只有 2 min，所以无法检测，而 ProGRP 是 GRP 的降解片段，在血液中相对稳定，其含量与 GRP 呈正相关。现已证明 GRP 的分解产物 ProGRP 可作为小细胞肺癌患者的可靠肿瘤标志物。中国原发性肺癌诊疗规范（2015 年版）就已指出，临床诊断时可根据需要检测肺癌相关的肿瘤标志物，行辅助诊断和鉴别诊断，并了解肺癌可能的病理类型 [1]。小细胞肺癌（SCLC）：NSE 和 ProGRP 是诊断 SCLC 的理想指标。非小细胞肺癌（NSCLC）：在患者的血清中，CEA、SCC 和 Cyfra21-1 水平的升高有助于 NSCLC 的诊断。SCC 和 Cyfra21-1 一般认为其对肺鳞癌有较高的特异性。若将 NSE、Cyfra21-1、ProGRP、CEA 和 SCC 等指标联合检测，可提高鉴别 SCLC 和 NSCLC 的准确率 [2-3]。

本病例 ProGRP 已升至 266.7pg/mL，但肺部 CT 结未见不明显占位病变。在我们之前的研究中发现，ProGRP > 100 pg/mL，对 SCLC 诊断的特异性达 100%，对此我们特别关注，遂提议行增强 CT 检查，发现纵隔、肺门、左锁骨上肿大淋巴结，左下肺门软组织稍增厚。经淋巴结穿刺，病理证实为：淋巴结转移性小细胞肺癌。患者及时住院治疗，为治疗赢得时间。

SCLC 发病隐匿，常以转移灶为首发症状，确诊时大多为晚期。早期发现早期治疗能显著提高生存率。本案在体检中增加了多种肿瘤标志物，及时发现多种肿瘤标志物升高，特别是 ProGRP 明显升高引起医生和家属的注意，进一步的检查为 SCLC 的确诊指明了方向，体现了肿瘤标志物联合检测的重要性。在日常的体检中 ProGRP 一般不纳入常规检测项目，建议对于一些长期吸烟且吸烟量较大的高风险人群或有条件的体检者，增加肿瘤标志物的检测项目具有重要的应用价值。

参考文献

[1] 王丽. 中国原发性肺癌诊疗规范 (2015 年版)[J]. 中华肿瘤杂志 , 2016, 37(7):43.

[2] Molina R, Marrades RM, Augé JM, et al. Assessment of a combined panel of six serum tumor markers for lung cancer[J]. Am J Respir Crit Care Med, 2016, 193(4): 427–437.

[3] 王明丽 , 徐笑红 , 张爱琴 , 等 . 多指标评价中西医治疗小细胞肺癌疗效 [J]. 中国卫生检验杂志 , 2014(3):349–351.

（王明丽，徐笑红　中国科学院大学附属肿瘤医院）

案例三十一　以脑梗死为首发症状伴多个肿瘤标志物升高的肺癌案例

基本信息

患者，男，59 岁，农民，因头晕、视物模糊 2 月余，于 2018 年 8 月 6 日到郑州某医院就诊。初步诊断：脑梗死。

病史简述

2018 年 8 月 6 日，入院查体：36. 2℃，P 58/min，R 18/min，BP 133/75 mmHg，右侧锁骨上、双侧腋窝及双侧腹股沟区可触及多个肿大淋巴结，双肺呼吸音清，未闻及干湿性啰音，心率 56/min，律齐，各瓣膜听诊区未闻及杂音。神经系统查体：神志清，言语流利，脑神经检查未见异常，颈软，左上下肢肌力 5 级，右侧上下肢轻瘫试验阳性，双侧病理征阴性，双侧指鼻试验欠稳准。

2018 年 8 月 6 日，影像学检查：外院颅脑 MRI 示右侧小脑半球、右小脑扁桃体、部分小脑蚓部、左侧枕叶亚急性脑梗死。入院后复查颅脑 MRI 示颅内多发缺血灶，右侧小脑陈旧性梗死。胸部 CT 示右肺小结节，纵隔淋巴结肿大。

2018 年 8 月 7 日，实验室检查：纤维蛋白原 0.61 g/L，D- 二聚体 27.78 mg/L ↑；血清肿瘤标志物检查：Cyfra21-1 12.1 ng/mL ↑，CA125 458.3 U/mL ↑，CA72-4 228.1 U/mL ↑，CA15-3 63.6 U/mL ↑。

2018 年 8 月 8 日，行淋巴结穿刺活检示：右颈部淋巴结内低分化癌转移；免疫组化标记：TTF-1（3+），CK7（3+），CD56（-），Syn（-），CgA（-），Ki-56 20% ~25%。

临床诊断：肺腺癌病多发淋巴结转移，多发脑梗死。

案例随访

患者无手术指征，建议患者化疗，并行 *EGFR* 基因检测。但患者家属以经济理由放弃治疗检查和治疗，自行出院，6 个月后患者死亡。

案例分析与专家点评

高凝状态指多种病理因素引起的机体血管内皮细胞损伤，凝血、纤溶以及体内抗凝系统等功能失调，血液凝固性增高，有利于血栓形成的病理状态[1]。早前就有学者发现肿瘤患者多处于高凝状态，目前对恶性肿瘤患者易并发高凝状态，甚至形成血栓已达成共识[2-3]。对癌症患者发生血栓的发病机制和危险因素的进一步探讨有助于临床治疗和对高危人群进行预防。

血栓性疾病是恶性肿瘤的常见并发症，可在恶性肿瘤之前、之后或同时发生。以血栓事件为首发临床表现的恶性肿瘤大多已经发生远处转移。对已发生血栓事件的患者进行抗血小板或抗凝治疗，可以改善症状，提高生活质量[4]。

肺癌是一种比较常见的恶性肿瘤，已经成为严重威胁人类健康和生命安全的疾病之一。

本案例以脑梗死为首发症状，血清肿瘤标志物 Cyfra21-1、CA125、CA72-4、CA15-3 均异常增高，后行淋巴结穿刺活检，确诊为肺腺癌多发淋巴结转移、多发脑梗死。提示临床如遇脑梗死需要完善检查，考虑恶性肿瘤的可能性，避免误诊、漏诊或误治。

参考文献

[1] 张莹，王灿. 肺癌患者凝血指标与临床特征的相关性 [J]. 血栓与止血学，2022, 28(1):4-6.

[2] 罗艺鑫. 凝血功能在预防肺癌患者 DVT 中应用的研究 [J]. 医学检验与临床,2022,33(2):73-75.

[3] 何静，郭玲，单锦露. 肺癌患者血液流变学及相关指标变化的临床分析 [J]. 中国临床医生杂志，2021, 49(1):35-37.

[4] 陈雨洁，王心，徐冉，等. 208 例恶性肿瘤合并急性脑梗死患者的临床分析 [J]. 临床肿瘤学杂志，2021, 26(3):228-235.

（秦东春，陈奎生，韦　娜　郑州大学第一附属医院）

案例三十二　忽视肿瘤标志物检测导致肝癌误诊

基本信息

患者，男，52 岁，因颈椎伴右肩背疼痛 1 月余，否认其他重要脏器疾病史。初步诊断：颈椎病。于 2016 年 3 月 30 日来某大学附属医院骨科就诊。

病史简述

2016 年 3 月 30 日，查体：体温 36.3℃，脉搏 86 次 / 分，呼吸 22 次 / 分，血压 117/78 mmHg。颈椎曲度变直，活动度正常，C_5 棘突右侧压痛；椎间孔压缩试验：双侧（−）；臂从牵拉试验：双侧（−），双上肢皮肤痛觉对称灵敏，双上肢腱反射、膝反射对称存在，双侧 Hoffmann 征（−），右肩关节活动不受限。颈椎平片示：颈椎曲度反向，C_{4-5}、C_{5-6} 椎间隙变窄，C_{3-7} 椎体缘骨质增生。右肩关节正位片未见异常。初步诊断：颈椎病。先后给予手法治疗 3 次，症状减轻。

2016 年 6 月 6 日，患者无明显诱因右肩背疼痛加剧，影响夜晚睡眠，口服普通止痛药效果不佳，再次来门诊求治，给予强痛定片（布桂嗪）60 mg，一日 2 次口服镇痛，20% 甘露醇 250 mL 静滴，每日 1 次。连续 5 天，脱水利尿以消除神经根水肿。

2016 年 6 月 6 日，常规实验室检查：血红蛋白 12.1 g/L，白细胞 78×10^9/mL，中性粒细胞 68%，淋巴细胞 27%。肝肾功能均正常。出凝血检查指标正常。胸腔积液涂片查到腺癌细胞。血清多种肿瘤标志物蛋白芯片检测：CA19-9 >1200 U/mL ↑，CEA 0.74 ng/mL，CA24-4 > 200 U/mL ↑，AFP 152.34 ng/mL ↑，CA125 249.57 U/mL ↑，余值均在正常范围内。ESR 9 mm/h。

2016 年 6 月 7 日影像学检查：颈椎 MRI 扫描示，颈椎生理曲度变直，椎体缘骨质增生。C_{4-5}、C_{5-6} 椎间盘向后突出约 2~3 mm，相应水平硬膜囊前缘受压变形。脊髓未见受压，硬膜囊内未见明显异常信号。胸椎 MRI 示：胸椎曲度及序列尚可，椎体缘骨质增生。胸段脊髓未见受压，硬膜囊内未见明显异常信号，疑是右肺尖病变。胸部 CT 扫描示：双肺见散在小斑片状影，形态不规则，其余肺野未见明确病变，支气管通畅。纵隔居中，纵隔内见多个肿大淋巴结。右侧胸腔少量积液。上腹部 CT 增强扫描示；肝内见多发大小不等类圆形低密度灶，边界欠清晰，最大者位于肝后右叶，直径约 5 cm。增强扫描示：病灶周边轻度环形强化，呈"牛眼征"，右侧肾上腺增大密度低，肝内外胆管未见扩张，脾脏、胰腺大小、形态、密度未见异常，扫描野内双肾未见异常，腹膜后见多发肿大淋巴结。印象：肝脏、右肾上腺多发转移瘤；腹膜后淋巴结肿大。胸部正侧位片示：两肺纹理稍增多，未见实质性浸润性空洞，主动脉弓迂曲增宽，右肋角变钝，右心躺角变大，右侧上纵隔影增宽。结合肿瘤标志物结果的异常提示，考虑患者患肝癌及转移癌的可能性。

2016 年 6 月 9 日，MDT：建议行肝脏穿刺术。6 月 12 日，病理学检查结果：（肝脏组织穿刺活检）腺癌浸润或转移。免疫组化：AE1/AE3（+），CK8/18（+），GATA-3（−），Arginase（−），Hepatocyte（−），AFP（−），CA19-9（±），CK19（−），CDX-2（−），CEA（+），Villin（−），TTF-1（−），Ki-67（20%+）。

2016 年 6 月 12 日，临床最终诊断：①肝癌，右肾上腺、纵隔淋巴结、腹膜后淋巴结、骨（胸椎）继发性恶性肿瘤。②双肺下叶炎症。

案例随访

住院期间，医生经患者给予抗肿瘤和抗炎症等药物治疗。

2016 年 7 月 15 日，血清肿瘤标志物蛋白芯片检测：CA19-9 > 1200 U/mL ↑，CEA 1.20 ng/mL，CA24-4 > 200 U/mL ↑，AFP 515.8 ng/mL ↑，CA125 410.50 U/mL ↑。提示治疗无效。

2016 年 10 月 16 日，患者因多发癌症晚期、多脏器功能衰竭死亡。

案例分析与专家点评

本例患者由于肿瘤影响了膈神经，可能由于内脏传入神经纤维和脊神经传入神经纤维均在脊髓后角胶状质以及在多突触传递过程中发生会聚的结果，导致了右肩背部的牵涉痛。

临床医生应正确看待患者的临床表现。该例患者的临床症状和影像学检查结果基本符合神经根型颈椎病的临床表现。但患者正值壮年，其颈椎 X 线平片的退行性改变和 MRI 显示的轻度椎间盘突出，不足以解释患者的临床症状，加之患者病程已有 3 月余，仅有在肩背部难以忍受的剧痛，且颈神经根受损的体征又不明显，这些均不支持神经根型颈椎病的诊断，再加之专业视野的局限性及肝癌起病的隐匿性，造成最初了误诊。

肝癌起病隐匿，多在肝病随诊或体检普查中检测 AFP 及超声检查中发现 [1,2]。肿瘤标志物 CA19-9、CA24-4、AFP、CA125 等结果异常为明确诊断起到了指导作用，影像学检查及病理学诊断支持验证了肿瘤标志物的临床意义。

临床要动态观察患者的病情变化，患者不明原因病情加重及对症治疗无效都应引起医生的注意，需要对患者做进一步检查，包括 DR、CT 或 MR 扫描、超声等检查以及穿刺、手术探查等，以尽快明确诊断，以免延误病情 [3]。

参考文献

[1] Sia D, VillanUeva A, Friedman SL, et al. Liver Cancer Cell of Origin, Molecular Class, and Effects on Patient Prognosis[J]. Gastroenterology, 2017, 152(4): 745–761.

[2] Scarà S, Bottoni P, Scatena R. CA19–9: Biochemical and Clinical Aspects[J]. Adv Exp Med Biol, 2015, 867: 247–260.

[3] LUo P, WU S, YU Y, et al. Current Status and Perspective Biomarkers in AFP Negative HCC: Towards Screening for and Diagnosing Hepatocellular Carcinoma at an Earlier Stage[J]. Pathol Oncol Res, 2020, 26(2): 599–603.

（许青霞，侯新芳　河南省肿瘤医院）

案例三十三　CA125 异常升高的回肠平滑肌源性肉瘤案例

基本信息

患者，女，69 岁，因"下腹部疼痛加重十余日伴食欲缺乏、消瘦"为主诉入住郑州某医院。患者无阴道出血史，仅白带略多，有腹泻便秘交替，便秘为主，无便血。

病史简述

2019年3月12日，影像学检查：超声检查示"盆腔附件边界不清，肿瘤可疑"。

2019年3月13日，实验室常规检查：血红蛋白12.1 g/L，白细胞78×10^9/mL，中性粒细胞68%，淋巴细胞27%；肝肾功能均正常；出凝血检查指标正常。肿瘤标志物：AFP < 20 ng/mL，CEA < 15 ng/mL ↑，CA19–9 17.9 U/mL ↑，CA125 111.2 U/mL ↑。临床初步诊断：卵巢癌。MTD：建议患者行盆腔探查术。

2019年3月15日，手术记录：患者行盆腔探查术，术中发现双侧卵巢正常，回肠末端有一约20 cm×15 cm×10 cm肿块，盆腔内有少许液体渗出。

2019年3月17日，术后病理检查结果：（回肠）平滑肌源性肿瘤，符合平滑肌肉瘤。免疫组化：AE1/AE3（–），EMA（–），SMA（+），Desmin（+），Caldesmon（+），CD34（–），CD10（–），S100（–），CEA（–），Villin（–），Ki–67（30%+）。

案例随访

患者于2019年4月1日至2019年6月30进行了3次化疗。前2次方案为阿霉素（ADM）+异环磷酰胺（IFO），第3次为异环磷酰胺（IFO）+达卡巴嗪（DTIC）+依托泊苷（VP16），化疗结束后无特殊不适而停止治疗。

2019年9月30日复诊，患者恢复良好。实验室检查：血常规指标正常；血清肿瘤标志物：AFP < 20 ng/mL，CEA 2.13 ng/mL，CA19–9 5.6 U/mL，CA125 8.6 U/mL，均在正常范围（表5.33）。

表5.33　治疗前后肿瘤标志物检测结果变化

项目	2019/3/13	2019/9/30	参考值
AFP（ng/mL）	< 10	< 10	< 10
CEA（ng/mL）	3.5	2.13	0~5
CA19–9（U/mL）	17.9	5.6	0~40
CA125（U/mL）	111.2	8.6	< 35

案例分析与专家点评

本病例因下腹部肿块伴血清CA125升高而最初误诊为卵巢癌。据报道，一般卵巢癌晚期患者血清CA125的值> 200 U/mL。本例患者尽管肿瘤已有约成人拳头大小，但血清CA125的值并不太高（111.2 U/mL），与肿瘤大小似有不符，因此诊断应考虑非卵巢癌的可能。

除了盆腔良恶性肿瘤外，其他部位的恶性肿瘤如肝癌、胆管癌、胃窦部恶性肿瘤、乳腺癌等患者的血清CA125亦可增高。故血清CA125并非卵巢癌的特异性诊断指标，但其可作为卵巢癌术后疗效观察、复发及预后判断的良好指标[1]。

报道指出，CA125组织分布广泛，在各种米勒管衍生物（包括输卵管、子宫内膜等）中均可存在，亦广泛存在于各种间皮细胞组织中，在各种腔内积液中均有较高的浓度（腔膜的间皮细胞受到非特异性刺激所致）[2]。本例患者血清CA125的升高，认为可能是非特异性炎性渗出所致，但也不能排除合并盆腔炎原因。

本案例提示，临床医生与检验专业人员应对CA125的临床意义有更加全面的认识，更好地将 CA125 应用于临床诊疗中。

参考文献

[1] 陈玲, 陈新云, 陶鹏辉. 血清 CA125、CA19–9、CA72–4、CA15–3 联合检测在卵巢癌诊断中的应用价值 [J]. 中国实用医刊, 2022, 49(3): 88–91.

[2] 俞霄, 沈群弟. 基于血常规及 CA125 指标的卵巢肿瘤患者恶性风险预测模型构建 [J]. 中国医院统计, 2021, 28(4):311–314.

（秦东春，陈奎生，韦　娜，王伟伟　郑州大学第一附属医院）

案例三十四　CA125 和 HE4 异常升高对卵巢癌的诊断

基本信息

患者，女性，65 岁，因"腹胀、食欲缺乏，伴下腹坠胀感、尿急 20 余天"收入贵州省某医院。

病史简述

2021 年 7 月下旬，患者无明显诱因出现腹胀、食欲缺乏，伴下腹坠胀感、尿急，余无特殊不适。遂于 2021 年 8 月 5 日就诊于黔东南州人民医院，检测肿瘤标志物：CEA 0.56 ng/mL，CA19–9 39.78 U/mL ↑，CA72–4 30.06 U/mL ↑，CA125 ＞ 5000 U/mL ↑，HE4 ＞ 1500 pmol/L。继续行胸部、腹部及盆腔 CT 提示腹盆腔有积液，但未见占位性病变。

完善食管、胃肠内镜检查未见新生物，患者为求进一步诊治就诊于我院。2021 年 8 月 6 日行妇科超声检查提示：子宫内膜增厚。腹水超声示：腹盆腔有积液。

8 月 18 日到我院后进行肿瘤标志物检查结果见表 5.34.1。

表 5.34.1　肿瘤标志物检查结果

项目	结果	单位	参考范围
CEA	0.87	ng/mL	0~5
AFP	1.83	μg/L	0~7
CA72–4	27.6	U/mL	0~6.9 ↑
CA19–9	52.9	U/mL	0~39 ↑
CA15–3	141	U/mL	0~25 ↑
SCC	0.65	ng/mL	0~2.7
CA125	>5000.00	U/mL	0~35 ↑
HE4	>1500.00	pmol/L	0~82.9 ↑

进一步进行 PET-CT 检查示：左侧附件区囊实性团块影，考虑卵巢癌（2.8 cm × 2.2 cm）；腹盆腔腹膜、大网膜、肠系膜广泛种植转移。双侧内乳淋巴结区、纵隔（4R、6、7 区）多发淋巴结转移。病理结果显示：（腹水细胞块）查见异型细胞，结合 HE 形态及免疫组化标记结果支持为腺癌细胞。

案例随访

8 月 18 日患者入院，在检验科行 CA125 和 HE4 检查的结果：CA125 > 5000 U/mL，HE4 > 1500 pmol/L。继续行上腹、下腹和盆腔增强 CT 检查，显示腹盆腔积液、渗出；腹膜增厚并强化，腹膜转移，原发性恶性肿瘤性病变。

2021 年 8 月 27 日和 2021 年 9 月 24 日行两个周期 TC 方案 + 贝伐珠单抗治疗后于 2021 年 10 月 26 日进行肿瘤标志物复查，结果见表 5.34.2。

表 5.34.2 肿瘤标志物复查结果

项目	结果	单位	参考范围
CEA	1.37	ng/mL	0~5
CA15–3	24	U/mL	0~25
SCC	1.05	ng/mL	0~2.7
CA125	32	U/mL	0~35
HE4	46	pmol/L	0~82.9

10 月 26 日继续进行上腹、下腹和盆腔增强 CT 检查：腹盆腔积液、渗出，较前明显吸收；网膜、腹膜增厚程度较前减轻，结节较前吸收，恢复良好。

案例分析与专家点评

卵巢癌可发生于任何年龄段。不同组织学类型肿瘤的好发年龄段不同，如生殖细胞肿瘤最常见于 20 岁以下女性，交界性肿瘤好发于 30~40 岁女性，总体而言，卵巢癌绝大多数发生于 50 岁以上女性[1]。在我国，卵巢癌发病率居妇科恶性肿瘤第三位，约占所有女性生殖道肿瘤的 23%，并呈逐年上升的趋势。我国每年死于卵巢癌的女性约为 2.5 万，却居妇科恶性肿瘤之首。Ⅰ 期或者 Ⅱ 期的卵巢癌患者 5 年生存率为 70%~90%，而 Ⅲ 期或 Ⅳ 期的卵巢癌患者的 5 年生存率仅为 20%[1]。因此，早期诊断对卵巢癌的预后有重要影响。创伤小、经济实惠的肿瘤标志物检查成了大众早期辅助诊断的首选指标。

已有研究表明，良性肿瘤分泌的 CA125 在正常状态下储存于肿瘤囊液中，并不进入血液循环，而在恶性肿瘤的发展过程中，会有 CA125 进入血液及各种体液中，导致 CA125 含量异常升高。国内的一些研究表明，大部分卵巢癌患者在初诊时伴有 CA125 升高，测定血清 CA125 水平的灵敏度范围在 79%~95%。CA125 是卵巢癌和子宫内膜癌的首选标志物，是迄今为止用于卵巢癌的早期诊断、疗效观察、预后判断、监测复发及转移的最重要指标[2]。人附睾蛋白 4（HE4）首先在附睾远端上皮中发现，生理情况下在呼吸道、生殖系统和卵巢组织中有非常低水平的表达，但在卵巢癌组织和患者血清中均高度表达。HE4 是卵巢癌检测灵敏度较高的肿瘤标志物，特别是对早期无症状的 Ⅰ 期卵巢癌。卵巢癌早期 HE4 诊断的灵敏度是 82.7%，HE4 的特异性高达 99%。HE4 与 CA125 是相互补充的标志物，两者联合应用，灵敏度可增加到 92%，能将假阴性结果减少 30%，大大增加了卵巢癌诊断的准确性[3,4]。

本案例中，患者在外院只检查到肿瘤标志物异常升高，行胸部、腹部及盆腔 CT 提示腹盆腔有积液，但未见占位性病变。来我院后，根据 CA125 检测结果升高能辅助盆腔肿瘤诊断的特点，例如卵巢囊肿、卵巢化生、子宫内膜异位、子宫肌瘤和子宫颈炎。患者恰好有腹胀、伴下腹坠胀感和腹水体征，结合患者经济情况，进行了最经济实惠的肿瘤标志物检测，结果 CA125、HE4 均明显升高，将疾病范围迅速缩小到了卵巢上面，进而进行了精度更高的 PET–CT 检查。此案例中，医生根据肿瘤标志物结果进行了进一步针对性的检查，最终明确诊断为卵巢癌，可见 CA125、HE4 两者联合检测对于卵巢癌是有重要辅助诊断价值的，并且是非常经济实惠的指标。患者经过两次化疗之后，CA125、HE4 迅速恢复正常，继续进行上腹、下腹和盆腔增强 CT 检查，结果表明恢复良好，再次验证了两者联合检测对卵巢癌诊断和预后监测的精准性。因此，科学、合理地应用肿瘤标志物，对疾病早期发现、早期治疗及术后监测有重要意义。

参考文献

[1] Gadducci A, Multinu F, Cosio S, et al. Clear cell carcinoma of the ovary: Epidemiology, pathological and biological features, treatment options and clinical outcomes[J]. Gynecologic oncology, 2021, 162(3): 741–50.

[2] Tang Y, Hu HQ, Tang YL, et al. Preoperative LMR and Serum CA125 Level as Risk Factors for Advanced Stage of Ovarian Cancer[J]. Journal of Cancer, 2021, 12(19): 5923–8.

[3] Zhao X, Zhao M, Gao B, et al. Modified HE4, CA125, and ROMA cut-off values and predicted probability of ovarian tumor in Chinese patients[J]. Gland surgery, 2021, 10(11): 3097–105.

[4] Wang H, Liu P, Xu H, et al. Early diagonosis of ovarian cancer: serum HE4, CA125 and ROMA model[J]. American journal of translational research, 2021, 13(12): 14141–8.

（葛章文 贵州省人民医院）

案例三十五 CA125 和 CA19–9 异常升高辅助腺癌腹膜转移诊断

基本信息

朱某某，男，53 岁，患者无明显诱因出现腹部隐痛不适 20 余天，自以为"肠炎"行对症治疗未见明显缓解，遂就诊于北京大学第三医院。

病史简述

2016 年 3 月 21 日，体检查血清中各项肿瘤标志物均正常，包括 CA125（9.16 U/mL）和 CA19–9（7.61 U/mL）（参考范围 CA125 0~35 U/mL，CA19–9 0~39 U/mL）。

2017 年 3 月 8 日因腹部隐痛就诊，检查发现血清中 CA125（223.3 U/mL）和 CA19–9（60.77 U/mL）异常升高。为查明原因进一步行影像学和胃肠镜检查，同时测定 CA242，并密切关注 CA125 和 CA19–9 指标变化。

案例随访

2017 年 3 月 28 日检查，发现血清中 CA125（375 U/mL）和 CA19–9（137.9 U/mL）

表达逐渐增高，CA242（30.11 U/mL）异常增高，排除嗜异性抗体和类风湿因子干扰，亦排除良性肝胆疾病导致的假性增高，初步怀疑恶性肿瘤导致血清中 CA125、CA242 和 CA19-9 异常增高。

2017 年 3—4 月，腹部 CT 和 PET-CT 检查发现腹水，且高度怀疑恶性肿瘤腹膜转移。血清中 CA125（278.2 U/mL）和 CA19-9（455.2 U/mL）仍异常增高。特别是 CA19-9 短期内增高 2 倍多。

2017 年 4 月，胃镜和肠镜发现患者仅有慢性浅表性胃炎和大肠多发息肉，排除原发灶是胃癌和结直肠癌。血清中 CA125（237.2 U/mL）和 CA19-9（727.1 U/mL）仍异常增高。特别是 CA19-9 短期内又增高近 2 倍。

2017 年 5 月 12 日，腹膜结节活检确定是低分化腺癌，免疫组织化学结果显示 CEA 和 CA19-9 强阳性。血清中 CA125（150.8 U/mL）和 CA19-9（5498 U/mL）仍异常增高。特别是 CA19-9 短期内增高近 8 倍。

2017 年 5 月 22 日，SOX 方案（奥沙利铂 130 mg/m² + 替吉奥 50 mg，bid）化疗后，CA125（246 U/mL）和 CA19-9（520 U/mL）表达水平降低，但仍高于正常水平。CA125 和 CA19-9 水平变化如图 5.35 所示。

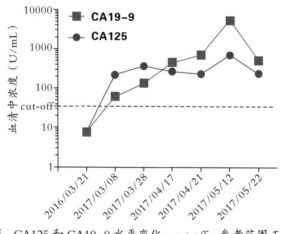

图 5.35 CA125 和 CA19-9 水平变化。cut-off：参考范围正常上限

案例分析与专家点评

该男性患者因腹部隐痛就诊，短期内肿瘤标志物 CA125 和 CA19-9 异常增高，排除良性疾病、嗜异性抗体和类风湿因子干扰，通过腹膜活检确定为低分化腺癌腹膜转移，虽未确定原发灶，但根据肿瘤细胞形态、CA125 和 CA19-9 异常增高，提示肿瘤可能来源于胰腺或胆管系统，进行 SOX 方案化疗后，病情好转，且血清中 CA125 和 CA19-9 表达水平降低。该病例的诊疗经过提示肿瘤标志物的"动态变化"至关重要，可用于肿瘤筛查、辅助诊断和疗效监测。

CA19-9 是经典的胰腺癌标志物，但其产生部位包括胆管，所以在梗阻性黄疸（含结石）时产生的 CA19-9 会逆流入血，导致血清中 CA19-9 浓度迅速增高[1]。临床上发现 CA19-9 增高常通过一些指标辅助排除梗阻性黄疸，如胆红素。另外 CA242 在胰腺癌中增高，但在梗阻性黄疸及良性胰腺疾病中常正常 [2]，所以 CA242 可结合 CA19-9 判断胰腺良恶性疾病。

CA125 是经典的卵巢癌标志物 [3]，在良性卵巢疾病中也会增高，但该病例为男性，CA125 增高也可见于恶性肿瘤腹膜转移 [4]，这在 2018 年胃癌诊疗规范和 2020 年结直肠癌诊疗规范都有提及。因此，男性患者发现 CA125 增高要特别注意是否有恶性肿瘤腹膜转移。

参考文献

[1] Humphris JL, Chang DK, Johns AL, et al, NSW Pancreatic Cancer Network. The prognostic and predictive value of serum CA19-9 in pancreatic cancer[J]. Ann Oncol, 2012, 23(7): 1713–22.

[2] Dou H, Sun G, Zhang L. CA242 as a biomarker for pancreatic cancer and other diseases[J]. Prog Mol Biol Transl Sci, 2019, 162: 229–239.

[3] Charkhchi P, Cybulski C, Gronwald J, et al. CA125 and Ovarian Cancer: A Comprehensive Review[J]. Cancers (Basel), 2020, 12(12): 3730.

[4] Cortés-Guiral D, Hübner M, Alyami M，et al. Primary and metastatic peritoneal surface malignancies[J]. Nat Rev Dis Primers, 2021, 7(1): 91.

（占少华，周剑锁　北京大学第三医院）

案例三十六　腹水肿瘤标志物异常升高对生殖系统恶性肿瘤的诊断价值

基本信息

康某某，女，76 岁，生殖系统恶性肿瘤。发生于沈阳某医院。

病史简述

1 个月前患者无明显诱因腹胀，加重 10 天，影响进食，伴呼吸费力，就诊于沈阳市某医院。为求进一步诊治，以"腹水待查"为诊断收入我院消化科病房。

2020 年 10 月 28 日血清 AFP 2.98 ng/mL，CEA 1.11 ng/mL，CA19-9 9.33 U/mL，CA72-4 1.38 U/mL，CA125 138.6 U/mL（参考区间 0~35 U/mL）。

案例随访

查询患者 2020 年 10 月 28 日腹水生化结果蛋白 45.0 g/L，糖 4.98 mmol/L，氯化物 113.4 mmol/L，腹水常规检查显示腹水为黄色混血外观，李凡他（Rivalta）试验阳性，白细胞计数 1773×10^6/L，单个核细胞 94.3%，多个核细胞 5.7%。

由于 CA125 偏高，需除外女性生殖系统肿瘤的可能。腹水常规又是以单个核细胞升高为主，通过瑞氏染色找到了异常细胞，疑似肿瘤细胞。于是与主治医生沟通是否考虑生殖系统肿瘤的可能，建议给患者加做血清 CA72-4、HE4 检查、腹水 CA125、CA72-4 和 HE4 检查、盆腔超声或增强 CT。

2020 年 10 月 30 日，患者第二次血清肿瘤标志物结果为：CA125 160.3 U/mL（参考区间 0~35 U/mL），CA72-4 1.60 U/mL，HE4 610.1 pmol/L（参考区间 < 140 pmol/L）。

2020 年 10 月 30 日，腹水肿瘤标志物结果：CA125 625.0 U/mL，CA72-4 3.59 U/mL，HE4 > 1500 pmol/L。

2020 年 11 月 5 日，病理报告提示找到瘤细胞，倾向女性生殖道来源。11 月 16 日，超声引导下腹腔大网膜穿刺活检术提示高级别浆液性癌。

案例分析与专家点评

我国卵巢癌年发病率和病死率均很高，卵巢癌中最常见的是上皮性癌。卵巢深处盆腔，卵巢上皮性癌早期症状不明显、不特异，晚期因肿块增大或盆腔、腹腔积液可出现下腹不适、腹胀、食欲下降等症状。卵巢癌患者血清及腹水中某些肿瘤标志物可升高，对肿瘤诊断及良恶性鉴别有重要意义，应用价值最高的肿瘤标志物是 CA125 和 HE4。

传统观点认为，通过浆膜腔积液的常规、化学和微生物学检验可鉴别积液是渗出液还是漏出液。近些年应用肿瘤标志物的联合检测，还可判断积液的良恶性，为临床查找积液原因提供重要依据。

本案例为老年女性患者，因近期腹胀加重、影响进食等症状就诊于消化科。检验科医生考虑患者血清 CA125 增高，与临床医生有效沟通，建议选择合适的检查项目，一步步查找病因，帮助患者尽早明确诊断。患者血清 CA125、HE4 增高，腹水 CA125、HE4 呈异常高值，且腹水 CA125/ 血清 CA125 比值 >1.0，腹水 HE4/ 血清 HE4 比值 > 1.0，结合腹水细胞学发现疑似肿瘤细胞，提示该患者腹水为恶性腹水可能性大。CA125 和 HE4 在血清和腹水中的异常增高提示卵巢等生殖道来源的恶性肿瘤不除外，最终经病理证实。此案例充分展示了血液、体液肿瘤标志物检查在恶性肿瘤诊断中的重要作用。

（孔 虹 中国医科大学附属盛京医院）

案例三十七 一例子宫内膜异位囊肿 CA125、CA19-9 异常升高

基本信息

李某某，女，33 岁，左侧附件区肿物。发生于黑龙江省某医院。

病史简述

患者腹痛 10 天，平时月经规律，经期 5 天，周期 28~30 天，无痛经，经量少。9 天前因"大量饮酒后腹痛、腹胀"于黑龙江省某医院就诊，入院期间给予头孢曲松钠及奥硝唑抗感染治疗，腹痛、腹胀逐渐缓解，完善相关辅助检查。

PET-CT 检查结果提示：左侧附件区肿物，边缘 FDG 代谢升高，腹网膜呈絮状增厚，弥漫 FDG 代谢升高。肿瘤标志物检查显示：CA125 3647 U/mL，CA19-9 5087.5 U/mL。

患者择日进行手术。术中取组织送检，病理检查结果显示：左侧卵巢符合子宫内膜异位囊肿。

案例随访（表 5.37）

表 5.37　患者术后 CA125 及 CA19-9 水平

	术前	术后 5 天	术后 15 天	术后 63 天	术后 95 天
CA125（U/mL）范围（0~35）	3647	1051.3	831.04	85.54	58.09
CA19-9（U/mL）范围（0~37）	5087.5	212.4	98.47	59.1	35.57

案例分析与专家点评

本案例血清 CA125 及 CA19-9 异常升高，超出正常值 100 倍以上，PET-CT 结果初步怀疑左侧附件区肿物，经手术及病理结果证实为子宫内膜异位囊肿，囊肿破裂是导致肿瘤标志物 CA125 及 CA19-9 异常升高的主要原因。

文献报道子宫内膜异位囊肿破裂可导致癌抗原 CA125、CA19-9 和 D- 二聚体显著升高[1]。子宫内膜存在肿瘤标志物 CA125 及 CA19-9 抗体，血清 CA125 和 CA19-9 的检测对于子宫内膜异位症的诊断具有重要的临床意义[2]，国内外文献报道多例卵巢子宫内膜异位囊肿伴有 CA125 和（或）CA19-9 异常升高，其中 CA125 最高达 9537 U/mL，CA19-9 最高达 15653 U/mL，以上患者术中探查及术后病理均证实为卵巢子宫内膜异位囊肿伴（或不伴）囊肿破裂。囊肿破裂后囊液 CA125 和 CA19-9 分子经腹膜表面扩散进入血液循环，导致血清 CA125 和 CA19-9 浓度迅速升高。

绝经前女性无外伤时，出现腹腔炎症或积血合并复杂附件囊性肿物时，鉴别诊断应包括卵巢子宫内膜异位囊肿伴（或不伴）囊肿破裂，可通过腹腔镜手术切除迅速解决。

参考文献

[1] Young H, Bui TL, Cramer SE, et al. Ruptured endometrioma in a nonpregnant patient: a case report. J Med Case Rep, 2022, 16(1): 161.

[2] Rokhgireh S, Mehdizadeh Kashi A, Chaichian S, et al. The Diagnostic Accuracy of Combined Enolase/Cr, CA125, and CA19-9 in the Detection of Endometriosis. Biomed Res Int, 2020, 2020: 5208279. doi: 10.1155/2020/ 5208279.

（周　坤　北大荒集团总医院）

（苏亚娟，孙轶华　哈尔滨医科大学附属肿瘤医院）

案例三十八　血清 CA125 和 CEA 异常升高诊断女童卵巢癌案例

基本信息

患儿，女，10 岁，几天前开始出现食欲不佳，腹痛症状，发病后大小便正常。曾于当地卫生院以消化道疾病就诊，就诊期间其母无意中发现其腹部有一包块。初步诊断：卵巢占位。于 2014 年 5 月 10 日以腹部肿块到某大学附属医院妇科就诊。

病史简述

2014 年 5 月 10 日，入院查体：下腹部稍膨隆，耻骨联合上偏右侧可触及一拳头大较硬的包块，可稍向左右推动，上下活动度较小，向上推时疼痛加剧。局部有压痛，无反跳痛。肿块区叩诊为浊音，无移动性浊音。外阴发育正常，处女膜中央有孔。肛诊肿块位置较高，实质感，有触痛，可触及子宫。超声检查示：腹腔肿瘤，心肺无异常，肝脾未及。5 月 11 日，实验室常规检查：血红蛋白 11 g/L，白细胞 83×10^9/mL，中性粒细胞 71%，淋巴细胞 26%，肝肾功能均正常；出凝血检查指标正常；血清肿瘤标志物：AFP 1.25 ng/mL，CA125 425 U/mL↑，CEA 12.8 ng/mL↑。初步诊断：畸胎瘤？

2014 年 5 月 12 日，MDT：建议行剖腹探查术。

2014 年 5 月 13 日，手术记录：完善辅助检查后在硬膜外麻醉下行剖腹探查术。术中可见肿块大小约 9 cm×9 cm×8 cm，呈灰暗色，表面尚光滑，无粘连，其蒂自右侧盆腔长出，肿块上方有毛线粗细的输卵管，伞端与肿块粘连，全长约 12 cm。周围淋巴结无明显肿大，将肿块切除后同侧未发现卵巢。对侧输卵管、卵巢正常。切开肿块，切面呈灰红色，肿块组织质软，中央呈烂肉样。其亲属拒绝送术中病理检查。

2014 年 5 月 16 日，术后病理免疫组化检查显示：PAX-8（+）、WT-1（+）、Ki-67（+）、P53（−）、Vimentin（+）、ER（+），PR（+）。病理结果报告：卵巢腺癌。

2014 年 5 月 21 日，术后第 5 天，实验室检查提示肝肾功能正常，血清肿瘤标志物：AFP 1.40 ng/mL，CA125 48 U /mL，CEA 5.6 ng/mL。家属拒绝患儿化疗，于术后第 6 天自行出院。

案例随访

2014 年 7 月 27 日，出院后 2 个月复诊，患儿出现血性腹水。实验室检查：ALT 800 U/mL↑，GGT 429 U/mL↑，BUN 68 mmol/L↑，Cr 230 mmol/L↑。CK-MB 129 U/L↑。肿瘤标志物：AFP 48.2 ng/mL↑，CA125 842 U/mL↑，CEA 28.8 ng/mL↑。

2014 年 9 月，出院后 4 个月后，患儿因多器官衰竭死亡。

案例分析与专家点评

CA125 是从上皮性卵巢癌抗原中检出的一种糖蛋白，起源于胚胎发育期体腔上皮，在正常卵巢组织中不存在。但常见于上皮性卵巢肿瘤（浆液性肿瘤）患者的血清中，黏液性卵巢肿瘤中不存在。其诊断的敏感性较高，约 80% 的卵巢上皮性肿瘤患者血清 CA125 升高。其中 90% 患者血清 CA125 与病程进展有关，故多用于病情检测和疗效评估。95% 的健康成年妇女 CA125 的水平 ≤ 40 U/mL，若升高至正常值的 2 倍以上应引起重视 [1,2]。

癌胚抗原（CEA）是最初发现于结肠癌和胎儿肠组织中的一种糖蛋白，广泛地存在于内胚叶起源的消化系统恶性肿瘤，也存在于正常胚胎的消化管组织中，在正常人血清中也可有微量存在 [3,4]。

本病例患儿年龄小，患卵巢癌少见。血清肿瘤标志物 CA125、CEA 异常升高对卵巢癌具有很好的辅助诊断作用。儿童卵巢癌少见，一经确诊，应尽早行剖腹手术治疗，进行手术治疗既能有效明确肿瘤性质，切除肿瘤，同时还能确定肿瘤的病理分期，为术后的辅助治疗提供相关依据。病理诊断后，应告诉病儿家长应用化疗或放射治疗能有效预防肿瘤的远处转移，这对根治或延长患儿生命可能有益。

参考文献

[1] Kuroki L, Guntupalli SR. Treatment of epithelial ovarian cancer[J]. BMJ, 2020, 371:m3773.

[2] Kong B, Tian YJ, Zhu WW, et al. A pure nongestational ovarian choriocarcinoma in a 10-year-old girl: case report and literature review[J].J Obstet Gynaecol Res, 2009, 35(3):574-578.

[3] Zhang M, Cheng S, Jin Y, et al. Roles of CA125 in diagnosis, prediction, and oncogenesis of ovarian cancer[J]. Biochim Biophys Acta Rev Cancer, 2021, 1875(2):188503.

[4] Li M, Tan J, Zhang Y, et al. Assessing CT imaging features combined with CEA and CA125 levels to identify endometriosis-associated ovarian cancer[J]. Abdom Radiol (NY), 2021, 46(6):2367-2375.

（秦东春，陈奎生，韦 娜 郑州大学第一附属医院）

案例三十九 CA125 和 CA19-9 升高诊断卵巢癌胃转移一例

基本信息

患者，女，51 岁，40 kg，因下腹痛半年，腹痛加重伴尿频 25 天至郑州某医院住院。半年前无明显诱因出现下腹胀痛，大便便条变细，入院前 20 天出现下腹胀痛加重并伴随尿频、尿急等症状。盆腔彩超检查示：腹腔积液，前后径 3.0 cm；肠镜检查示：慢性结肠炎、直肠炎。

病史简述

2012 年 7 月 19 日，入院查体：一般状态良好，心肺无显著征，皮肤巩膜无黄染，腹略膨隆，肝脾肋下未及，胃区振水音（−），移动性浊音（+），双下肢无浮肿。妇科查体：外阴发育良，阴道畅，宫颈萎缩，子宫萎缩，右侧附件区触及 3 cm×4 cm 质硬结节，左侧附件区未及异常。

2012 年 7 月 19 日，彩超检查示：右附件 41 mm×33 mm×16 mm，形态不规则、被膜极薄、低回声实性肿块，左附件区正常，腹水少量。胃镜检查：发现胃窦后壁有 2.0 cm×2.0 cm 半球状隆起，表面光滑，中央无溃疡形成，无黏膜桥形成。全腹磁共振检查示：双侧附件区见不规则异常信号肿块影，大小分别为 15 cm×17 cm（右侧）和 8 cm×15 cm（左侧），T1W1 呈等信号，T2W1 呈略高信号影，右侧病灶内见结节状 T1W1、T2W1 高信号影，盆腔未见明显增大淋巴结影，腹膜增厚，信号异常，考虑为转移瘤。

2012 年 7 月 20 日，实验室常规检查：血红蛋白 11.8 g/L，白细胞 64×10^9/mL，中性粒细胞 71%，淋巴细胞 26%；肝肾功能均正常；出凝血检查指标正常。血清肿瘤标志物：AFP 2.56 ng/mL，CA125 782 U/mL ↑显著升高，CA19-9 19.19 U/mL ↑，CEA 1.25 ng/mL。穿刺活检：行卵巢穿刺活检，病理检查结果报告：卵巢腺癌。

2012 年 7 月 22 日，治疗：考虑患者腹水量较多，故给予 TP 方案（力扑素 210 mg+奈达铂 100 mg）静脉联合腹腔新辅助化疗。化疗后两周返院。

2012 年 8 月 10 日，复查 MRI：双侧附件区异常信号影，考虑为卵巢癌可能，腹膜增厚，考虑为转移瘤，与上次图像对比，盆腔病灶未见明显变化。再次实验室复检肿瘤标志物：CA125 1392 U/mL ↑，CA19-9 115.2 U/mL ↑，CEA 1.09 ng/mL。MDT：建议行卵巢癌肿瘤细胞减灭术。

2012 年 8 月 12 日，行卵巢癌肿瘤细胞减灭术，术中见腹腔内淡黄色腹水量约 300 mL，胃大弯处触及 2 cm×2 cm 实性肿物，右卵巢 3 cm×5 cm 菜花样肿物，与盆底组织粘连，余未见异常，术中请胃肠外科主任会诊，考虑患者为化疗后，且身体素质较差，不能耐受较大手术创伤，故向患者家属交代病情，行卵巢癌肿瘤细胞减灭术及胃壁肿物切除术。切除胃壁肿物。

2012 年 8 月 14 日，行病理学检查。送术中冰冻快速病理检查提示：胃壁肿物为恶性肿瘤（考虑转移性腺癌）。术后病理回报：右侧附件中分化浆液性乳头状囊腺癌，左卵巢表面及大网组织见有癌组织（+），子宫萎缩性宫内膜，宫颈慢性炎，阑尾组织慢性炎，左输卵管组织（−），淋巴结 2/10（左闭孔 1/1，腹主动脉 1/5）。IHC：HE4（−）；ER阳性细胞约占 60%，染色强度为低；PR 阳性细胞约占 40%，染色强度为高；p53（+++）；Ki−67 指数约 30%；MDR（−）；CA125（+++）。免疫组化结果：卵巢癌并胃转移癌。

2012 年 8 月 14 日，临床出院诊断：卵巢癌Ⅳ期，腹腔积液。

案例随访

2012 年 9 月 12 日，即术后 1 个月开始行紫杉醇 135 mg/m² 及顺铂 75 mg/m² 化疗。

2013 年 3 月 20 日，治疗 6 个月后来院复诊（表 5.39），查 CA125 12.5 U/mL，CA19–9 10.80 U/mL，CEA 1.20 ng/mL。

表 5.39　肿瘤标志物动态检测结果

指标	单位	入院时	化疗 2 周	术后化疗 6 个月
CA125	U/mL	782	1 392.00	12.5
CA19–9	U/mL	19.19	115.2	10.8
AFP	ng/mL	2.56		
CEA	ng/mL	1.25	1.09	1.2

案例分析与专家点评

上皮性卵巢癌通常是沿腹膜表面向整个盆腔乃至腹腔蔓延种植，常转移到大网膜、肠系膜以及肠道表面浆膜层，然而在初诊时即已诊断出以血行播散为主要转移途径的卵巢癌非常罕见，在早期血行转移的患者中，浸润实质器官如肺脏、肝脏的比例仅占 2%~3%[1]。

本例患者初诊为卵巢癌孤立性胃转移，术前认为是卵巢癌及胃间质瘤，术后免疫组化结果 ER 和 PR 分别为 60% 和 40%，CA125（+++）以及镜下所见（卵巢癌癌巢异型性较明显）均提示卵巢为原发部位，而胃部为转移病灶，最终诊断为卵巢浆液性癌胃转移。

查阅文献，卵巢癌胃转移的发生率非常低，一经发现大多病例即为 FIGO 分期Ⅲ期，且大多数为浆液性囊腺癌，与本例一致[2]。在大多数复发于胃的患者中，主要表现为呕血、继发贫血、乏力、厌食、上腹部不适等，但本例患者无乏力、反酸等上腹部不适，亦无呕血，支持诊断的为病理学结果、血清 CA125 值及影像学检查[3]。

研究表明，孤立性卵巢癌复发的最佳治疗是减瘤术以及腹腔热疗[4]。对于卵巢癌患者，早期诊断、充分评估手术风险以及全面彻底的检查具有非常重要的意义，这对于患者的远期生存率有重要的影响[5]。

参考文献

[1] Wang T, Zhang KH. New Blood Biomarkers for the Diagnosis of AFP-Negative Hepatocellular

Carcinoma[J]. Front Oncol, 2020, 10: 1316.

[2] Zhang M, Cheng S, Jin Y, et al. Roles of CA125 in diagnosis, prediction, and oncogenesis of ovarian cancer[J]. Biochim Biophys Acta Rev Cancer, 2021, 1875(2): 188503.

[3] Engle DD, Tiriac H, Rivera KD, et al. The glycan CA19-9 promotes pancreatitis and pancreatic cancer in mice[J]. Science, 2019, 364(6446): 1156–1162.

[4] Auer RC, Sivajohanathan D, Biagi J, et al. Indications for hyperthermic intraperitoneal chemotherapy with cytoreductive surgery: a systematic review[J]. Eur J Cancer, 2020, 127: 76–95.

[5] 夏百荣, 杨洋. 初诊诊断卵巢癌胃转移一例报道并文献复习. 实用肿瘤学杂志, 2013, 27(3):239–241.

（陈奎生，秦东春，韦　娜　郑州大学第一附属医院）

案例四十　CA125 和 CA15-3 异常升高的腹膜恶性间皮瘤案例

基本信息

患者，男，41 岁。因进行性腹胀 10 余天就诊于郑州某医院。患者 10 天前无明显诱因出现腹胀，并进行性加重，食欲缺乏，无发热等其他症状，体重无明显变化。无明确石棉接触史。

病史简述

（1）第一次诊疗过程

2017 年 6 月 10 日，入院查体：体温 36.3 ℃，脉搏 86 次 / 分，呼吸 22 次 / 分，血压 117/78 mmHg。生命体征平稳。心肺检查未见异常。蛙状腹，肝脾肋下未触及，移动性浊音阳性。影像学检查：心脏彩色多普勒超声、胸部 CT、胃镜、肠镜均未见明显异常；腹部增强 CT 示：腹水，网膜弥漫性肿胀。CT 检查示：结核性腹膜炎？

2017 年 6 月 11 日，实验室检查：查血小板 326×10^9/L，ESR 23 mm/h，CRP 65.80 mg/L；血清肿瘤标志物检查：CA125 65.2 U/mL ↑，CA15-3 43 kU/L ↑；尿、粪常规，血生化，血抗结核抗体等检查均未见明显异常。行腹腔穿刺，腹水淡黄色微浑浊积液，常规检查提示性质介于渗出液与漏出液之间，乳酸脱氢酶（LDH）560.0 U/L ↑，CA125 730.3 U/mL ↑，CA15-3 217.9 kU/L ↑。腹腔留置引流管，先后 5 次行腹水脱落细胞学检查均未见恶性细胞。

2017 年 6 月 12 日，临床初步诊断：结核性腹膜炎？

2017 年 6 月 13 日，MDT 建议患者进一步行腹腔镜检查，因属于有创检查，患者拒绝。6 月 14 日，患者行诊断性四联抗结核治疗，1 周后无特殊不适，出院。

2017 年 6 月 19 日，门诊随访 2 周后，腹腔引流液渐清亮，腹水量有所减少，拔除腹腔引流管，继续抗结核治疗。

2017 年 7 月 20 日，抗结核治疗 1 个月，患者仍感腹胀，消瘦明显，再次入院，停止抗结核治疗。

（2）第二次诊疗过程

2017 年 7 月 20 日，查体：生命体征平稳，慢性病容，巩膜略苍白；心肺听诊未见异常；蛙状腹，移动性浊音阳性；双下肢轻度水肿。实验室检查：血小板 652×10^9/L，ESR 100 mm/h。再次腹腔穿刺抽出淡红色腹水，腹水检查：CA125 956.4 U/mL ↑，

CA15-3 380.0 kU/L↑。怀疑合并淋巴瘤或小肠弥漫性间质瘤。

2017年7月22日，经MDT会诊建议行腹腔镜探查并大网膜活检术。患者及家属知情同意。7月24日，手术记录：术中见大网膜及小肠表面覆盖大量乳白色物质，部分与壁腹膜粘连，网膜与小肠及胃融合，表面组织呈奶酪状。取肝前大网膜送病理。

2017年7月26日，病理学检查结果：纤维组织内见梭形、多角形上皮样细胞浸润生长，呈片状、条索状排列。病理诊断：（大网膜）恶性肿瘤，结合形态及免疫组化符合恶性间皮瘤。免疫组化：AE1/AE3（＋），EMA（＋），CR（＋），WT-1（＋），HBME-1（＋），D2-40（＋），IMP3（＋），GLUT1（＋），p53（＋），Desmin（－），CEA（－），Villin（－），Pax-8（－），CK7（－），Ki-67（30%+）。最终临床诊断：腹膜恶性间皮瘤。

案例随访

确诊后，给予化疗：培美曲塞800 mg第1天给药，顺铂50 mg第1~3天给药。1个疗程结束后，患者放弃治疗。2017年9月13日，患者因多脏器功能衰竭死亡。

案例分析与专家点评

腹膜间皮瘤（PMM）为原发于腹膜上皮和间皮组织的肿瘤。病理上可将之分为腺瘤样间皮瘤、囊性间皮瘤和恶性间皮瘤[1]。

PMM病因与接触石棉关系密切。但近年来报道，个别病例与石棉无关，而与各类感染、遗传和接触放射性核素等相关。少量病例在腹水脱落细胞中发现肿瘤细胞，有文献报道约25%的患者血CA125值显著增高，联合腹水脱落细胞学检查可提高其检出率[2]。

本例患者第一次血清肿瘤标志物CA125、CA15-3轻度增高及腹水CA125、CA15-3中度增高并未引起临床重视，先后5次的腹水脱落细胞学检查均阴性导致了临床错误判断，造成漏诊、误诊（按照结核病治疗）。结核治疗无效后第二次的血清肿瘤标志物CA125、CA15-3持续增高才在MDT会诊下，建议患者行腹腔镜探查并大网膜活检术，经病理诊断最终确诊恶性间皮瘤。

PMM临床表现缺乏特异性，易误诊，有研究显示其误诊率达46%。易与结核性腹膜炎、腹膜原发性或转移性肿瘤、后腹膜肿瘤、胰腺肿瘤及肝硬化腹水混淆[3]。同时对女性患者而言，还应注意与卵巢癌、卵巢外腹膜浆液性乳头状癌、盆腔炎等鉴别。PMM目前尚缺乏有效的治疗方法，现有措施包括全身化疗、腹腔化疗或放疗和手术治疗[4]。

总之，临床医生遇到不明原因腹水，尤其伴网膜弥漫性肿胀者，血清肿瘤标志物异常时，在排除常见疾病后，应考虑PMM可能，需要尽早行活检病理检查以确诊。

参考文献

[1] Broeckx G, Pauwels P. Malignant peritoneal mesothelioma:a review[J].Transl Lung Cancer Res, 2018, 7(5):537-542.

[2] 张霞.血清CA125及腹腔积液脱落细胞检查在腹膜恶性间皮瘤中的诊断价值[J].中国医药导报, 2009, 6(26):18-19.

[3] 张云华, 朱盛华.结核性腹膜炎的临床现状及研究进展[J].中国医学科学院学报, 2021,

43(6):975–979.

[4] 季慧, 吴艳丽, 常清. 肝硬化腹水患者的临床护理效果 [J]. 中国卫生标准管理, 2021, 12(7):149–151.

（陈奎生，韦　娜，秦东春　郑州大学第一附属医院）

案例四十一　伴血清 CA125 升高的轻链型多发性骨髓案例

基本信息

患者，男，73 岁，以"反复腰痛 1 月余"为主诉于 2010 年 1 月 31 日入院。入院前 1 个多月无明显诱因出现腰部疼痛，呈阵发性，无进行性加重，无放射痛，曾就诊于某三级医院。

病史简述

2010 年 1 月 31 日，入院查体：体温 36.3 ℃，脉搏 86 次 / 分，呼吸 22 次 / 分，血压 117/78 mmHg。神志清醒，贫血外观，睑结膜稍苍白，无出血点及瘀斑。浅表淋巴结未触及肿大。心、肺、腹无异常。脊柱无侧凸畸形，T_{12} 椎体棘突及椎旁压痛（＋）。

2010 年 1 月 31 日，影像学检查：行躯干 MRI 检查，示腰椎骨及骶骨、髂骨多发异常信号，胸椎（T）病理性压缩性骨折，予对症处理后症状无明显好转。4 天前转诊我院门诊行 PET-CT 示：骨质疏松、颅骨、右侧髂骨、骶骨骨质破坏，右肱骨上段髓腔内软组织影，部分呈高代谢，考虑多发性骨髓瘤可能性大，转移瘤待排。

2010 年 2 月 1 日，血常规：白细胞 5.66×10^9/L，血红蛋白 82.0 g/L，血小板 147×10^9/L，淋巴细胞 0.425；ESR 55 mm/1 h，加快。肿瘤标志物：CA125 548.1 ng/mL ↑，CEA 10.81 ng/mL ↑，CA19–9 57.52 U/mL ↑，AFP、CA15–3、fPSA 均正常。生化检测：TP 62 g/L，ABL 38 g/L，Cr 117 μmol/L，UN 6.3 mmol/L，血 Ca^{2+} 2.4 mmol/L。HBVm、抗 HCV 抗体均阴性。凝血功能正常；尿本周蛋白阳性，尿蛋白（±）。血清免疫球蛋白定量：IgG 4.10 g/L，IgA 0.56 g/L，IgM 0.10 g/L，IgD、IgE 未检出；KAP 4.68 g/L，LAM 1.4 g/L，KAP/LAM 3.77，升高；血清蛋白电泳无 M 带。免疫固定电泳：与抗 KAP 形成异常固定带；尿液 KAP 4.86 g/L，LAM 0.08 g/L，KAP/LAM=60.75 升高；β_2 微球蛋白 11.4 mg/L 升高。骨髓涂片：有核细胞增生活跃，粒系 0.175，红系 0.015，粒红比例 11.67∶1，粒系增生减低，形态大致正常；红系增生明显减低，成熟红细胞呈钱串状分布；淋巴细胞 0.105，形态大致正常；巨核细胞 2 个，血小板常见；多发性骨髓瘤细胞 0.685，圆形或椭圆形，核圆，偏位，染色体细致，核仁 1~3 个，胞质丰富，深蓝色。临床诊断：轻链型多发性骨髓瘤。

案例随访

诊断明确后给予 MP 方案 + 沙利度胺 + 伊班膦酸钠治疗。

2010 年 7 月 10 日，治疗 5 个疗程后复诊，患者骨痛症状消失，病情好转，目前正在随访中。复查肿瘤标志物，CA125 12.50 μg/L；CEA 2.13 μg/L；CA19–9 3.47 U/mL，均降至正常范围。

案例分析与专家点评

本例患者以腰背部疼痛起病，伴有贫血，血清及尿液 KAP 含量明显增高，血清及尿液 KAP/LAM 比例远大于 2∶1，其他免疫球蛋白受抑制。骨骼影像学检查发现有溶骨性损害及椎体压缩骨折，骨髓中有异常浆细胞浸润、成熟红细胞钱串状分布，免疫固定电泳时与抗 KAP 形成异常固定带，尿本周蛋白阳性，红细胞沉降率增快，β_2 微球蛋白升高，根据多发性骨髓瘤诊断标准可诊断为轻链型多发性骨髓瘤。

本例患者老年起病，无合并感染，肾功能损害不明显，血钙正常，提示对临床上持续骨痛、不明原因贫血、球蛋白不高、肾功能正常的患者仍要考虑多发性骨髓瘤，尤其是轻链型多发性骨髓瘤的可能。

CA125 升高多见于卵巢癌患者，但是在宫颈癌、乳腺癌、胰腺癌、肝癌、胃癌、肺癌等其他恶性肿瘤中也有一定的阳性率[1]。血液系统肿瘤如霍奇金淋巴瘤及非霍奇金淋巴瘤患者中也可见 CA125 水平增高[2]。查阅国内外文献，见一例 IgE 型多发性骨髓瘤伴血清 CA125 增高的报道，未见轻链型多发性骨髓瘤伴 CA125 升高的报道[3-5]。本例患者血清 CA125 升高的原因是由浆细胞异常合成的某些细胞因子刺激间皮细胞分泌 CA125 升高还是浆细胞自身异常合成 CA125，其在各型多发性骨髓瘤中升高的机制以及在患者疗效和预后监测中的意义仍有待于深入研究和探讨。

参考文献

[1] Pawlyn C, Davies FE. Toward personalized treatment in multiple myeloma based on molecular characteristics[J]. Blood, 2019, 133(7): 660–675.

[2] Zhang M, Cheng S, Jin Y, et al. Roles of CA125 in diagnosis, prediction, and oncogenesis of ovarian cancer[J]. Biochim Biophys Acta Rev Cancer, 2021, 1875(2): 188503.

[3] Kumar SK, Rajkumar V, Kyle RA, et al. Multiple myeloma[J]. Nat Rev Dis Primers, 2017, 3: 17046.

[4] Bridoux F, Javaugue V, Nasr SH, et al. Proliferative glomerulonephritis with monoclonal immunoglobulin deposits: a nephrologist perspective[J]. Nephrol Dial Transplant, 2021, 36(2): 208–215.

[5] Wang ML, Huang Q, Yang TX. IgE myeloma with elevated level of serum CA125. J Zhejiang Univ Sci B, 2009, 10(7):559-62. doi: 10.1631/jzus.B0820399.

（许青霞，侯新芳　河南省肿瘤医院）

案例四十二　一例慢性胃炎病例的诊断大反转

基本信息

患者，女，66 岁。因"腹胀"就诊于北京某医院消化科门诊，于 2021 年 7 月 2 日收入院。

病史简述

患者最初症状为恶心，胃镜检查提示"慢性非萎缩性胃炎"，对症治疗，效果不理想。遂行腹部 CT 检查提示"腹盆腔积液"，行床旁超声引导腹腔穿刺置管引流。既往病史：高血压、陈旧性脑梗死。家族史：无特殊。查体：腹部叩诊鼓音，移动性浊音（＋），双下肢轻度水肿，其他无特殊。血常规：WBC 19.40×10^9/L↑，CRP 62.85 mg/L↑，

PCT 0.094 ng/mL ↑，其他正常。腹水生化及常规见图 5.42.1~2。肿瘤标志物水平见表 5.42。

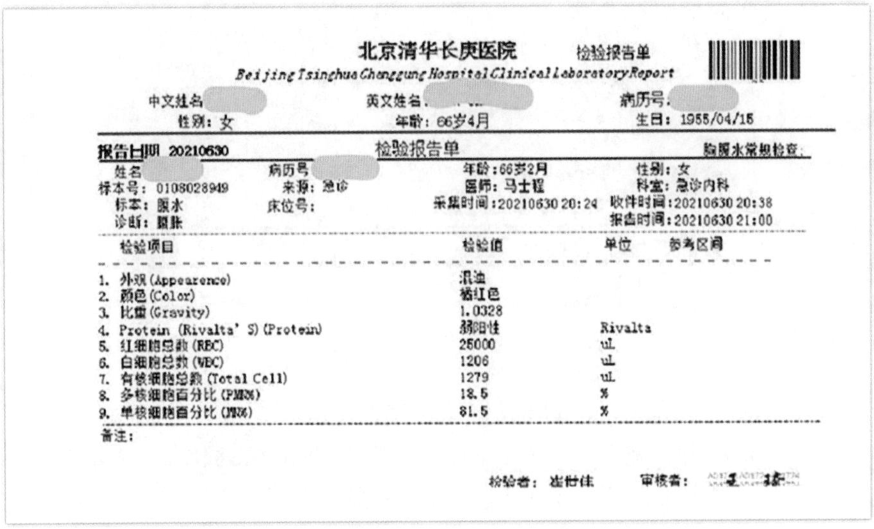

图 5.42.1 腹水常规检查

图 5.42.2 腹水生化检查

表 5.42 肿瘤标志物检测

项目	结果	参考区间（单位）	检测时间
Cyfra21-1	22.28 ↑	< 3.3（ng/mL）	
CA125	436.0 ↑	< 35（U/mL）	
AFP	3.07	< 20（ng/mL）	
CEA	0.62	5（ng/mL）	2021/6/30
CA15-3	17.8	25（U/mL）	
SCC	0.4	1.5（ng/mL）	

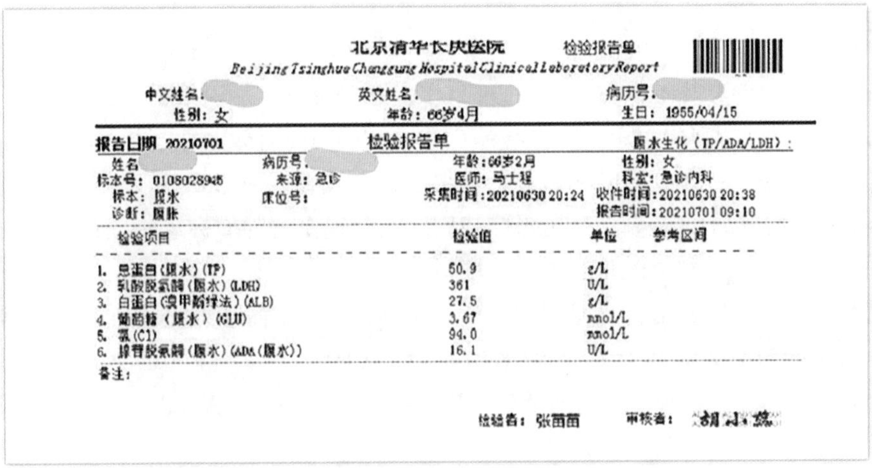

续表

项目	结果	参考区间（单位）	检测时间
CA19-9	4.47	< 37（U/mL）	
CEA（腹水）	0.63	–（ng/mL）	
SCC（腹水）	1.5	–（ng/mL）	
CA15-3（腹水）	113.8	–（U/mL）	
Cyfra21-1（腹水）	> 100.00	–（ng/mL）	2021/7/6
CA125（腹水）	> 967.8	–（U/mL）	
AFP（腹水）	< 2.00	–（ng/mL）	
CA19-9（腹水）	8.98	–（U/mL）	

腹部增强 CT：大网膜网膜饼形成，肝硬化，腹盆腔积液，左侧附件区囊性病变，腹腔内及腹膜后未见肿大淋巴结。胸部 CT：两肺散在硬结钙化灶，无明显占位病变。

病理学检查：腹水细胞学，查见簇状排列的肿瘤细胞。腹水细胞蜡块免疫组化：AE1+AE3（+），Pax-8（+），WT1（部分+），CK7（+），CK20（-），CDX-2（-），D2-40（间皮+），提示女性生殖系统来源肿瘤。

案例随访

该患者有以下特点及考虑方向：①腹部 CT 提示肝硬化，然而根据 SAAG < 11 g/L，提示腹水并非门静脉高压性腹水；②患者 CRP 与 PCT 升高伴腹痛，结合 CT 及 IFN-γ 可排除结核性腹膜炎；③有腹腔积液、双下肢水肿，白蛋白 < 35 g/L，但患者肾功能未见明显异常，暂排除肾病综合征；④恶性肿瘤，入院查血清肿瘤标志物提示：Cyfra21-1 22.28 ng/mL ↑、CA125 436.0 U/mL ↑，高度提示肿瘤。

根据腹部 CT "左侧附件区囊性病变"，随后，腹水细胞学发现典型肿瘤细胞，再利用免疫组化对其来源进行鉴别，CK20（-）、CDX-2（-）除外结直肠来源肿瘤；Pax-8（+）、D2-40（-）除外间皮来源；AE1（+）AE3（+）、WT-1（+）、Pax-8（+）则支持癌细胞为女性生殖系统来源。

该患者最终诊断：盆腹腔腺癌，大网膜、腹膜广泛转移。

案例分析与专家点评

患者以消化道症状就诊，但血清肿瘤标志物 CA125 和 Cyfra21-1 明显升高，为临床提供了有效线索。CA125 是一种糖蛋白，可表达于卵巢上皮肿瘤和米勒管来源的病理性或正常组织[1]，升高提示盆腔肿瘤诊断。但应注意该标志物在其他肿瘤或胸腹腔积液时也可能升高，而此例恰好有腹水体征；Cyfra21-1 多在鳞状细胞癌来源肿瘤升高，但患者胸部 CT 已排除肺癌可能。检索文献提示 Cyfra21-1 在上皮性卵巢癌的诊断中亦具有价值[2]。病例提示肿瘤标志物升高时应结合患者临床进行综合分析，肿瘤标志物缺乏特异性和组织定位效果，在此起到辅助临床诊断的作用，而病理诊断仍是肿瘤诊断的金标准[3]。

患者网膜饼形成，并且腹水细胞免疫组化上皮标记物 CK7（+），文献报道腹膜肿瘤上皮标记物的免疫组化染色在肉瘤成分中多呈阳性，因此本病例也存在米勒管肿瘤（米勒管肿瘤为肉瘤）原发性可能。

本例患者检测了腹水肿瘤标志物，现体液肿瘤标志物尚无可靠的参考范围，检测试剂未进行体液样本有效性分析，该结果只有参考意义[4]。科学、合理地应用肿瘤标志物，对疾病早期发现、早期治疗有重要意义。

参考文献

[1] Harris MA, Delap LM, Sengupta PS, et al. Carcinosarcoma of the ovary[J]. Br J Cancer, 2003, 88: 654–657.

[2] Chunjing Jin, Minfeng Yang, Feng Wang, et al. Evaluation of the value of preoperative CYFR A21-1 in the diagnosis and prognosis of epithelial ovarian cancer in conjunction with CA125[J]. J Ovarian Res, 2019, 12(1): 114.

[3] Angela Pallangyo, Jeremia J Pyuza, Alice AA, et al. Ovarian malignant mixed Müllerian tumor: a rare case report from Tanzania[J]. J Surg Case Rep, 2020, 10: rjaa406.

[4] 赵秀英. 肿瘤标志物应用的临床思维及研究进展 [J]. 北京医学，2021, 10: 943–949.

（韩　宁，赵秀英　清华大学附属北京清华长庚医院）

案例四十三　HE4、CA125 及 ROMA 值的联合应用瞄准子宫内膜癌

基本信息

王某某，女，70 岁，子宫内膜腺癌（ⅢB 期），就诊于哈尔滨市某医院。

病史简述

2021 年 3 月 15 日，绝经 17 年，阴道流血 2 天就诊。3 月 16 日，盆腔超声检查示"双卵巢未见异常，宫内异常回声团"。3 月 21 日，行诊断性宫腔镜检查术，病理示"子宫内膜腺癌"。3 月 22 日，肿瘤标志物检测 CA125、HE4、ROMA 值均增高。3 月 31 日，行腹式子宫全切术 + 附件切除术 + 盆腔淋巴结清扫术。

案例随访

本患者术前检测肿瘤标志物 CA125、HE4、ROMA 值均增高，术后 3 个月检测三者均正常，结果如表 5.43 所示。患者预后良好。所用仪器均为美国雅培 I2000 全自动化学发光。

表 5.43　患者术前肿瘤标志物检测

日期	CA125（U/mL）范围（0~35）	HE4（pmol/L）范围（0~29.9）	ROMA（绝经前）范围（0~7.4）	ROMA（绝经后）范围（0~25.3）
2021/3/22	81.00	380.50	91.79%	78.34%
2021/6/30	10.70	57.30	9.83%	10.48%

案例分析与专家点评

本例患者术前盆腔超声示"宫内异常回声团"，肿瘤标志物CA125值增高，提示恶变可能，

与患者病理结果"子宫内膜腺癌"相符。同时 HE4、ROMA 也增高。术后 3 个月后复查血清肿瘤标志物 CA125、HE4、ROMA 值均恢复正常，这表明 CA125、HE4、ROMA 值与子宫内膜癌预后相关，可用于监测子宫内膜癌的治疗效果及疾病的复发和转移。

子宫内膜癌是发生于子宫内膜的一组上皮性恶性肿瘤，其中腺癌最为常见，多见于50 岁以上妇女。子宫内膜癌早期诊断困难，缺乏有效的早期筛查方法。临床常用的诊断方法多为有创检查，检出时多为中晚期患者，而采血检测肿瘤标志物，相对简单方便，患者接受程度高。

现阶段常用的子宫内膜癌标志物为 CA125，但单独使用 CA125 特异性差。而 HE4在生殖道腺上皮和呼吸系统表达，Moore RG 等研究发现 CA125、HE4 联合检测，比单独使用任何一种肿瘤标志物，对恶性肿瘤都具有更为准确的预测性[1]。将 CA125 与 HE4带入特定方程计算出 ROMA 值常用作卵巢癌的风险评估，用来评估绝经前和绝经后患卵巢癌的风险。但笔者近年来总结发现子宫内膜癌患者 CA125、HE4、ROMA 值都呈不同程度的同时增高，而子宫内膜增生等疾病的 CA125、HE4、ROMA 值不同时增高或均不增高。因此 CA125、HE4、ROMA 值联合检测可用于子宫内膜癌的辅助诊断，结合超声检查，可以提高子宫内膜癌筛查的灵敏度，使子宫内膜癌和卵巢癌的检测窗口期前移。

参考文献

[1] Moore RG, Brown AK, Miller MC, et al. The use of multiple novel tumor biomarkers for the detection of ovarian carcinoma in patients with a pelvic mass[J]. Gynecol Oncol, 2008, 108: 402–408.

（陈　琳　哈尔滨市红十字中心医院）

案例四十四　肺癌引起 HE4 升高的案例

基本信息

张某某，男，58 岁。发生于福建某医院。

病史简述

2021 年 10 月 18 日以"右胸痛 1 周"为主诉入院。

2021 年 10 月 19 日上午抽血检查，检测结果示：Cyfra21–1 9.6 ng/mL（参考范围 < 3.3 ng/mL），ProGRP 31.5 pg/mL（参考范围 < 47.3 pg/mL），CEA 99.2 ng/mL（参考范围 < 5.0 ng/mL），NSE 24.8 ng/mL（参考范围 < 16.3 ng/mL），HE4 232.6 pmol/L（女性正常参考范围绝经前 < 70 pmol/L、绝经后 < 140 pmol/L，暂无男性正常参考范围）。

案例随访

检验科将原标本复查一次，确定检测结果无疑。

体格检查：ECOG 1 分。双颈部、双锁骨上、双腋窝等全身浅表淋巴结未及肿大。胸廓无畸形，呼吸动度一致，双侧语颤对称，未触及胸膜摩擦感。双肺叩诊清音，双肺呼吸音清，双肺未闻及明显干湿性啰音及胸膜摩擦音。腹平软，无压痛及反跳痛，肝脾肋下未触及，腹部未及异常包块。脊柱生理弯曲存在，胸椎各椎体轻压痛，无压痛及叩击痛，活动受限。无杵状指（趾）。

颈部锁骨上彩超：右颈 4.5 区多发淋巴结肿大（倾向转移性）；左颈 4 区淋巴结肿大。

颅脑 MRI：双侧额叶结节，考虑转移瘤可能性大；双侧额、顶叶脑白质斑点状异常信号灶，考虑脑白质缺血性改变。胸椎 MRI：胸椎椎体及附件多发转移，T_6 椎体压缩性骨折；右肺占位性病变，左锁骨上肿大淋巴结。

脑部 CT：考虑右肺上叶癌（约 3.0 cm×2.9 cm）并双肺、双侧锁骨区、右肺门及纵隔淋巴结转移，骨多发转移并 T_6 椎体病理性骨折。上腹 CT：考虑肝脏、双侧肾上腺多发转移瘤；肝囊肿；副脾。CT 引导下肺穿刺活检术的病理结果示：（肺）非小细胞癌伴坏死，考虑腺癌。

出院诊断：①右肺上叶恶性肿瘤（右肺上叶癌右肺门纵隔双锁骨区淋巴结转移肝双肾上腺双肺骨转移 cT4N3M1c Ⅳ期）；②胸椎压缩性骨折。

2022 年 9 月 7 日上午抽血复查，检测结果示：Cyfra21–1 13.51 ng/mL，CEA 111.2 ng/mL。2022 年 9 月 16 日上午抽血检查，检测结果示：HE4 371.1 pmol/L。

2022 年 9 月 19 日出院诊断：①右肺上叶癌右肺门纵隔双锁骨区淋巴结转移肝双肾上腺双肺骨转移 cT4N3M1c Ⅳ B 期（EGFR 19del 突变）靶向治疗后进展（EGFR T790M 突变）；②胸椎压缩性骨折术后。

案例分析与专家点评

人附睾蛋白 4（human epididymis protein 4，HE4）又名 WAP 四二硫化物核心域蛋白 2（WAP four-disulfide core domain protein 2，WFDC2），含有 2 个乳清酸性糖蛋白结构域和由 8 个半胱氨酸残基组成的 4 个二硫键中心。其分子量小，具有胰蛋白酶抑制剂的特性，在免疫系统发挥重要作用。HE4 基因位于人类基因组染色体 20q12–13.1，编码一个 13 kDa 的蛋白，在其成熟的糖基化形成时，蛋白可达 20~25 kDa，并且包含含有两个 WFDC 结构域的一条单链。

HE4 首先由 Kirchhoff 等[1] 通过 cDNA 筛检在附睾组织中发现。之后，Hough 等[2] 证实，由于 HE4 在卵巢癌组织中过表达，因此 HE4 检测广泛应用于卵巢癌的诊治。HE4 女性正常参考范围为绝经前 < 70 pmol/L、绝经后 < 140 pmol/L，暂无统一的男性正常参考范围。随着研究的不断深入，HE4 的临床应用不仅局限于卵巢癌，而且对其他妇科疾病的诊断和治疗也具有指导意义[3]。

本病例并不是一名女性患者，可排除卵巢癌等妇科疾病，经检查，患者除肺癌外无其他疾病。由于患者首诊时发现 HE4 异常升高（文献中最高阈值为 150 pmol/L），并随病情进展而逐渐升高。因此考虑患者可能是肺癌引起 HE4 异常升高。经过文献检索发现，HE4 在部分肺癌（特别是肺腺癌）患者血清和胸腔积液中的表达明显高于正常对照，在诊断与随访中起重要作用[4]。一项 HE4 作为肺癌诊断生物标志物的 Meta 分析[5] 显示，选取的 21 篇论文中，HE4 阈值（cut-off 值）最低设为 50.3 pmol/L，最高设为 150 pmol/L。有研究显示，HE4 可能通过上调 TGF–β 表达或分泌从而激活 TGF–β 相关信号通路，诱导肺癌细胞 EMT 进程，最终促进肺癌侵袭及转移[6]，其具体分子机制尚不明确，仍需进一步深入探讨验证，以便为 HE4 的临床应用提供有力的证据。

近年来越来越多研究数据显示，HE4 在多种肿瘤和非恶性肿瘤性疾病中高表达，故可成为一种新的多系统非特异性生物标志物。在今后，若出现 HE4 异常升高，除了考虑可能是卵巢癌外，还可排查是否有子宫内膜癌、肺癌、乳腺癌、移行细胞癌、胰腺癌、结肠癌、黑色素瘤、乳腺癌、肾癌、肾病、心力衰竭、肺纤维化、结核病等疾病[7]。及时与临床充分沟通交流，有助于为临床诊治提供可靠的科学依据。

参考文献

[1] Kirchhoff C, Habben I, Ivell R, et al. A major human epididymis-specific cDNA encodes a protein with sequence homology to extracellular proteinase inhibitors[J]. Biol Reprod, 1991, 45(2): 350–357.

[2] Hough C, Sherman-Baust C, Pizer E, et al. Large-scale serial analysis of gene expression reveals genes differentially expressed in ovarian cancer.Cancer Res, 2000, 60(22): 6281–6287.

[3] 王莲子, 李涛. 人附睾蛋白 4 检测及其临床诊断应用的研究进展 [J]. 临床检验杂志, 2018, 36(7): 517–519.

[4] 王英, 李佩章, 刘金凤, 等. 血清 HE4.NSE、CYFRA21-1 检测在肺癌诊断及淋巴结转移监测中的价值 [J]. 现代肿瘤医学, 2019, 27(1): 67–70.

[5] He Y, Li L, Tang J, et al. HE4 as a biomarker for diagnosis of lung cancer: A meta-analysis[J]. Medicine (Baltimore), 2019, 98(39): e17198.

[6] 王希明. 人附睾蛋白 4(HE4) 作为新型肿瘤标志物在小细胞肺癌应用的初步研究 [D]. 第四军医大学, 2016.

[7] Sun M, Yang Z, Wu Q, et al. The role of human epididymis protein 4 in the diagnosis and prognosis of diseases: an umbrella review of systematic reviews and meta-analyses of observational studies[J]. Front Med (Lausanne), 2022, 9: 842002.

（高嫣妮　福建省肿瘤医院）

案例四十五　CA72-4 在卵巢癌中的辅助诊断作用

病史信息

王某，女，55 岁。发生在山西省某医院。

病史简述

患者无明显诱因阴道出血 4 天，量少，暗红色，伴下腹部隐痛 10 天。

2022 年 2 月 5 日，山西省某医院腹部彩超显示：乙状结肠段多发实性占位性病变，恶性可能性大；肠系膜周围淋巴结增大，MT 可能性大；宫颈多大囊肿；盆腔积液。液基薄层细胞检测（TCT）：良性反应改变（轻度炎症）。HPV 检测：高危型阴性，低危型阴性。

2022 年 2 月 8 日，就诊山西省某医院结直肠肛门外科。肿瘤标志物检测结果：CEA 0.67 μg/L，CA19-9 15.86 U/mL，CA242 18.94 U/mL（+），AFP 4.86 μg/L，CA72-4 250 U/mL（+++）。PET-CT 提示盆腔系膜及腹膜多发软组织结节及肿块、代谢异常增高，考虑：①淋巴瘤；②小肠癌并多发 MT。盆腔 MRI：盆腔系膜多发肿块，考虑恶性可能，不除外 MT，子宫颈前壁结节。升结肠活检：管状腺瘤。2022 年 2 月 17 日 MDT 会诊，建议检测 CA125，结果为 373.09 U/mL（++）。盆腔肿物穿刺，病理显示：低分化腺癌，免疫组化结果提示女性生殖道来源。

2022 年 3 月 2 日，再次就诊于山西省某医院妇科。肿瘤标志物检测结果显示 CA125、CA72-4 异常升高。宫颈刮片/阴道检查：未见上皮内病变或恶性细胞，轻度炎症。

2022 年 3 月 14 日手术：全子宫 + 双附件 + 大网膜 + 阑尾切除术。术后病理：右卵巢及伞端可见少许癌组织，肠系膜癌结节。子宫前壁肿物：低分化癌，浆液性癌，高级别。

案例随访

2022 年 4 月 13 日、5 月 6 日、5 月 31 日、6 月 25 日、7 月 19 日、8 月 10 日分别进行全身化疗，共 6 周期，方案为：紫杉醇白蛋白结合型 + 卡铂；期间多次检测肿瘤标志物随访（表 5.45）。

表 5.45　2022 年患者就诊时肿瘤标志物检测结果

	2/9	2/18	3/3	5/6	5/31	6/22	7/19	8/9	11/11	cut-off 值
CEA（μg/L）	0.67	–	0.12	0.28	0.53	1.03	1.25	0.72	0.06	< 3
CA19-9（U/mL）	15.86	–	22.44	22.55	17.91	21.04	24.06	15.43	16.83	< 37
AFP（μg/L）	4.86	–	4.02	5.13	4.44	2.22	5	3.05	–	< 15
CA72-4（U/mL）	250	–	250	3.26	2.66	1.79	2.27	1.32	–	< 10
CA125（U/mL）	–	373.09	362.8	13.77	6.64	5.46	12.73	15.33	9.77	< 30
HE4（PM）	–	–	83.01	36.39	38.24	65.99	38.98	38.98	52.3	< 80
CA242（U/mL）	18.94									< 12

案例分析与专家点评

CA72-4 是美国国立癌症研究所于 1981 年从乳腺癌肝转移灶中发现的肿瘤相关糖蛋白，相对分子量大约为 4000 kDa，属于黏蛋白类癌胚抗原。组织化学研究证明，它存在于 50% 的乳腺组织和 85%-95% 的结肠、胰腺、胃、肺及卵巢肿瘤中。对单一组织无特异性，但对恶性肿瘤的特异性较高，通常认为是胃肠道肿瘤和卵巢癌等标志物；对胃癌、卵巢癌和非小细胞肺癌灵敏度较高，对胆管系统肿瘤、结直肠癌、胰腺癌等亦有一定的灵敏度。研究显示 [1]，CA72-4 与卵巢癌的分期、分级密切相关，诊断卵巢癌的灵敏度为 81.33%，特异度为 64.06%，AUC = 0.784；同时对卵巢癌 3 年生存率具有很好的预测价值，灵敏度为 80%，特异度为 68.18%，AUC = 0.783。卵巢癌中 CA72-4 单独检测阳性率 65.9%，与 CA125 联合检测阳性率高达 92.9%，提示 CA72-4 与 CA125 联合检测有助于卵巢癌的早期识别 [2]。本案例中因肿瘤的生长方式不同，引起肿瘤周边环境异常，初步就诊时发现不明原发灶，CA72-4 显著升高，排除药物因素等的影响，联合 CA125 可辅助诊断卵巢癌。经手术治疗、术后化疗后二者均降至正常水平。因此在临床实践中 CA72-4 升高对卵巢癌的有效管理具有重要的临床价值。

参考文献

[1] Li M, Men X, Zhang X. Diagnostic value of carbohydrate antigen 72-4 combined with carbohydrate antigen 15.3 in ovarian cancer, cervical cancer and endometrial cancer[J]. J BUON. 2020; 25(4): 1918-1927.
[2] 杨琦，袁媛，孙苇莉，等. CA125、CA724 联合检测对卵巢癌诊断中的应用 [J]. 皖南医学院学报，2010, 29(4): 284-285.

（徐晓琴，荆结线　山西省肿瘤医院）

案例四十六　靶向甲状腺癌淋巴结转移：淋巴结穿刺液 Tg 检验

基本信息

患者，男，52 岁，甲状腺恶性肿瘤。

病史简述

2016 年 5 月，在当地医院行"甲状腺切除术"，病理诊断为甲状腺恶性肿瘤。

2019 年 7 月，因"甲状腺恶性肿瘤术后复发"于某三甲医院行"右胸锁乳突肌肿物切除术"。术后病理：不除外甲状腺滤泡癌转移。

2020 年 11 月，再次发现颈部肿物，于我院就诊。超声检查：双侧颈部Ⅵ区、气管前、右侧颈部Ⅲ区、Ⅳ区多发转移性淋巴结声像；超声引导下细针穿刺抽吸（ultrasound-guided fineneedle aspiration，US-FNA）细胞活检，未能明确癌细胞淋巴结转移；而值得注意的是，超声引导下淋巴结穿刺液中甲状腺球蛋白（FNA-Tg）浓度很高，FNA-Tg > 1000 ng/mL；血清中甲状腺球蛋白（血清 Tg）为 10.56 ng/mL，在参考值范围内。

本病例淋巴结 FNA-TG 浓度极高，而血清 TG 正常，这种现象此前罕见，背后的实质和临床意义是什么呢？

案例随访

实验室当日仪器状态正常，质控在控，对血清标本和甲状腺穿刺液标本复检，结果重复性好。检验人员与临床医生沟通后达成共识，US-FNA 阳性率较低，FNA-Tg 特异性较高。2021 年 1 月，患者于全麻下行"右颈淋巴结清扫 + 中央区淋巴结清扫术"，术后病理诊断：右颈Ⅱ区淋巴结和左颈Ⅵ区淋巴结组织镜下见滤泡增生，排列密集，结合病史，考虑为甲状腺癌来源，此病理诊断印证了淋巴结 FNA-Tg 浓度极高的来源。患者末次随诊至 2021 年 12 月，未见肿瘤进展。

案例分析与专家点评

甲状腺球蛋白（Tg）是由分化良好的甲状腺滤泡细胞产生的特异分子，有器官特异性，可分泌入血，健康人血液中浓度很低。在甲状腺癌变时，癌变的甲状腺滤泡细胞产生的 Tg 异常增高，浓度与癌细胞的数量正相关，且甲状腺肿瘤内血管丰富，异常升高的 Tg 进入血液而被检测到，用于辅助诊断甲状腺癌、判断疗效、监测肿瘤转移复发。本案例中，Tg 在非甲状腺组织如淋巴结中异常表达，则证明淋巴结中有癌变的甲状腺滤泡细胞，可作为甲状腺癌淋巴结转移的证据。文献证实，在患者的 US-FNA 活检结果为阴性、细胞学检查无法诊断或不确定（如淋巴结囊性变、细胞取样不足等），淋巴结体积较小，超声结果与细胞学检查结果不一致等情况下，以 FNA-Tg 检测作为辅助诊断的手段能发挥其特有的优势[1]。这也充分说明了肿瘤标志物在肿瘤转移诊断中具有独立于病理组织学之外的重要作用。

US-FNA 已经成为国内外指南推荐的甲状腺结节的首选方法。2022 年 8 月，我院超声心电科主办了"甲状腺结节细针抽吸活检和消融规范化演示直播"，线上实时播放量逾五万人次参加，说明了 US-FNA 在甲状腺结节诊断中的受重视程度。但文献报道，US-

FNA 的诊断灵敏度为 75%~80%，因穿刺活检取材有可能漏掉肿瘤组织，易出现假阴性结果[2]。本例患者虽然出现颈部肿物，超声检查提示可疑淋巴结转移，但 US-FNA 活检没有找到肿瘤细胞，而 FNA-Tg > 10000 ng/mL，则为该患者甲状腺癌淋巴结转移的诊断提供了重要依据，凸显了甲状腺穿测液中 Tg 检测的应用价值。FNA-Tg 检测方便快捷，能与穿刺细胞活检相互验证、相互补充，是判断淋巴结转移的重要指标。

目前 FNA-Tg 被美国 ATA 指南、NACB 指南和欧洲共识强烈推荐，检验人员应加强针对临床的宣讲与沟通，重视检验结果与影像学或组织病理学结果不一致的情况，为肿瘤的诊断和治疗提供更有意义的实验室依据，充分发挥检验在临床诊疗中的重要作用。

参考文献

[1] Borel AL, Boizel R, Faure P, et al. Significance of low levels of thyroglobulin in fine needle aspirates from cervical lymph nodes of patients with a history of differentiated thyroid cancer[J]. Eur J Endocrinol, 2008, 158(5): 691–698.

[2] Xu Y, Wu D, Wu W, et al. Diagnostic value of cytology, thyroglobulin, and combination of them in fine-needle aspiration of metastatic lymph nodes in patients with differentiated thyroid cancer: A systematic review and network meta-analysis[J]. Medicine (Baltimore), 2019; 98(45): e17859.

（王雪萍　中山大学肿瘤防治中心）

案例四十七　肺腺癌 TKI 耐药后向鳞状细胞癌转化伴 *EGFR* 突变缺失及 SCC 升高

基本信息

倪某某，男，58 岁，肺腺癌对阿法替尼耐药后肺部和肝脏病灶向鳞状细胞癌转化，脑膜转移仍然为腺癌。发生于浙江某医院。

病史简述

2016 年 11 月患者确诊为肺腺癌伴胸膜和右侧髂骨转移（cT2aN2M1b，ⅣA 期），EGFR 外显子 19 缺失（ARMS）。培美曲塞联合卡铂治疗一个周期后改行阿法替尼治疗 11 个月，最佳疗效达部分缓解（PR）。

2017 年 11 月，患者出现了脑膜转移，肺部原发病灶病理提示为鳞状细胞癌。对血浆、肺部病灶、脑脊液进行二代测序检测提示：外周血和肺部病灶中未见 *EGFR* 突变，脑脊液中仍然有 *EGFR* 外显子 19 缺失突变。予以 6 周期培美曲塞联合卡铂（其中第 1~2 周期加用贝伐珠单抗）治疗，同时予以奥西替尼治疗，疾病控制稳定。

2018 年 5 月 7 日，患者发生肝转移，经活检证实为鳞状细胞癌，肝转移灶 NGS 检测提示 EGFR 外显子 20 插入（EGFRp.P772delinsPHA）。该患者肺部原发病灶向鳞状细胞癌转化过程中伴随血清 SCC 水平逐渐升高，而 CEA 水平接近正常。

案例随访

患者出现肝脏转移后曾接受多西他赛联合奥西替尼治疗肝脏病灶进展，后再行吉西他滨联合顺铂治疗肝脏及肺部病灶继续进展，患者 PS 评分下降至 3 分，行阿帕替尼等治疗，于 2019 年 01 月 15 日死亡。患者治疗过程中 SCC 及 CEA 的动态变化见图 5.47。

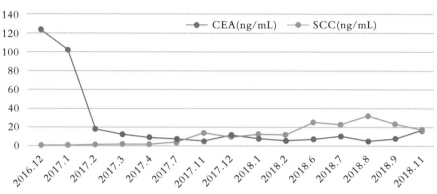

图 5.47 患者 CEA 和 SCC 的动态变化

案例分析与专家点评

本案例中，原发肺腺癌向鳞状细胞癌的转化的过程中，伴随着 EGFR 突变的缺失。然而，EGFR19Del 突变在脑脊液中持续存在。因此，奥希替尼迅速缓解了脑膜转移的症状，对 EGFR 突变的 NSCLC 脑膜转移患者具有较好疗效[1]。由于血脑屏障的选择压力较低，脑膜转移的进展可能比颅外病灶慢[2]。经过后续治疗，患者在肝转移灶中出现了新的 EGFR 外显子 20 插入突变，并被证实为鳞状细胞癌。提示颅外病变的演变在肿瘤形态和基因遗传上与脑膜转移不同；奥希替尼、贝伐单抗和化疗的联合可有效控制脑膜转移和颅外病变。组织学转化和其他非靶点分子改变是奥西替尼早期耐药的常见机制，鳞状上皮转化患者表现出相当强的基因组复杂性[3]。肿瘤标志物水平的变化可以提示病理类型的转变[4]。同时，动态监测肿瘤标志物有助于判断疾病是否进展，从而在疾病诊疗过程中及时调整治疗方案。

参考文献

[1] Tan CS, Cho BC, Soo RA. Treatment options for EGFR mutant NSCLC with CNS involvement-Can patients BLOOM with the use of next generation EGFR TKIs?[J] Lung Cancer, 2017, 108: 29–37.

[2] Gong L, Qin J, Xie F, et al. The Evolutionary Difference Between Extracranial Lesions and Leptomeningeal Metastasis in a Patient With Afatinib-Resistant Lung Cancer[J]. J Thorac Oncol, 2019, 14(6):e120–e123.

[3] Schoenfeld AJ, Chan JM, Kubota D, et al. Tumor Analyses Reveal Squamous Transformation and Off-Target Alterations As Early Resistance Mechanisms to First-line Osimertinib in EGFR-Mutant Lung Cancer[J]. Clin Cancer Res, 2020, 26(11):2654–2663.

[4] Park CK, Oh IJ, Kim YC. Is transformed small cell lung cancer (SCLC) different from de novo SCLC? [J]. Translational Cancer Research, 2019, 8(2):346–349.

（卢红阳，樊　滢，徐笑红　中国科学院大学附属肿瘤医院）

案例四十八 ALK 阳性肺腺癌克唑替尼治疗耐药后向鳞状细胞癌转化伴 SCC 升高

基本信息

周某某，男，50 岁，ALK 阳性肺腺癌克唑替尼治疗耐药后向鳞状细胞癌转化伴 SCC 升高。发生于浙江某医院。

病史简述

2017 年 9 月，患者确诊为右肺腺癌伴右颈部淋巴结及骨转移（cT3N3M1b，ⅣA 期），右颈部淋巴结活检病例提示：腺癌，ALK（D5F3）阳性。患者接受 6 周期吉西他滨联合顺铂治疗，无进展生存期（PFS）为 7 个月。2018 年 4 月患者疾病进展，胸部及上腹部增强 CT 检查显示右侧中叶肿块略小，但右侧肺门纵隔淋巴结较前略大，并且发生肝转移，SCC 和 CEA 也随之升高。予克唑替尼治疗 3 个月后，疾病再次进展。鉴于上述指标，行支气管镜检查和二次活检，支气管镜检查见右主支气管新生物，病理：低分化鳞状细胞癌，ALK（D5F3）阳性。

案例随访

患者接受 6 周期吉西他滨联合顺铂治疗后，无进展生存期 7 个月。2018 年 4 月患者右侧中叶肿块虽略有缩小，但右侧肺门纵隔淋巴结增大，肝转移，疾病进展。经靶向治疗 3 个月，疾病再次进展，支气管镜检查发现赘生物，再次活检，病理显示：低分化鳞状细胞癌，ALK（D5F3）阳性。2018 年 9 月 12 日接受二线多西他赛单药化疗，1 周期后因咯血增多停止。2019 年 2 月死亡。腺癌及鳞癌两个样本进行二代测序（NGS）检测发现均有 EML4-ALK 融合，患者治疗过程中 SCC 及 CEA 的动态变化见图 5.48。

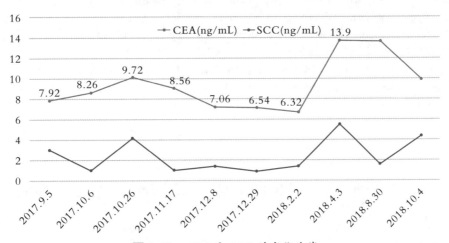

图 5.48 CEA 和 SCC 的变化曲线

案例分析与专家点评

根据病理学分类，肺癌主要有两大类，即小细胞肺癌和非小细胞肺癌。小细胞肺癌占肺癌总发病率的15%左右,非小细胞肺癌则占85%,非小细胞肺癌又可分为鳞癌、腺癌、大细胞癌、巨细胞癌、透明细胞癌及类癌等,还有一些腺鳞癌,就是腺癌和鳞癌的混合病理类型,比较少见。克唑替尼治疗 ALK 阳性肺腺癌的获得性耐药机制主要为 *ALK* 基因的二次突变、扩增或丢失,其他旁路信号通路的上调,以及组织学的转化[1]。本例患者在治疗的过程中其组织类型由腺癌转化为鳞状细胞癌,但 NGS 检测仍表现为 EML4–ALK 融合。EML4–ALK 融合多见于肺腺癌,肺鳞癌极少出现。患者在治疗初期就有 CEA 升高伴有 SCC 的轻度升高,虽然病理报告是肺腺癌,但并不排除患者在使用克唑替尼治疗之前,可能就存在少量鳞状细胞癌表型的肿瘤细胞。在靶向治疗过程中,敏感的腺癌细胞被有效清除,而鳞癌细胞对克唑替尼治疗不敏感,增加了鳞状细胞癌增殖的可能性,从而导致在疾病进展时以鳞状细胞癌为主的病理改变的可能性,而 NGS 检测敏感性较高,在二次活检标本中检测到的是少量腺癌细胞的 EML4–ALK 融合合乎常理。肿瘤的异质性也可能在靶向治疗获得性耐药性方面发挥重要作用[2]。此外,肿瘤可能含有多能肿瘤干细胞,在治疗后发生分化及组织学类型的转化,肿瘤标志物水平的变化还可能提示病理类型的转化[3]。本案例中,患者初诊时 SCC 的升高是一个重要提示,后续的疾病进展中,SCC 和 CEA 也随之升高以及二次活检的病理证实,都说明是肺腺鳞癌可能性。肺腺癌向鳞癌转变实属少见案例,在动态监测中,临床医生应关注 SCC 的升高,有助于更早地鉴别诊断肺癌在治疗过程中组织类型的转变,为临床治疗方案的改进提供重要线索。在临床实践中再次活检对于了解耐药机制和(或)探索组织类型改变后新的治疗策略极为重要[4]。

参考文献

[1] Katayama R, Shaw AT, Khan TM, et al. Mechanisms of acquired crizotinib resistance in ALK-rearranged lung Cancers[J]. Sci Transl Med, 2012, 4(120):120ra17.

[2] Gerlinger M, Rowan AJ, Horswell S, et al. Intratumor heterogeneity and branched evolution revealed by multiregion sequencing[J]. N Engl J Med, 2012, 366(10):883–892.

[3] Park CK, Oh IJ, Kim YC. Is transformed small cell lung cancer (SCLC) different from de novo SCLC? [J]. Translational Cancer Research, 2019, 8(2):346–349.

[4] Wang F, Qin J, Xie F, et al. Transformation of EML4-ALK fusion-positive adenocarcinoma into squamous cell carcinoma in association with acquired resistance to crizotinib[J]. Lung Cancer, 2020, 140:118–120.

（卢红阳，樊　滢，徐笑红　中国科学院大学附属肿瘤医院）

案例四十九　被"忽略"的肿瘤标志物——胃蛋白酶原

基本信息

黄某某,男,66岁,因胸闷、心悸就诊于百色市某医院门诊,于2021年10月28日入院。

病史简述

患者胸闷、心悸1个月,解黑便1周。既往有高血压和痛风病史10余年。实验室检查结果：心肌酶谱、CEA、AFP、CA19-9、前列腺癌两项等未见异常，大便隐血试验阳性，红细胞 2.63×10^{12}/L，血红蛋白 63 g/L ↓，胃蛋白酶原 Ⅰ 型（PGⅠ）706.16 pmol/L ↓，胃蛋白酶原 Ⅱ 型（PGⅡ）正常，PGⅠ/PGⅡ 比值为 1.12。胃镜检查结果显示：胃体部黏膜光滑，呈橘红色，下部后壁见一肿物，直径约 5 cm，表面分叶，间质裸露，表面渗血、覆血痂，内镜窄带成像（NBI）下观察黏膜表面腺管及微血管粗乱，鉴于患者服用抗凝药物，不宜活检。CT 结果：胃体小弯侧占位。最终诊断：胃体癌并出血（T4N1M0）。

案例随访

入院诊断：胸闷、心悸查因——冠心病？入院后，予艾普拉唑抑酸护胃、生长抑素抑制腺体分泌、氨基己酸氯化钠注射液静滴并口服凝血酶、肾上腺素止血等治疗，多次输血，但患者贫血症状改善不明显，治疗效果欠佳。院内专家会诊后，修正诊断：胃体癌并出血（T4N1M0），周围淋巴结转移。患者于 2021 年 11 月 17 日行腹腔镜下远端胃癌根治术＋布朗吻合术（空肠－空肠侧侧吻合）＋肠粘连松解术＋腹腔冲洗引流术。术后病理提示：（胃组织）低分化腺癌。术后化疗并进行相关检验，目前情况稳定。

案例分析与专家点评

本案例中胃镜检查发现异常，鉴于患者服用抗凝药物，不宜活检。因此，必须依靠实验室检查以明确诊断。

胃蛋白酶原是由胃主细胞合成和分泌的参与消化的胃蛋白酶前体，分为 PGⅠ 和 PGⅡ。PGⅠ 主要由胃底腺的主细胞和颈黏液细胞分泌，PGⅡ 除上述细胞分泌外还来源于幽门腺及十二指肠腺[1]。大部分胃蛋白酶原进入胃腔，有少量透过胃黏膜毛细血管进入血液中。胃几乎是胃蛋白酶原的唯一来源，其变化能够反映胃黏膜形态和功能变化。PGⅠ 和胃底腺黏膜病变有关，而 PGⅡ 主要与胃窦部病变有关。因此，PGⅠ 和 PGⅡ 可反映胃黏膜不同细胞和不同部位的分泌功能。黏膜不同部位和不同细胞发生病理变化时，血清 PGⅠ 和 PGⅡ 含量也随之改变。PGⅠ 降低说明胃分泌功能不好，胃腺体萎缩，有萎缩性胃炎可能。萎缩性胃炎、肠化生、异型增生可发展成胃癌，会出现 PGⅠ 降低，PGⅠ 与 PGⅡ 比值变小。而且 PGⅠ/PGⅡ 比值 < 3 作为胃癌筛查的界值已被广为接受。因此，胃蛋白酶原在胃癌的诊断中具有实用价值。

本案例中 CEA、AFP、CA19-9 等肿瘤标志物正常，易被临床忽视。患者 PGⅠ 降低，PGⅡ 正常，PGⅠ 与 PGⅡ 比值变小。PGⅠ 主要还是与胃底腺黏膜病变有关，高度提示患者患有胃底癌的可能；但患者术后活检诊断为胃体癌并出血，说明 PGⅠ 降低也有可能是胃体癌，也说明肿瘤标志物的变化具有多样性。

参考文献

[1] 王北宁，杨剑，徐东，等. 胃蛋白酶原Ⅰ、Ⅱ的酶免疫分析 [J]. 标记免疫分析与临床，2006，13(3): 162–164.

（黄惠甜，梁林慧　百色市人民医院）

第六章

肿瘤标志物在疗效监测中的价值

案例一　肿瘤标志物的变化精准预测微波消融术后肿瘤残留
——早于影像学

基本信息

　　杨某某，女，56岁，右半结肠癌根治术后，肝转移瘤微波消融术后，化疗后。发生于哈尔滨某医院。

病史简述

　　2020年11月24日，患者因"腹痛半月"就诊，经CT、肠镜检查确诊为右半结肠癌。CA19-9 73.13 U/mL，CEA 5.84 ng/mL。

　　2020年12月2日，患者于上海某医院行腹腔镜下右半结肠癌根治术，术后病理报告：右半结肠腺癌Ⅱ级，浸润溃疡性，侵至浆膜，肠壁淋巴结（3/19）见癌转移，上下切缘及阑尾均阴性。根治术后肿瘤标志物降至正常范围。术后于当地医院行 XELOX 方案化疗6周期，期间肿瘤标志物保持正常。

　　2021年1月28日，基因检测回报：*KRAS* 突变、*NRAS*、*BRAF*、*PIK*3 无突变。

案例随访

　　2021年8月4日，复查发现肿瘤标志物升高：CA19-9 160 U/mL；CEA 33 ng/mL。2021年8月5日行CT检查示：肝右叶占位性病变；增强MRI：肝S5占位，考虑转移。8月7日，进行肝转移瘤微波消融术，术后复查肿瘤标志物有所下降：CA19-9 82.06 U/mL，CEA 27.4 ng/mL。术后行卡培他滨单药辅助治疗。

　　8月26日，复查肝增强CT示：肝转移消融术后改变，未见活性。卡培他滨2周期治疗后，9月22日复查肿瘤标志物明显上升：CA19-9 132.7 U/mL，CEA 35 ng/mL。

　　9月23日，复查肝增强MRI：肝转移消融术后改变，仍未见活性。卡培他滨4周期治疗后，2021年11月7日复查肿瘤标志物明显继续上升：CA19-9 210.5 U/mL，CEA 47.8 ng/mL。

11月8日肝脏增强 MRI（图6.1）：肝 S5 消融区边缘复发。效果评定：PD。11月9日行 FOLFIRI + 贝伐单抗方案化疗6周期。

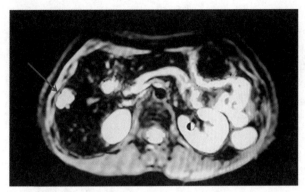

图6.1　患者2021年11月8日肝脏 MRI

2022年2月8日检测结果示：CA19-9 26.04 U/mL，CEA 4.57 ng/mL。肝增强 MRI：肝 S5 复发处已无活性。2月9日贝伐单抗维持治疗，病情稳定。2022年4月26日肿瘤标志物检测结果示：CA19-9 23.9 U/mL，CEA 4.8 ng/mL。

2022年6月肿瘤标志物再次异常升高，遂行 PET-CT 检查示：肿瘤复发，盆腔淋巴结转移，肝转移。

案例分析与专家点评

该患者结肠癌根治术后 CA19-9 和 CEA 恢复到正常值，术后8个月两者同时升高，CT 示肝转移。随即行肝转移瘤微波消融术，术后复查肿瘤标志物有所下降，后行卡培他滨单药辅助治疗。微波消融术后1个月检查 CT 示：肿瘤消融区无活性，而肿瘤标志物却未降到正常值，不排除体内仍然存在潜在转移灶。

临床上应用 MRD 检测，相较于传统的影像学手段来说能够更加及时地检测出癌细胞是否出现了复发和转移。MRD 检测还可以对癌症患者的治疗效果以及后续治疗做出判断：接受根治术之后的患者，如果 MRD 检测结果是阳性，则在手术之后通常需要进行术后辅助化疗，从而降低术后复发率，延长生存时间；而术后 MRD 检测结果是阴性的患者术后化疗的概率就会减少，一般手术效果较好。因此，MRD 检测属于检测癌症的生物标志物，能够检测出影像学检查观察不到的肿瘤，对于早期发现癌细胞复发、转移具有重要作用。

动态监测 CEA 变化，对判断疗效和转归有较好的应用价值。同样有证据表明 CA19-9 在一定程度上可以反映肿瘤细胞的迁移和侵袭 [1, 2]。CEA 和 CA19-9 是结肠癌患者中应用最为广泛的肿瘤标志物，二者同时应用还可以提高结肠癌诊断的敏感性。除了疾病的诊断外，CEA 和 CA19-9 对判断疗效和转归有较好的应用价值，肿瘤标志物水平较高往往是不良的预后指标。

本案例中，我们可以清楚地看到肝转移瘤消融术后1个月，肿瘤标志物开始呈逐渐上升的趋势，但复查增强 CT 未能同步发现异常，直至约2个月后增强磁共振检查才发现消融病灶边缘区复发。这也进一步说明肿瘤标志物值的变化可以早于影像学表现，精准预测微波消融术后肿瘤残留，体现了便捷的血液学标志物检查对部分肿瘤活性变化的监测价值。

参考文献

[1] 马辰森. 循环系统中肿瘤标志物促进结肠肿瘤转移的探究 [D]. 华中科技大学, 2017.

[2] 姜雅聪, 张旭初, 王剑杰, 等. 血清肿瘤标志物测定联合应用对结直肠癌术后复发与转移探测的临床诊断价值 [J]. 标记免疫分析与临床, 2021, 28（7）: 4.

（姜　丹，李志伟，孙轶华　哈尔滨医科大学附属肿瘤医院）

案例二　CA19-9 在非小细胞肺癌脑转移患者血清中显著升高一例

基本信息

董某某，女，70 岁，右肺下叶非小细胞肺癌Ⅳ期伴脑转移。

病史简述

2021 年 6 月 25 日，患者因咳嗽 6 月余，就诊于河北某医院，影像学诊断：右肺下叶软组织肿块，考虑恶性，气管前腔静脉后肿大淋巴结。6 月 28 日，气管镜及右肺下叶背段刷检病理：找到可疑癌细胞，考虑非小细胞肺癌。7 月 3 日，浅表淋巴结超声：双侧锁骨上窝未见明显肿大淋巴。7 月 5 日上腹部增强 CT：未见异常。7 月 6 日，颅脑增强 MRI：右岛叶、左侧桥臂、左颞叶、右枕叶多发强化结节，考虑转移瘤。7 月 8 日，支气管咬检基因检测：*EGFR* 基因 19del 突变。7 月 15 日，血浆和血细胞基因检测结果：*EGFR* 第 19 外显子 p.E746_A750del 插入缺失突变。7 月 20 日，肺穿刺病理显示：腺癌。

最终诊断：右肺下叶非小细胞肺癌Ⅳ期伴脑转移，组织 *EGFR* 基因 19del 突变。

案例随访

2021 年 7 月 2 日至 7 月 5 日患者入住胸三科，脑转移手术禁忌，给予紫杉醇 + 洛铂入液静滴化疗。7 月 14 日至 7 月 21 日、8 月 10 日至 8 月 13 日、9 月 2 日至 9 月 3 日、10 月 14 日至 10 月 16 日四次入住肿瘤内科，自 7 月 20 日每次住院均口服安罗替尼联合伏美替尼行基因靶向治疗。9 月 3 日平扫 + 增强 CT 结果显示：右肺下叶软组织肿块较 6 月 25 日减小，全腹扫描未见异常。截至最后一次住院，综合肿瘤病情评价：肺病灶缩小 33.3%，颅内病灶缩小 67.5%，总体缩小 42.56%。

自 2021 年 10 月 16 日至今，患者未到医院复诊，一直口服安罗替尼联合伏美替尼靶向药物，自述身体状况良好。肿瘤标志物检测结果见表 6.2。

案例分析与专家点评

CA19-9 是一种黏蛋白型糖类蛋白肿瘤标志物，为细胞膜上的糖脂质，是存在于血液中的消化道肿瘤相关抗原，其对胰腺癌、肝胆系肿瘤、胃肠道肿瘤的临床诊断具有较

表 6.2　患者肿瘤标志物检测结果

日　期	CA19-9（U/mL）	CEA（ng/mL）	Cyfra21-1（ng/mL）	NSE（ng/mL）	Fer（ng/mL）
2021/7/15	≥ 1000	396.30	9.90	16.61	338.30
2021/8/12	425.50	121.30	4.77	15.06	394.60
2021/9/3	133.40	36.34	3.52	14.42	344.80
2021/10/15	26.72	5.91	4.54	16.93	334.81
参考区间	0~30	0~5	0~3.3	0~16.3	13~150

高敏感性。肺癌标志物一般包括：ProGRP、NSE、Cyfra21-1、SCC 等相关标志物。近年来发现，CA19-9 在肺癌中也可呈异常高表达，但相关研究尚少。

本案例中，患者除非小细胞肺癌伴脑转移外，其他检查均未见异常，并且 CA19-9 血清水平在每次靶向治疗后均有显著下降，从最初的大于最大检测值降到正常水平，可确定非小细胞肺癌伴脑转是引起 CA19-9 异常升高的原因。

Kenichi Tazawa 等 [1] 的案例报道显示，一例肺腺癌患者血清 CA19-9 水平显著升高，术后降至正常水平，但进展为脑转移后血清 CA19-9 水平再次显著升高。扈成伟等 [2] 研究发现，CA19-9 在非小细胞肺癌患者癌组织比癌旁组织表达显著增高，差异具有统计学意义。并且，TNM 分期越晚、肿瘤体积越大、浸润深度越深、有淋巴结转移者，CA19-9 表达水平越高。冯萧等 [3] 研究结果显示，CA19-9 血清表达水平在非小细胞肺癌脑转移患者中显著高于未发生脑转移的非小细胞肺癌患者。这些研究与本案例中的结果一致。

分析该案例中 CA19-9 升高可能的原因为：①肺癌组织自行合成与分泌肿瘤的相关抗原；②肺组织恶变时，正常组织间的连接和基膜的阻挡作用遭到破坏，肿瘤相关抗原被释放入血；③正常情况下细胞表面的糖脂或糖蛋白对细胞的信息传递、生长和分化起着重要作用，肺组织癌变时，相应基因的改变使得糖类转化酶被激活，引起细胞表面糖类的变化，糖类抗原能从肺癌组织中分离出来 [4]。

参考文献

[1] Kenichi Tazawa, Yasunori Tsuchiya, Masahiro Shinbo, et al. Lung carcinoma producing carbohydrate antigen 19-9: report of a case [J]. Kyobu Geka, 2011, 64（10）：947-9.

[2] 扈成伟，郭九，李冬霞，等 . 非小细胞肺癌组织中 CA19-9、CA15-3、 CYFRA21-1 的表达及其与临床 [J]. 现代肿瘤医学 , 2021, 29（3）：418-422.

[3] 冯萧，王媛，郭锰，等 . 血清 CEA、CA19-9、CA125 联合 CYFRA21-1 检测对非小细胞肺癌脑转移的诊断价值 [J]. 实验与检验医学 , 2020, 38（2）：317-319.

[4] 李镛，顾学章 . CA19-9 升高的肺癌 1 例报道 [J]. 临床肺科杂志 , 2007, 12（10）：1132.

（满宏伟　河北医科大学第四医院）

案例三　CA19-9血清含量升高对胃癌的诊断及预后监测作用

基本信息

桂某某，男，64岁，既往体健，于2013年底体检时肿瘤标志物CA19-9升高，检测结果为3647.13 U/mL。

病史简述

2013年11月20日，行腹部彩超检查显示：胃壁局限性增厚，胃周淋巴结肿大，胆囊息肉（多发性）。12月6日，行胸腹盆CT检查，明确为胃窦癌，并胃小弯侧、幽门下、肝门区、腹主动脉旁及腹腔干周围多发淋巴结转移，肝区多发小圆形低密度灶，提示可能有肝转移。胃镜检查结果显示：胃窦溃疡性病变，考虑肿瘤，慢性胃炎，食管后壁息肉；胃镜采集病变区组织病理结果显示该胃癌为胃中–低分化腺癌。

明确诊断为胃窦癌并腹腔淋巴结转移。治疗方案，手术及化疗。手术切除胃窦癌组织并行淋巴结清扫。化疗方案为DCX方案。疗程治疗顺利，随后出院，按医嘱定期复查及化疗即可。

案例随访

该患者肿瘤表现为CA19-9敏感，所以在随后的治疗过程中，该患者每月以CA19-9血清含量来监测肿瘤预后恢复情况（图6.3.1）。

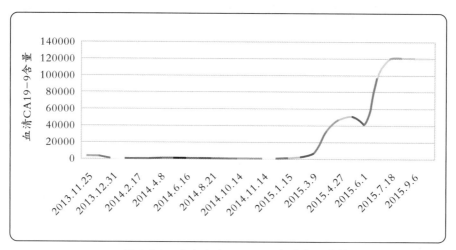

图6.3.1　患者血清CA19-9含量变化趋势

胃癌确诊1年多以来，患者肿瘤情况控制得比较好。2015年4月6日患者按医嘱入院做常规化疗，次日常规检测CA19-9发现，其含量显著升高，达到34 877 U/mL，明显升高，提示有复发的可能。而影像学检查并未显示出复发的迹象，基于实验室结果与临床症状不符，临床医生联系检验科，希望检验科验证该结果的准确性。针对临床的困惑，检验科对该患者的标本进行了一系列的结果验证操作。

干扰物质：机体内很多物质能对检测结果产生干扰[1]，而这些内源性干扰物质与目标抗原结合能力较弱，稀释后结果一般呈非线性变化。本次试验，根据浓度，我们将血清进行了 20、40、80 和 160 倍的稀释，检测后结果与稀释倍数成线性变化（图 6.3.2）。

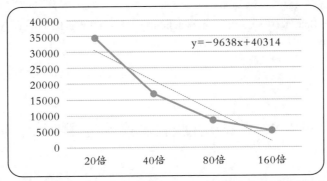

图 6.3.2　血清倍比稀释后的 CA19-9 检测结果与稀释倍数关系

聚乙二醇沉淀试验：采用聚乙二醇沉淀试验进一步排除非特异性抗体物质。沉淀前后结果差异不大，排除了内源性干扰抗体的因素，进一步验证了实验室结果的准确性。

不同平台结果比较：为了保证结果的可信度，我们又做了不同平台的结果比对。将患者的标本分别送到罗氏 Cobas 611、贝克曼 DXI800、安图 A2000plus 三个平台检测。检测结果显示（表 6.3），该患者血清中 CA19-9 的含量在这三个平台中都升高明显，但升高的幅度普遍都低于雅培平台，雅培 CA19-9 检测含量远远高于其他平台。出现这种情况，主要在于，雅培公司对于 CA19-9 的检测做了一个技术改良，标记抗体使用 F（Ab'）2 抗体片段代替完整抗体，将最易发生非特异性反应的（Fc）片段去除，从而增加特异性，使低浓度标本获得更低的结果。同时，由于空间位阻降低，使高浓度标本得到了更高的结果。提高了该项目的灵敏度及特异性。

表 6.3　不同检测平台的检测结果

	罗氏	贝克曼	安图
浓度 U/mL	4514.7	7451.3	4154.6
参考范围	0~27	0~35	0~35

将实验室验证结果反馈给临床后，临床医生及时调整化疗方案，并采用各种检查来确定复发情况，而此阶段，该患者 CA19-9 含量一直居高不下。最终，在 4 月 27 日的 CT 报告中，发现该患者的术后复发灶，并发腹腔淋巴结转移。

案例分析与专家点评

通过此患者病例调查，我们做出如下思考：① CA19-9 等肿瘤标志物在灵敏度及特异性方面存在一定的局限，但该指标作仍可作为一个辅助指标，对临床疾病的诊断发挥一定的提示作用，特别是血清含量水平明显升高或呈持续升高状态时，应特别关注[1,2]。

② CA19-9 可帮助医生进行疾病进程和治疗效果的监测，从而决定治疗方案是否需要改变以及是否需要其他检测等。③检验科与临床的密切联系，是促进疾病诊疗的有效途径。

参考文献

[1] 周琦，张琼，魏来. 联合检测 CA19-9、CEA、CA72-4、MG-Ag 对胃癌的诊断价值 [J]. 世界华人消化杂志. 2010, 18（25）：2698-2701.

[2] Scarà S, Bottoni P, Scatena R. CA 19-9: Biochemical and Clinical Aspects [J]. Advances in experimental medicine and biology. 2015, 867: 247-60.

（肖艳红　中山大学附属第六医院）

案例四　CA19-9、CA50 在胆管癌疗效监测随访中的作用

基本信息

朱某，男，75 岁，胆管癌术后。发生于云南某医院。

病史简述

2020 年 2 月行常规胆囊切除＋肝外胆管切除＋胆道探查＋肝管空肠 ROUX-EN-Y 吻合＋T 管引流术，病理报告显示：肝总管及胆总管中分化腺癌。4 月住院拔除 T 形引流管。8 月住院随访建议化疗，患者未予重视。

2021 年 6 月患者出现发热，磁共振检查提示胆道术后改变，肝门部下方局部结构不清，肝门部及肝总管段未见确切显示，左侧肝内胆管略扩张，建议定期复查。CT 提示：肝内胆管扩张同前，左侧肝内胆管积气。肿瘤标志物急剧升高，行"吉西他滨＋顺铂"化疗。7 月再次行"吉西他滨＋顺铂"化疗。

案例随访

患者历次肿瘤标志物检测结果汇总如表 6.4 所示。

表 6.4　历次肿瘤标志物检测结果汇总

时间	CA19-9（U/mL）	CA50（U/mL）
2020/2/21	933.5	＞180
2020/4/21	50	39.73
2020/8/11	41.11	25.89
2021/6/14	816.1	1194.09
2021/7/28	230	186
2021/10/16	137.3	124.37

注：参考范围 CA19-9 0~27 U/mL，CA50 0~25 U/mL。

案例分析与专家点评

CA19-9 是一种黏蛋白型糖类蛋白，它分布在正常的成年人胆管上皮、胰腺以及正

常胎儿的肠、胰腺、胆囊、肝脏等器官组织当中，属于胃肠道肿瘤相关的肿瘤标志物，是胰腺癌首选肿瘤标志物[1]。CA50 是一种广谱肿瘤标志物，在正常组织中一般不存在，在消化道肿瘤以及膀胱、前列腺、肺及乳腺癌患者血清中可有升高。

目前尚未发现诊断胆管癌特异性很高的肿瘤标志物，有报道[2]认为术前 CA19-9 > 1000 U/mL，对肝内胆管癌患者术后有不良影响。CA19-9 对胆管癌的灵敏度和特异度不高，CA242 灵敏度高，特异度低，可作为 CA19-9 的有益补充。在胆管癌辅助诊断中，应联合检测肿瘤标志物 CEA、CA19-9、CA242、CA50。

本例患者术前 CA19-9、CA50 明显升高，手术治疗后 2 个月明显下降，但未降至正常，术后半年复查 CA19-9、CA50 仍未降至正常，提示可能存在肿瘤残留。医生建议化疗，患者未予重视。2021 年 6 月影像学检查未提示可疑残留或转移病灶，但 CA19-9、CA50 再次显著升高提示肿瘤进展，予化疗后明显下降，虽未降至正常，仍说明化疗方案有效，患者应继续化疗。

本案例中，胆管癌术后 CA19-9、CA50 两次随访检测均未恢复至正常，同期影像学检查未提示明确的肿瘤残留转移征象，但患者术后 1 年肿瘤进展。对肿瘤手术后肿瘤标志物未恢复正常者应进一步诊治，并加强随访。

参考文献

[1] Lei XF, Jia SZ, Ye J, et al. Application values of detection of serum CA19-9, CA242 and CA50 in the diagnosis of pancreatic cancer [J]. J Biol Regul Homeost Agents, 2017, 31（2）：383-388.
[2] 吴长伟, 韩民. 胆管癌血清肿瘤标志物检测的新进展 [J]. 世界最新医学信息文摘. 2019, 19（26）：65-66.

（刘江丽，杜贵永　云南省曲靖市第二人民医院）

案例五　前列腺抗原在前列腺肿瘤中的应用

基本信息

患者，男，82 岁。以"发现前列腺癌 2 年"为主诉，入院行内分泌治疗。

病史简述

患者 2019 年前无明显诱因出现排尿不畅、尿潴留，伴有尿频、尿急、尿痛、尿不尽感，伴有尿后滴沥，以夜尿增多为著，肉眼可见血尿，体温正常。就诊于其他某医院，查 PSA > 100 ng/mL，前列腺 MRI 提示前列腺癌可能，前列腺体积增大，约 5.0 cm×4.0 cm。后予以去势 + 抗雄激素治疗，PSA 下降至 1 ng/mL 以下。

案例随访

建议进一步行前列腺穿刺活检，患者及家属拒绝。规律给予口服比卡鲁胺片 100 mg，每天一次，亮丙瑞林 3.75 mg 皮下注射每月一次，静脉滴注伊班膦酸钠改善症状。患者于 2020 年 4 月进展至 mCRPC（去势抵抗性前列腺癌），更换比卡鲁胺为阿比特龙口服。

PSA 控制较好，最低降至 2.66 ng/mL，于 2020 年 10 月患者 PSA 再次出现持续升高。

前列腺 MRI 示：考虑符合前列腺癌伴膀胱、右侧精囊腺侵犯，必要时行 MR 增强扫描检查；精囊腺后上方、左侧盆壁肿大淋巴结。

2020 年 12 月 31 日（本院）：tPSA 6.53 ng/mL，fPSA 1.32 ng/mL，前列腺抗原比值 0.20 ng/mL。北京肿瘤医院行全身 PET-CT 检查提示：骨转移可能。

2021 年 1 月 27 日（本院）：tPSA 7.93 ng/mL，fPSA 2.05 ng/mL，前列腺抗原比值 0.26，睾酮 < 0.1 ng/mL。胸部 CT（河北某医院，2021 年 1 月 27 日）提示：右肺下叶后底段不规则结节（高危），建议短期复查或进一步检查；两肺多发结节（大部钙化）及条索，考虑陈旧病变；肺气肿；主动脉及冠脉管壁钙化斑；考虑胸 1 椎体局部骨质破坏；胸 4 椎体高密度影，建议复查；肝内多发低密度，囊肿？建议强化扫描。

每月进行前列腺肿瘤标志物检查，其 tPSA 与 fPSA 检测结果呈逐渐增长的趋势，见图 6.5。

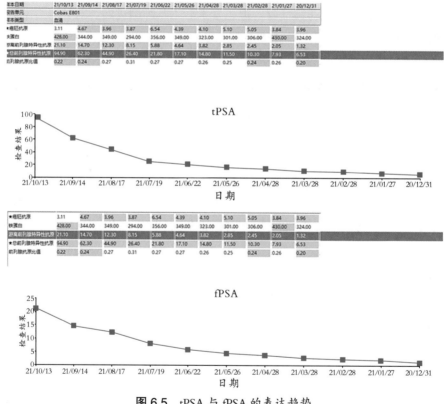

图 6.5 tPSA 与 fPSA 的表达趋势

案例分析与专家点评

PSA 是激肽释放酶家族中的一种糖蛋白，主要由前列腺泡和导管上皮细胞合成，是目前诊断前列腺肿瘤并评估其预后的一个可靠肿瘤标志物。正常情况下 PSA 以非常高的浓度存在于精液之中，主要作用是液化精液中的凝块。PSA 能以非常低的浓度进入血清之中，以结合或游离的形式循环。前列腺疾病如前列腺炎、前列腺增生和前列腺癌，可以破坏正常的前列腺腺体导致血清 PSA 水平升高[1, 2]。

本案例中，患者患病初期 PSA > 100 ng/mL，经治疗后降至正常水平，说明其治疗有效，病情得到了改善。但于 1 年前又出现升高，遂来我院进行内分泌治疗。后因为其进展为了 mCRPC，在这种去势抵抗性癌变的作用下，患者会产生激素性抵抗作用，使得肿瘤进一步进展，严重影响健康，因此患者 PSA 水平出现了递增的现象，表明该患者预后较差。

综上所述，PSA 检测在前列腺疾病中具有重要的作用，其特异性比较强、灵敏度也很高，测定前列腺疾病患者的血清 PSA 水平，有助于前列腺疾病的鉴别性诊断和辅助性诊断，特别是对可疑前列腺癌的患者进行动态 PSA 监测及随访性检测也能够及早发现癌前病变。此外，PSA 检测还能够对前列腺疾病患者进行疗效的检测及预后判断。

参考文献

[1] 张立国, 张金存, 王磊, 等. 内分泌治疗和中药协同治疗对前列腺癌患者前列腺特异性抗原动态变化与疾病预后的相关分析 [J]. 中华中医药学刊, 2017, 5: 1333–1335.
[2] 王春丽. 前列腺特异性抗原检测在前列腺疾病中的诊断价值 [J]. 中国医药指南, 2013, 11（10）: 225–227.

（杨　蕾　河北省中医院）

案例六　甲状腺球蛋白在甲状腺乳头状癌患者随访中的应用案例

基本信息

田某某，男，19 岁，主因"发现甲状腺癌 1 个月"。发生于北京某医院。

病史简述

患者 1 个月前体检发现甲状腺肿物，外院行针吸穿刺细胞学检查提示甲状腺乳头状癌，遂就诊于我院。患者无声嘶、吞咽不适、呛咳、憋气等症状。甲状腺超声提示甲状腺癌，左颈 2、3、4、6 区淋巴结转移可能。患者既往史无特殊。

患者入院后尽快行甲状腺全切除术和双侧颈淋巴结清扫术，术后病理提示：甲状腺乳头状癌，经典型及滤泡型，pT1bN1b。患者术后口服优甲乐内分泌激素治疗。

案例随访

2019 年 2 月，患者入院并行手术治疗。

2019 年 3 月，甲状腺核素显像提示有残留甲状腺组织，停服优甲乐；于同年 6 月行 [131]I 放射性核素治疗。

2019 年 8 月，甲状腺核素显像再次提示有残留甲状腺组织，停服优甲乐；于同年 11 月行 [131]I 放射性核素治疗。

患者于我院治疗期间，两次为行 [131]I 放射性核素治疗停服优甲乐后 TSH 均升高至 30 μU/mL 以上，血清学肿瘤标志物 Tg 也同时升高（图 6.6）。

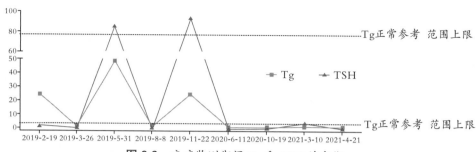

图 6.6 疾病监测期间 Tg 和 TSH 的变化

案例分析与专家点评

甲状腺球蛋白（Tg）是甲状腺滤泡上皮细胞分泌的大分子糖蛋白，目前认为甲状腺是血清中 Tg 的唯一来源，具有高度的组织特异性。但由于其对甲状腺疾病的病因诊断缺乏特异性，因此，临床上一般将血清 Tg 测定应用于甲状腺疾病，尤其是甲状腺乳头状癌患者治疗后的随访监测。血清 Tg 水平取决于术后残留甲状腺组织的多少，全切或部分切除的甲状腺组织患者，血清 Tg 会降至极低甚至检测不到，若已清除全部甲状腺的患者仍可检测出 Tg，说明肿瘤残留或复发可能。

本例患者临床诊断明确，为甲状腺全切伴放射性碘治疗患者，血清 Tg 应处于极低状态，但是在 TSH 刺激后（TSH > 30 mU/L），血清 Tg 虽在正常参考范围内但相较其基础值仍明显升高，即刺激后的 Tg 升高，结合患者甲状腺核素显像检查，说明肿瘤残留或复发。

在核查甲状腺功能报告时应注意个性化的报告解读，尤其是甲状腺癌全切治疗患者，不能用"正常人参考范围"评估其甲状腺功能，时刻警惕甲状腺球蛋白的低检测（正常参考范围内）、真升高（相较其基础值的升高）[1]。

参考文献

[1] 中华人民共和国国家卫生健康委员会医政医管局.甲状腺癌诊疗指南（2022 年版）[J].中国实用外科杂志,42（12）：1343–1357,1363.

（张玉娟　中国医学科学院肿瘤医院）

案例七　肺肠型腺癌：一种罕见的肺恶性肿瘤

基本信息

宋某某，男，63 岁，肠型肺癌。发生于某医院。

病史简述

患者无明显诱因间断咳嗽、咯痰 3 年,加重 3 个月,近 5 个月体重下降约 5 kg。吸烟史,20 支 / 日,40 年;饮酒史,1 两 / 日,经常。

2019 年胸部 CT 提示左下肺斑片状密度影,未复查。2022 年 4 月咳嗽、咯痰加重,地方医院胸部 CT 提示：左肺下叶实变，其间可见支气管征，纵隔及左肺门多发淋巴结；气管镜检查灌洗液病理偶见轻度核异质细胞，对症治疗后未缓解。7 月 22 日全身 PET-CT：左肺下叶腺癌 PET-CT 表型，继发左下肺不张及肺炎，左侧胸腔积液，双肺多发转移，左肺门淋巴结转移。结肠镜、胃镜：未见明显异常。颅脑 MRI：腔隙性脑梗死。SPECT-CT 骨扫描：未见明确骨转移征象。CT 引导左肺肿物穿刺活检：诊断为肠型腺癌，另见部分鳞癌，不除外腺鳞癌。7 月 29 日血清肿瘤标志物检测结果：CA19-9 258.21 U/mL（++）、CA242 138.81 U/mL（++）、CA72-4 179.34 U/mL（+++）、CA50 80.08 U/mL（+）、Cyfra 21-1 26.07 ng/mL（++）、CA125 59.53 U/mL（+）。

案例随访

患者明确诊断后，于 2022 年 8 月 2 日入组临床试验（"评价 DQB2450 注射液联合含铂化疗后序贯 TQB2450 注射液联合盐酸盐安罗替尼胶囊对比雷利珠单抗注射液联合含铂化疗一线治疗晚期非鳞非小细胞肺癌的有效性和安全性的随机开放平行对照多中心Ⅲ期临床研究"）。8 月 24 日复查肺部 CT 提示：双肺部分斑片影及结节影较前范围增大。8 月 26 日给予培美曲塞二钠 + 卡铂联合替雷利珠单抗治疗 1 周期。9 月 22 日复查肺部 CT 提示：左肺下叶病变实性成分稍减少，病灶明显缩小，不排除免疫相关性肺炎；对症治疗后病情稳定。10 月 31 日、11 月 11 日复查 CT 发现病灶较前增大。11 月 25 日开始行白蛋白紫杉醇 + 卡铂联合贝伐珠单抗治疗。

案例分析与专家点评

肺肠型腺癌（pulmonary enteric adenocarcinoma，PEAC）是非小细胞肺癌的罕见病理学类型，原发于肺，形态学特征与结直肠腺癌相似，常显示组织学的异质性，既表达肠型分化标记物，也可表达肺泡上皮标记物，但需排除结直肠腺癌肺转移[1, 2]。PEAC 好发于中老年男性，以原发性肺腺癌的临床症状为主要症状，无任何消化道症状，影像学表现也缺乏特异性，同浸润性肺腺癌，胸部 CT 平扫或增强多表现为占位性病变，甚至表现酷似肺炎，可见肺门及纵隔淋巴结肿大；PET-CT 可明确病变的范围，帮助评估临床分期。本案例中多项血清肿瘤标志物水平异常升高，包括 CA19-9、CA242、CA72-4、CA50、Cyfra21-1、C125。其中 Cyfra21-1 是细胞角蛋白 19 的可溶性片段，是非小细胞肺癌的重要标志物，联合 CA19-9 时敏感度较高。CA125 是大分子多聚糖蛋白，卵巢癌的经典标志物，在肺癌、胰腺癌、胃癌等肿瘤中也有 40%~50% 的阳性率，在胸膜、腹膜转移时也会升高。CA19-9、CA50、CA72-4、CA242 属于肿瘤相关的糖类抗原标志物，是消化系统肿瘤标志物联合检测的指标[3]。结合临床和内镜检查，可排除结直肠肿瘤肺转移。因此，血清消化系统和呼吸系统肿瘤标志物联合检测在 PEAC 中具有一定的临床参考价值。

血清肿瘤标志物水平变化也是肿瘤患者手术、放疗、化疗等治疗效果的重要监测手段。对于大多数实体瘤患者，肿瘤标志物水平变化有助于判断患者治疗是否有效，如果肿瘤标志物持续升高，则提示医生应该改变治疗方案或更换药物等。本案例经过治疗后 3 个月，肿瘤标志物 CEA、CA19-9、CA242、CA72-4、CA50、Cyfra21-1、CA125 均较治疗前出现不同程度的升高（表 6.7），结合影像学结果也可以看到肺部病灶较首次治疗后明显增大（图 6.7），排除免疫治疗相关性肺炎外提示疾病进展。因此，肿瘤标志物联合检测在 PEAC 的疗效评估中有重要的临床指导意义。

表 6.7　肿瘤标志物检测结果

	2022.07.28	2022.11.01	cut-off 值
CEA（μg/L）	1.87	8.97	< 3
CA19-9（U/mL）	258.21	509.03	< 37
CA242（U/mL）	138.81	355.06	< 12
CA72-4（U/mL）	179.34	250	< 10
CA50（U/mL）	80.08	443.73	< 20
SCC（ng/mL）	0.63	0.96	< 1
NSE（μg/mL）	3.79	9.88	< 12
Cyfra21-1（ng/mL）	26.07	93.10	< 4
ProGRP（pg/L）	2.96	12.66	< 45
CA125（U/mL）	59.53	129.8	< 30
TPS（U/L）	147.5	–	< 150

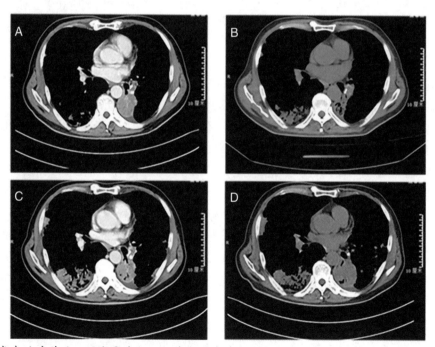

图 6.7　患者治疗前后 CT 结果对比。A. 首次治疗前 CT 结果（20220805）。B. 治疗后第一次复查 CT 结果（20220922）。C. 治疗后第二次复查 CT 结果（20221031）。D. 治疗后第三次复查 CT 结果（20221111）

参考文献

[1] 韦祖游，邓静敏 . 肺肠型腺癌研究进展 [J]. 国际呼吸杂志，2021, 41（5）: 55.
[2] 左影，白桦，应建明，等 . 肺肠型腺癌研究进展 [J]. 中华肿瘤杂志，2022, 44（4）: 321-325.

[3] 中华医学会检验分会，卫生部临床检验中心，中华检验医学杂志编辑委员会. 肿瘤标志物的临床应用建议 [J]. 中华检验医学杂志，2012, 35（2）：103–116.

（徐晓琴　山西省肿瘤医院）

案例八　肿瘤标志物助力肺癌免疫治疗疗效判断

基本信息

　　鲁某某，男，67 岁，肺鳞癌免疫治疗后影像学提示病灶增大，但 CEA 和 SCC 均较前下降，临床症状未加重，也未出现 PS 评分下降，继续免疫治疗后持续获益长达近 2 年。发生于浙江某医院。

病史简述

　　2016 年 5 月 11 日，患者确诊为右肺鳞癌伴右侧胸膜、右侧胸壁、淋巴结及骨多发转移（cT2aN2M1c，Ⅳ B 期）。2016 年 5 月至 2016 年 9 月患者接受一线吉西他滨联合顺铂和恩度（重组人血管内皮抑制素）治疗，9 月 26 日患者疾病 CT 进展（PD），9 月 28 日开始接受二线凯美纳（埃克替尼）治疗，11 月 21 日复查 CT 提示肺部原发灶和纵隔淋巴结较前再次增大，12 月 12 日开始三线 Atezolizumab 治疗。2017 年 1 月 23 日胸部增强 CT 显示右下肺病灶较前略增大。

案例随访

　　患者免疫治疗 2 周期后复查胸部 CT 显示肺部原发灶较前略增大（2016 年 11 月 21 日病灶大小为 4.7 cm×3.5 cm；2017 年 1 月 20 日病灶大小为 5.0 cm×4.3 cm），但 CEA 和 SCC 指标较前下降（图 6.8），临床上症状未加重，也未出现 PS 评分下降，继续予 Atezolizumab 免疫治疗，疗效较好，提示部分缓解（PR），持续获益长达近 2 年。2018 年 8 月患者疾病进展，行四线多西他赛单药治疗、姑息性放疗等，2019 年 8 月确诊牙龈恶性肿瘤，2019 年 10 月 18 日死亡。

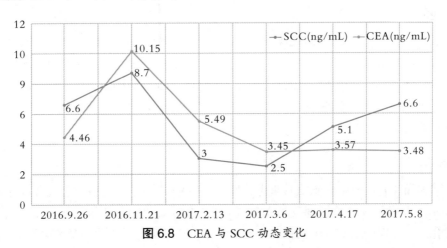

图 6.8　CEA 与 SCC 动态变化

案例分析与专家点评

以免疫检查点抑制剂为代表的免疫治疗已经重构了肺癌治疗模式，但在潜在获益人群的预测以及疗效评估等方面都带来了新的挑战。免疫治疗期间通常通过影像学进行疗效评估，部分患者在治疗过程出现假性进展，给疗效评估带来了一定的困难。近年来研究显示血清肿瘤标志物 CEA、Cyfra21-1 等有助于免疫治疗疗效的预测[1,2]，影像学提示肿瘤稳定或进展的患者如果肿瘤标志物下降，其中位无进展生存期（PFS）和中位总生存期（OS）也长于肿瘤标志物上升患者[3]。本例患者在 2016 年 12 月至 2017 年 2 月期间影像学提示病灶有增大，但 CEA 下降，临床未出现疾病进展的症状，也未因病灶增大导致 PS 评分下降，继续予以 Atezolizumab 治疗，持续获益长达近 2 年，由此可见肿瘤标志物对免疫治疗疗效判断具有重要参考价值。

参考文献

[1] Dall'Olio FG, Abbati F, Facchinetti F, et al. CEA and CYFRA21-1 as prognostic biomarker and as a tool for treatment monitoring in advanced NSCLC treated with immune checkpoint inhibitors [J]. Ther Adv Med Oncol, 2020, 12: 1758835920952994.

[2] Holdenrieder S, Wehnl B, Hettwer K, et al. Carcinoembryonic antigen and cytokeratin-19 fragments for assessment of therapy response in non-small cell lung cancer: a systematic review and meta-analysis [J]. Br J Cancer, 2017, 116（8）: 1037-1045.

[3] Lang D, Horner A, Brehm E, et al. Early serum tumor marker dynamics predict progression-free and overall survival in single PD-1/PD-L1 inhibitor treated advanced NSCLC-A retrospective cohort study [J]. Lung Cancer, 2019, 134: 59-6.

（卢红阳，单倩云，徐笑红　中国科学院大学附属肿瘤医院）

案例九　小细胞肺癌 ProGRP 和 NSE 的诊断效能及化疗疗效评价

基本信息

患者，女，63 岁，右肺肿物。发生于吉林某医院。

病史简述

2021 年 2 月无明显诱因出现咳嗽、咯痰，痰为白色黏痰。胸部 CT 提示右肺上叶、中叶肺肿物伴纵隔淋巴结肿大。肺肿瘤标志物检测提示：ProGRP 1538 pg/mL（28.3~74.7 pg/mL），NSE 17.4 ng/mL（0~16.3 ng/mL），CEA 1.9 ng/mL（0~5 ng/mL），SCC 1 ng/mL（0~1.5 ng/mL），Cyfra21-1 0.77 ng/mL（0~2.08 ng/mL），血、尿常规及肝、肾功能未见明显异常。

案例随访

结合胸部 CT 及肿瘤标志物结果考虑肺恶性肿瘤可能，进一步行支气管镜并取病理检查提示小细胞肺癌。给予度伐利尤单抗联合 EP 方案化疗，于统计结束前共计给予 6 个疗程化疗，分别于第 1~3 个疗程和第 5 个疗程化疗结束后约 1 个月复查肺肿瘤标志物，

ProGRP 水平明显下降，呈比例下降，NSE 水平逐渐降至正常，CEA、SCC 和 Cyfra21-1
水平全程正常，具体结果见表 6.9。

表 6.9　不同化疗疗程肿瘤标志物检测结果

项目时间	2021/4	2021/5	2021/6	2021/8
ProGRP（pg/mL）	1538	706	362	155
NSE（ng/mL）	17.4	15	15.7	13.1
CEA（ng/mL）	1.9	1.84	1.51	0.82
SCC（ng/mL）	1	0.3	0.3	0.3
Cyfra21-1（ng/mL）	0.77	0.9	0.89	0.84

案例分析与专家点评

目前临床较为常用的小细胞肺癌相对特异的肿瘤标志物为 ProGRP 和 NSE。ProGRP
是肺泡上皮细胞的结构性蛋白，在癌细胞凋亡和碎裂的过程中，ProGRP 可以释放入
血，并可促进病情进展[1]。NSE 是糖代谢通路的活性酶，可以反映肺泡上皮细胞的异常
核分裂过程，同时神经内分泌细胞可以分泌 NSE，小细胞肺癌作为神经内分泌肿瘤，可
表现神经内分泌细胞的特性，产生 NSE。有文献显示[2]，单独应用 ProGRP 与 NSE 诊断
小细胞肺癌，ProGRP 的灵敏度和特异性都高于 NSE，但两者联合诊断效能更高。在关
于肿瘤标志物与治疗疗效的研究[1]中显示了血清 NSE、ProGRP 水平有助于对肺癌患者
化疗效果的判断。在李会萍等[3]的研究中也提示了小细胞肺癌在进行一个疗程的化疗
后 ProGRP 数值降低。在另一项研究[4]中进一步证实 ProGRP 水平下降提示病情好转，
而且下降愈明显疗效愈好。本例患者中，治疗前 ProGRP 1538 pg/mL，明显升高，NSE
17.4 ng/mL，轻度升高，在多个疗程的化疗结束后连续监测了 ProGRP 和 NSE 的水平，
ProGRP 155 pg/mL 明显下降，并呈现成比例下降的特征，NSE 13.1 ng/mL 降为正常，从
数值特征看，ProGRP 展现了更好的诊断效能，并间接提示了小细胞肺癌的倍增时间及
化疗疗效情况。

参考文献

[1] 冷涛，杨贵萍，吴进军. 血清 NSE、ProGRP 与肺癌患者病理学特征及化疗效果的关系 [J]. 中华
保健医学杂志，2021，23（4）：398–400.

[2] 王浩，田田，李家军，等. NSE 与 ProGRP 单独或并联联合检测对 SCLC 诊断价值的系统评价 [J].
肿瘤学杂志，2017，9（27）：27–33.

[3] 李会萍，郑大勇，杨帅，等. 血清胃泌素释放肽前体在小细胞肺癌中的临床价值 [J]. 检验医学，
2020，35（4）：310–313.

[4] 李佳霖. 血清 NSE、ProGRP 在小细胞肺癌患者诊断和复发的价值 [J]. 中国实用医药，2013，8
（16）：4–5.

（熊晓亮　吉林大学第二医院）

案例十 NSE 和 CA125 联合检测早期预测非小细胞肺癌肝转移

基本信息

谢某，男，50岁，左肩背部疼痛2年多，确诊胸腺鳞状细胞癌1年多。发生于四川某医院。

病史简述

2019年7月患者出现左侧肩背部疼痛。2020年4月27日，影像学检查发现纵隔占位病变，在CT引导下行经皮纵隔穿刺活检术，病理结果提示为胸腺鳞状细胞癌（低分化）。随后于胸部肿瘤科行规律放化疗。

2021年7月27日患者血清肿瘤标志物检查结果见表6.10.1。与前期比较，患者NSE和CA125升高，上皮来源的肿瘤标志物SCC正常、Cyfra21-1轻度增高（表6.10.2）。

表 6.10.1 肿瘤标志物检测结果

项目名称	结果	参考值	单位
HE4	111	–	pmol/L
CEA	1.19	< 5	ng/mL
CA15-3	15.1	< 24	U/mL
CA19-9	15.5	< 30	U/mL
CA125	147	< 47	U/mL
Cyfra21-1	3.81	< 3	ng/mL
NSE	270	< 20.4	ng/mL
SCC	0.85	< 2.7	ng/mL
ProGRP	34.6	< 65.7	pg/mL

表 6.10.2 患者治疗期间血清肿瘤标志物结果变化（ng/mL）

	2020/5/23	2020/6/23	2020/8/8	2021/2/27	2021/3/23	2021/5/9	2021/7/6	2021/7/27
CEA	1.67	1.5	1.52	1.11	0.91	1.14	1.15	1.19
NSE	9.53	16.8	9.02	50.9	59.9	68.8	143	270
Cyfra21-1	3.78	3.53	1.99	3.24	4.71	3.58	2.73	3.81

案例随访

患者确诊胸腺低分化鳞状细胞癌后予以2个周期EP方案化疗（依托泊苷＋顺铂）联合贝伐珠单抗靶向治疗。2周期后阅片示纵隔肿块变化不大，疗效评估疾病稳定（SD），考虑患者合并上腔静脉综合征，建议其换用紫杉醇＋卡铂联合进行纵隔放疗。自2020年6月29日起患者经过4个周期TC方案化疗（紫杉醇＋卡铂），联合纵隔放疗后2020年10月复查疗效评价为SD。

2021年2月复查，疗效评估疾病进展（PD）（骨、肝）。于2021年3月10日行肝穿刺活检，病理示：符合低分化鳞状细胞癌转移，PD-L1检测（吉因加）：PD-L1 TPS 95%。随后患者采用替雷利珠单抗治疗联合放疗，2021年5月复查胸部增强CT，肝内原病灶SD，新发可疑病灶。

2021年5月11日开始加用阿帕替尼，并继续替雷利珠治疗两个周期。4周期后疗效评估PD。2021年8月患者肝脏病灶增多、增大，疗效评估PD。

案例分析与专家点评

本例患者确诊胸腺鳞状细胞癌1年多，先后采用了EP和TC方案化疗联合放疗，以及单抗治疗联合放疗。治疗随访期间发现NSE明显升高，ProGRP不高，而上皮来源肿瘤标志物（TM）SCC、Cyfra21-1无明显升高，其余TM也均为阴性。复查CT显示肝脏新发可疑病灶，病理穿刺示：符合低分化鳞状细胞癌转移。最终诊断：胸腺低分化鳞状细胞癌双侧肺内、肝脏、多发骨、双肾转移。

SCC和Cyfra21-1是鳞状细胞癌的主要TM，本案例中病理诊断为胸腺鳞状细胞癌，然而血清TM结果却未见升高，这种TM与病理解剖学结果的差异在病例中的发生率不超过10%。血清NSE常用于监测肿瘤患者的治疗及进展，NSE水平持续升高或暂时性下降均提示治疗效果不佳。肝转移是癌症进展的最后阶段，与预后不良有关。在影像学肿块出现之前预测肺癌的肝转移，将对确定预后和制定个性化治疗具有重要的益处。研究表明CA125和NSE联合可以辅助预测肺癌的肝转移，提高诊断准确性[1]，本案例即一个实证，患者在化疗过程中NSE水平突然升高，并呈现逐步增高趋势，后经影像学和病理学证实发生了肝转移。

参考文献

[1] Wang CF, Peng SJ, Liu RQ, et al. The Combination of CA125 and NSE is Useful for Predicting Liver Metastasis of Lung Cancer [J]. Dis Markers, 2020, 2020:8850873.

（苗　强　四川大学华西医院）

案例十一　AFP对于判断肝癌免疫治疗后延迟效应的作用

基本信息

患者，女，61岁，原发性肝细胞癌，仑伐替尼联合PD-1抗体治疗。发生于沈阳某医院。

病史简述

2018年12月26日，因"丙肝肝硬化、腹部不适"就诊，化验AFP 3560.40 ng/mL↑，行肝脏MR检查示：肝内多发异常信号结节，可疑恶性，伴门静脉癌栓可能大。结合患者丙肝肝硬化病史及AFP水平，临床诊断：原发性肝细胞癌。

2019 年 1 月 29 日，患者开始行仑伐替尼联合 PD-1 抗体治疗。该患者在 2 周期治疗后行影像学疗效评价为增大的疾病稳定（SD，靶病灶最大直径总和增加 12%），但血清 AFP 水平持续下降，考虑出现了免疫治疗延迟效应。第 6 个周期后肿瘤大小较基线开始缩小，第 10 个周期后影像学疗效评价为部分缓解（PR）。患者目前仍在接受仑伐替尼联合 PD-1 抗体治疗，AFP 维持在正常水平，一般状态良好。

案例随访

血清 AFP 水平见表 6.11。

表 6.11　治疗过程中 AFP 变化情况

正常值	基线	2 周期后	4 周期后	6 周期后	8 周期后	10 周期后
0~7（ng/mL）	3560.40	952.31	124.82	62.32	12.31	5.2

案例分析与专家点评

近年来，免疫治疗逐渐成为肿瘤治疗的热门手段，肿瘤免疫治疗有两个非常规的应答模式：假性进展和延迟效应[1]。延迟效应是指免疫治疗进行一段时间甚至停止治疗后病灶才出现缩小并带来生存获益的现象。本例患者在治疗初期，肿瘤出现增大趋势，应用实体瘤反应评价标准（RECIST）评价疗效为增大的 SD。在传统化疗中，我们可能认为其治疗不敏感，但免疫治疗早期 SD 的意义却不仅仅如此。免疫治疗早期病灶增大的机制是可能是免疫细胞暂时浸润到肿瘤组织，导致肿瘤增大或不缩小，而不是真实的肿瘤细胞增殖[2]。该例患者虽然病灶呈增大趋势，但 AFP 水平却是持续下降的，因此考虑患者为免疫治疗的延迟效应。后续的治疗也证实了患者早期病灶无缩小，为延迟效应，10 周期治疗后患者获得 PR，目前仍在持续获益。因为延迟效应的存在，免疫治疗早期的 SD 可能成为潜在的一个临床观察的指标。而肿瘤标志物的变化为判断延迟效应和假性进展最简单快捷的方式。AFP 水平与肝癌肿瘤负荷相关[3]，AFP 可以作为判断肝癌免疫治疗疗效的理想标志物。

参考文献

[1] Chiou VL, Burotto M. Pseudoprogression and immune-related response in solid tumors[J]. J Clin Oncol, 2015, 33（31）: 3541-3543.

[2] Hodi FS, Hwu WJ, Kefford R, et al. Evaluation of immune-related response criteria and RECIST v1.1 in patients with advanced melanoma treated with pembrolizumab [J]. J Clin Oncol, 2016, 34（13）: 1510-1517.

[3] Cai Z, Chen G, Zeng Y, et al. Comprehensive liquid profiling of circulating tumor DNA and protein biomarkers in Long-term follow-up patients with hepatocellular carcinoma[J]. Clin Cancer Res, 2019, 25（17）: 5284-5294.

（董　茜　辽宁省肿瘤医院）

案例十二　AFP 鉴别胃肝样腺癌免疫治疗后真假进展的案例

基本信息

患者，男，65 岁，产 AFP 型胃腺癌，采用抗 PD-1 抗体联合阿帕替尼治疗。发生于沈阳某医院。

病史简述

2019 年 1 月，确诊为产 AFP 型胃腺癌伴有肝脏多发转移，人表皮生长因子受体 -2（HER-2）阴性，NGS 基因检测显示肿瘤突变负荷（TMB）为 10.3 个突变 /Mb，非 MSI-H。患者经过一线、二线治疗疾病迅速进展。

2019 年 7 月 25 日，患者开始接受抗 PD-1 抗体联合阿帕替尼作为三线治疗，当时 AFP 水平为 3358 ng/mL。治疗 2 周期后靶病灶直径增加 75%，4 周期后增加 80%，影像学效果评估均为疾病进展（PD）。但患者在治疗 2 个周期后腹痛、腹胀明显缓解，血清 AFP 明显下降，考虑为免疫治疗后假进展。建议对增大的肝转移灶进行穿刺活检，患者拒绝。

案例随访

患者继续行 PD-1 抗体联合阿帕替尼治疗，6 周期始肝脏转移灶逐渐缩小，效果评估：疾病稳定（增大 SD）。第 8 周期缩小 SD，第 10 周期 PR，此后定期效果评估：维持 PR（AFP 变化见表 6.12）。到目前为止，患者持续治疗 24 个月，血清 AFP 水平维持在参考值范围内，无腹痛、腹胀等不适，一般状态良好。

表 6.12　治疗过程中 AFP 变化情况

正常值	基线	2 周期后	4 周期后	6 周期后	8 周期后	10 周期后
0~7（ng/mL）	3358.0	988.9	501.6	74.4	12.4	3.2

案例分析与专家点评

在免疫治疗过程中，约 10% 患者会出现疾病假性进展，这与化疗和靶向治疗的反应不同，是在接受免疫治疗药物治疗的患者中观察到的特异性反应模式[1]。患者病灶增大的机制是免疫细胞浸润到肿瘤组织，导致肿瘤增大或产生新的结节。它表现为影像学进展，而不是真实的肿瘤细胞增殖[2]。对于假性进展，应用 RECIST 评价疗效可能会导致误判，应用免疫相关的 RECIST（iRECIST）评价疗效，又可能会导致不能及时识别真正进展的患者。重要的是要迅速和准确地区分真正的进展和假性进展。真假进展的鉴别可以通过症状、肿瘤标志物、PET-CT、血液 ctDNA、活检等。其中临床症状和肿瘤标志物是最直接、经济及快捷的方式。

该患者在治疗初期，肝脏转移灶均明显增大，而 AFP 呈明显下降趋势、腹痛腹胀明显缓解，从而判断其为假性进展。通过后续的治疗，患者的假性进展也被证实。肿瘤标志物在本例患者的疾病判断过程中发挥了巨大作用，作为胃肝样腺癌患者，目前三线治疗已持续有效 24 个月。

参考文献

[1] Chiou VL, Burotto M. Pseudoprogression and immune-related response in solid tumors [J]. J Clin Oncol, 2015, 33（31）：3541–3543.

[2] Hodi FS, Hwu WJ, Kefford R, et al. Evaluation of immune-related response criteria and RECIST v1.1 in patients with advanced melanoma treated with pembrolizumab [J]. J Clin Oncol, 2016, 34（13）:1510–1517.

（董　茜　辽宁省肿瘤医院）

案例十三　　AFP 阴性肝细胞癌患者的异常凝血酶原表达变化

基本信息

张某某，男，74 岁，增强 CT 提示肝恶性肿瘤，术后病理确诊为肝细胞癌。

病史简述

2018 年 7 月，我院体检超声提示：肝内多发实性小结节，增强 CT 提示肝恶性肿瘤。但 AFP、CEA 等相关肿瘤标志物无明显异常。2018 年 8 月于上海某医院住院检查，AFP 结果无异常，异常凝血酶原（PIVKA–Ⅱ）明显升高（患者自述），经确诊为肝细胞癌后行经导管动脉化疗栓塞（TACE）术。

2018 年 12 月，磁共振显示肝内多发大小不等结节状及团块状混杂信号，残存活性病灶或复发可能；当月再次行 TACE 术。术后行保肝、免疫等巩固治疗。术后相关肿瘤标志物结果均正常，其中 AFP 7.35 ng/mL，PIVKA–Ⅱ 23.2 ng/mL。

2019 年 4 月，靶向治疗 2 个月后，磁共振仍提示残存活性病灶或复发可能，AFP 7.42 ng/mL，PIVKA–Ⅱ147.5 ng/mL。

2019 年 5 月初，再次行 TACE 术，术后定期靶向治疗。5 月底磁共振影像提示：肝脏多发占位介入术后改变，AFP 3.67 ng/mL，PIVKA–Ⅱ76.5 ng/mL。

2019 年 6 月，磁共振提示残存活性病灶或复发可能，AFP 7.12 ng/mL，PIVKA–Ⅱ155.1 ng/mL。

2019 年 7 月至 2020 年 3 月，定期进行靶向治疗。期间磁共振均提示残存活性病灶有复发可能（图 6.13.1），期间 AFP 均正常，PIVKA–Ⅱ呈升高趋势。

2020 年 6 月，磁共振提示肝内病灶增多，部分病灶比 3 月时增大明显（图 6.13.1）。AFP 7.12 ng/mL，PIVKA–Ⅱ：12 400 ng/mL。

病史信息显示治疗期间 AFP 均无明显异常，与影像学检查不符，受到患者与临床医生质疑。

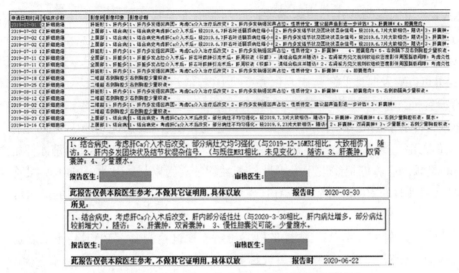

图 6.13.1　2019 年 7 月至 2020 年 6 月影像学变化

案例随访

由于 AFP 的表达变化与该患者的病情进展差异大，遂查其他肿瘤标志物，但均显示无明显异常，仅 PIVKA-Ⅱ在不同时间点的异常变化与病情进展基本相符，如图 6.13.2 所示。

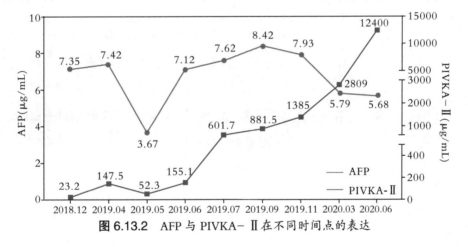

图 6.13.2　AFP 与 PIVKA-Ⅱ在不同时间点的表达

案例分析与专家点评

尽管已有研究证实 AFP 对于诊断肝细胞癌（HCC）尤其是在早期小的肿瘤时具有较低的灵敏度与特异性，AFP 仍是一个广泛应用于 HCC 诊断的肿瘤标志物。临床上总是存在一些患者腹部 CT 或 MRI 检查提示肝细胞癌，但血清 AFP 并无显著的变化[1]。

在本例患者治疗期间，影像学检查均提示残存病灶的存在，并且在病灶明显增大的情况下，血清 AFP 均没有超过生物参考区间，其变化趋势与患者的病情进展完全不符。由于 AFP 与病情不符，需检测其他肿瘤标志物。根据原发性肝癌诊疗规范（2022 版），对于 AFP 阴性人群，推荐 PIVKA-Ⅱ等指标作为肝癌早期诊断标志物。本案例结果显示血清 PIVKA-Ⅱ的异常变化与患者治疗期间的病情进展基本相符，尤其与影像学检查结果较为一致。究其原因，血清 PIVKA-Ⅱ与 AFP 在 HCC 患者中的表达水平无相关性，但 PIVKA-Ⅱ在血清中的半衰期（40~72 h）明显短于血清 AFP 的半衰期（5~7 d），因此，PIVKA-Ⅱ可以更及时地监测疾病变化并反映 HCC 的治疗效果。

有研究同样发现，相对于 AFP，手术切除癌组织后通过检测 PIVKA-Ⅱ能更有助于反映早期诊断肿瘤的复发，因此 PIVKA-Ⅱ可作为早期肝癌切除手术预后判断指标[2]。据报道，在癌组织 < 3 cm 且结节数少于 3 个的肝癌患者中，PIVKA-Ⅱ血清水平超过 100 mAU/mL 是预测患者癌组织发生血管性侵袭性的独立因素[3]。因此，PIVKA-Ⅱ不仅能够弥补 AFP 阴性时的 HCC 诊断，与 AFP 联合应用还可明显提高肝癌诊断的灵敏度和特异性[2, 4]。

综上所述，针对血清 AFP 阴性的肝癌患者，通过检测血清 PIVKA-Ⅱ的表达更有利于患者的辅助诊断、疗效监测及预后评估。

参考文献

[1] T Wang, KH Zhang. New Blood Biomarkers for the Diagnosis of AFP-Negative Hepatocellular Carcinoma [J]. Frontiers in oncology, 2020, 10: 1316.

[2] H Feng, B Li, Z Li, et al. PIVKA-Ⅱ serves as a potential biomarker that complements AFP for the diagnosis of hepatocellular carcinoma[J]. BMC cancer, 2021, 21（1）: 401.

[3] N Poté, F Cauchy, M Albuquerque, et al. Performance of PIVKA-Ⅱ for early hepatocellular carcinoma diagnosis and prediction of microvascular invasion [J]. Journal of hepatology, 2015, 62（4）: 848–854.

[4] F Xu, L Zhang, W He, et al. The Diagnostic Value of Serum PIVKA-Ⅱ Alone or in Combination with AFP in Chinese Hepatocellular Carcinoma Patients [J]. Disease markers, 2021, 2021: 8868370.

（张波克，朱　俊　安徽中医药大学第一附属医院）

案例十四　EB 病毒相关标志物在鼻咽癌早期诊断和病情监测中的作用

基本信息

杨某，女，52 岁，确诊鼻咽癌 1 年余。

病史简述

2020 年 12 月无明显诱因出现双眼球运动障碍。

2021 年 1 月行鼻窦 / 鼻咽 CT 示鼻咽部不规则软组织影，查 EB 病毒 VCA-IgA、EA-IgA 均为阳性，后行鼻咽部活检，诊断为鼻咽部非角化性癌 cT4N3M1。

案例随访

2021 年 2 月开始行 TP 方案化疗 + 可瑞达免疫治疗一周期，CT 示肿块较前缩小。3 月行"可瑞达 + 吉西他滨"方案治疗一周期，CT 示肿块较前缩小。

3—6 月间行"可瑞达 + 吉西他滨 + 顺铂"方案治疗 4 周期，CT 示阴影基本消除。

案例分析与专家点评

　　鼻咽癌（nasopharyngeal carcinoma, NPC）是一种与 EB 病毒（Epstein-Barr virus, EBV）感染密切相关的恶性肿瘤[1]。鼻咽部生理特点决定了其早期症状的特异性差，这也是导致其治疗延误的原因。由于鼻咽癌可以向上侵及颅底，向下延伸至口腔，也可侵及中耳、咽旁间隙和颞下窝，所以症状表现多样。有些患者表现为颞部或枕部的头痛，可偏于头部一侧，当肿瘤侵犯到颅底及硬脑膜时则会出现持续性剧烈头痛，如果就诊于神经科，存在着很大的误诊率[2]。

　　早期鼻咽癌患者的高治愈率表明了早期诊断的重要性，生物标志物的筛选可以尽早判断鼻咽癌。自从 20 世纪 70 年代初发现 EBV 血清学与鼻咽癌相关以来，VCA、EA、DNase 和 EBNA1 的 IgA 或 IgG 检测已成为鼻咽癌的诊断标记[3]。

　　EB 病毒在人体 B 淋巴细胞中增殖，从而长期潜伏在人体淋巴细胞内，而通过实施基因测序发现人体血浆 EB 病毒 DNA 基因序列和鼻咽原发肿瘤组织 EBV-DNA 序列一致，从而提示血浆 EBV-DNA 来源于人体鼻咽肿瘤灶，同时还能反映人体肿瘤负荷，为血浆 EB 病毒 DNA 水平在鼻咽癌治疗监测、辅助诊断中提供了依据[4]。同时有研究表明鼻咽癌患者在放化疗治疗后血浆 EB 病毒 DNA 水平变化与临床疗效一致[5]。

　　在本案例中，患者在确诊前发现 EB 病毒 VCA-IgA、EA-IgA 均为阳性，表明 EB 病毒抗体在鼻咽癌的早期诊断中具有一定的作用。确诊后该患者采取了化疗联合免疫治疗，经 6 次肿瘤专科治疗后，其血浆 EB 病毒 DNA 载量由 1.54×10^5 copy/mL 逐步降低至 400 copy/mL 以下（表 6.14），且与临床症状的缓解和肿瘤的缩小趋势相一致，表明 EB 病毒 DNA 在鼻咽癌的治疗疗效监测中具有较好的应用价值。由此可以看出，EB 病毒是鼻咽癌临床诊断和治疗中较理想的肿瘤标志物。

表 6.14　治疗期间血浆 EB 病毒 DNA 检测结果

日期	2021/2/11	2021/3/8	2021/4/22	2021/5/20	2021/8/30
EBV-DNA（copy/mL）	1.54×10^5	1.84×10^4	1.11×10^3	< 400	< 400

参考文献

[1] 崔潇，阎艾慧. 鼻咽癌诊断和治疗的分子生物学新进展 [J]. 现代肿瘤医学, 2022, 17: 3240–3244.

[2] WU ZX, XIANG L, RONG JF, et al. Nasopharyngeal carcinoma with headaches as the main symptom: A potential diagnostic pitfall [J]. Journal of cancer research and therapeutics, 2016, 12（1）: 209–214.

[3] CHEN H, JI M, ZONG JF, et al. Conventional and novel diagnostic biomarkers and approaches for detection of nasopharyngeal carcinoma [J]. Nasopharyngeal carcinoma, 2019: 129–153.

[4] 刘玉智，门剑龙，李杨，等. 表达谱芯片与 DNA 甲基化芯片综合分析探索鼻咽癌发生、发展的分子靶标 [J]. 临床检验杂志, 2018, 36 （8）: 574–578.

[5] 王磊黎. 鼻咽癌患者血浆 EB 病毒 DNA 水平的动态变化与临床疗效的关系评价 [J]. 当代医学, 2019, 25: 129–130.

（王　晖　华中科技大学同济附属协和医院）

案例十五 用 EBV CA-IgA 滴度变化评估鼻咽癌患者的预后

基本信息

谢某，男，37 岁。2016 年出现痰中带血及听力下降，遂来广州某医院行鼻咽镜检查，考虑鼻咽癌。

同期对照病例蔡某某，男，40 岁。2016 年 1 月发现右侧耳垂下肿物，活动度欠佳，无压痛，2016 年 6 月 30 日来广州某医院诊治。

病史简述

2016 年 7 月 16 日，病理检测提示：未分化非角化性癌，我院 MR 示：鼻咽顶壁，顶后壁肿物，符合鼻咽癌，侵犯右侧咽旁间隙、椎前间隙，颅底骨质破坏。右侧咽后淋巴结肿大，考虑淋巴结转移。全身骨扫描未见明显异常。血液 EBV-DNA 为 0 copy/mL，血浆 EBVCA-IgA 滴度检测为 1∶20。入院诊断：鼻咽未分化非角化性癌 T3N2M0 Ⅲ 期。

同期对照病例蔡某某，2016 年 7 月 4 日我院 MR 示：鼻咽部软组织影，考虑鼻咽癌，颅底骨质未见明显破坏。左侧咽后淋巴结肿大，考虑转移；双颈 Ⅱ、右颈 Ⅲ 区多发淋巴结肿大，考虑转移。病理示：鼻咽未分化非角化性癌。血液 EBV-DNA 为 8.60×10^3copy/mL，血浆 EBV CA-IgA 滴度检测为 1∶160。入院诊断：鼻咽未分化非角化性癌 T3N2M0 Ⅲ 期。

案例随访

2018 年 5 月开始给予该患者鼻咽癌转移后的综合治疗，期间多次检测血液 EBV-DNA，均为 0 copy/mL，而血浆 EBV CA-IgA 滴度持续阳性，治疗效果一直不佳，患者于 2019 年 7 月 8 日死亡。

2016 年 7 月 27 日开始行 IMRT 放疗，并于 2016 年 7 月 28 日、8 月 18 日予同期顺铂（80 mg/m²）化疗 2 疗程，后定期复查，该患者 EBV CA-IgA 滴度动态变化见图 6.15.1。

2017 年 9 月 13 日，复查鼻咽部颈部 MR 未见明显异常。

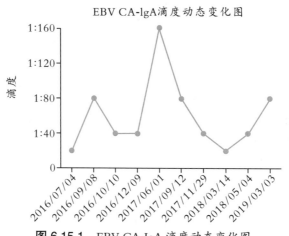

图 6.15.1 EBV CA-IgA 滴度动态变化图

2018 年 3 月，无明显诱因出现骨盆疼痛，血液 EBV-DNA 阴性（0 copy/mL），遂未进一步做其他检查。

2018 年 5 月，疼痛加重，于 2018 年 5 月 6 日行 PET-CT 检查：右上肺尖段小结节代谢略活跃，考虑转移；T_{12}、左侧髂骨及骶骨 S_{1-3} 左侧病灶代谢活跃，考虑转移。我院诊断为鼻咽癌综合治疗后骨转移。

同期对照病例蔡某某，2016 年 7 月 7 日开始行 TPF 诱导化疗 +IMRT+ 同期 DDP 化疗，规范化治疗约半年后，EBV CA-IgA 滴度下降为 0。病例一直随访到 2020 年 9 月 7 日，患者门诊复查情况良好。该患者 EBV CA-IgA 滴度动态变化见图 6.15.2，EBV-DNA 变化见图 6.15.3。

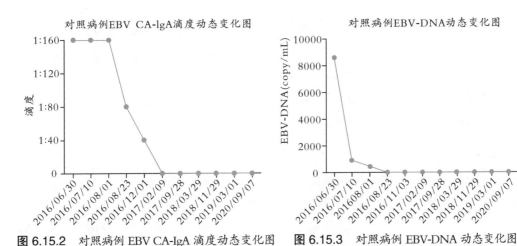

图 6.15.2　对照病例 EBV CA-IgA 滴度动态变化图　　**图 6.15.3**　对照病例 EBV-DNA 动态变化图

案例分析与专家点评

鼻咽癌患者大部分都有 EB 病毒感染[1]，因此 EB 病毒相关检测成为各大医院、研究机构的热门检测项目。EBV CA-IgA 在各级医院均已普遍开展，多采用酶联免疫法和化学发光。间接免疫荧光法作为 EBV CA-IgA 抗体检测的参考学方法，有着其独特的优势，但是开展的医院寥寥无几。

我院血浆 EB 病毒抗体检测一直采用间接免疫荧光法，该方法可以检测患者血浆内 EB 病毒 IgA 抗体的滴度，与酶联免疫法（ELISA）比较，优势在于其抗体滴度与患者体内病毒载量相关，患者的病情、疗效及预后与滴度相关，与 ELISA 的 OD 值不相关。根据我院病例统计结果提示，以上病例并非偶然。有数据表明，EB 病毒 EBV CA-IgA 抗体的滴度在规范化治疗后如果呈下降趋势，说明治疗有效，EB 病毒 EBV CA-IgA 抗体的滴度会在 6 个月到两年间下降为零（阴性）；如果 EB 病毒 EBV CA-IgA 抗体的滴度在治疗后 6 个月左右未下降，持续阳性，则预示该患者治疗效果不佳，预后不良[2]。

在体检人群的筛查中，间接免疫荧光法能观察到筛查人群 EB 病毒 IgA 抗体的滴度动态变化[3]，能够更好地对体检人群进行风险分组，提示高风险的患者及时就诊，为早期患者争取了宝贵的治疗时机。

参考文献

[1] Liu W, Chen G, Gong X, et al. The diagnostic value of EBV-DNA and EBV-related antibodies detection for nasopharyngeal carcinoma: a meta-analysis [J]. Caner cell int, 2021, 21: 164.

[2] Ye Q, Guo J, Chen Y, et al. Performance of Plasma HSP90alpha, Serum EBV VCA IgA Antibody and Plasma EBV DNA for the Diagnosis and Prognosis Prediction of Nasopharyngeal Carcinoma [J]. Cancer manag res, 2021, 13: 5793.

[3] 唐国全，周向阳，王立京 . 鼻咽癌患者发病前后 EB 病毒 VCA-IgA 和 EA-IgA 抗体滴度动态分析 [J]. 中国医学文摘：老年医学，2008（3）：133–136.

（刘　纹，池沛冬，毛敏杰，戴淑琴　中山大学肿瘤防治中心）

案例十六　血清游离轻链在多发性骨髓瘤的应用

基本信息

　　柯某某，男，58 岁，多发性骨髓瘤（IgA λ 型）DS3B 期，ISS3 期，R-ISS3 期。发生于广州某医院。

病史简述

　　2021 年 4 月，患者无诱因出现腰腹部疼痛，至当地医院就诊，行 CT 检查示：右侧输尿管炎。当地医院予以抗感染利尿等对症处理。

　　2021 年 5 月，患者至广州某医院就诊，相关异常血液检验结果：血清游离 Lambda 轻链定量 54 mg/L（参考范围 5.71~26.30 mg/L），血清 M 蛋白 7 g/L，β_2 微球蛋白 3.1 mg/L（参考范围 1.16~2.52 mg/L）。行骨髓穿刺，骨髓病理检查示：虽可疑细胞太少，仍不除外浆细胞骨髓瘤累及的可能；骨髓细胞形态学检查示：骨髓增生活跃，涂片见浆细胞占 1.5%；骨髓流式细胞术检查示：1.46% 细胞（占有核细胞，占浆细胞 99.01%）为胞浆轻链单克隆表达的异常浆细胞。PET-CT 检查示：全身未见明显恶性征象，未见明确骨质破坏及异常代谢活跃灶。诊断考虑：意义未明的单克隆免疫球蛋白血症（MGUS），建议定期门诊复诊。

案例随访

　　患者腰痛呈进行性加重，因个人原因未定期随诊，1 年后于 2022 年 7 月复诊，相关血液检验结果：血清游离 λ 轻链定量 590 mg/L（图 6.16.1），血清 M 蛋白 43 g/L，β_2 微球蛋白 6.82 mg/L，IgA 59.9 g/L（参考值 0.82~4.53 mg/L）。骨髓细胞形态学检查示：涂片见大量脂肪空泡，异常浆细胞占 3.5%。骨髓流式细胞术检查示：1.91% 细胞（占有核细胞，占浆细胞 99.90%）为胞浆轻链单克隆表达的异常浆细胞。PET-CT 检查示：考虑多发性骨髓瘤。诊断为多发性骨髓瘤（IgA λ 型）DS3B 期，ISS 3 期，R-ISS 3 期。2022 年 8 月起予 DVRD 方案治疗。化疗两疗程后患者复查血清游离 λ 轻链定量 12.30 mg/L，血清 M 蛋白 2 g/L，治疗有效，患者治疗前后的血清游离 λ 轻链定量（图 6.16.1），与血红蛋白、血清肌酐、血钙结果（图 6.16.2~3）呈现密切相关。

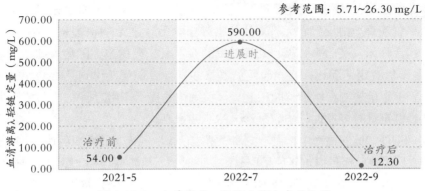

图 6.16.1　血清游离 λ 轻链定量浓度变化图

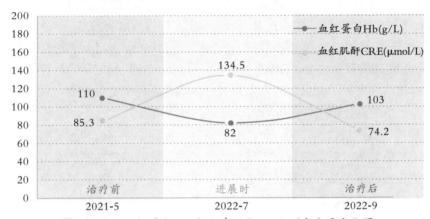

图 6.16.2　血红蛋白 Hb 和血清肌酐 CRE 测定水平变化图

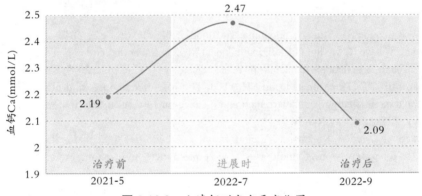

图 6.16.3　血清钙测定水平变化图

案例分析与专家点评

　　多发性骨髓瘤（multiple myeloma，MM）是由于单克隆浆细胞恶性增生并分泌大量单克隆免疫球蛋白（M 蛋白）从而引起广泛的骨质破坏、反复感染、贫血、高钙血症、高黏滞综合征及肾功能不全等一系列临床表现的血液系统恶性疾病[1]。患者可能因骨质疏松、骨痛或骨折就诊于骨科，或因蛋白尿或尿毒症就诊于肾内科。但发病早期患者可能没有任何特异症状，误诊率高达 50% 以上，当转诊到血液科确诊时，可能已经错过了最佳诊疗时间，导致治疗效果不佳。本案例中的患者则是因出现腰腹部疼痛就诊，于当地医院考虑输尿管炎。后至广州某医院就诊时，根据血清游离 λ 轻链定量结果升高，遂进行骨髓穿刺检查。由于患者无骨痛症状，影像学无溶骨及骨质破坏，肾功能、电解质均正常。综合临床及实验室数据，病例诊断符合意义未明的单克隆免疫球蛋白血症，即 MGUS，医嘱患者定期随诊，直至 1 年后确诊多发性骨髓瘤，得到及时治疗。由此可见血清游离轻链定量检测在疾病诊断中起到了关键性的提示作用。所谓"小荷才露尖尖角"，血清游离轻链定量对多发性骨髓瘤早诊早治非常重要。

在疾病进展的监测过程中，血清游离轻链定量检测同样起着重要的作用 [2]。本案例中患者因个人原因拖延至腰痛 1 年后采取复诊，此时的血清游离轻链定量水平已经较前大幅度升高（图 6.16.1）。有文献 [3] 对 MGUS 患者进行血清游离轻链定量检测和生存资料分析，提出异常 κ / λ 比值是 MGUS 患者进展为 MM 或相关恶性病的独立危险因素。每年约有 1% MGUS 患者进展为恶性疾病，因此在 MGUS 患者中定期检测血清游离轻链水平可以帮助及时发现疾病的进展趋势。患者接受治疗后复查血清游离轻链，水平已恢复至正常，考虑治疗方案有效。国际骨髓瘤协会（IMWG）推荐应用血清游离轻链定量分析评价疗效，并认为多发性骨髓瘤伴寡分泌的患者应该常规进行血清游离轻链定量检测。对于完全缓解的患者也应作血清游离轻链定量分析以明确是否达到严格意义上的完全缓解 [4-5]。

血清游离轻链定量检测作为一个"新"项目，可以协助完成浆细胞病的初筛工作，同时，它的数值监测着患者的预后与转归。血清游离轻链定量检测比血清电泳结果更准确，比血清免疫固定电泳和血清总轻链结果灵敏度更高，比尿液轻链检测更加及时，比骨髓细胞病理更加易得。血清游离轻链定量检测为罹患 MM 的患者提供了便捷、有效、动态的监测手段，相信随着临床上的广泛应用，它会将自己的作用发挥得更广、更好。

参考文献

[1] Kyle RA, Rajkumar SV. Multiple myeloma [J]. Blood, 2008, 111（6）：2962–72.

[2] Dispenzieri A, Kyle R, Merlini G, et al. International Myeloma Working Group guidelines for serum-free light chain analysis in multiple myeloma and related disorders [J]. Leukemia, 2009, 23（2）：215–24.

[3] Sigurdardottir EE, Turesson I, Lund SH, et al. The role of diagnosis and clinical follow-up of monoclonal gammopathy of undetermined significance on survival in multiple myeloma [J]. JAMA Oncology, 2015, 1（2）：168–74.

[4] Dispenzieri A, Kyle RA, Katzmann JA, et al. Immunoglobulin free light chain ratio is an independent risk factor for progression of smoldering（asymptomatic）multiple myeloma [J]. Blood, 2008, 111（2）：785–9.

[5] Kyle RA, Larson DR, Therneau TM. Long-term follow-up of monoclonal gammopathy of undetermined significance [J]. The new england journal of medicine, 2018, 18, 378（3）：241–249.

（宋一玲　中山大学肿瘤防治中心）

案例十七　ProGRP 在小细胞肺癌疗效监测中的应用

基本信息

患者 A 某某，男，56 岁；患者 B 某某，男，62 岁。

病史简述

患者 A 某某，因"咳嗽咯痰 10 余天"入院。2016 年 7 月 15 日，胸部增强 CT 示：右肺上叶中央型肺癌伴部分阻塞性肺炎；实验室检查示：NSE 32.8 ng/mL，ProGRP 1551.0 pg/mL；病理检查提示：右上叶支气管肺小细胞癌。临床诊断：小细胞肺癌（局限期）。自 2016 年 7 月 20 日至 2016 年 10 月 29 日，患者接受 2 次 IP 方案，一次放疗方案和两次 EP 方案，右肺上叶肿块进行性缩小，血 ProGRP 进行性下降。

患者 B 某某，因"咳嗽、咯痰伴胸闷气促 2 月余"入院。2016 年 2 月 13 日，胸部 CT 示：纵隔恶性占位性病变，左肺门受侵，心包积液；左肺上叶纤维支气管镜活检示：肺小细胞恶性肿瘤；胸腔积液液基涂片找到少量癌细胞。临床诊断：小细胞肺癌（广泛期）。至 2016 年 11 月 21 日，患者已行多次化疗，同时发现肿瘤脑转移。实验室检查示：NSE 10.5 ng/mL，ProGRP 377.7 pg/mL。自 2016 年 11 月 28 日至 2017 年 4 月 24 日，患者接受 4 次 IP 方案，2 次 EP 方案和 1 次放疗方案，患者左上纵隔肿块进行性增大，血 ProGRP 进行性升高。

案例随访（图 6.17.1~3）

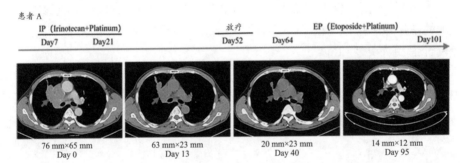

图 6.17.1 患者 A 的 ProGRP 监测。红色长箭头表示患者 A 入院后化疗放疗的时间点及方案，红色短箭头表示该患者肿块位置，图片下方为治疗时间及影像中的肿块大小

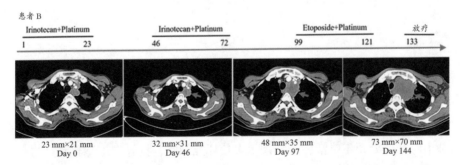

图 6.17.2 患者 B 的 ProGRP 监测。红色长箭头表示患者 B 发现脑转移后化疗放疗的时间点及方案，红色短箭头表示该患者肿块位置，图片下方为发现脑转移后治疗时间及影像中的肿块大小

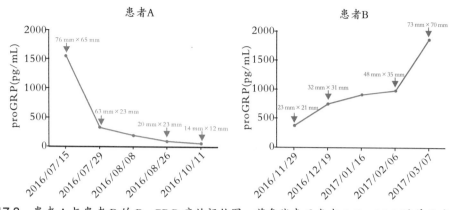

图 6.17.3 患者 A 与患者 B 的 ProGRP 疗效评估图。蓝色线表示患者 A ProGRP 随着治疗的进行而逐渐下降，监测点的标注值为同期影像下的肿块大小；红色线表示患者 B ProGRP 随着治疗的进行而逐渐增加，监测点的标注值为同期影像下的肿块大小

案例分析与专家点评

小细胞肺癌（SCLC）是一种低分化高级别、生长和转移快、存活率低的神经内分泌肿瘤。嗜铬素 A（CGA）、ProGRP 和 NSE 是常见的循环中的神经内分泌标志物。CGA 对 SCLC 的敏感性不高（仅为 39%），ProGRP 和 NSE 是 SCLC 诊断、鉴别诊断、预后及疗效监测的常用敏感指标。在实际工作中，ProGRP 不受溶血因素的检测干扰，对 SCLC 的诊疗较 NSE 更为灵敏和特异。

本案例中，治疗有效患者肿块与 ProGRP 同步下降，治疗无效者肿块与 ProGRP 同步增加，完美体现了 ProGRP 是 SCLC 患者疗效评估的灵敏指标。

（陈永健　浙江省人民医院）

案例十八　CEA 和 SCC 在肺肉瘤样癌化疗和免疫治疗疗效监测中的意义

基本信息

张某某，男，67 岁，右肺肉瘤样癌 cT4N3Mx。

病史简述

2022 年 1 月 27 日，肺部 CT 示：右肺上叶团块，考虑肿瘤性病变。行纤维支气管镜取右肺上叶开口处新生物活检，病理示大片坏死细胞，见异型细胞轮廓。再行肺穿刺活检，病理诊断示：右肺肉瘤样癌 cT4N3Mx。

案例随访

2022 年 2 月 19 日、2022 年 3 月 12 日行 2 周期 GP 方案化疗 + 达伯舒（信迪利单抗）免疫治疗，复查示肿块稍缩小。

2022 年 4 月 2 日、2022 年 4 月 24 日再行 2 周期 GP 方案化疗＋达伯舒免疫治疗，复查示肿块较前范围稍大。

案例分析与专家点评

肺肉瘤样癌是一种非常罕见、侵袭性极高的非小细胞肺癌类型，约占肺癌的 0.1%~0.5%。肺肉瘤样癌好发于老年男性，重度吸烟患者更多见，常见表现为胸痛、咳嗽、咯血、呼吸困难和体重下降等。肺肉瘤样癌无典型临床症状，极易发生转移，大约 70% 的患者就诊时已经是局部晚期或远处转移。相关数据显示，近半数的肺肉瘤样腺癌会出现复发或转移，平均术后复发时间为 6.8 个月。另外，肺肉瘤样癌对放化疗不敏感，也造成了肺肉瘤样癌的预后效果极差。治疗上以手术为主，手术后可以通过辅助化疗来减少肿瘤的复发率。另外，免疫治疗可以与化疗联用治疗肺肉瘤样癌患者，提高预后效果[1]。

癌胚抗原（CEA）最初发现于结肠癌及胎儿肠组织中。血清 CEA 升高，除见于消化道癌外，也见于其他系统。CEA 测定主要用于结肠直肠癌、胃癌、胰癌、肝细胞癌、肺癌、乳腺癌及甲状腺髓质癌的临床监测，亦见于绒毛膜癌、骨癌、前列腺癌和卵巢癌，但无早期诊断价值。连续监测 CEA 水平可用于肿瘤治疗的疗效观察及预后判断。一般病情好转时血清 CEA 水平下降，病情发展时升高[2]。

鳞状上皮细胞癌抗原（SCC）是一种从子宫颈鳞状上皮细胞癌组织中分离出的糖蛋白。SCC 是一种特异性很好的鳞癌肿瘤标志物，参考值 < 1.5 μg/L。SCC 最早用于诊断鳞癌、宫颈癌、肺癌、头颈部癌时，血清鳞状上皮细胞癌抗原增高，其浓度随病情加重而增高。测定鳞状上皮细胞癌抗原可监测这些肿瘤的疗效、复发、转移及评价预后[3]。

本案例中肿瘤恶性程度较高，经过两次治疗后 CEA 和 SCC 的水平较前有所降低，与肿块稍缩小相符合，说明前两次治疗具有一定的效果；又经两次治疗后 CEA 和 SCC 的水平较前有所升高，与肿块范围稍增大相符合，说明后两次治疗疗效不佳（表 6.18）。从此案例中可以看出，CEA 和 SCC 在肺肉瘤样癌的治疗疗效监测中具有较好的应用价值。

表 6.18　治疗期间肿瘤标志物检测结果

日期	2021-2-17	2021-3-11	2022-4-1	2022-4-23	2022-5-27
CEA（μg/L）	3.24	2.78	2.49	3.07	3.43
SCC（μg/L）	5.8	1.6	1.5	2.9	2.4

参考文献

[1] 邓明明 , 柏玉举 . 肺肉瘤样癌的靶向治疗进展 [J]. 疑难病杂志 , 2022, 21（8）: 885-888, 892.

[2] 劳明珠 . 外周血肿瘤标志物早期诊断肺癌的临床价值分析 [J]. 当代医学 , 2022, 28（19）: 90-93.

[3] 王琳娜 , 李荣娟 . 癌胚抗原、糖类抗原 50、鳞状上皮细胞癌抗原、细胞角蛋白 19 片段抗原 21-1 联合检测在非小细胞肺癌诊断和预后评估中的价值 [J]. 中医临床研究 , 2022, 14（17）: 19-23.

（王　晖　华中科技大学同济医学院附属协和医院）

案例十九　血清 CEA 和 CA19-9 在结直肠癌疗效监测和预后判断上的作用

基本信息

潘某某，女，39 岁，确诊乙状结肠癌（C- IV 期，肝多发转移）。发生于福建某医院。

病史简述

2020 年 10 月 25 日，确诊乙状结肠癌（C- IV 期，肝多发转移）。11 月 1 日，开始进行次术前"mFOLFO×6"方案化疗，化疗方案有效。2 月 2 日，行腹腔镜乙状结肠切除术。2 月 3 日，手术后患者实行"FOLFIRI"方案化疗两周后，发现血清 CA19-9 和 CEA 不降反升。5 月 4 日，改变化疗方案为"FOLFOXIRI"，发现血清 CA19-9 和 CEA 逐渐下降，于是继续用此方案化疗。

案例随访

初次检测血清 CA19-9 和 CEA 均升高，经过五次术前"mFOLFO×6"方案化疗后，血清 CA19-9 和 CEA 逐渐下降并达到手术指征，说明化疗方案有效。手术后患者实行"FOLFIRI"方案化疗，但因为发生了切口感染并出现了腹腔脓肿，暂缓了化疗。在实行"FOLFIRI"方案化疗两周后，发现血清 CA19-9 和 CEA 不降反升，肝脏多发转移瘤较前进一步增大。于是改变化疗方案为"FOLFOXIRI"，血清 CA19-9 和 CEA 逐渐下降，沿用此方案继续化疗。患者诊治经过以及血清 CA19-9 和 CEA 水平检测结果见表 6.19.1~3。

案例分析与专家点评

表 6.19.1　mFOLFO×6 方案化疗后 CEA、CA19-9 变化

	第 1 周化疗前 2020/11/10	第 2 周化疗前 2020/12/01	第 3 周化疗前 2020/12/16	第 4 周化疗前 2021/1/5	第 5 周化疗前 2021/1/9	术后+腹腔化疗药物灌注 2021/2/2
CA19-9 （U/mL）	185.6	211.5	127.0　5	77.2	42.4	38.8
CEA （ng/mL）	23.58	24.81	9.58	6.12	4.57	4.99

表 6.19.2　FOLFIRI 方案化疗 CEA、CA19-9 变化

	第 1 周化疗前 2021/2/25	暂停化疗，治疗腹腔脓肿 2021/3/31	第 2 周化疗前 2021/5/13
CA19-9（U/mL）	71.5	240.4	2458
CEA（ng/mL）	5.95	18.99	141.19

表 6.19.3　FOLFIRI 方案化疗 CEA、CA19-9 变化

	第 1 周化疗前 2021/5/24	第 2 周化疗前 2021/6/10	第 3 周化疗前 2021/6/23	第 4 周化疗前 2021/7/5
CA19-9（U/mL）	2446	1972	1553.9	1125.9
CEA（ng/mL）	186.44	160.04	129.02	100.08

在治疗过程中血清 CA19-9 和 CEA 能够反映疗效和病情的变化。中国结直肠癌诊疗规范（2020 年版）推荐结直肠癌治疗过程中检测 CEA、CA19-9、AFP、CA125，以监测疗效、预测术后复发和预后[1, 2]。然而，在本案例中 AFP 未见升高，一直处于基线水平，这可能与转移癌保留原发肿瘤特征有关，主要表达原发癌的标志物。

本案例血清 CA19-9、CEA 与 MRI 结果有良好相关性。然而，有关文献研究表明[3, 4]，化疗过程中肿瘤标志物可能暂时性升高，这与化疗药物作用肿瘤细胞崩解后，肿瘤标志物大量释放入血有关，因此不能完全替代 MRI/CT。

结合循环肿瘤细胞（CTC）检测、基因检测、免疫组化结果有利于治疗方案选择和疗效监测效果。本案例术后 CTC 检测（CEP8、CEP7、CEP8+7），结果显示有单个 CTC 共 2 个，呈单染色体异常。说明预后不良，而此时肿瘤标志物水平是正常的，说明肿瘤标志物在检测微小残留病和预后不够敏感。基因检测提示 *KRAS* pGly13Asp 突变，突变丰度 41.82%，MSS。基因检测结果对后续靶向药物的选择有很好的指导意义，免疫组化结果可以指导化疗方案的制定。这些是肿瘤标志物无法做到的。因此，肿瘤标志物的应用结合 CTC 检测、基因检测、免疫组化结果有利于治疗方案选择和疗效监测效果。

血清 CA19-9 和 CEA 水平与肿瘤分期的关系。本案例肿瘤标志物水平较高与本案例确诊时已处乙状结肠恶性肿瘤（C- Ⅳ期，肝多发转移）有关，有关文献表明[5-6]，在结肠癌不同时期，患者外周血中肿瘤标志物的组成和含量将随之发生改变，与 TNM 分期、Dukes 分期、淋巴结阳性有相关性。

综上所述，血清 CEA 和 CA19-9 的水平与肿瘤负荷、病情分期相关，与结直肠癌患者术后转移及预后密切相关。可在一定程度上用于评估患者术后转移风险及预后，指导术后的辅助治疗和疗效监测；结合 CTC 检测、基因检测、免疫组化结果有利于治疗方案的选择和疗效监测。

参考文献

[1] 中华人民共和国国家卫生健康委员会 . 中国结直肠癌诊疗规范（2020 年版）[J]. 中华外科杂志，2020, 58（8）: 25.

[2] America Society of Clincal Oncology. Clinical practice guidelines for the use of tumor makers in breast and colorectal cancer [J]. J Clin Oncol, 1996; 14: 2843-2877.

[3] Zheng CX, zhan WH, Zhao JZ, et al. The prognostic value of preoperative serum leves of CEA, CA19-9 and CA72-4 in patients with colorectal cancer [J]. World Journal of Ganstroenterology, 2001, 7（3）: 431-434.

[4] 府伟灵，徐克前 . 临床生物化学检验 [M]. 北京：人民卫生出版社，2013: 353-354.

[5] 王奇龙，陈南征，吕铁升，等 . 血清 CEA、CA19-9、CA242 对结直肠癌转移及预后的评估价值

[J]. 解放军医药杂志 , 2020, 32（6）: 29–33.

[6] 白傲雪，张宁苏，董野，等 . 结直肠癌肝转移的相关因素 [J]. 实用中医内科杂志，2020, 34
（5）: 121–122.

（吴阿阳，杨惠聪　福建医科大学附属漳州市医院）

案例二十　松果体区伴肺部绒毛膜癌引起男性血液和脑脊液中 HCG 异常升高

基本信息

刘某，男，10 岁，因无明显诱因出现头痛，于 2012 年 7 月 5 日就诊于天津某医院。

病史简述

患者为颅内弥漫性胀痛，程度较重，伴恶心呕吐，呕吐物为胃内容物，未见咖啡渣样物，未予特殊处理。1 周后头痛持续不缓解，无意识障碍，无肢体活动障碍。

2012 年 7 月 5 日，行颅脑 CT 检查示松果体区占位病变，伴幕上脑室扩张，拟诊断为松果体区生殖细胞瘤或畸胎瘤。

入院查体：神情语畅，对答切题，双瞳左 / 右 =2 / 2 mm，光反应（＋），眼球各项运动可，面纹对称，双侧浅感觉对称，共济稳准，双侧巴宾斯基征（－），四肢肌力 V 级，肌张力正常。化验结果为血 HCG 31611 mU/mL（参考区间 0~5 mU/mL），脑脊液 HCG 2897 mU/mL（未建立参考区间）。

案例随访

2012 年 7 月 8 日，行松果体区占位切除术，病理回报为绒毛膜癌。术后复查化验结果为血 HCG 1486 mU/mL，脑脊液 HCG 1964 mU/mL。

7 月 30 日至 10 月 3 日，行全量全脑室和全脊髓放射治疗。放疗期间血 HCG 极度增高达 176 698 mU/mL，脑脊液 HCG 700.8 mU/mL。胸部 CT 可见双肺散在多发灶，增强 CT 报告提示为双肺转移瘤。肺活检病理示坏死组织。

2012 年 10 月 16 日至 2013 年 6 月 4 日，再次入院行静脉化疗，血 HCG 于第 1 次化疗期间达最大峰值 200 238 mU/mL，第 2 次化疗前下降到 8886 mU/mL，随后又逐渐升高至 54 043 mU/mL；CT 示肺部肿瘤明显缩小后未见病灶进展，颅脑强化 MR 也未见病灶进展，提示可能存在其他不明病灶，但家属拒绝继续检查，患者最终死亡（图 6.20）。

案例分析与专家点评

思考一：绒毛膜癌是滋养母细胞构成的高度恶性上皮性肿瘤，多发生在女性卵巢及男性睾丸[1]，常见症状为颅内高压、视力下降、视野缺损、复视等，松果体区、鞍区和鞍上区等幕上中线深部结构为常见发病部位[2]。由于癌细胞可直接分泌 HCG 至脑脊液

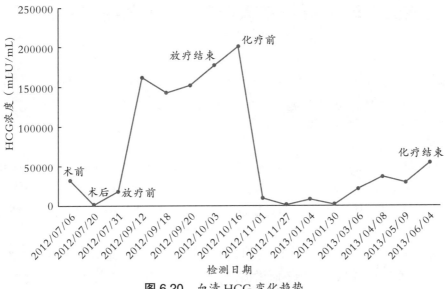

图 6.20 血清 HCG 变化趋势

中[3]。本案例术后脑脊液 HCG 显著下降，提示 HCG 可有效反映绒毛膜癌切除术的治疗效果。

思考二：肺部是绒毛膜癌常见的转移部位[4]。该患者术后血清 HCG 出现不明原因极度增高，行全量全脑室和全脊髓放射治疗未见降低，经检验科告知临床该患者存在肿瘤转移风险后，增强 CT 报告提示双肺转移瘤，证实检验结果有效地反映了患者绒毛膜癌转移。

本案例中，临床曾质疑血清 HCG 结果同治疗预期效果不符，在证实室内质控和标本结果无疑的情况下，检验科积极同临床沟通，协助临床发现了转移灶并监测后续治疗效果，表明实验室结果可对临床诊断治疗的盲区进行有效提示。本案例也提示检验工作者对不符合临床预期的检验结果要"抽丝剥茧"，以一双"火眼金睛"成为一名合格的医学战场侦察兵。

参考文献

[1] Keenan C, Ramirez N, Elijovich L, et al. A rare manifestation of choriocarcinoma syndrome in a child with primary intracranial germ cell tumor and extracranial metastases: A case report and review of the literature [J]. Pediatr Blood Cancer, 2021, 68（6）: e29000.

[2] Zhao W, Chen T, Yang Y. Primary extragenital choriocarcinoma in posterior mediastinum in a male adult: a case report [J]. Ann Transl Med, 2019, 7（22）: 703.

[3] De Jesus O, Pellot Cestero JE, et al. Primary non-gestational mediastinal choriocarcinoma metastatic to the brainstem [J]. BMJ Case Rep, 2022, 15（4）: e248389.

[4] Koilpillai S, Sun TY, Kropf J, et al. A 24-Year-Old Man Presenting with Lung Metastases from a Primary Retroperitoneal Extragonadal Choriocarcinoma [J]. Am J Case Rep, 2022, 23: e936288.

（朱 彧 天津市第三中心医院）

案例二十一　血清 CEA 动态监测对于肿瘤治疗效果及进展的提示价值

基本信息

何某，女，76 岁，因"大便性状及习惯改变"就诊。

病史简述

经胸腹增强 CT 及术后病理结果，临床诊断：直肠中上段中分化腺癌伴多发性肝转移、肺转移。入院后经术前新辅助化疗后于 2015 年 3 月 24 日行 Hartmann 治疗术，术后一直进行去氧氟尿苷治疗，并定期随访复查。其中 4 月 14 日至 28 日两周因药物导致的腹泻而暂停用药。

术后 2015 年 4 月 13 日至 7 月 24 日期间，血清肿瘤标志物水平表现为持续降低，10 月 16 日起血清 CEA 浓度开始不断增加，至 2016 年 1 月 19 日 CEA 浓度超过术前水平，是否提示患者肿瘤进展？是否与临床表现一致？

案例随访（图 6.21；表 6.21）

2015 年 5 月 29 日，胸腹部 CT 提示：肝肺病灶较前缩小。2016 年 1 月 4 日复查胸腹部 CT 提示"直肠癌术后"，局部未见复发表现；肝脏多发结节、团块影；扫及双肺多发结节，多系转移灶；与 5 月 29 日 CT 片比较，病灶明显增多、增大。影像学提示可能存在肿瘤转移。疗效评价 PD。

更换治疗方案为 10 周期 FOLFOX+ 安维汀（贝伐珠单抗）化疗，其中第 3 周期化

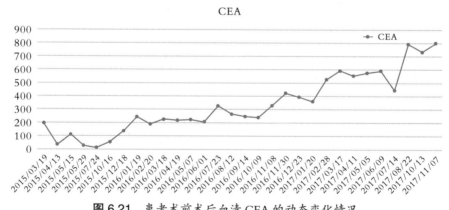

图 6.21 患者术前术后血清 CEA 的动态变化情况

表 6.21　**患者术前术后血清肿瘤标志物的动态监测**

日期	2015/3/19	2015/4/13	2015/5/15	2015/5/29	2015/7/24	2015/10/16	2015/12/18	2016/1/19
CEA（ng/mL）	195.30	36.63	109.50	26.37	11.63	54.62	137.20	244.80
CA19–9（U/mL）	407.40	/	/	68.70	/	62.23	/	220.50

疗后复查 CT 示盆腔占位较前明显增大，肝脏及肺部占位稳定。5 周期后于 2016 年 6 月 3 日行"右侧卵巢肿瘤切除、肠粘连松解、乙状结肠造口瘘、开腹肿瘤特殊治疗"。10 周期后复查 CT 提示：双肺多发大小不等结节，多系转移瘤，部分结节增大。疗效评价 PD。

继续更换化疗方案为 FOLFIRI 联合安维汀靶向治疗。于 2016 年 12 月 1 日至 2017 年 7 月 15 日行第 1~9 周期 FOLFIRI 方案化疗联合安维汀靶向治疗，期间于 2017 年 6 月复查疗效评估为 SD。

患者在不同治疗方式下肿瘤一直处于进展中，没有实现缓解。随后患者于 2017 年 8 月出现疾病进展，于 2017 年 11 月 22 日因肿瘤多发转移及化疗等因素导致多器官衰竭死亡。

案例分析与专家点评

此案例为血清肿瘤标志物在肿瘤辅助诊断和后期疗效监测中的价值应用的典型案例。一般来说，目前认为 CEA 和 CA19-9 虽然也存在良性疾病的非特异性升高，但是当肿瘤标志物水平高于参考范围 10 倍以上，多提示恶性，但必须结合其他临床检测，如影像学、病理学结果综合分析。

动态监测对于判断疗效较影像学和病理学有明显优势，能及时快速反映肿瘤发展情况[1]。手术后肿瘤标志物的迅速降低，提示治疗有效，但是若无法降低至参考范围以下，甚至更低，提示肿瘤仍在体内有残存，或因治疗前已有肿瘤转移。本案例术后 CEA 仍然在较高值，提示体内仍存在肿瘤（主要是因术前肿瘤已有转移）。

治疗后血清肿瘤标志物动态监测（尤其是术前异常增高项目）对于辅助诊断和疗效评估、预测肿瘤进展具有重要价值，有时其提示作用更早于肿瘤复发、转移或进展的影像学改变[2]。有研究[3]发现，治疗后 CEA 水平较治疗前 CEA 在评估患者总体生存率等预后方面更有价值；转移性结直肠癌患者术后 CEA 增加 120% 提示患者排除肿瘤进展的阴性预测值为 92%。因此，动态监测血清肿瘤标志物如 CEA 在一定程度上可协助临床早期预测疾病进展。

本案例中患者在术后约 6 个月起出现 CEA 逐渐增高，但此时对于影像学尚无明显变化，3 个月后影像学提示肿瘤转移进展；治疗中肿瘤标志物持续高表达，证明治疗效果不佳，且临床评估一直处于 PD 或 SD，因此，从血清 CEA 浓度变化可更快反映肿瘤治疗效果。

参考文献

[1] Konishi T, Shimada Y, Hsu M, et al. Association of Preoperative and Postoperative Serum Carcinoembryonic Antigen and Colon Cancer Outcome [J]. JAMA Oncol, 2018, 4（3）: 309–315.

[2] Hermunen K, Lantto E, Poussa T, et al. Can carcinoembryonic antigen replace computed tomography in response evaluation of metastatic colorectal cancer [J]. Acta Oncol, 2018, 57（6）: 750–758.

[3] Moretto R, Rossini D, Conca V, et al. CEA increase as a marker of disease progression after first-line induction therapy in metastatic colorectal cancer patients. A pooled analysis of TRIBE and TRIBE2 studies [J]. Br J Cancer, 2021, 125（6）: 839–845.

（蔡　蓓　四川大学华西医院）

案例二十二 CEA、CA125、NSE、ProGRP 多种肿瘤标志物对肺大细胞神经内分泌癌的检测和监测

基本信息

王某，男，65 岁。左肺上叶大细胞神经内分泌癌伴纵隔淋巴结转移术后。发生于吉林某医院。

病史简述

患者因"无明显诱因出现胸部疼痛"入院。胸部增强 CT（2020 年 7 月 2 日）提示：不除外左肺上叶周围性肺癌，左肺上叶局部支气管及肺动脉受累，伴纵隔淋巴结转移。入院后，查肿瘤标志物结果如图 6.22 所示。7 月 10 日行肺叶切除术伴淋巴结清扫术，术后病理：（左肺上叶）结合形态学及免疫组化染色结果符合大细胞神经内分泌癌。

案例随访

患者在经过第一次放射治疗和特瑞普利单抗免疫治疗后（8 月 15 日）复查肿瘤标志物，均明显降低（图 6.22）。患者 3 个月后（11 月 4 日）复查，肿瘤标志物升高（图 6.22），提示有肿瘤复发或转移征象，随后患者进行头部磁共振 + 增强检查提示：右侧颞叶新发转移瘤。胸部 CT 检查示：左侧锁骨上区见多发增大淋巴结，考虑转移所致。入院给予头部和颈部放射治疗及特瑞普利单抗免疫治疗。患者第二次放化疗后 3 个月（2021 年 2 月 6 日）复查肿瘤标志物（图 6.22），并行胸部 CT 与头部磁共振检查示：右侧颞叶病灶体积减小，左侧锁骨上区淋巴结数量减少，体积减小。

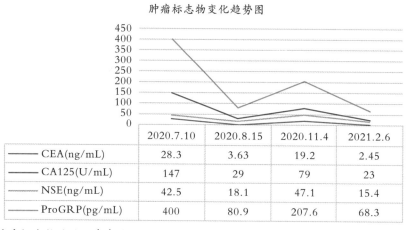

肿瘤标志物变化趋势图

	2020.7.10	2020.8.15	2020.11.4	2021.2.6
—— CEA(ng/mL)	28.3	3.63	19.2	2.45
—— CA125(U/mL)	147	29	79	23
—— NSE(ng/mL)	42.5	18.1	47.1	15.4
—— ProGRP(pg/mL)	400	80.9	207.6	68.3

图 6.22 肿瘤标志物结果。参考范围：CEA 0~5 ng/mL，CA125 0~35 U/mL，NSE 0~16.3 ng/mL，ProGRP 28.3~74.4 pg/mL

案例分析与专家点评

NSE 在神经内分泌肿瘤、神经母细胞瘤及视网膜母细胞瘤等多种肿瘤患者中可见血清浓度升高 [1]。肺大细胞神经内分泌肿瘤（large cell neuroendocrine carcinoma, LCNEC）

是一种肺神经内分泌肿瘤，在血液中可有典型的神经内分泌肿瘤标志物表达，因此 NSE 在 LCNEC 的诊断中有重要意义[2]。而 CEA、CA125 及 ProGRP 是肺癌的常用诊断标志物[3]，张坤[4] 的研究发现了 LCNEC 患者的血清 CEA、CA125 及 NSE 均有明显升高，可用于该病的辅助诊断。本例患者在治疗前这几项肿瘤标志物均升高，而在术后进行放化疗后 CEA、NSE、ProGRP 都有不同程度的降低，说明肿瘤标志物的水平和肿瘤治疗反应性有较强的相关性。但在第二次放化疗前发现肿瘤标志物中的 CEA、CA125、NSE 和 ProGRP 都有升高，胸部 CT 和头部 MRI 提示有新发转移灶，说明肿瘤标志物对术后复发或转移有强烈的预测作用。

CEA、CA125、NSE、ProGRP 联合检测不仅对肺大细胞性神经内分泌肿瘤的诊断有提示作用，并且对肿瘤治疗疗效的评估及早期发现肿瘤复发和转移具有较高的价值。

参考文献

[1] 何全利，吴艳艳，鲁之中，等 . 五种血清肿瘤标志物联合检测对肺癌的临床诊断价 [J]. 中国临床研究，2014, 27（2）：224–226.

[2] 宁怡蒙，宋敏，孟宇，等 . 血清 CEA、Cyfra21–1、NSE 联合检测在肺大细胞神经内分泌癌诊断中的应用价值 [J]. 河南医学研究，2017, 26（24）：4431–4433.

[3] 裴峰，宋立彪，宋瑛，等 . 血清 Cyfra21–1、NSE 和 CEA 对非小细胞肺癌辅助诊断的价值分析 [J]. 海南医学院学报，2015, 21（4）：530–533.

[4] 张坤 . 112 例肺大细胞神经内分泌癌的临床分析 [D]. 河南：郑州大学，2020.

（王丽星，赵银龙　吉林大学第二医院）

案例二十三　用 β–HCG 半衰期评估妊娠滋养细胞肿瘤患者部分缓解

基本信息

黄某，女，24 岁，曾经以妊娠滋养细胞肿瘤Ⅳ期于广州某医院治疗。

病史简述

2015 年 8 月 29 日，再次住院，MR 检查示肝、脾、双肺多发结节，考虑转移瘤，诊断妊娠滋养细胞肿瘤Ⅳ期，入院复检 β–HCG 8828 mU/mL。当日 23：00，患者突发持续性右后背疼痛，血压下降，临床考虑转移瘤破裂导致的失血性休克，评估腹腔内出血量约 3000 mL。

8 月 30 日凌晨 0：00 至 4：00 行急诊手术：左半肝切除＋脾切除＋术中肝转移瘤病灶微波治疗＋腹膜腔热灌注化疗。术后检查 β–HCG 367 319 mU/mL。9 月 6 日，出院复查 β–HCG 310 57 mU/mL。

术后定期随诊，血清 β–HCG 浓度逐渐下降（图 6.23.1），至术后 80 天时，β–HCG 水平为 35.87 mU/mL，没有降到参考值范围内（0~3 mU/mL）。

案例随访

本例患者术后持续化疗 5 个疗程，血清 β–HCG 浓度最低降至 4.92 mU/mL（2016

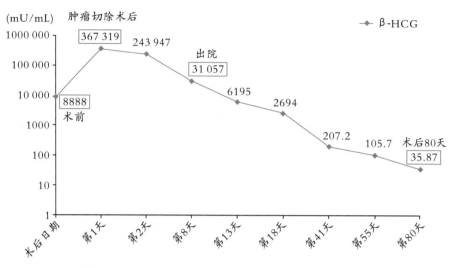

图 6.23.1 患者随访的血清 β-HCG 浓度变化图

年 2 月 13 日），然后血清 β-HCG 浓度逐渐升高，2017 年 5 月患者因肿瘤脑转移死亡。

案例分析与专家点评

　　肿瘤标志物的生物半衰期是指肿瘤标志物经胆汁或肾脏排泄，血液浓度下降至其基础浓度一半所需的时间[1]。治疗后，肿瘤标志物浓度在体内下降的时间取决于其半衰期。

　　β-HCG 是一种蛋白质，自肿瘤细胞释放入血后，其排泄速度由 β-HCG 的生物半衰期决定。观察一个新的治疗方案后肿瘤标志物的浓度动态下降以评判治疗效果时，最高浓度一般是指治疗前的血清浓度；而本例患者术后首日血清 β-HCG 浓度高于术前，则以术后血清 β-HCG 367 319 mU/mL 为最高浓度。β-HCG 的生物半衰期为 20 h，理论上，经过 16 个半衰期，即术后 13.3 天后，β-HCG 浓度可降至 2.8 mU/mL（表 6.23），即降到参考值范围以内。然而，根据患者实际随访监测的 β-HCG 浓度变化，术后 13 天时 β-HCG 浓度实际为 6195 mU/mL，术后 18 天时 β-HCG 浓度实际为 2694 mU/mL，提示患者经手术治疗后，体内仍然有残存的肿瘤细胞在持续分泌 β-HCG 入血，形成血清 β-HCG 浓度的持续叠加，使得以术后最高浓度和半衰期计算的理论 β-HCG 浓度下降速度趋势与实际浓度下降速度趋势分离（图 6.23.2）。换言之，实际与预期不符合，实际下降速度慢于理论下降速度。所以，从肿瘤标志物浓度下降速度的角度考虑，本例患者的此次手术治疗效果仅为部分缓解，患者体内残存的肿瘤细胞继续生长，虽然在持续化疗期间根据病情更换化疗方案，无奈病情持续进展，最终患者因脑转移死亡。

　　如果治疗后肿瘤标志物浓度能够降到参考值范围之内，或虽不能降到参考值范围内，但检测值下降幅度达到 95% 以上，则说明治疗有效。以治疗方案前或手术后肿瘤标志物血清最高浓度和半衰期来计算的肿瘤标志物浓度理论下降速度趋势，与肿瘤标志物浓度实际下降速度趋势相比较，是基本重合，还是分离明显，用于从肿瘤标志物的视角评估治疗方案有效性的程度，如完全缓解、部分缓解等，能为肿瘤的治疗方案效果评估与方案选择提供非常重要的信息。

表 6.23　理论计算的血清 β-HCG 浓度下降表（mU/mL）

衰期	浓度	衰期	浓度
0	367 319	9	358.7
1（20h）	183 659.5	10	179.3
2	91 829.75	11	89.7
3	45 914.8	12	44.8
4	11 478.7	13	22.4
5	5739.35	14	11.2
6	2869.67	15	5.6
7	1434.8	16（13.3 d）	2.8
8	717.4		

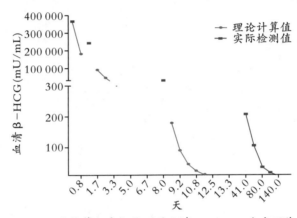

图 6.23.2　理论计算与实际检测的血清 β-HCG 浓度下降趋势

参考文献

[1] Mai M, Takahashi Y. Prediction of recurrence of gastrointestinal cancer from standpoint of biological malignancies—tumor marker doubling time and its a half life period line [J]. Hum Cell, 1993, 6（2）: 82–7.

（张　琳，林润端，戴淑琴　中山大学肿瘤防治中心）

案例二十四　CEA、SCC、Cyfra21-1 肿瘤标志物联合检测在非小细胞肺癌诊治中的价值

基本信息

　　患者，男，73 岁，以"右肺下叶占位"收入吉林某医院胸外科。

病史简述

　　患者间断咳嗽、咯痰 3 个多月，1 周前于当地体检中心进行 CT 检查，提示：右肺下叶占位伴局限性肺不张，纵隔可见肿大的淋巴结；另可见左侧肾上腺肿物，大小约 1 cm×1 cm，考虑转移所致。

案例随访

CT 引导下病灶穿刺活检，病理回报：（右肺下叶）非小细胞癌，免疫组化染色结果支持腺癌，基因检测无靶向药物靶点，最终临床分期：Ⅳ期。

给予培美曲塞 + 顺铂方案化疗，2 个周期化疗后肿瘤标志物（2019 年 9 月 24 日）各项指标均明显下降；后行 4 个周期巩固化疗后，复查肿瘤标志物（2020 年 1 月 8 日）提示 Cyfra21-1 急剧升高，考虑疾病进展，与胸部 CT 影像结果一致，遂进行免疫治疗（帕博利珠单抗）联合化疗，4 个周期后复查肿瘤标志物（2020 年 5 月 12 日）各项指标均下降，同时胸部 CT 提示病灶明显缩小（图 6.24）。

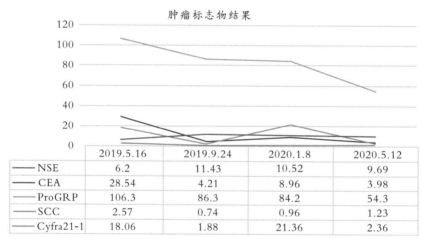

	2019.5.16	2019.9.24	2020.1.8	2020.5.12
NSE	6.2	11.43	10.52	9.69
CEA	28.54	4.21	8.96	3.98
ProGRP	106.3	86.3	84.2	54.3
SCC	2.57	0.74	0.96	1.23
Cyfra21-1	18.06	1.88	21.36	2.36

图 6.24 肿瘤标志物结果

案例分析与专家点评

肺癌（lung cancer，LC）是最常见的恶性肿瘤，近年来发病率呈现逐年上升趋势，病死率居于癌症相关死因的首位[1]。非小细胞肺癌（NSCLC）占所有肺癌的 80%~85%，确诊后 5 年的总体死亡率高达 80%，严重威胁患者的生命健康安全[2]。以往 LC 主要依靠病理学和影像学诊断，但部分患者病灶取材困难、影像特征不典型，无法及早诊断，往往错过最佳治疗时机。研究表明，多项肿瘤标志物联合检测可明显提高诊断的准确性、灵敏度和特异性[3,4]。

CEA 是由内胚层上皮组织合成的酸性糖蛋白，主要在肺、乳腺和胃肠癌等腺癌组织中高表达[5]。Cyfra21-1 主要存在于上皮起源的肿瘤细胞中，在鳞癌组织中高表达[6]。SCC 属于丝氨酸蛋白酶抑制物，主要存在于鳞状细胞胞质中，临床主要用于筛查食管鳞癌、肺鳞癌及宫颈癌等。ProGRP 为胃泌素释放前体物质，影响肿瘤细胞增殖调控，参与小细胞肺癌的生长、远处转移。NSCLC 患者血清 CEA、SCC、Cyfra21-1 与患者的临床病理特征密切相关，临床分期为 Ⅲ ~ Ⅳ期患者、发生淋巴结转移患者的血清 CEA、Cyfra21-1 水平明显升高[7]。本例患者病程初期肿瘤标志物同时存在 CEA、SCC、Cyfra21-1 及 ProGRP 的升高，以 CEA 升高最为明显，提示 NSCLC – 腺癌可能性大，术后证实为肺腺癌Ⅳ期。有文献[8]指出小细胞肺癌标志物 ProGRP 表达可能受慢性肾功能衰竭、甲状腺髓样癌以及前列腺小细胞神经内分泌癌等影响，详阅本例患者病史，存在慢性肾功能不全，可能是该患者 ProGRP 升高的原因。本案例治疗方案以化疗为主，2 周期化疗后，肿瘤标志物水平明显下降，提示治疗有效。患者 4 周期化疗过程中出现 Cyfra21-1 急剧升高，完善肺 CT 提示肿瘤增大的同时存在淋巴结转移，调整治疗方案后相关肿瘤标志物下降，肿瘤缩小，这提示我们肿瘤标志物可作为监测治疗效果和判断早期复发的有效指标。

参考文献

[1] Kultan J. Autoimmune and non-autoimmune related complications of successful lung cancer treatment with pembrolizumab [J]. Onkologie, 2020, 14（Suppl.E）：122–126

[2] Jiang W, Cai G, Hu P C, et al. Personalized medicine in non-small cell lung cancer: a review from a pharmacogenomics perspective [J]. Acta Pharmaceutica Sinica B, 2018, v.8（04）：42–50.

[3] 唐权，刘华，余清源，等 . 三种肿瘤标志物联合检测对早期非小细胞肺癌的诊断价值 [J]. 国际检验医学杂志，2019, 40（9）：1139–1142.

[4] Kim H, Jung HI, Kwon SH, et al. Preoperative neutrophil-lymphocyte ratio and CEA is associated with poor prognosis in patients with synchronous colorectal cancer liver metastasis [J]. Annals of Surgical Treatment and Research, 2019, 96（4）.

[5] Dal Bello MG, Filiberti RA, Alama A, et al. The role of CEA, CYFRA21–1 and NSE in monitoring tumor response to Nivolumab in advanced non-small cell lung cancer（NSCLC）patients [J]. Journal of Translational Medicine, 2019, 17（1）:74.

[6] 孙洪帅，朱华，高海燕，等 . 肿瘤标志物 SCC-Ag、CEA、CYFRA21–1 和 D－二聚体联合检测对非小细胞肺癌的早期诊断价值 [J]. 吉林大学学报（医学版），2018, 44（5）：136–140.

[7] 牛玉峰，施城东 . 血清 CEA、Cyfra21–1 及 TK1 联合早期诊断非小细胞肺癌研究 [J]. 河北医药，2019, 41（10）：108–110.

[8] Kudo Keita, Ishikawa Y, Mun M, et al. Clinicopathological findings of non-small-cell lung cancer with high serum progastrin-releasing peptide concentrations [J]. Lung Cancer, 2011, 74（3）：401–4.

（张海静，赵银龙　吉林大学第二医院）

案例二十五　　β-HCG 在男性生殖细胞瘤中的应用

基本信息

李某，男，20 岁，因反复咳嗽、咯痰入院。发生于上海某医院。

病史简述

2021 年 10 月反复咳嗽、咯痰，活动后气促，畏寒。

11 月 4 日，胸部 CT 示双肺弥漫分布大小不等结节。肿瘤标志物 AFP 46.20 ng/mL，CA125 53.9 U/mL，铁蛋白 951 ng/mL，β-HCG 156 931 mU/mL。

11 月 8 日，PET-CT 提示：考虑睾丸生殖细胞肿瘤可能，伴腹膜后淋巴结转移，双肺转移。

11 月 10 日，右肺肿块穿刺病理，见少量异型上皮巢，考虑转移性绒毛膜癌，免疫组化：SALL4（＋），CK8（＋），β-HCG（＋），P40（部分＋），CK（pan）（＋），

CD30（−），Ki−67（80% 阳性），P63（部分 +），OCT−4（−），AFP（−），CK7（少量 +），TTF−1（−），PLAP（−）。结合影像学检查，患者睾丸绒毛膜癌诊断明确。

案例随访

2021 年 11 月 11 日，行姑息一线第一周期 BEP 方案化疗；11 月 25 日 β−HCG 降至 37 907 mU/mL；12 月 4 日，行姑息一线第二周期 BEP 方案化疗；12 月 30 日，行姑息一线第三周期 BEP 方案化疗。

2022 年 1 月 24 日，血 β−HCG 为 145 649 mU/mL，CT 示双侧额叶及左侧脑膜转移可能，总体评价 PD。1 月 27 日，姑息性二线第一周期 EMA−CO 化疗，2 月 3 日，血 β−HCG 为 161 905 mU/mL。

2 月 21 日，血 β−HCG > 271 400 mU/mL，总体评价 PD。调整方案，姑息性三线第一周期替莫唑胺 +ABX 方案治疗。3 月 7 日 β−HCG > 271 400 mU/mL。β−HCG 曲线变化如图 6.25 所示。

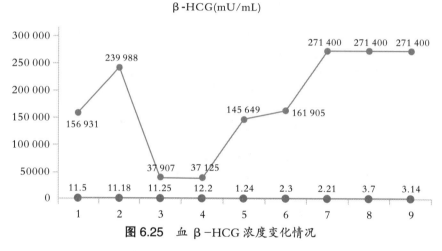

图 6.25　血 β−HCG 浓度变化情况

案例分析与专家点评

β−HCG 是由胎盘滋养层细胞分泌的一种糖蛋白，存在于孕妇的血液、尿液、初乳、羊水和胎儿体内，是最早可在母体血液中检测到的胎盘激素。某些肿瘤组织也可以分泌 HCG，这些肿瘤有两大类：一类是滋养细胞肿瘤，第二类是非滋养细胞恶性肿瘤引起的 HCG 异位分泌。

睾丸绒毛膜癌是生殖细胞肿瘤的一种罕见病理类别，仅占睾丸肿瘤的 1%，多发生于 10~30 岁，常伴有 HCG 水平的显著升高，临床特点是高度恶性，预后差。大多数患者在就诊时已伴有其他部位转移存在。睾丸绒毛膜癌对化疗具有高度抵抗力，在所有生殖细胞癌中，睾丸绒毛膜癌的预后最差。本病例患者近 3 个月化疗中，β−HCG 仅在姑息性一线一期治疗中有显著降低，后显著增加，病情持续恶化，该病例处于癌症晚期，多部位发生转移，姑息性二、三线治疗中效果不显著。

（高　谦，厉　倩　复旦大学附属中山医院吴淞医院）

案例二十六　CA72-4不安于"胃"

病史信息

患者，女，47岁，宫颈癌复发。

病史简述

2018年4月，在当地确诊宫颈腺癌Ⅰb2期并行"腹腔镜下广泛子宫＋双附件清除＋盆腔淋巴结清扫术"，术后放化疗。

2019年3月，出现血尿、膀胱肿块，考虑宫颈癌转移。

2019年4月，转入广州市某医院并行紫杉醇＋顺铂＋欧狄沃（纳武利尤单抗）6个疗程，此后患者出现阴道排尿，行肾造瘘术并改为白蛋白紫杉醇＋拓益（特瑞普利）＋安罗替尼治疗。

2020年2月，患者出现粪便自阴道排出，随后逐渐出现腹胀、腹痛、呕吐、肛门停止排便。3月，患者肿瘤标志物检测结果见表6.26。

表6.26　患者2020年3月17日血清肿瘤标志物结果

项目	结果	单位	参考值
CA72-4	＞1500.0 ↑↑	U/mL	0~5.30
AFP	2.91	ng/mL	0~25.00
CA15-3	239.7 ↑	U/mL	0~25.00
CA125	2925 ↑	U/mL	0~35.00
CEA	45.28 ↑	ng/mL	0~5.00
CA19-9	1809 ↑↑	U/mL	0~35.00
HE4	242.9 ↑↑	pmol/L	0~88.67

案例随访

该项目室内质控在控，同仪器其他患者CA72-4结果未出现类似异常结果。样本首次测定CA72-4超过线性范围（＞300 U/mL），5倍稀释处理后结果仍超过线性范围（＞1500 U/mL）。

通过查询患者病历均未发现以下影响CA72-4的因素：①良性疾病，如胃炎、胃溃疡、溃疡性结肠炎、幽门螺杆菌感染、胃息肉、肠息肉、胰腺炎、肝硬化、胆囊炎等，妇科的卵巢囊肿、乳腺增生等。②类风湿关节炎、痛风性关节炎。③药物作用，如抗痛风药物（秋水仙碱、别嘌醇等），激素类药物（布地奈德、雌二醇等），非甾体类药物（如布洛芬、吲哚美辛等）等[1]。

那么，是否由肿瘤引起？通过对该患者全病程进行了常规肿瘤标志物监测，让我们了解到各项肿瘤标志物在该患者每个病程阶段的变化。

从动态血清肿瘤标志物水平监测中我们发现CA72-4的水平持续升高，且基本与

CA125、CA19-9 的升高保持一致，根据患者实际病情，基本可确认该案例中 CA72-4 是肿瘤进展引起的（图 6.26）。复查 CT 结果也进一步证实了我们的推断：患者腹腔多发肿瘤转移。2020 年 3 月 CT 结果：膀胱壁不均匀增厚，考虑复发，累及阴道；下腹部、盆腔肠系膜、盆腔腹膜不均匀增厚，考虑种植；左侧腹直肌内肿物，考虑转移，较前增大；下腹部小肠周围可疑软组织密度影及邻近直肠系膜内、双侧腹股沟、右侧髂血管旁、左侧内乳血管旁淋巴结，考虑转移可能。肝右叶多发肿物，考虑转移瘤。肝门区、门腔间隙淋巴结，考虑转移。

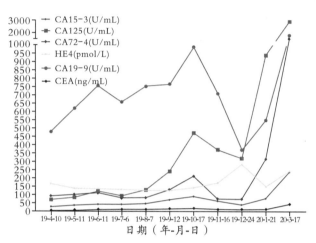

图 6.26 患者治疗全程的血清肿瘤标志物变化图

案例分析与专家点评

CA72-4 在肿瘤组织（胃癌、结直肠癌、卵巢癌等）中高表达，但在分泌期子宫内膜、结肠移行黏膜等正常组织中也有高表达；在痛风患者中，血清 CA72-4 水平甚至高于肿瘤患者。目前，血清 CA72-4 常用于胃癌的辅助诊断、疗效评估、判定腹膜转移，也可用于胰腺癌、卵巢癌和结直肠癌的复发、转移监测。在本案例中，患者为宫颈癌，CA72-4 虽不是常规推荐的监测指标，但我们发现 CA72-4 的水平变化与 CA19-9、CA125、CA15-3 等跟疾病的发展变化相平行，且其升高明显 [2-6]。类似的病例也有报道 [7]，在一例脐尿管黏液腺癌手术和放化疗后腹腔弥漫性转移性的患者中也发现，血清 CA72-4、CA125、CA19-9 和 CEA 的水平随着腹膜癌的病情加重而增加，并且与个人对化疗的反应变化一致，其中以 CA72-4 最具特异性，在局部复发和卵巢转移前 CA72-4 水平的升高最为显著。

本案例 CA72-4 与 CA19-9、CA125 从复发后就一直处于较高的水平，且疾病进展后升高明显，相比来说 CEA 和 HE4 的变化并不大。由于患者的腹腔转移情况复杂（膀胱壁增厚、直肠壁增厚、腹膜种植、腹直肌肿物、肝转移），CA72-4 的升高具体与哪个部位更相关不得而知，但仍然显示出在腹部肿瘤患者治疗过程中进行 CA72-4 与 CA19-9、CA125、CA15-3 联合检测的必要性。CA72-4 在这个方向的运用值得进一步研究和更多病例确认。

综上所述，CA72-4 可能是目前被低估的有效预后生物标志物。在腹部肿瘤治疗过程中，血清CA72-4可能是反映化疗疗效、肿瘤转移、腹膜播散重要的预后指标之一[8-10]。动态测定血清中CA72-4的水平，可对肿瘤的病情监测、疗效评价和转移诊断提供重要临床信息，并可为选择合理的化疗药物提供关键信息。

参考文献

[1] B Zhao, M Zhang, Y Liang, et al. An abnormal elevation of serum CA72-4 rather than other tumor markers can be caused by use of colchicine [J]. Int J Biol Markers, 2019, 34（3）: 318-321.

[2] J Cho, KM Kim, HC Kim, et al. The prognostic role of tumor associated glycoprotein 72（TAG-72）in stage Ⅱ and Ⅲ colorectal adenocarcinoma[J]. Pathol Res Pract, 2019, 215（1）: 171-176.

[3] M Li, X Men, X Zhang. Diagnostic value of carbohydrate antigen 72-4 combined with carbohydrate antigen 15.3 in ovarian cancer, cervical cancer and endometrial cancer [J]. J BUON, 2020, 25（4）: 1918-1927.

[4] Xu Y, Zhang P, Zhang K, et al. The application of CA72-4 in the diagnosis, prognosis, and treatment of gastric cancer[J]. Biochim Biophys Acta Rev Cancer, 2021, 1876（2）: 188634.

[5] SL. Wang, GY Yu, J Yao, et al. Diagnostic role of carbohydrate antigen 72-4 for gastrointestinal malignancy screening in Chinese patients: a prospective study [J]. J Dig Dis, 2018, 19（11）: 685-692.

[6] Qin Wang, Yuanyuan Wu, Hao Zhang, et al. Clinical Value of Serum HE4, CA125, CA72-4, and ROMA Index for Diagnosis of Ovarian Cancer and Prediction of Postoperative Recurrence [J]. Clin Lab, 2019, 65（4）.

[7] Liang Zong, Ping Chen. Surgical and chemotherapeutic experience regarding a urachal carcinoma with repeated relapse: case report and literature review [J]. World J Surg Oncol, 2013, 11: 170.

[8] Shigenobu Emoto, Hironori Ishigami, Hiroharu Yamashita, et al. Clinical significance of CA125 and CA72-4 in gastric cancer with peritoneal dissemination [J]. Gastric Cancer, 2012, 15（2）: 154-161.

[9] Anusiyanthan Isaac Mariampillai, Josephine Pineda Dela Cruz, Jason Suh, et al. Cancer Antigen 72-4 for the Monitoring of Advanced Tumors of the Gastrointestinal Tract, Lung, Breast and Ovaries [J]. Anticancer Res, 2017, 37（7）: 3649-3656.

[10] Peng Liu, Yuan Zhu, Luying Liu. Elevated serum CA72-4 levels predict poor prognosis in pancreatic adenocarcinoma after intensity-modulated radiation therapy [J]. Oncotarget, 2015, 6（11）: 9592-9599.

（陈　浩，吴兴平　中山大学肿瘤防治中心）

案例二十七　卵巢癌多次复发患者的肿瘤标志物监测

基本信息

杨某某，女，55岁，从2016年6月到2020年6月，先后21次住院治疗。发生于湖南省肿瘤医院。

病史简述

子宫肌瘤11年，腹痛2个月，2016年6月13日外院查CA125 464.8 U/mL，行"卵巢肿瘤细胞减灭术"，病理结果显示：右侧卵巢浆液性腺癌，左侧输卵管、卵巢、右侧宫角肌壁浆膜面可见癌侵犯，肠管表面、后腹膜、腹膜结节、右侧骨盆漏斗韧带、阑尾浆膜面、大网膜多处结节、乙状结肠浆膜及局灶均可见癌转移。临床分期：卵巢浆液性

腺癌 Ⅲ c 期。2016—2022 年患者多次来我院进一步化疗治疗，CA125、HE4 等血清指标升高，病情复发入院，完全缓解后查 CA125、HE4 等相关指标正常，出院。

案例随访

多重 PCR 结合二代测序检测该患者全基因组 DNA *BRCA* 突变，结果显示其为 *BRCA*1 c.3770_3771delAG 缺失突变（突变信息见表 6.27.1）。Sanger 测序验证（图 6.27.1），结果一致。卵巢癌组织免疫组化结果 PI3K 呈明显强阳性（图 6.27.2）。

表 6.27.1　二代测序 *BRCA* 突变情况

项目	结果
Gene	*BRCA*1
Nucleotide change	c.3770_3771delAG
Exon	exon11
Effect on protein	p.E1257fs
AA Change	Stop 1265
dbSNP ID	rs80357579
HGVS Genomic （hg19）	17:g.41243777_41243778delCT
Mutation type	Frameshift del
Clinically Importance	Yes
Previously reported	BIC/ClinVar/UMD/LOVD
Ethnicity	Eastern-European, Chinese, Han, None Specified, None-Specified, Not Specified, Western
MetaSVM/MetaLR/SIFT/PolyPhen	deleterious

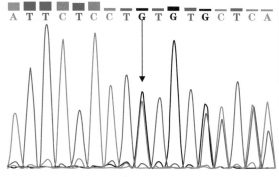

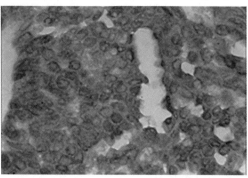

图 6.27.1　Sanger 测序图 *BRCA*1 c.3770_3771delAG　　**图 6.27.2**　PI3K 免疫组化结果

该患者对化疗敏感，血清 CA125 水平随着病情变化而变化，见表 6.27.2。辅助检测：卵巢功能联合检测指标在诊疗中的变化如图 6.27.3 所示。

案例分析与专家点评

血清肿瘤生物标志物对卵巢癌诊断、预后预测与病情进展的监测至关重要[1]。

表 6.27.2　化学药物治疗史及 CA125 检测结果与疗效判断（U/mL）

化疗日期	CA125	疗效	化疗日期	CA125	疗效
2016/7/1 –7/2	178.1	PR	2019/5/26–5/27	295.5	PR
2016/7/26–7/2	22.6	CR	2019/6/24 –6/25	87.32	PR
2016/8/23–8/24	11.4	CR	2019/7/27	72.16	PR
2016/9/22–9/23	9.3	CR	2019/8/23	48.38	PR
2016/10/16 –10/17	6.9	CR	2019/9/21–9/22	53.16	PR
2016/11/11 –11/12	10.5	CR	2019/10/22–10/23	27.47	PR
2018/9/4–9/5	537.9	PR	2019/11/21–11/22	16.7	PR
2018/9/27 –9/28	273.5	PR	2020/5/10	1649.7	PR
2018/10/19–10/20	44.4	PR	2020/5/19	1082.0	PR
2018/11/17–11/18	19.69	–	2020/5/28	703.7	PR
2019/5/1–5/2	414.4	PR	2020/6/15	87.32	–

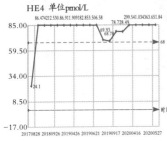 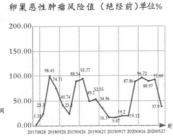 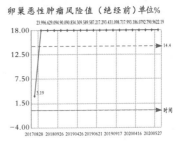

图 6.27.3　卵巢功能联合检测指标结果分析图

CA125 水平可用于评估卵巢癌患者的治疗疗效，是卵巢癌患者中最具临床价值的血清学指标，尤其在浆液性卵巢癌患者中[2]。该患者的 CA125 随着病情变化而变化，实时动态反映了该患者治疗与预后情况，作为临床诊治的重要的指标。

HE4 过表达直接促进卵巢癌细胞的增殖，其联合 CA125 等多种肿瘤生物标志物可提高诊断效率[3]。卵巢功能联合检测指标在卵巢癌的诊断和治疗监测中起着重要作用，其中 CA125 和绝经前卵巢癌风险值是最为重要的指标[4]。

*BRCA*1 基因在卵巢癌尤其是遗传性卵巢癌中起关键作用[5]。*BRCA*1 突变影响 DNA 修复、基因表达、细胞周期调控、细胞增殖和核内定位等，从而引起机体局部环境的改变和实体肿瘤的发生[6]。该患者 *BRCA* 基因检测结果为 *BRCA*1 c.3770_3771delAG 缺失突变，并用一代 Sanger 测序进行验证，结果一致。该突变为有害突变，在卵巢癌的诊断中起着重要的预示作用，与治疗预后密切相关。

该患者的卵巢癌组织中 PI3K 呈现明显的强阳性。PI3K 是细胞内重要的信号转导途径[7]，*BRCA*1 是 PI3K 信号通路的上游调节因子，*BRCA*1 突变可通过 PI3K 信号通路调控细胞周期并维持基因组的稳定性，引起癌变的发生。PI3K 可能是卵巢癌发生发展的重要信号通路分子，对卵巢癌的诊治有一定的提示作用。

参考文献

[1] Richards S, Aziz N, Bale S, et al. Standards and guidelines for the interpretation of sequence variants:

a joint consensus recommendation of the American College of Medical Genetics and Genomics and the Association for Molecular Pathology [J]. Genetics in medicine : official journal of the American College of Medical Genetics, 2015, 17（5）:405–424.

[2] Esselen KM, Cronin AM, Bixel K, et al. Use of CA-125 Tests and Computed Tomographic Scans for Surveillance in Ovarian Cancer [J]. JAMA Oncol, 2016, 2（11）:1427–1433.

[3] Chudecka-Glaz A, Cymbaluk-Ploska A, Strojna A, et al. HE4 Serum Levels in Patients with BRCA1 Gene Mutation Undergoing Prophylactic Surgery as well as in Other Benign and Malignant Gynecological Diseases [J]. Dis Markers, 2017, 2017: 9792756.

[4] Yong E. Cancer biomarkers: Written in blood [J]. Nature, 2014, 511（7511）: 524–526.

[5] Deng H, Chen M, Guo X, et al. Comprehensive analysis of serum tumor markers and BRCA1/2 germLine mutations in Chinese ovarian cancer patients [J]. Mol Genet Genomic Med, 2019: e672.

[6] You Y, Li L, Lu J, et al. GermLine and Somatic BRCA1/2 Mutations in 172 Chinese Women With Epithelial Ovarian Cancer [J]. Front Oncol, 2020, 10: 295.

[7] Ediriweera MK, Tennekoon KH, Samarakoon SR, Role of the PI3K/AKT/mTOR signaling pathway in ovarian cancer: Biological and therapeutic significance [J]. Semin Cancer Biol, 2019, 59: 147–160.

（邓红玉，唐发清　湖南省肿瘤医院）

案例二十八　CA15-3、CA125 肿瘤标志物变化评估乳腺癌患者复发转移治疗效果

基本信息

任某，女，双侧乳腺癌术后胸壁复发并肺、骨、淋巴结多发转移，就诊于云南某医院。

病史简述

患者 2016 年确诊左侧乳腺癌并行"左乳癌改良根治术"，术后病检示：左乳浸润性导管癌，腋窝淋巴结（1/12）见癌转移。免疫组化：ER（中－强 +，90%），PR（强 + 90%），her-2（3+），Ki-67（+ 50%）。术后患者未行规律化疗。

2018 年，发现左胸壁及右乳肿块，穿刺后行左胸壁肿物切除 + 右乳癌改良根治术，病检示：右乳浸润性导管癌，腋窝淋巴结（29/37）见癌转移。免疫组化：ER（中－强 +，80%），PR（强 + 20%），her-2（3+），Ki-67（+ 30%）。左胸壁转移性癌，考虑乳腺癌转移。免疫组化：ER（中－强 +，80%），PR（强 + 70%），her-2（3+），Ki-67（+ 70%）。术后行 AC-T 方案化疗 8 周期，未行放疗，口服他莫昔芬内分泌治疗。

2019 年 11 月，再发胸壁肿块伴破溃，行骨扫描提示：胸骨，腰椎，股骨转移；B 超提示：胸壁转移伴胸骨骨质破坏。

2020 年 1 月，行"紫杉醇脂质体 + 赫赛汀（曲妥珠单抗）"化疗 7 周期，唑来膦酸抗骨转移。后因病情进展 2020 年 7 月更换化疗方案为"白蛋白紫杉醇 + 卡铂 + 赫赛汀"至 2021 年 2 月期间病情控制可，后予卡陪他滨 + 赫赛汀维持。

2021 年 6 月，再发右胸壁肿物，CT 提示：双肺多发结节，部分较前增大，评估

为病情进展，再次取材提示：右胸壁肿块，镜下见少许癌组织，考虑乳腺来源。免疫组化：ER（中+，30%），PR（弱+10%），her-2（3+），Ki-67（+40%）。于2021年6月行"白蛋白紫杉醇+吡咯替尼"化疗5周期，同时予伊班膦酸钠抗骨转移，目前患者病情控制平稳。

案例随访（表6.28.1~2；图6.28.1~2）

表6.28.1　2020年肿瘤标志物随访数据（μmol/L）

标志物	1月	1月	2月	3月	4月	5月	6月	7月	8月	9月	10月	11月	12月
CA15-3	321.3	293.5	151.3	80.15	63.84	59.38	61.65	79.78	51.03	36.9	31.73	34.43	34.66
CA125	32.94	33	21	18.45	17.3	17.63	16.94	20.07	13.4	13.15	14.16	12.99	13.07
CEA	111	110.2	32.11	13.67	10.57	11.27	15.75	18.93	11.19	7.5	6.36	7.46	8.41

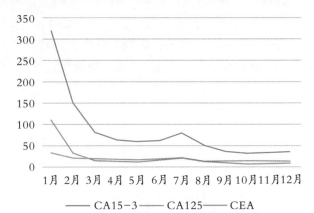

图6.28.1　2020年肿瘤标志物变化趋势图

表6.28.2　2021年肿瘤标志物随访数据（μmol/L）

标志物	1月	2月	3月	6月	7月	8月	9月
CA15-3	40.14	43.38	42.46	140	97.3	47.2	34.4
CA-125	12.31	12.58	13.4	33.8	23.3	16.2	16.9
CEA	9.94	11.5	9.64	62	22.4	19.5	18.5

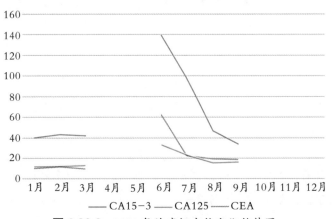

图6.28.2　2021年肿瘤标志物变化趋势图

案例分析与专家点评

该患者整个治疗过程中肿瘤标志物有几个变化高峰，分别是首次入院时、第一次进展及第二次进展时。相关辅助检查结果也证实肿瘤标志物峰值波动与该患者骨转移进展具有相关性，一定程度反映了治疗中乳腺癌骨转移控制情况。CA125 指标虽然未出现升高，但其数值波动也与乳腺癌骨转移进展存在相关性。该患者治疗后肿瘤标志物 CA15-3 水平明显降低，经复查提示肿瘤控制良好，证实目前给予的治疗方案有效，故治疗中可根据肿瘤标志物变化结果判断患者治疗是否获益，并根据指标变化及时进行治疗方案调整。

CA15-3 主要用于乳腺癌患者的随访和病情监测，是欧洲肿瘤标志物专家组（EGTM）、美国临床肿瘤学会（ASCO）、美国临床生化委员会（NACB）等多数权威机构推荐的指标[1]。相关研究显示，CA15-3 值的升高与骨转移灶的数量增加相关，且多发骨转移组血清 CA15-3 高于单发骨转移组，患者血清 CA15-3 水平的消长与乳腺癌病情变化有关[2,3]。国内外多采用多种肿瘤标志物联合全身骨显像、CT、MRI 等辅助检查进行综合评价，以提高乳腺癌骨转移的检出率，来判断转移、复发和疗效评估[4]。王鹏等[5]研究结果显示，乳腺癌远处转移患者血清 CA125、CA15-3、CEA 水平与局部复发密切相关，联合检测可提高乳腺癌诊断和预后评估的灵敏度和特异度[6]。

参考文献

[1] Duffy MJ, Evoy D, McDermott EW. CA-153: uses and limitation as a biomarker for breast cancer [J]. Clinica Chimica Acta, 2010, 411（23）: 1869–1874.

[2] Dayanand P, Sandhyavenu H, Dayanand S, et al. Role of bisphosphonates in vascular calcification and bone Metabolism: a clinical summary[J]. Curr Cardiol Rev, 2018, 14（3）:192–199.

[3] 江泽飞, 陈佳艺, 牛晓辉, 等. 乳腺癌骨转移和骨相关疾病临床诊疗专家共识（2014 版）[J]. 中华医学杂志, 2015, 95（4）241–247

[4] Brooks M. Breast cancer screening and biomarkers[J]. Methods Mol Biol, 2009, 472（2）: 307–321.

[5] 王鹏, 陈园, 安丽颖, 等. 血清 CA-153、CEA、TPS、CA-125 联合检测在监测乳腺癌复发转移中的价值 [J]. 实用癌症杂志, 2018, 33（5）: 732–734.

[6] Zhang W, Wang LY, Xin ZQ. Combination of serumCA19–9 and CA-125 levels and contrast-enhanced ultrasound parametric data facilitates to differentiate ovarianserous carcinoma from ovarian malignant epithelial cancer[J]. Medicine（Baltimore）, 2018, 97（16）: e0358.

（王　佶，陈文林，聂建云　云南省肿瘤医院）

案例二十九　一羽示风向，一草示水流
——肿瘤标志物与病理的不解之缘

基本信息

侯某，男，61 岁。诊断：左肺癌侵及肋骨、心包积液、双侧胸腔积液、双肺炎症、左侧肾上腺转移可能。发生于哈尔滨某医院。

病史简述

2020 年 6 月 1 日，因"痰中带血 1 个月，憋喘伴胸部疼痛 10 天"来院就诊，行胸部 CT 示：左肺占位（12 cm × 10 cm）。6 月 3 日行电子支气管镜，病理示：（左肺下叶）支气管黏膜组织，未见恶性证据。6 月 11 日行 CT 穿刺。病理：左肺癌，分化差。结合免疫组化指标仍无法明确分型。6 月 12 日、7 月 13 日行两周期 EP+ 免疫方案。7 月 23 日第三周期治疗前行胸部 CT 示：病灶较前缩小。

案例随访

该患者 2020 年 6 月 1 日入院时 NSE 升高明显，而 CA125 和 SCC 正常。病理无法明确组织分型。按小细胞肺癌诊疗规范进行 EP 方案化疗联合免疫治疗后 NSE 逐渐下降至正常水平，检测范围 0 ~ 15.2 ng/mL（表 6.29）。复查胸部 CT 示：病灶较前缩小。评价疗效：PR。

表 6.29　NSE 检测结果（ng/mL）

	2020/6/7	2020/7/2	2020/7/23	2021/8/14
NSE	56.84	16.73	15.31	14.48

案例分析与专家点评

肺癌按组织学类型主要分为非小细胞肺癌（NSCLC）和小细胞肺癌（SCLC），非小细胞肺癌又主要分为腺癌和鳞癌。病理诊断是肿瘤诊断的金标准[1]，根据病理类型选择治疗方案。但由于穿刺组织较小等原因，部分患者无法明确组织学类型。当患者无法耐受再次活检时，给临床治疗带来极大困难。适当选用无创性的辅助诊断方法，比如肿瘤标志物的检测来协助区分组织学类型，就显得尤为重要。

NACB 和 EGTM 推荐的常用肺癌标志物 ProGRP、Cyfra21-1、NSE、CEA 可用来进行肺癌辅助诊断、疗效监测和预后评估[2]。其中 NSE 和 ProGRP 是诊断 SCLC 的理想指标；CEA 和 Cyfra21-1 升高有助于 NSCLC 的诊断。另外，SCC 在肺鳞癌中阳性率明显高于其他类型肺癌[3]。

本例患者为分化差的癌症，无法区分组织学类型。患者肿瘤标志物 NSE 高于正常值，CA125、SCC 均正常。结合肿瘤标志物分析，患者组织学类型可能为小细胞肺癌。应用小细胞肺癌方案治疗两周期后复查胸部 CT，病灶较前变小，疗效达 PR，同时 NSE 也随之下降。说明小细胞肺癌的预判正确。由此可见，特异性的肿瘤标志物在临床中可以辅助鉴别肿瘤的组织学类型。

在临床中，肿瘤标志物可用来辅助鉴别肿瘤组织类型，进行疗效评价，早期发现肿瘤的复发和转移。在本案例中肿瘤标志物辅助提示患者组织学类型，避免患者再次进行有创性操作。

参考文献

[1] 国家卫生健康委办公厅 . 原发性肺癌诊疗指南（2022 年版）[J]. 协和医学杂志，2022, 13（4）：549-570.

[2] 高洁，张伦军，彭珂，等 . 血清肿瘤标志物 CEA、Cyfra21-1、SCCAg、NSE、ProGRP 在不同

病理分型肺癌诊断中的应用价值 [J]. 南方医科大学学报，2022, 42（6）：886–891.

[3] 邓正旭，陈红，文艳梅，等 . 463 例肺癌患者血清肿瘤标志物与病理类型研究 [J]. 甘肃医药，2020, 39（8）：727–729.

（赵艳滨，张　育，苏亚娟，孙轶华　哈尔滨医科大学附属肿瘤医院）

案例三十　脑脊液肿瘤标志物预测肺腺癌脑膜转移案例

基本信息

患者，女，56 岁，持续性头痛 1 个月，最初局限于右侧太阳穴，但逐渐蔓延至整个颅骨。发生于郑州某医院。

病史简述

2018 年 7 月 6 日，入院查体：体温 36.2 ℃，脉搏 81 次 / 分，呼吸 23 次 / 分，血压 119/77 mmHg。无恶心或呕吐症状。眼底检查显示双侧视盘水肿，神经系统检查无其他阳性体征。

2018 年 7 月 7 日，腰椎穿刺：提示颅内压高（230 mmHg），抽取 7 mL 脑脊液（CSF）。

2018 年 7 月 7 日，实验室检查：①常规脑脊液和生化检查未见异常。②血清肿瘤标志物检查：CA125 568 U/mL ↑，Cyfra21–1 45 μg/L ↑，CEA 1260 μg/L ↑。③ CSF 肿瘤标志物检测 CA125 1514 U/mL ↑，Cyfra21–1 55.11 ng/mL ↑，CEA 3478 ng/mL ↑，显著高于正常水平，但 CA15–3、CA19–9、CA72–4、NSE、AFP 和 SCC-Ag 水平在正常范围内，脑脊液细胞学检查结果为（–）。

2018 年 7 月 8 日，影像学检查结果：肺 CT 扫描提示右侧肺癌，增强的脑 MRI 显示广泛的软脑膜增强。提示脑膜癌？

2018 年 7 月 9 日，在 MDT 建议下，患者行肺穿刺检查。

2018 年 7 月 11 日，肺穿刺病理诊断结果：右肺腺癌。基因检测检测到 *EGFR* 外显子 19 缺失。免疫组化结果：AE1/AE3（＋）、CK7（＋）、TTF–1（＋）、NapsinA（＋）、CK5/6（–）、P40（–）、P63（–）、CD56（–）、Syn（–）、CgA（–）、Ki–67（约 40%＋）。2018 年 7 月 11 日。

临床诊断：右肺腺癌合并脑膜癌。

2018 年 7 月 12 日，治疗：初始治疗包括全脑放疗（40 Gy/20 次）和靶向治疗（吉非替尼每天 0.25 g）。

案例随访

初始治疗包括全脑放疗（40 Gy/20 次）和靶向治疗（吉非替尼每天 0.25 g）。定期检测脑脊液和血清肿瘤标志物。

治疗第 3 周，通过 CSF 细胞学检查检测到具有增加的细胞质和有丝分裂活性的非典型细胞。治疗第 4 周，患者的头痛症状仍未改善，偶尔出现恶心和呕吐。当时，实验室结果表明患者血清 CEA 和 CA125 水平已经下降，但 CSF 检查 CA125 和 Cyfra21-1 的结果无明显改变。考虑到患者临床症状加重，医生加用鞘内化疗（氨甲蝶呤 5 mg 和尼妥珠单抗 50 mg 每周 9 次）。治疗第 6 周，患者头痛有所改善，恶心和呕吐也停止。全身治疗后，患者脑脊液肿瘤标志物水平显著下降。治疗第 8 周，CSF 细胞学未检测到非典型细胞。治疗第 9 周，患者头痛完全消失。治疗第 64 周再次恶化，患者出现恶心、呕吐症状再次出现，行走困难，出现精神运动迟缓。脑部 MRI 显示广泛的软脑膜增强，血清 CA125、CEA、Cyfra21-1 和 CSF 肿瘤标志物水平升高，并且在 CSF 中再次发现非典型细胞。除吉非替尼外，立即重新开始鞘内化疗（氨甲蝶呤 10 mg 和尼妥珠单抗 50 mg，每周 6 次）。

患者病情在第 68 周逐渐稳定，仅有轻微头痛，脑脊液肿瘤标志物水平下降，无异常细胞。

在第 101 周，患者出现严重的头痛、呕吐、视力受损和嗜睡。然而，CSF 和血清肿瘤标志物水平没有进一步升高。鞘内治疗并未缓解症状。血清肿瘤标志物水平在第 110 周迅速增加，患者最终在第 113 周死亡。

治疗期间监测了患者在整个疾病和治疗过程中 CA125、CEA 和 Cyfra21-1 水平的动态变化（表 6.30）。而 CA15-3、CA19-9、CA72-4、NSE、AFP 和 SCC 水平在整个过程中都在其正常范围内波动。

表 6.30　患者血清和脑脊液肿瘤标志物水平变化

化疗周次	样品	CA125 IU/mL	CEA ng/mL	Cyfra21-1 ng/mL	CA15-3 U/mL	CA72-4 U/mL	NSE ng/mL	AFP ng/mL	SCC-Ag ng/mL
化疗前	血清	586.00	3550.00	45.00	12.00	3.50	11.50	5.10	0.50
	CSF	1514.00	3478.00	55.11	6.00	2.40	6.80	2.15	0.45
3	血清	310.00	1350.00	50.00	10.00	3.75	10.80	6.30	0.60
	CSF	1540.00	3250.00	51.00	5.80	2.39	6.70	1.95	0.50
4	血清	208.00	1250.00	51.00	9.80	3.70	9.60	6.13	0.55
	CSF	1450.00	3150.00	49.80	5.70	2.46	5.80	2.05	0.45
8	血清	160.00	1080.00	8.40	6.00	3.04	10.40	6.95	0.58
	CSF	280.00	1480.00	5.20	4.70	2.10	5.75	1.85	0.49
9	血清	68.00	1020.00	8.00	5.80	3.15	9.80	6.30	0.60
	CSF	160.00	1080.00	4.90	4.50	1.90	6.10	1.95	0.65
64	血清	510.00	3960.00	25.50	6.00	3.55	10.30	6.10	0.80
	CSF	140.00	1800.00	4.60	5.10	2.50	6.50	2.05	0.65
101	血清	610.00	4180.00	28.00	6.50	3.00	10.80	6.90	0.55
	CSF	140.00	1680.00	5.10	4.80	2.40	5.60	1.80	0.45
110	血清	1080.00	4960.00	46.50	11.50	3.60	11.80	6.50	0.64
	CSF	138.00	1465.00	15.80	5.75	2.40	6.50	2.50	0.55

案例分析与专家点评

研究表明，脑膜癌（MC）是恶性肿瘤的严重晚期并发症，3%~5% 的癌症患者会发生 MC，其主要以临床神经系统症状为特征，包括头痛、呕吐、视盘水肿、颅内压升高、Kernig 征阳性。MC 预后极差，如不治疗，其中位生存时间仅为 4~6 周[1]。

本例患者入院时出现非特异性头痛症状，虽然脑脊液细胞学检查结果为阴性，但根据脑脊液肿瘤标志物水平和影像学检查结果，临床诊断为肺腺癌合并 MC。

肿瘤标志物包括 CEA、CA125 和 Cyfra21-1 等主要由肿瘤反应性物质产生，其表达水平可以反映肿瘤的存在和进展程度[2]。健康神经系统不产生 CEA，脑脊液中 CEA 水平异常增高强烈提示 MC[3-5]。值得注意的是该病例的一个显著特征是脑脊液中 Cyfra21-1 水平增高，治疗开始时（前 4 周）血清 CA125 和 Crfra21-1 水平逐渐下降，而 CSF 水平无明显下降，同时患者的临床神经系统症状恶化，直到脑脊液肿瘤标志物水平下降才有所好转。因此认为 CSF 肿瘤标志物可以预测早期 MC 患者的治疗反应，并且 CSF 肿瘤标志物水平与疗效明显相关。

参考文献

[1] Watanabe A, Tsunoda K, Watabe D, et al. Case report of meningeal carcinomatosis in advanced cutaneous apocrine carcinoma [J]. J Dermatol, 2021, 48（10）: e504–e505.

[2] Hao C, Zhang G, Zhang L. Serum CEA levels in 49 different types of cancer and noncancer diseases[J]. Prog Mol Biol Transl Sci, 2019, 162: 213–227.

[3] Zhang M, Cheng S, Jin Y, et al. Roles of CA125 in diagnosis, prediction, and oncogenesis of ovarian cancer[J]. Biochim Biophys Acta Rev Cancer, 2021, 1875（2）: 188503.

[4] Dal Bello MG, Filiberti RA, Alama A, et al. The role of CEA, CYFRA21–1 and NSE in monitoring tumor response to Nivolumab in advanced non-small cell lung cancer（NSCLC）patients [J]. J Transl Med, 2019, 17（1）: 74.

[5] Lascarrou JB, Miailhe AF, le Gouge A, et al. NSE as a predictor of death or poor neurological outcome after non-shockable cardiac arrest due to any cause: Ancillary study of HYPERION trial data[J]. Resuscitation, 2021, 158: 193–200.

（韦　娜，秦东春，陈奎生　郑州大学第一附属医院）

案例三十一　NGS 检测技术发现肺腺癌 *EGFR* 20 前端插入突变

基本信息

袁某某，女，48 岁，肺腺癌术后肿瘤组织经 ARMS 法检测 EGFR 阴性，疾病进展后胸腔积液及血液经二代测序（NGS）提示 *EGFR* 20 前端插入突变，口服吉非替尼后无进展生存期（PFS）6 个月。发生于浙江省某医院。

病史简述

2017 年 11 月，患者行"左肺上叶切除 + 淋巴结清扫术"，术后病理：腺癌，分期 pT2aN2M0 ⅢA 期，术后肿瘤组织 EGFR 检测（ARMS 法）阴性。2017 年 12 月至 2018 年 3 月行 4 周期培美曲塞联合卡铂化疗，2018 年 3 月至 4 月行左侧肺门及纵隔淋巴结放射治疗（50 Gy/25F）。2019 年 7 月复查胸部增强 CT 提示：左侧胸腔积液。胸腔积液找到（腺）癌细胞，提示疾病进展（PD）。2019 年 7 月起予 2 周期多西他赛联合顺铂化疗，同时行恩度胸腔灌注，疗效评估疾病稳定（SD）。2019 年 11 月复查胸部增强 CT 提示：

双肺多发细小结节灶较前明显增大增多，考虑转移瘤。2020 年 1 月行血液及胸腔积液 NGS 检测，提示：*EGFR* p.A763_Y764insFQEA 20 外显子非移码插入突变，丰度分别为 4.4%、47.5%。2020 年 1 月起口服吉非替尼 250 mg 每天一次治疗。

案例随访

患者 2017 年至 2020 年血清 CEA 值变化见图 6.31。2019 年发生胸膜转移后血清 CEA 水平逐渐升高，直至 2020 年口服 EGFR 酪氨酸激酶抑制剂（tyrosine kinase inhibitor, TKI）后开始下降。2020 年 2 月复查胸部增强 CT 提示部分缓解（PR），2020 年 6 月胸部增强 CT 复查提示肺部间质性改变，后患者失访，具体死亡时间不详。

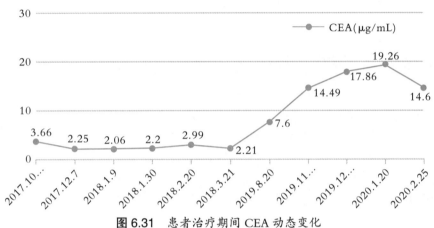

图 6.31　患者治疗期间 CEA 动态变化

案例分析与专家点评

EGFR 20 外显子插入突变属于 *EGFR* 非经典突变，约占所有 *EGFR* 突变的 4.8%~12%[1]。EGFR-TKI 对 *EGFR* 20 插入突变患者整体疗效欠佳，但对 *EGFR* 20 前端插入突变灵敏度较高，故明确 *EGFR* 20 插入突变的具体类型对后续用药具有重要意义[2]。本例患者术后组织行 ARMS 法检测并未检测到 *EGFR* 突变，疾病进展后经 NGS 检测发现 *EGFR* 20 前端插入突变，提示 NGS 法检测具有更高的灵敏度且有助于明确具体突变类型，从而在疾病诊疗过程中及时调整治疗方案，为患者带来更大的生存获益。

参考文献

[1] Meador CB, Sequist LV, Piotrowska Z. Targeting EGFR exon 20 insertions in non-small cell lung cancer: recent advances and clinical updates. Cancer discovery, 2021, 11（9）: 2145–2157.

[2] Yasuda H, Park E, Yun CH, et al. Structural, biochemical, and clinical characterization of epidermal growth factor receptor （EGFR） exon 20 insertion mutations in lung cancer. Science translational medicine, 2013, 5（216）: 216ra177.

（卢红阳，徐笑红　中国科学院大学附属肿瘤医院）

第七章

肿瘤标志物在预后随访中的价值

案例一　肿瘤标志物联合用于肝癌诊断及预后的监测

基本信息

病例一：陈某某，女，66岁。发生于厦门某医院。

病例二：李某，女，50岁，乙肝小三阳，肝癌术后肺转移。发生于广州某医院。

病例三：某患者，男，65岁，因"确诊肝癌3年多，为行免疫治疗"收入贵州某医院。

病例四：某患者，男，54岁，因"确诊肝癌3月余，为行免疫治疗"收入贵州省某医院。

病史简述

（1）病例一

2017年2月，该患者为乙肝病毒携带者，因反复右上腹痛来医院就诊，入住肿瘤内科，AFP、PIVKA–Ⅱ均严重升高，确诊原发性肝癌。3月，该患者在介入诊疗科行TACE治疗，同时检测的AFP、PIVKA–Ⅱ值均有所降低，但仍然超出正常值范围，出院后长期服用"沙利度胺"抗肿瘤血管生成药物治疗。5月，行右部肝部分切除，再行一次TACE治疗，AFP、PIVKA–Ⅱ进一步降低，且PIVKA–Ⅱ降至正常参考值范围内。7月，AFP、PIVKA–Ⅱ持续性降低，出院并持续监测AFP、PIVKA–Ⅱ等肿瘤标志物。

2018年12月，于上海某医院就诊，诊断"肝细胞癌治疗后复发"行"复杂肝部分切除术"，后持续抗病毒、保肝治疗。2019年3月，AFP、PIVKA–Ⅱ均降至正常参考范围内。

2021年5月，AFP轻微升高、PIVKA–Ⅱ正常、AFP-L3异常升高、AFP-L3％异常升高，MRI提示肝肿瘤转移。

（2）病例二

2007年2月7日体检发现AFP 5776.00 ng/mL，B超提示肝占位病变。3月5日肝脏切除，病理结果提示：肝细胞癌。4月17日DC-CIK治疗。11月21日复查发现AFP 48.76 ng/mL，PET-CT：左上肺小结节代谢活跃。

2007年12月4日胸腔镜取肺结节，病理示：肝癌肺转移。2007年12月20日至

2011 年 1 月 28 日 DC-CIK 治疗，疾病控制稳定。

2011 年至今存活，身体健康。

（3）病例三

患者 3 年多前入院行右肝包块（肝Ⅷ段）+ 胆囊切除术，术后病理提示肝中分化肝细胞性肝癌。

2017 年 11 月 25 日于介入科行经皮肝动脉灌注化疗栓塞术。12 月 11 日再次到介入科住院，于 2017 年 12 月 13 日予三氧化二砷 10 mg 化疗。2017 年 12 月 28 日于肿瘤科住院予卡培他滨 + 奥沙利铂方案化疗 4 周期，同时联合阿帕替尼治疗，化疗后出现Ⅲ度骨髓抑制，经治疗好转出院。

2018 年 10 月 18 日、2018 年 11 月 26 日、2019 年 1 月 15 日于介入科行灌注化疗栓塞术（方案：洛铂 + 吡柔比星），同期予三氧化二砷全身化疗（周期 14 天），术后好转出院。

2021 年 1 月 20 日患者根据医嘱返院复查，实验室提示甲胎蛋白升高，完善上腹部增强 CT 后明确肿瘤复发，2021 年 2 月 4 日入住介入科，开始给予"卡瑞利珠单抗"免疫治疗。2021 年 5 月 5 日 CT 检查表明恢复良好。

（4）病例四

患者 5 年前体检发现"乙肝"，服用中药治疗，未予特殊处理。1 年多前因上腹隐痛于外院查彩超提示"肝硬化、腹水"，予治疗后好转（具体用药不详，未予抗病毒治疗）。1 周前再发上腹隐痛不适，伴腹胀、乏力、纳差、恶心，随后出现尿黄、腹泻（4~5 次 / 日，为黄稀便），以"肝硬化失代偿期"收入院。后确诊：①原发性肝癌；②肝硬化失代偿期；③慢性乙型肝炎；④脾功能亢进；⑤门静脉高压性胃病。2021 年 5 月 28 日输注卡瑞利珠单抗免疫治疗后好转出院。院外规律口服仑法替尼 4 mg，每天一次靶向治疗。

2021 年 6 月 15 日为行免疫治疗入院，期间患者感纳差、乏力，进食后感腹胀不适，时有腹痛，自诉时有黑色糊状便，入院后予护肝、退黄、抗肿瘤，并于 2021 年 6 月 21 日再次予卡瑞利珠单抗免疫治疗后好转出院。

2021 年 7 月 14 日为行第三次免疫治疗入院，期间患者感纳差、乏力，进食后感腹胀不适，时有腹痛，患者自发病以来睡眠欠佳，近 1 个月体重减轻 5 kg。2021 年 8 月 15 日上腹部增强 CT：肝内异常强化，考虑肝癌并肝内转移可能。

案例随访

病例一：检验科将原标本复查，检测结果无疑，其结果整理如表 7.1.1 所示。

病例二：术后对患者李某血清 AFP 进行监测，术后 2 个月 AFP 持续下降，由 5776 ng/mL 降至 64.52 ng/mL，伴随后续进行的 DC-CIK 治疗，AFP 逐渐恢复至正常水平。但在 2007 年 11 月 21 日 AFP 突然上升至 48.76 ng/mL，经 PET-CT 检查，发现左上肺小结节代谢活跃；行胸腔镜手术取肺结节，病理结果提示：肝癌肺转移。随后再次进行 DC-CIK 治疗，AFP 又快速恢复至正常水平。血清 AFP 动态监测结果如图 7.1 所示。

病例三：表 7.1.2 是患者住院及随访期间 AFP、CEA 和 CA19-9 检查的结果。

表 7.1.1　病例一肿瘤标志物检测结果汇总

	AFP（0~7 ng/mL）	PIVKA-Ⅱ（0~40 mAU/mL）	AFP-L3（0~1 ng/mL）	AFP-L3 %（0~10）
2017/02	443.10	594.00		
2017/03	278.60	72.00		
2017/05	44.65	24.00		
2017/07	14.06	16.00		
2017/08	8.19	12.00		
2018/02	7.18	21.00		
2019/03	3.16	15.14		
2019/05	3.20	20.18		
2019/12	4.63	22.91		
2020/03	3.26	26.79		
2020/07	4.75	28.33		
2020/12	4.41	18.37	< 0.6	5
2021/01	5.96	20.39	< 0.6	< 5
2021/05	9.04	27.51	1.24	13.67
2021/06	10.35	35.32	1.87	18.12

注：数据皆为原倍结果

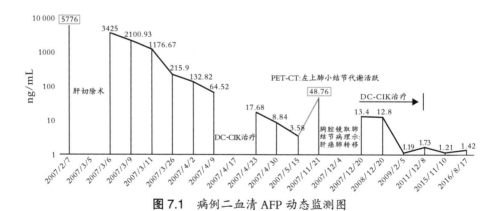

图 7.1　病例二血清 AFP 动态监测图

表 7.1.2　病例三住院期间肿瘤标志物检查结果汇总

	2017/11/23（治疗前）	2018/2/21（第一次治疗后）	2018/9/21（第二次治疗前）	2019/1/29（第二次治疗后）	2021/1/20（第三次治疗前）	2021/5/5（第三次治疗后）
AFP（0~7 μg/L）	920.5	20	202.3	26.56	2231	6.7
CEA（0~5 ng/mL）	137	22	57.6	1.99	185	3.3
CA19-9（0~39 U/mL）	253.1	48.32	108	21	31.5	21.3

病例四：表 7.1.3 是患者三次住院期间 AFP、Fer、PIVKA-Ⅱ 及其他肿瘤标志物检查的结果。

表 7.1.3 病例四住院期间肿瘤标志物检测结果汇总

	2021/5/17（初诊）	2021/5/31（第一次治疗后）	2021/6/16（第二次治疗前）	2021/6/25（第二次治疗后）	2021/7/15（第三次治疗前）	2021/8/15（第三次治疗后）
AFP（0~7 μg/L）	5780	1021	2742	1336	2853	3731
CEA（0~5 ng/mL）	–	–	3.13		1.74	–
CA19-9（0~39 U/mL）	–	–	14.7		15	
CA125（0~35 U/mL）			119		307	
Fer（30~400 μg/L）	656	566	648	587	658	693
PIVKA-Ⅱ（11.12~32.01 mAU/mL）	22753	8923	20675	6155	6745	6984

案例分析与专家点评

AFP 是一种糖蛋白，它属于白蛋白家族，主要由胎儿肝细胞及卵黄囊合成。AFP 在胎儿血液循环中具有较高的浓度，出生后下降，出生后 2~3 个月 AFP 被白蛋白代替，血液中较难检出，故在成人血清中含量极低。70%~95% 的原发性肝癌患者 AFP 升高，越是晚期，AFP 含量越高。AFP 含量显著升高一般提示原发性肝细胞癌。通常 AFP 的血清浓度与肿块的大小和肿瘤细胞的分化程度有一定的相关性，同时，AFP 对于监测肝癌的复发也有重要意义[1]。

肿瘤标志物的联合应用有助于提高检测的灵敏度，已有文献证实，CEA 诊断肝癌的阳性率为 62%~75%，且 CA19-9 对于诊断肝癌也有一定的作用，故而在诊断肝癌的同时也需关注这两个指标[2]。

铁蛋白（Ferritin，Fer）的测定是明确铁代谢状况的适用方法。临床上，可将 20 μg/L 作为检测潜伏前期铁缺乏的临界值。该值可作为可靠指标用于提示可供合成血红蛋白动员的铁储备的耗竭。如铁蛋白水平升高并同时可排除铁分布紊乱的可能性，则表示体内铁含量过高，400 μg/L 为判断阈值。铁蛋白的升高可见于以下肿瘤：急性白血病、霍奇金病，以及肺、结肠、肝脏和前列腺恶性肿瘤。铁蛋白的检测对肝脏转移性肿瘤也具有诊断价值。研究表明，76% 的肝脏转移性肿瘤患者的铁蛋白水平均高于 400 μg/L[3]。

异常凝血酶原（PIVKA-Ⅱ）是出现在维生素 K 缺乏或采用华法林或苯丙香豆素治疗患者中的一种异常脱羧凝血酶原（DCP），由于脱羧基凝血酶原不能通过结合钙离子与磷脂联结，因此存在功能缺陷。PIVKA-Ⅱ 测量可在常规凝血实验结果变化前或出血前便检出维生素 K 缺乏，正常个体中无 PIVKA-Ⅱ，但肝病和肝脏恶性肿瘤患者中即便未出现维生素 K 缺乏，也可能存在 PIVKA-Ⅱ。2022 版《原发性肝癌诊疗规范》中指出血清甲胎蛋白异质体（AFP-L3）、异常凝血酶原（PIVKA-Ⅱ 或 DCP）和血浆游离微小核糖核酸（microRNA）也可作为肝癌早期诊断和预后监测的标志物，即建议多指标联合诊断且进行动态监测[4]。

参考文献

[1] Qian L, Li C, Luo Y, et al. [Research progress of AFP in the diagnosis and therapy of hepatocellular carcinoma] [J]. Sheng wu gong cheng xue bao = Chinese journal of biotechnology, 2021, 37（9）：3042–3060.

[2] Hou G, Liu H, Wu H, et al. Prediction of Prognosis for cHCC-CC Patients After Surgery: Comparison of Tumor Marker Score Based on AFP, CEA, CA19–9, and Other Clinical Stages [J]. Annals of surgical oncology, 2021, 28（12）：7647–7660.

[3] Sun X, Hong Y, Gong Y, et al. Bioengineered Ferritin Nanocarriers for Cancer Therapy [J]. Int J Mol Sci, 2021, 22（13）：7023.

[4] 中华人民共和国国家卫生健康委员会医政医管局. 原发性肝癌诊疗指南（2022年版）[J]. 中华消化外科杂志, 2022, 21（2）：143–168.

（黄晋徐　厦门市第五医院）

（田博宇，陈树林，戴淑琴　中山大学肿瘤防治中心）

（张　华，葛章文　贵州省人民医院）

案例二　血清 AFP 在儿童未成熟畸胎瘤随访监测中的作用

基本信息

胡某某，女，2020年10月出生，出生时彩超发现腹部包块。发生于重庆某医院。

病史简述

2020年11月12日，本院门诊肿瘤标志物检测示：AFP 65 740 ng/mL，CEA 5.65 ng/mL，HCG 2.85 mIU/mL，Fer 155 ng/mL，NSE 18.1 ng/mL，结合院外 B 超考虑"畸胎瘤"可能，与家长沟通后因患儿年龄小、手术风险大，建议半月后再入院。

2020年11月27日，以"发现腹部包块24天"收治入院，入院后完善相关术前检查，未做任何有创诊疗。12月2日，患儿行左侧腹膜后肿瘤切除术，术后病理检查（石蜡切片）：左侧腹膜后未成熟畸胎瘤（2级）。

2021年12月至2022年5月，患儿行 BEP 方案全身化疗。

案例随访

患儿术后共进行了6次化疗，每次化疗后均做了血清 AFP 的检测。2022年5月患儿结疗后仍进行了2~3月的随访。患儿从术前到结疗共在我院进行了13次 AFP 检测，检测时间及结果见表7.2。

从整个疾病发展过程来看，患儿发病年龄小、AFP 水平高且检测值在短期内下降快。这是儿童在低龄段正常的生理发育变化，还是疾病手术及化疗所致？血清 AFP 在儿童未成熟畸胎瘤的随访监测中有何价值？

患儿所测得的血清 AFP 值与同日/月龄段血清 AFP 检测正常参考值上限进行比较，并将两者之比定义为血清 AFP 比值（AFP 比值＞1时即 AFP 表达阳性，当血清 AFP 比值＜1

时即 AFP 表达阴性）。检测结果如表 7.2 所示。

表 7.2　不同时间点血清 AFP 检测结果

日期		年龄	病程	AFP（ng/mL）	AFP 上限（ng/mL）	AFP 比值
2020 年	11/12	7 日	术前	65 740	200 000	0.328 7
	11/29	24 日	术前	11 560	10 000	1.156
	12/02	27 日	手术			
	12/09	33 日	术后 7 天	1 855	4 800	0.386 4
	12/10	34 日	化疗一当天	1 358	4 800	0.282 9
2021 年	01/06	62 日	化疗一后 23 天	434	640	0.678 1
	02/01	88 日	化疗二后 15 天	442	640	0.690 6
	03/03	3 月	化疗三后 23 天	93.4	244	0.382 7
	03/31	4 月	化疗四后 23 天	44.0	244	0.180 3
	04/27	5 月	化疗五后 22 天	24.8	244	0.101 6
	05/25	6 月	化疗六后 22 天	26.5	42.8	0.619 1
	07/06	8 月	结疗后 2 月	23.2	42.8	0.542 0
	08/18	9 月	结疗后 3 月	11.5	14	0.821 4

注：结果已乘稀释倍数

案例分析

畸胎瘤（teratoma）是由胚细胞演变而来的肿瘤。文献报道畸胎瘤在活产新生儿中发病率大约在 1/40 000 到 1/20 000 之间 [1]。畸胎瘤可分为性腺内畸胎瘤（睾丸和卵巢）和性腺外畸胎瘤（骶尾部、纵隔、腹膜后等），且大多数畸胎瘤好发于婴儿时期。从组织学上分，可将畸胎瘤分为成熟畸胎瘤（MT）、未成熟畸胎瘤（IMT）及恶性畸胎瘤。IMT 即成熟的组织成分内含有未分化成熟的间质成分，IMT 虽与 MT 同属良性，但具有潜在恶性，故其诊治上兼具了良恶性畸胎瘤的特点 [2]。

IMT 瘤内部结构较复杂，临床病检为选择性取样，可有极少数瘤中含有分化程度不同的恶性病灶并未被获取，从而被误诊为良性畸胎瘤。而这部分微小恶化灶却可向血液中分泌 AFP，导致"良性畸胎瘤"出现血清 AFP 升高现象。故 AFP 是畸胎瘤最常用的血清检测指标，对于儿童 IMT 的诊断、治疗效果评估及随访复发情况起到了不可或缺的作用 [3]。

婴儿出生后血清中 AFP 存在生理性增高，在 9~12 月龄以后逐渐下降至正常成人水平 [4]。在新生儿及婴儿时期，血清 AFP 含量易受生理性及病理性多种因素影响，因此对于 IMT 小年龄患者，应做 AFP 的动态随访，其对 IMT 的术前鉴别肿瘤良恶性，以及分级、术后动态随访监测肿瘤有无复发、转移等生物学行为及疗效判断等均具有重要意义 [5]。

不同月龄儿童血清 AFP 正常参考值变化大，针对本地区儿童，不同实验室应根据检测仪器及环境建立相对应年龄段的正常儿童的 AFP 参考值范围。

本案例中患儿发病年龄小，年龄因素导致术前的 AFP 比值在首次检测时呈阴性，但随日龄增加及病情进展，血清 AFP 比值在术前逐渐出现了阳性的表达，但比值不高，结合病检结果符合其 IMT 的诊断。术后在 IMT 诊断已明确且化疗结束后，仍需要在不同月龄阶段定期进行 AFP 检测，避免恶化灶的遗漏或复发，随访过程中 AFP 值逐渐下降也是一个治疗有效的观察指标[6]。

参考文献

[1] Lukaszewski T, Polczynska-Kaniak E, Puacz P, et al. Sacrococcygeal teratoma in foetus-case report [J]. Ginekol Pol, 2009, 80（11）：861–864.

[2] Makari J H, Ramachandra P, Ferrer F A. Pediatric Urologic Oncology: Organ-Sparing Surgery in Kidney and Testis [J]. Urologic Clinics of North America, 2010, 37（2）：287–298.

[3] Chen C, Li JD, Huang H, et al. Diagnostic value of multiple tumor marker detection for mature an immature teratoma of the ovary [J]. Ai Zheng, 2008, 27（1）：92–95.

[4] Lakhoo, Kokila. Neonatal teratomas [J]. Early Human Development, 2010, 86（10）：643–647.

[5] Sumiyoshi S, Machida J, Yamamoto T, et al. Massive immature teratoma in a neonate [J]. International Journal of Oral & Maxillofacial Surgery, 2010, 39（10）：1020–1023.

[6] 周维政, 陈俞帆, 潘静, 等. 婴幼儿原发性腹膜后畸胎瘤 36 例的诊断与治疗 [J]. 中华实用儿科临床杂志, 2018, 33（011）：835–838.

（刘　杉　重庆医科大学附属儿童医院）

案例三　极高血清 AFP 水平的急性肝衰竭案例

基本信息

患者，女，23 岁，因"呕吐、腹胀 10 天，双眼黄染 1 周"到郑州某医院就诊。患者自诉 10 天前无明显诱因出现呕吐、腹胀，无发热、腹泻，无头晕头痛，无视物模糊；1 周前出现双眼巩膜黄染。既往体健，无烟酒及其他不良嗜好。发病前未服用特殊药物。家族中无肝病患者。初步诊断：急性肝炎？肝衰竭？

病史简述

2018 年 5 月 1 日，在医院门诊检查。肝功：ALT 2302 U/L ↑，AST 1312 U/L ↑，TBil 221.8 mol/L ↑，DBil 140.1 mol/L ↑，ALB 41.4 g/L，AKP 130 U/L ↑，GGT 60 U/L ↑。凝血功能：PT 23.7 s ↑，PTA 31% ↓，INR 2.11 ↑。遂办理入院。

2018 年 5 月 2 日，入院查体：嗜睡状态，全身皮肤巩膜明显黄染，未见肝掌及蜘蛛痣，浅表淋巴结未及肿大；腹软，全腹部未触及压痛及反跳痛，肝脾肋下未及，肝浊音界缩小，移动性浊音阴性，余查体未见明显异常。影像学检查：胸部 CT 平扫均未见明显异常。

2018 年 5 月 3 日，实验室检查：AFP 109.0 ng/mL ↑，余肿瘤标志物均在正常范围；血清铜 11.0 mol/L, 铜蓝蛋白 0.214 g/L, 血氨 90 mol/L。尿常规: 红细胞（隐血试验）（±），尿胆红素（++），真菌（+）；降钙素原（PCT）0.2 ng/mL，CRP、IL–6、ESR 正常

范围。甲、乙、丙、戊肝炎病毒血清学检测和 EB 病毒（EBV）、巨细胞病毒（CMV）、单纯疱疹病毒（HSV）、水痘 – 带状疱疹病毒（VZV）、微小病毒 B19 等病毒血清学检测均为阴性。血常规、粪常规、甲状腺功能、风湿免疫相关抗体、结核感染 T 细胞检测，HIV 抗体、梅毒螺旋体抗体检测等结果均正常。

初步诊断：①病毒性肝炎？未定型；②急性肝衰竭（acute liver failure，ALF）。

2018 年 5 月 4 日，予以抗肝性脑病、促肝细胞生长、护肝降酶、降黄、抗感染、补充凝血因子等对症支持治疗。

案例随访

2018 年 5 月 7 日，复查肝功能、凝血功能较前明显好转，但 AFP（8836 ng/mL ↑↑）较前显著升高。临床以适当补充白蛋白，继续上述对症支持治疗。

2018 年 5 月 14 日，再次复查 AFP 5727 ng/mL，肝功能有所好转：ALT 110 U/L，AST 97 U/L，TBil 92.8 moL/L，DBil 70.2 moL/L，ALB 42.3 g/L，ALP 97 U/L，GGT 131U/L。凝血功能：PT 13.7 s，PTA 89%，INR 1.07。血氨 53 moL/L。

肝脏 MRI 平扫 + 弥散 + 灌注结果未见异常。患者及家属要求出院，嘱其回当地继续护肝、降黄治疗。

2018 年 5 月 19 日，治疗 15 天时复查肝功能指标均正常，AFP 100 ng/mL。

2018 年 6 月 5 日，治疗 30 天，复查肝功能正常，AFP 降至 30 ng/mL，复查肝脏 MRI 平扫 + 灌注 + 弥散检查均未见明显异常。

2018 年 11 月 10 日，治疗 6 个月，复查肝功能正常，AFP 降至 7.8 ng/mL，复查肝脏 MRI 平扫 + 灌注 + 弥散检查均未见明显异常。

2019 年 5 月 8 日，治疗 1 年后，复查肝功能正常，AFP 降至 8.50 ng/mL，复查肝脏 MRI 平扫 + 灌注 + 弥散检查均未见明显异常。

案例分析与专家点评

AFP 是卵黄囊及胎儿肝脏合成的一种生理性产物[1,2]，出生后 AFP 的合成受到抑制，至周岁时接近成人水平（＜ 20 ng/mL）。原发性肝癌患者中，肝癌细胞大量生长，癌细胞基因启动肝细胞的原始生长因子，使原来已丧失合成 AFP 能力的细胞又重新开始合成，致血中 AFP 含量显著升高（＞ 400 ng/mL）。

有报道显示[3,4]，在急性肝衰竭时也存在 AFP 相关基因重新被激活，由于肝细胞快速再生，有丝分裂旺盛，产生幼稚肝细胞，引起 AFP 升高。有学者用转基因小鼠研究 AFP 重新被激活的机制，发现肝细胞再生（增殖）与肿瘤是通过不同的作用路径导致 AFP 重新激活，肝细胞的快速增生及幼稚化，促进了 AFP 的合成。

临床中急慢性肝炎、肝硬化、重型肝炎等良性肝病肝细胞再生的过程中也多伴有轻中度 AFP 升高，但大多＜ 400 ng/mL，AFP 升高的峰值很少超过 1000 ng/mL，且持续时间一般不超过 2 周，而肝癌患者 AFP 多＞ 400 ng/mL，有时甚至几千或更高，持续时间多在 4 周以上。

本例患者为青年未婚女性，其急性肝衰竭的诊断符合 EASL 指南（2017 版）及中华医学会肝衰竭诊治指南（2012 年版）的诊断标准[5, 6]。该患者入院后 AFP 呈短期内剧增的趋势（峰值达 8836 ng/mL），与肝癌早期 AFP 增长速度相似。检查 AFP 的量由低到极高后又逐渐下降，肝脏的多次 MRI 平扫 + 灌注 + 弥散检查，基本排除了肝癌的可能，表明良性肝病在发病早期也有类似肝癌的表现。在临床工作中，对 AFP 极高的病例，临床医生应客观分析其增高的主要原因，与患者及家属进行有效及合理的沟通并密切随访，以免进行大量不必要的检查或给患者及家属造成患癌的误导，从而引起不必要的焦虑和恐慌。

参考文献

[1] 李素珍，朱春凯，韩杨. 肝癌细胞增殖与血清 AFP、CEA 水平的相关性 [J]. 中国实用医刊，2022, 49（05）：24–27.

[2] Sia D, Villanueva A, Friedman SL, et al. Liver Cancer Cell of Origin, Molecular Class, and Effects onPatient Prognosis[J]. Gastroenterology, 2017, 152（4）：745–761.

[3] Dong V, Nanchal R, Karvellas CJ. Pathophysiology of Acute Liver Failure [J]. Nutr Clin Pract, 2020, 35 (1)：24–29.

[4] Kappus MR. Acute Hepatic Failure and Nutrition [J]. Nutr Clin Pract, 2020, 35 (1)：30–35.

[5] 陈词. 2017 年 EASL 慢性乙型肝炎管理指南解读 [J]. 肝博士，2018 (6)：21–22.

[6] 中华医学会感染病学分会肝衰竭与人工肝学组，中华医学会肝病学分会重型肝病与人工肝学组. 肝衰竭诊治指南（2018 年版）[J]. 临床肝胆病杂志，2019, 35 (1)：38–44.

（韦　娜，秦东春，陈奎生　郑州大学第一附属医院）

案例四　AFP 异常升高的一例食管腺癌案例

基本信息

患者，女，70 岁，有食管反流病史，多次内镜和结肠镜检查后发现 Barrett 食管状态，表现为进行性虚弱、疲劳、食欲减退。弥漫性腹痛 3 周，曾接受针灸治疗，过去 3~5 年患者食管反流病症得到缓解，但入院前 1 个月症状加重。患者偶尔会出现固体食物吞咽困难，近 1 个月体重减轻约 5 kg。初步诊断：反流性食管炎，食管癌。于 2018 年 6 月 10 日到郑州市某医院就诊。

病史简述

2018 年 6 月 10 日，入院时查体，心率 123 次 / 分（心动过速），有轻微的上腹部压痛。其他生命体征无异常。影像学检查：考虑到患者心动过速，行肺部 CT 血管造影以排除肺栓塞。胸腹部 CT 检查提示：胃壁增厚，腹腔淋巴结肿大，肝脏多个较大肿块。6 月 11 日，实验室检查：CEA 742 ng/mL ↑，AFP 46 135 ng/mL ↑，CA19–9 6842 U/mL ↑。

2018 年 6 月 13 日，胃镜检查提示：远端食管有一大肿块，并未完全阻塞管腔，但肿块延伸至胃。取组织活检。6 月 15 日，活检病理学检查结果显示：食管肿块活检和免疫组织化学染色。患者的肿瘤标志物未证实 Barrett 食管状态或任何反流性食管炎的黏膜变化。该组织 HER-2（-），在高达 20% 的胃食管腺癌中可见，免疫组化染色 CDX2（+），CK7（+）和 Heppar1（+），CK20（-），证实肿瘤非肝细胞癌（HCC）转移。病理报告显示：食管腺癌。对患者肝脏的一处大病灶进行针吸活检并进行 AFP 染色，结果 AFP(-)。报告：食管癌（EAC）肝转移。

案例随访

患者在门诊接受了姑息性化疗——FOLFOX 方案。

2018 年 9 月 15 日，化疗 3 个疗程后，复查 CT，显示肝转移灶显著缩小。实验室检查：血清肿瘤标志物 CEA 135 ng/mL ↑，AFP 1150 ng/mL ↑，CA19-9 910 U/mL ↑，较治疗前有所下降。

2018 年 12 月 16 日，治疗 6 个月后，患者因化疗后贫血到医院输血，自述从 2018 年 10 月份开始，劳力性呼吸困难开始缓慢加重。胸部和腹部 CT 检查显示肝脏转移性疾病进展，最大病灶增大，转移性淋巴结没有改变。血清肿瘤标志物 CEA 560 ng/mL ↑，AFP 8600.0 ng/mL ↑，CA19-9 1690 U/mL ↑，重新升高。

案例分析与专家点评

产生 AFP 的食管腺癌（EAC）是极其罕见的肿瘤[1-3]，往往在晚期阶段才被发现且具隐匿性，通常预后不良。EAC 的确诊通常需要对食管和肝脏进行多次活检。还应与胃肝样腺癌加以鉴别，鉴别诊断一般采用组织化学和免疫组织化学染色病理检查[4,5]。

AFP 水平升高通常与 HCC 相关[6,7]，但在胃、肺、胰腺、结肠、膀胱和卵巢等多种器官的多种恶性肿瘤中也能检出 AFP 水平升高，食管癌和小肠肿瘤的 AFP 升高占比最低。本例患者不仅诊断为 EAC，且 AFP 水平极高（> 40 000 ng/mL）。

EAC 通常位于食管的下 1/3 处，且与 Barrett 食管的既往病史有关，与本例一致。EAC 的其他风险因素包括吸烟、肥胖和某些表皮生长因子多态性。临床上可以连续测量血清 AFP 水平以监测产 AFP 的 ECA 患者的临床状态、疗效及复发和转移情况[8]。目前，对于治疗产生 AFP 的食管癌的最佳策略尚未达成共识，需要进一步临床试验探索。

参考文献

[1] Khalid Y, Dasu N, Reja D, et al. An Extremely Rare Presentation of an Alpha-Fetoprotein-Producing Esophageal Adenocarcinoma [J]. Case Rep Gastroenterol, 2020, 14（3）: 497-503.

[2] Wang J, Liu W, Parikh K, et al. Alpha-fetoprotein-producing esophageal adenocarcinoma: a mimicker of hepatocellular carcinoma [J]. Clin J Gastroenterol, 2017, 10（1）: 7-12.

[3] Sun N, Yin X, Zhong Y, et al. Misdiagnosis of an α-fetoprotein-producing esophageal carcinoma: A case report and literature review [J]. Oncol Lett, 2016, 12（1）: 597-600.

[4] KwonM J, Byeon S, Kang S, et al. Gastric adenocarcinoma with enteroblastic differentiation should be differentiated from hepatoid adenocarcinoma: A study with emphasis on clearcells and clinicopathologic spectrum [J]. Pathol Res Pract, 2019, 215（9）: 152525.

[5] DiMaio M, Kwok S, Montgomery K, et al. Immunohistochemical Panel for Distinguishing Esophageal Adenocarcinoma from Squamous Cell Carcinoma: A Combination of p63, Cytokeratin5/6, MUC5AC, and AGR2 Allows Optimal Subtyping [J]. Hum Pathol, 2012, 43（11）: 1799-1807.

[6] 许晖. CEA、AFP、CA242 在胃癌病理诊断及预后评估中的作用 [J]. 系统医学, 2022, 7（19）:

41–43, 67.

[7] 余小龙 , 罗晓莉 , 金善丰 , 等 . 血清 PIVKA–Ⅱ、AFP、AFP-L3% 联合检测在原发性肝癌诊断中的应用价值 [J]. 中国现代药物应用 , 2023, 17（10）：63–66.

[8] 黄伟鹏 . 食管小细胞癌临床生存分析及肿瘤标记物在其诊断中的价值 [J]. 郑州大学 , 2019.

（秦东春，韦　娜，陈奎生　郑州大学第一附属医院）

案例五　原发性肝癌伴多处肝外转移中肿瘤标志物的临床应用价值

基本信息

病例一：叶某某，男，43 岁，因"发现乙肝标志物阳性 10 年，上腹胀 1 月余"入院，临床诊断肝细胞癌、慢性重度乙型病毒肝炎（复治）。

病例二：于某某，男，64 岁，结肠癌肝转移。发生于吉林某医院。

病史简述

病例一：患者叶某某于 10 年前发现乙肝标志物阳性，予抗病毒药物治疗，自行服药 1 年后停药。2021 年 3 月，患者无明显诱因出现上腹胀不适，伴右上腹隐痛。4 月 20 日，当地医院检查肝功：ALT 78 U/L，AST 923 U/L，ALB 35.4 g/L；全腹 CT 显示：巨块型肝癌可能；服用保肝、抗病毒药物（具体不详）。4 月 29 日入院，完善相关检查，肿瘤标志物相关结果见表 7.5。

表 7.5　肿瘤相关标志物检查结果

检测指标（单位）	检测结果	参考范围
异常凝血酶原（mAU/mL）	> 75 000.00	6.00~32.5
AFP（ng/mL）	46.20	< 7
CA19–9（U/mL）	57.30	< 30
CA125（U/mL）	132.00	< 24
Cyfra21–1（ng/mL）	3.94	< 3
NSE（ng/mL）	> 300.00	< 20.4

病例二：患者于某某于 2020 年 6 月行结肠镜检查，并取病理提示中分化腺癌，同时查消化系肿瘤标志物提示：CEA 398.99（0~5）ng/mL，CA19–9 1061.9（0~37.0）U/mL，PIVKA–Ⅱ 23.5（11.12~32.01）mAU/mL，AFP 3.71（0~8.78）ng/mL，收入院。

案例随访

叶某某入院诊断为肝细胞癌，血清肝癌相关肿瘤标志物明显升高。但除此之外，CA19–9、CA125、Cyfra21–1、NSE 均升高，提示除肝癌外，可能存在肿瘤的其他器官转移。入院后完善腹部和胸部 CT 检查，患者为原发性肝癌伴全身多处转移可能（门静脉系统、腹腔淋巴结、右肾上腺、肺部）。

于某某 2020 年 6 月检测肿瘤标志物：CEA 及 CA19-9 结果均升高超过参考值范围 10 倍以上。2020 年 8 月进行结肠癌根治术，术后病理报告为（直肠）中分化腺癌，术后第一次复查：CEA 及 CA19-9 均呈现明显下降趋势。2021 年 3 月复查：CEA 及 CA19-9 基本降至正常水平，出现 PIVKA-Ⅱ 水平轻度升高，行肝胆脾平扫 CT 诊断肝内多发囊肿，未发现转移病灶。2021 年 6 — 7 月患者 PIVKA-Ⅱ 呈现进行性升高趋势，肝胆脾平扫＋增强 CT 提示肝右叶前下段低密度，肝脏磁共振造影（普美显）提示肝内转移癌。肝穿刺活检病理：（肝）内见异型腺体伴有大量黏液，符合腺癌，结合病史及免疫组结果考虑来源于胃肠道。肿瘤标志物变化如图 7.5 所示。

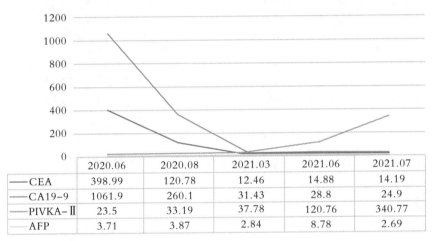

	2020.06	2020.08	2021.03	2021.06	2021.07
CEA	398.99	120.78	12.46	14.88	14.19
CA19-9	1061.9	260.1	31.43	28.8	24.9
PIVKA-Ⅱ	23.5	33.19	37.78	120.76	340.77
AFP	3.71	3.87	2.84	8.78	2.69

图 7.5 肿瘤标志物变化趋势图

案例分析与专家点评

有研究指出 [1]，术前外周血 CEA、CA19-9 显著升高意味着肿瘤体积大、有淋巴结转移和远处转移倾向。本案例两名患者 CEA 及 CA19-9 水平均超过参考值范围，并经影像学检查证实发生了肝转移。此外，异常凝血酶原（PIVKA-Ⅱ）的升高与肿瘤的侵袭性和恶性程度相关，PIVKA-Ⅱ 可以通过信号通路诱导肝癌细胞的增殖生长、侵袭转移，是肝癌早期的特异性肿瘤标志物 [2]。所以在排除胆汁淤积、维生素 K 缺乏及华法林等可能导致 PIVKA-Ⅱ 假阳性的因素后，在 AFP 阴性的情况下，仍高度怀疑肝脏转移的可能，影像学检查也佐证了本案例中 PIVKA-Ⅱ 对肝转移瘤的提示意义。

肝癌的肝外转移中，肺是最常见的受累脏器，其次是腹腔淋巴结、骨和肾上腺等。其中，血清 AFP 水平升高，合并 HBV 感染，有微血管侵犯等是发生肝外转移的风险因素。对于上述患者，可以通过联合检测多种肿瘤标志物以辅助诊断患者是否发生转移。

NSE 是糖酵解烯醇酶的一种细胞特异性同工酶，是神经内分泌肿瘤的特异性标志之一，在小细胞肺癌、甲状腺髓质癌、神经母细胞瘤中的表达均显著升高。血清中 NSE 的表达量与疾病的进展、肿瘤的分期及预后密切相关。除此之外，肾上腺皮质区也具有一定的神经内分泌功能，能分泌一定量的 NSE。结合本病案中，患者肺部及肾上腺部位均有转移，NSE 的升高可能与二者有关。

CA125 最初被应用于卵巢癌的诊断和预后监测中，但当肝脏发生炎性病变或坏死，或当腹膜受到刺激时（如门静脉高压、腹膜转移等）CA125 的分泌也会随之增加。肝癌患者中 CA125 的升高与 3 年全因死亡率密切相关。本案例中 CA125 的升高可能与上述因素均有关，提示 CA125 在肝癌的进展监测和转移评估中也同样具有提示意义 [3]。

参考文献

[1] 田赟，温贺新，吴华涛，等. 结直肠癌患者术前血清学指标及肿瘤标志物与术后肿瘤特征的大样本研究 [J]. 徐州医科大学学报，2021, 41（2）：113–118.

[2] Seung In Seo, Hyoung Su Kim, Won Jin Kim, et al. Diagnostic value of PIVKA-II and alpha-fetoprotein in hepatitis B virus-associated hepatocellular carcinoma [J]. World Journal of Gastroenterology, 2015, 21（13）：3928–3935.

[3] Qin C, Gao Y, Li J, et al. Predictive effects of preoperative serum CA125 and AFP levels on post-hepatectomy survival in patients with hepatitis B-related hepatocellular carcinoma [J]. Oncol Lett, 2021, 21（6）：487.

（吴晓娟　四川大学华西医院）

（张海静，赵银龙　吉林大学第二医院）

案例六　人工肝治疗后 AFP 异常降低

基本信息

陈某某，男，44 岁，亚急性肝衰竭人工肝治疗后，发生于重庆某医院。

病史简述

患者诊断为亚急性肝衰竭，病情较重，经用药情况观察药物保肝退黄疗效欠佳，分别于 2020 年 10 月 27 日、2020 年 10 月 29 日、2020 年 11 月 13 日行人工肝血浆置换治疗，三次胆红素吸附＋血浆置换＋灌流人工肝治疗后肝脏再生功能未见明显好转。

2020 年 10 月 26 日肝功能检测：TBil 523.0 μmol/L，DBil 445.7 μmol/L，AIL 154 U/L，AST 120 U/L，ALP 198 U/L。

2020 年 11 月 1 日肝功能检测：TBA 80.3 μmol/L，TBil 251.9 μmol/L，DBil 188.0 μmol/L，ALT 77 U/L，AST 74 U/L，ALP 121 U/L。

2020 年 11 月 12 日肝功能检测：TBA 130.4 μmol/L，TBil 449.0 μmol/L，DBil 333.2 μmol/L，ALT 64 U/L，AST 64 U/L，ALP 129 U/L。

案例随访

检验科 AFP（参考值 0~7.0 ng/mL）检测如图 7.6 所示。

案例分析与专家点评

人工肝是暂时替代肝脏部分功能的体外支持系统，基于肝细胞的强大再生能力，可通过体外机械装置，有效清除患者肝脏内的各种毒素，同时补充人体必需物质，有效改善肝脏内环境。人工肝血浆滤过透析治疗可有效替代部分肝脏解毒功能，既能清除大分

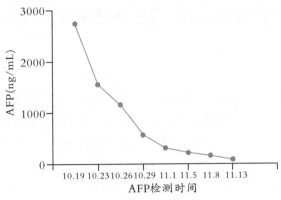

图 7.6 人工肝治疗后 AFP 浓度变化

子物质，又可清除中分子物质并调节水电解质和酸碱平衡，保留更多的凝血因子，维持血流动力学的稳定，清除血管内外可交换溶质，去除对人体有害的毒素和炎症因子，为患者肝脏修复提供良好的内环境，阻止患者肝脏进一步损伤，有效率高，在改善患者临床转归方面具有明显的优势[1]。

AFP 为胎儿早期合成的一种球蛋白，被认为是肝损伤条件下增殖肝干细胞的生物标志物，除肿瘤患者外，肝组织修复与肝细胞再生时 AFP 浓度也常常升高[2-4]。重型肝炎患者由于肝细胞病理变化，肝细胞不断坏死，从而刺激机体进行代偿，AFP 水平显著升高，提示肝细胞的再生功能增强，有研究结果显示，重型肝炎患者 AFP 水平的动态变化与其临床转归具有密切联系，AFP 较高患者病死率较低，因此，AFP 的动态变化能够反映患者病情发展[5]。

患者随访 AFP 明显升高，肝脏影像学检查未提示肝脏肿瘤，考虑 AFP 升高为肝细胞再生能力较好的表现。秦森等研究证实，人工肝治疗后 AFP 浓度低的肝衰竭患者，预后较差，并认为血清 AFP 可能是人工肝治疗肝衰竭预后效果评估的关键指标[6]。本例中患者 AFP 水平较治疗前明显降低，同时患者 ALT、AST、TBil 等肝功能指标均只在治疗后出现一过性降低，提示人工肝治疗后患者肝细胞再生功能受损，患者预后欠佳。

参考文献

[1] Du WB, Li LJ, Huang JR, et al. Effects ofartificial liver support system on patients with acute or chronic liver failure [J]. Transplant Proc, 2005, 37（10）: 4359–4364.

[2] Jain SK, Rohatgi A, Raman KK, et al. Study ofserum prealbumin and serum alpha fetoprotein in cases offulminant hepatic failure [J]. J Assoc Physicians India, 1995, 43（7）: 462–463.

[3] Murray-Lyon IM, OrrAH, Gazzard B, et al. Prognostic value of serum alpha-fetoprotein in fulminant hepatic failure including patients treated by charcoal haemoperfusion [J]. Gut, 1976, 17（8）: 576–580.

[4] Varshney A, Gupta R, Verma SK, et al. Alpha-fetoprotein as a prognostic marker in acute liver failure: a pilot study[J]. Trop Doct, 2017, 47（3）: 202–205.

[5] Wang X, Shen C, Yang J, et al. Alpha-Fetoprotein as a Predictive marker for patients with hepatitis B-related acute-on-chronic liver failure [J]. Canadian J Gastroenterol Hepatol, 2018: 1232785.

[6] 秦森, 汤善宏, 王显红, 等. 血清甲胎蛋白在人工肝治疗乙型肝炎相关慢加急性肝衰竭预后评估中的价值. 中华肝脏病杂志, 2020, 28（1）: 69–72.

（魏 强，侯玉磊 重庆医科大学附属第一医院）

案例七　胃癌术后肝转移致血清 AFP 明显升高案例

基本信息

患者，男，64 岁。无肝病史。2009 年 12 月发现胃肿瘤，在外院行胃癌根治术，AFP 检测阴性，术后病理显示：胃腺癌，Ⅱ级溃疡型，浸润至浅肌层，肝动脉旁淋巴结 1/3 枚见癌转移。免疫组化及特殊染色均未见肿瘤。术后恢复顺利，曾口服希罗达 1500 mg/d，连用 2 周，休息 1 周。化疗 3 个月，因化疗反应较大自行终止。2010 年 6 月 8 日，复查腹部 CT 及血清 CEA 无异常变化。因肝部不适于 2010 年 12 月 10 日到郑州某医院就诊。

病史简述

2010 年 12 月 10 日，PET-CT 检查示：胃恶性肿瘤术后，肝右后叶下角有糖代谢异常增高的低密度灶，考虑恶性病变。

2010 年 12 月 11 日，实验室检查：AFP 2163.0 ng/mL ↑；CEA 3.03 ng/mL；CA19-9 5.1 ng/mL。

2010 年 12 月 12 日，MDT 建议：患者肝占位性病变，建议行肝肿瘤切除术。

2011 年 12 月 15 日，行肝右叶部分切除术，术中见肿瘤位于 5、6 段，单结节型，大小 7 cm × 5 cm × 5 cm，边界清，包膜完整。

2011 年 12 月 18 日，术后第 3 天复查肿瘤指标：AFP 1245.0 ng/mL ↑；CEA 2.70 ng/mL；CA19-9 5.2 ng/mL。

2011 年 12 月 18 日，术后病理提示：肝右叶腺癌 Ⅱ～Ⅲ级，脉管内见癌栓，周围肝汇管区炎细胞浸润，与第 1 次胃癌手术病理结果对照，确认符合胃腺癌肝转移。免疫组化（S2011-N0141）：AFP（-），Hepa（-），CA19-9（-），CEA（< 5% +），CD34（血管阳性），CK7（< 5% +），CK19（100% +++），CK20（20%），CerbB2（60% +）。

案例随访

术后予以乐沙定（奥沙利铂）200 mg d1，希罗达 1500 mg/d（每日总剂量分早晚于饭后 30 min 用水吞服），连用 2 周，休息 1 周。跟踪随访。

2012 年 1 月 5 日，术后 20 天，复查肿瘤指标，AFP 88.0 ng/mL ↑；CEA 2.30 ng/mL；CA19-9 5.1 ng/mL。1 月 25 日，术后 40 天，复查 AFP 9.2 ng/mL，降至正常范围。

案例分析与专家点评

血清 AFP 已广泛用于肝细胞癌普查、诊断、疗效评估和复发监测[1]。虽然各种源于内胚层的胃肠道恶性肿瘤包括胃癌、胰腺癌、十二指肠癌、胆囊肿瘤等的部分病例血清 AFP 升高，但临床上并未将 AFP 作为胃肠道肿瘤术后监测的指标[2-4]。

CEA 可广泛存在于内胚叶起源的消化系统肿瘤，也存在于正常胚胎的消化管组织中，在正常人血清中也可有微量存在（< 4 ng/mL）。CEA 作为广谱性肿瘤标志物能反映出多种肿瘤的存在，对大肠癌、乳腺癌和肺癌等的疗效判断、病情发展、监测和预后评估

是一个较好的肿瘤标志物。CEA 一般作为胃肠道肿瘤术后常规监测的相对特异性指标。

本例患者原发肿瘤是胃腺癌，手术后 1 年发现肝转移，其 AFP 明显增高，而 CEA 无增高，手术切除肝脏转移病灶后，AFP 明显下降。患者没有肝病背景，结合术后病理报告，排除原发性肝癌，提示血清 AFP 由胃腺癌细胞产生。

本例患者治疗过程，第 1 次胃癌术后复诊，未做 AFP 的检测，而 CEA 无异常变化，直到手术 1 年后 PET-CT 发现肝脏肿瘤后再补检 AFP，发现 AFP 高达 2163.0 ng/mL。CT 或 MRI 检查对转移性肝癌与原发性肝癌具有一定的鉴别作用，但是患者术前未行 CT 或 MRI 检查。本案例提示：①对于胃肠道癌术后患者复查，在监测 CEA 的同时检测 AFP 具有重要意义；②若胃肠道肿瘤术后患者 AFP 升高，患者又无肝病背景，应积极结合转移性肝癌 CT 或 MRI 检查的影像学特征表现，以排除原发肝癌可能，这对于早期发现胃肠道癌术后肝转移，为患者赢得手术时机、提高生存率有积极的意义。

参考文献

[1] 常彬霞，辛绍杰. 甲胎蛋白及其临床应用研究进展 [J]. 世界华人消化杂志，2010, 18（6）：576–580.

[2] 刘志波，赵君慧，吴密璐，等. AFP 胃癌的临床病理特征及治疗与预后研究 [J]. 青海医药杂志，2017, 47（2）：1–4.

[3] 史尚义. 血清 AFP 阳性胃癌患者的临床病理特点及预后 [J]. 世界最新医学信息文摘，2015, 15（79）：14–15.

[4] 胡娟英，李洁吉，邱守标. 胆囊癌检测 AFP 值异常升高 1 例 [J]. 肝胆胰外科杂志，2010, 22（3）：259.

（秦东春，陈奎生，韦　娜　郑州大学第一附属医院）

案例八　不再"沉默"的胃癌标志物——AFP

基本信息

翁某，男，65 岁，胃癌术后伴多发转移。发生于广州某医院。

病史简述

2019 年 6 月 14 日诊断为胃底腺癌，相关血液学检验结果：癌胚抗原 CEA 9.36 ng/mL，甲胎蛋白 AFP 908.6 ng/mL，谷丙转氨酶 ALT 16 mmol/L，谷草转氨酶 AST 20 mmol/L，乙肝表面抗原 HBsAg 阴性。6 月 19 日、7 月 10 日患者行两疗程新辅助化疗（奥沙利铂 + 替吉奥）后复查血清肿瘤标志物：CEA 7.85 ng/mL，AFP 1580 ng/mL。

2019 年 8 月 2 日行"腹腔镜下贲门癌根治术"，病理结果显示：低分化腺癌。2019 年 12 月 23 日复查肿瘤标志物显示：CEA 6.99 ng/mL，AFP 10.58 ng/mL。2019 年 9 月至 2020 年 7 月术后继续行 6 程化疗。2020 年 10 月 26 日发现胰腺体部和尾部转移瘤。由于出现腹腔转移，HER2（–），遂更改化疗方案。查肿瘤标志物：CEA 6.05 ng/mL，AFP 371.1 ng/mL。

2021 年 5 月 11 日发现腹膜，网膜，肠系膜多发种植转移。查肿瘤标志物：CEA 6.05

ng/mL，AFP 7659 ng/mL。

病程中 AFP、CEA 动态变化如图 7.8 所示。

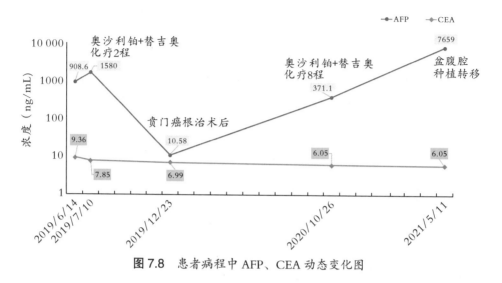

图 7.8 患者病程中 AFP、CEA 动态变化图

AFP 是肝癌较特异的肿瘤标志物，胃癌中 AFP 升高的情况少见，该案例中，胃癌患者的 AFP 明显升高原因是什么呢?

案例随访

标本状态无异常，复核结果同前；检验科室内质控在控，排除实验室因素导致检测结果的起伏变化。患者胃癌晚期多发盆腹腔种植转移，患者 AFP 的水平升高变化与其病情相符合，肿瘤标志物浓度显著升高提示预后不良。根据随访记录，患者于 2021 年 7 月 31 日在当地医院因胃癌转移病逝。

案例分析与专家点评

在肿瘤标志物应用的多数的临床案例中，AFP 多用于肝细胞肝癌和卵黄囊肿瘤的辅助诊断；而胃癌的诊断则需要联合 CEA、CA72-4、CA125、CA19-9 等多种肿瘤标志物进行诊断。显然，AFP 在胃癌的诊断中是不被重视的。而在本案例中，CEA、CA72-4、CA19-9 却未能在病程的每一个阶段起到监测作用，相反，在胃癌诊治中不被重视的 AFP，却随着患者病程的变化而动态改变，甚至先于临床诊断而出现趋势上的改变，起到一定的预后评估作用[1]。该案例中胃癌患者无肝区转移灶、无生殖细胞恶性肿瘤、无肝炎感染，前两疗程新辅助化疗过程 AFP 没有下降，而肿瘤切除后血清 AFP 水平迅速降至正常，与患者病情变化相符，说明 AFP 极可能由胃癌细胞产生；在后续治疗中患者腹腔种植转移，AFP 更是明显升高，而影像学检查并未提示肝转移灶。根据整个病程 AFP 的变化可以看出，AFP 与胃癌必然存在一定的相关性。

查阅国内外文献得知，临床上将血清 AFP 升高，且排除原发性肝癌、胚胎性肿瘤、活动性肝炎等疾病的胃癌患者，称为产 AFP 的胃癌（AFPGC），国外文献报道 AFPGC 占全部胃癌的 5.1%~15%，国内报道其发病率比国外低，约占 2.4%~6.4%[2-4]。其原因主要是对该种类型的胃癌缺乏认识，一方面，胃癌患者在诊疗中并没有常规检测血清 AFP；另一方面，并非所有 AFPGC 患者均有血清 AFP 水平的升高，有些仅表现为癌组织 AFP 的免疫组化染色阳性。至于胃癌产生 AFP 的原因，相关研究认为可能是胃与肝均起源于内胚层，即胃肝具有共同的基因表型，其胚胎期细胞均能合成 AFP，胃细胞癌变时，表达 AFP 基因上的启动子去甲基化，"沉默"的基因被重新激活，从而导致血清的 AFP 呈现一个高表达的水平。这一观点与本案例中患者在胃癌根治术后复查 AFP 下降至正常范围内这一特点相符合。也有部分学者认为在胃癌肝转移后，由肝转移瘤细胞分泌异常增高的 AFP，但本案例多种证据并不支持患者肝转移。

　　本案例胃癌患者疾病进展迅速，伴腹腔种植转移，AFP 达到新高水平，AFP 的变化与病情发展密切相关。有学者提出高水平 AFP 是 AFPGC 预后的独立危险因素，相比普通胃癌，AFPGC 更易发生腹膜后淋巴结转移、肝转移、脉管侵犯，术后出现肝转移的时间较短（2~11 个月）[5]；即使是早期胃癌，出现 AFP 升高，同样具有高度侵袭性，部分局限于黏膜或黏膜下的病变也可合并有淋巴结转移，预后更差。AFP 水平高低与患者预后相关，研究显示，AFP < 20 ng/mL 组，AFP 20~300 ng/mL 组和 AFP > 300 ng/mL 组患者的 5 年生存率分别为 45.8%、17.8% 和 7.7%。显然，监测 AFP 动态改变对 AFPGC 的预后评估有重要的价值。

　　此案例使我们丰富了对 AFP 的认识，打破了 AFP 为肝癌的特异肿瘤标志物的固定思维，开发 AFP 在其他肿瘤疾病中的联合应用。AFPGC 作为一类临床少见的特殊类型胃癌，具有高度侵袭性，极易发生转移，临床中需要将 AFPGC 与原发性肝癌及生殖细胞肿瘤相鉴别，避免因误诊而延误治疗，根治术后随访监测也至关重要。只有全面、综合地应用肿瘤标志物，才能更好地评估疗效、监测病情以及判断预后。

参考文献

[1] 梁海清，王勇，纪永健，等. 不同 AFP 水平的 AFP 阳性胃癌患者临床病理参数及预后比较分析 [J]. 山东医药，2020, 60（08）：71–73.

[2] 谢继光，闫晓晓，董永红. 甲胎蛋白阳性胃癌研究现状与进展 [J]. 中国临床研究，2019, 32（12）：1727–1730.

[3] 余先焕，李海刚，胡俊庭，等. 产甲胎蛋白胃癌 1 例 [J]. 中国肿瘤临床，2009, 36（02）：96.

[4] 李士新，韩瑞瑞，张锦. 甲胎蛋白阳性胃癌 1 例报道 [J]. 现代医药卫生，2021, 37（02）：350–352.

[5] 戴伟钢，叶志君，王亮，等. 产极高甲胎蛋白胃癌伴同时性肝转移 1 例 [J]. 消化肿瘤杂志（电子版），2016, 8（03）：184–87.

（戴淑琴，朱苑莹　中山大学肿瘤防治中心）

案例九　肺肝样腺癌：一种罕见的肺恶性肿瘤

基本信息

　　薄某某，男，64 岁，右肺肝样腺癌，右肺上叶多发转移，多发淋巴结转移，发生于山西省某医院。

病史简述

2020 年 2 月，患者胸部 CT：考虑右肺上叶癌，右肺上叶多发转移，纵隔多发淋巴结转移。支气管镜取活检，病理：低分化腺癌，转移性肝细胞癌不除外。肿瘤标志物检测：AFP 870.30 μg/L，CEA 13.07 μg/L。2 月 24 日入院完善相关检查。

案例随访（表 7.9；图 7.9）

表 7.9　患者检查及治疗过程中肿瘤标志物动态变化

日期	CEA （μg/L）	AFP （μg/L）	CA19-9 （U/mL）	SCC （ng/mL）	NSE （μg/L）	CYFRA21-1 （ng/mL）	ProGRP （pg/mL）	CA125 （U/mL）
2/24	11.92	827.20	73.64	0.13	9.31	9.91	30.73	33.88
3/03	14.03	1043.00	76.25					17.9
4/22	35.37	1841.00	211.3	0.19	3.13	12.98	10.15	30.16
5/20	19.93	1739.00	109.04	0.27	4.21	7.51	15.79	12.21

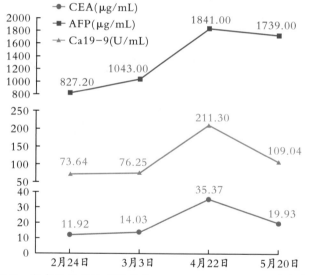

图 7.9　患者检查及治疗过程中 CEA、CA19-9、AFP 动态变化

肝脏 MR 提示：肝左叶外段及肝右叶近膈顶处动脉期异常强化灶，慢性胆囊炎。肝脏造影提示：肝脏 S3 段，S7 段未见明显异常增强剂廓清。腹部增强 CT 提示：肝 S3 段和肝 S7 段动脉期异常密度影，血管畸形可能。阴囊、双侧睾丸、附睾彩超提示：右侧附睾头体散在无回声区，倾向囊性。盆腔增强 CT 提示：前列腺增大伴点样钙化灶。经相关部位检查排除原发性肝癌、睾丸癌等，明确诊断为右肺肝样腺癌。2020 年 3 月 25 日至 29 日，行 PP 方案全身化疗 1 周期，4 月 22 日复查肿瘤标志物。胸部 CT 示：肺部病灶及转移淋巴结较前明显增大，疗效评价为病情进展。2020 年 4 月 29 日至 5 月 3 日，行 DP 方案联合卡瑞利珠单抗全身治疗 1 周期，5 月 20 日复查肿瘤标志物。胸部 CT 示：右肺肝样腺癌化疗后，右肺肿块较之前略缩小。

案例分析与专家点评

肝样腺癌是一种罕见的形态学上类似肝细胞癌的肝外肿瘤，1985 年由 IshiKura 等[1]首次命名，这种肿瘤组织形态和免疫表型与肝细胞癌相似，文献报道见于胃、胆囊、子宫、肺、膀胱、结直肠、睾丸、卵巢和输卵管，最常见的发生部位是胃（83.9%），其他部位的肝样腺癌都比较罕见，肺是最罕见的起源器官之一，仅占 5%[2]。肺肝样腺癌是一种罕见的原发于肺部，存在肝样细胞癌成分的特殊类型肺腺癌，进展快，预后差。在胚胎发育过程中，肺、肝和胃都起源于原始的前肠，某种原因导致肺、肝和胃发生异常分化，可能向肝细胞方向分化，产生某些正常肝细胞或肝细胞癌的产物，如 AFP[3]。血清 AFP 水平高低并不是确诊肝样腺癌的必要条件，但绝大多数（70%~80%）患者伴有血清 AFP 显著升高 [4, 5]。确诊时 AFP 升高被认为可能是预后不佳的因素，但 AFP 水平与患者的治疗及预后情况无明显相关性。

参考文献

[1] Ishikura H, Fukasawa Y, Ogasawara K, et al. An AFP-producing gastric carcinoma with features of hepatic differentiation : a case report [J]. Cancer, 1985, 56（4）: 840–848.

[2] Su JS, Chen YT, Wang RC, et al. Clinicopathological characteristics in the differential diagnosis of hepatoid adenocarcinoma: a literature review [J]. World J Gastroenterol, 2013, 19（3）: 321–327.

[3] Ooi A, Nakanishi I, Sakamoto N, et al. Alpha-fetoprotein（AFP）-producing gastric carcinoma is it hepatoid differentiation? [J]. Cancer, 1990, 65（8）: 1741–1747.

[4] Inagawa S, Shimazaki J, Hori M, et al. Hepatoid adenocarcinoma of the stomach [J]. Gastric Cancer, 2001, 4（1）: 43–52.

[5] 孙凡, 周少飞, 孙凯丽. 胃肝样腺癌14例临床病理分析并文献复习 [J]. 肿瘤学杂志, 2019, 25（8）: 763–766.

（王　艳　山西省肿瘤医院）

案例十　分化型甲状腺癌术后淋巴结转移伴血清甲状腺球蛋白阴性

基本信息

患者，女，46 岁，甲状腺乳头状癌术后血清刺激性甲状腺球蛋白（stimulated Tg, sTg）阴性，发生于某医院。

病史简述

2020 年 8 月行甲状腺全切 + 双侧颈部淋巴结清扫术后，^{131}I 全身显像（whole body scan，WBS）提示颈部淋巴结转移，病理结果提示乳头状癌（滤泡亚型），复发危险度分层: 中危。

2020 年 12 月行 ^{131}I 治疗，治疗前 3 周停服左甲状腺素并严格低碘饮食，血清 FT_3 1.03 pmol/L（1.21~4.28 pmol/L）; FT_4 2.81 pmol/L（8.9~17.2 pmol/L）; TSH 32.6 μU/mL（0.27~4.2 μU/mL）; Tg 1.6 ng/mL（3.5~77 ng/mL）; TgAb 25.0 U/mL（0~95 U/mL）; 给予 ^{131}I 100mCi 口服。

^{131}I 治疗后 7 天行 SPECT-CT 检查示右颈部 ^{131}I 浓聚灶（图 7.10.1~2），高度提示淋巴结转移，淋巴结穿刺活检病理证实为乳头状癌。

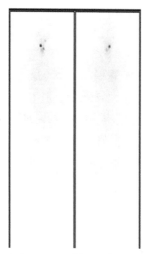

图 7.10.1　^{131}I 全身显像　　　　　　图 7.10.2　SPECT-CT 断层显像

案例随访

Tg 阴性与临床诊断淋巴结转移不符，将原标本复查，检测结果无误。补充结果：淋巴结穿刺液 Tg 19.2 ng/mL，明显高于血清 Tg 水平。

案例分析与专家点评

本例患者病灶已合成大量 Tg，但未释放至血液循环中。Tg 是甲状腺滤泡上皮细胞合成的一种大分子糖蛋白，是分化型甲状腺癌（differentiated thyroid cancer，DTC）的肿瘤标志物。^{131}I-WBS 可检测出 DTC 的复发转移灶，对于后续治疗方案的确定具有重要意义。sTg 水平检测和 ^{131}I-WBS 是 DTC 随访时判断有无复发与转移的常用指标。多数情况下，DTC 患者 sTg 水平和 ^{131}I-WBS 的结果是一致的。然而，少数患者 ^{131}I-WBS 显示局部复发或转移，而血清 sTg 阴性[1]。

对于局部复发转移者测得 sTg 阴性的原因可能包括以下几点：①病灶已合成 Tg，但未释放至血液循环中，与本例相符；②转移淋巴结产生的 Tg 量太少，常规方法难以检出；③ Tg 自身构象改变，进入血液后很快被清除；④高浓度 Tg 的钩状效应。采用免疫量度分析法（IMA）测定时，待测物浓度过高易出现钩状效应，表现为患者血清 Tg 浓度高于测定范围上限的 10~10000 倍时，测定值正常或较低。由于 Tg 浓度显著升高，大大超过试剂中固相抗体的含量，产生了矛盾的低值。当患者血 Tg 测定值较低，且与临床病情不符合时，应考虑钩状效应的可能，可将患者血清稀释后重新测定 Tg 值。⑤甲状腺球蛋白抗体（thyroglobulin antibody，TgAb）对 Tg 测量的干扰。TgAb 是针对 Tg 产生的抑制性自身免疫抗体，高滴度 TgAb 可干扰 Tg 检测，影响其准确性，限制了 Tg 作为肿瘤标志物在患者随访过程中的作用。25%~30% 的 DTC 患者呈 TgAb 阳性。因此，有学者建议 TgAb 可作为替补肿瘤标志物用于 DTC 患者的治疗效果评价及治疗后随访。美国甲状腺协会（ATA）指南亦建议在 TgAb 阳性的 DTC 患者中，将 TgAb 作为替补的肿瘤标志物。⑥血清 TSH 水平对 Tg 测定的影响。TSH ≥ 30 mIU/L 时，Tg 检测与 ^{131}I-WBS 有更高的一致性。⑦由于 DTC 分化差，Tg 合成和释放减少[2, 3]。

Tg 对预测 DTC 转移具有一定价值，但由于多种因素对 Tg 水平均有影响，临床诊断 DTC 是否存在转移时，需将 Tg 与 TSH、TgAb、连续 sTg 变化值、^{131}I -WBS 及其他影像学结果等相结合，并综合分析。

参考文献

[1] Kahramangil B, Kose E, Donmez M, et al. Thyroglobulin washout from cervical lymph node fine needle aspiration biopsies in patients with differentiated thyroid cancer: an analysis of different expressions to use in post-total thyroidectomy follow-up [J]. Surgery, 2020, 167（1）: 34–39.

[2] Xu Y, Wu D, Wu w, et al. Diagnostic value of cytology, thyroglobulin, and combination of them in fine-needle aspiration of metastatic lymph nodes in patients with differentiated thyroid cancer: A systematic review and network meta-analysis [J]. Medicine（Baltimore）, 2019, 98（45）: e17859.

[3] 王莎莎，石远凯，韩晓红 . FNA-Tg 检测分化型甲状腺癌淋巴结转移的诊断效能及其影响因素 [J]. 中华检验医学杂志 , 2020, 43（6）: 670–677.

（惠金子　陕西省肿瘤医院）

案例十一　不一样的甲状腺球蛋白

基本信息

童某某，男，46 岁，甲状腺癌术后在核医学科行 3 次大剂量 ^{131}I 治疗并动态随访。发生于某医院。

病史简述

患者因甲状腺癌在江西省某医院行甲状腺全切及颈淋巴结清扫术，术后病理示：左侧甲状腺乳头状癌，左中央区淋巴结 1/2、左颈 4 区淋巴结 3/5 提示癌转移。

先后行 100 mCi、150 mCi、200 mCi 大剂量 ^{131}I 治疗并行全身显像（图 7.11.1），动态随访颈部 B 超、血清甲状腺功能（表 7.11）等指标。

第 3 次大剂量 ^{131}I 治疗后全身显像提示颈部点状核素异常摄取，考虑甲状腺椎体叶残留摄取，TSH 抑制状态下 Tg 虽逐渐下降到 2.23 ng/mL，却未达到治愈标准，颈部 B 超提示多个异常淋巴结。为确定淋巴结性质、观察全身有无转移病灶，行 PET-CT 显像，结果提示全身未见核素异常摄取（图 7.11.2）。

案例随访

结合血清 Tg、B 超、^{131}I 及 ^{18}F-FDG 显像结果，分析血清 Tg 增高来源于颈淋巴结转移可能性大，遂于 B 超引导下对可疑淋巴结行细针穿刺活检，穿刺洗脱液行 Tg 检测，结果显示如下。①洗脱液 Tg 38252 ng/mL 考虑甲状腺癌淋巴结转移；②细胞学：转移性

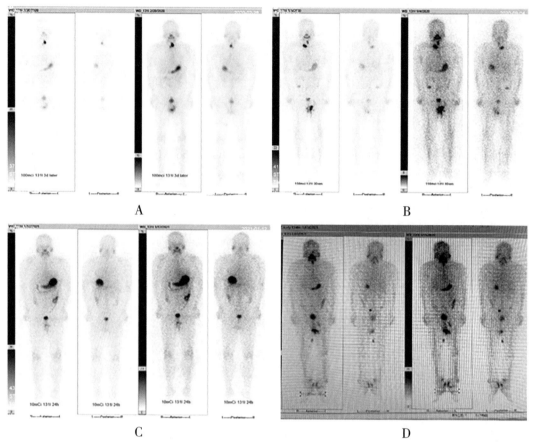

图 7.11.1 ^{131}I 治疗后全身显像。A. 第一次 ^{131}I 治疗后提示颈部残留甲状腺。B. 第二次 ^{131}I 治疗后提示颈部仍有核素残留。C. 第二次治疗 5 个月后 5mCi ^{131}I 显像，全身未见核素异常摄取。D. 第三次 ^{131}I 治疗后显像，颈部见核素点状异常摄取

表 7.11　治疗前后血清学甲状腺功能检测结果

日期	FT3（pg/mL）2.3~4.2	FT4（ng/dL）0.89~1.76	TSH（μU/mL）0.55~4.78	Tg（ng/mL）3.5~77	TgAb（U/mL）0~60
2020/2/25	< 0.2	< 0.1	85.081	80.44	< 15.0
2020/9/1	0.69	0.22	177.3	117.8	< 15.0
2021/1/12	1.88	0.32	63.895	40.92	< 15.0
2021/3/22	3.36	1.88	2.83	7.66	< 15.0
2021/5/17	4.07	2.47	0.093	7.23	29.4
2021/7/21	3.82	2.19	0.104	9.54	< 15.0
2021/12/13	3.81	2.19	0.017	5.88	< 15.0
2022/8/1	3.85	2.06	0.031	2.23	19.8

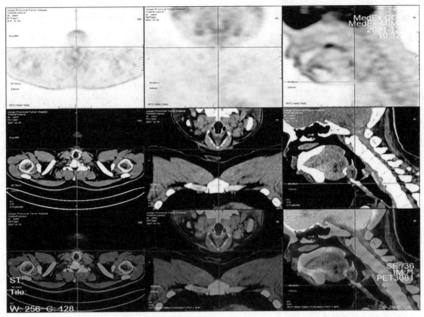

图 7.11.2 ^{18}F-FDG PET-CT 显像

乳头状癌（图 7.11.3A）；③术后病理结果显示：左颈 1/7、右颈 1/8 转移性甲状腺乳头状癌（图 7.11.3B）。

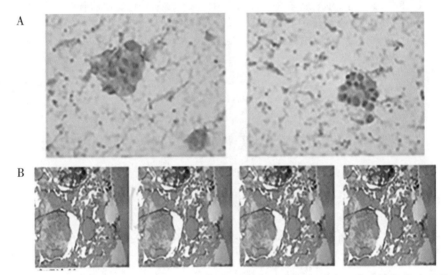

图 7.11.3 病理检查结果。A. 颈淋巴结穿刺细胞学结果。B. 颈淋巴结清扫术后病理结果

案例分析与专家点评

甲状腺球蛋白（Tg）是储存在甲状腺滤泡细胞里的大分子蛋白，正常甲状腺组织和分化好的甲状腺癌组织是其唯一来源，因此血清 Tg 被用于甲状腺癌全切术及 ^{131}I 治疗后判断肿瘤是否根治及早期复发转移的重要标志，尤其是淋巴结及远处可疑转移病灶穿刺洗脱液 Tg 检测较血清特异性更高[1]。

但 Tg 浓度变化除与甲状腺及癌组织本身有关外，还与 TSH 及 TgAb 密切相关，因此 ^{131}I 治疗分化型甲状腺癌指南（2021 版）推荐了在排外 TgAb 干扰情况下 TSH 刺激（< 1.0 ng/mL）及抑制状态下（< 0.2 ng/mL）甲状腺癌治愈的 Tg 参考值标准。另外，针对高 TgAb 水平的患者建议采用放免检测方法排除干扰[2, 3]。

本例患者通过对患者治疗后血清 Tg 水平的动态随访，TSH 抑制及刺激状态下血清 Tg 均未达到治愈标准，且刺激状态下血清 Tg 水平明显增高，而低剂量 ^{131}I 全身显像、^{18}F-FDG 显像均阴性，颈部 B 超提示淋巴结转移可能，遂行 B 超引导下淋巴结穿刺活检及洗脱液 Tg 检测，均提示甲状腺癌转移，再次手术病理也证实甲状腺癌颈淋巴结转移，充分体现了不同状态下血清 Tg 水平在诊断甲状腺癌及其转移灶方面的重要价值。

此外，在对检测结果进行分析时我们还要考虑到恶性肿瘤的复杂性和多样性，除 Tg 增高提示可能存在甲状腺癌残留及转移灶外，血清 Tg 及 TgAb 水平达到治愈标准仍有可能存在肿瘤残留及转移的可能，因此在动态随访的过程中除要动态比较分析刺激及抑制状态下血清 Tg 的变化情况外，还要结合低剂量 ^{131}I 全身显像、CT、B 超这些常规影像检查、有时还需要结合 PET/CT、MR 进行综合评估。对可疑转移淋巴结及远处病灶建议行 B 超引导下细针穿刺活检及洗脱液 Tg 检测，可以提高诊断率，避免漏诊、误诊的发生。

参考文献

[1] 陈飞，汪红娟，李强，等. 甲状腺球蛋白负反馈调节机制 [J]. 南方医科大学学报，2019, 39（1）：125–127.

[2] 陈鹏，宋长祥，陆武，等. 术后刺激性甲状腺球蛋白水平预测分化型甲状腺癌功能性转移灶的价值 [J]. 中国医学影像学杂志，2017, 25（6）：422–424, 429.

[3] 中华医学会核医学分会. ^{131}I 治疗分化型甲状腺癌指南（2021 版）[J]. 中华核医学与分子影像杂志，2021, 41（4）：218–241.

（张定懿，陈志军　江西省肿瘤医院）

案例十二　PTH 在继发性甲状旁腺功能亢进手术治疗随访监测中的作用

基本信息

金某某，男，41 岁，继发性甲状旁腺功能亢进术后。发生于某医院。

病史简述

2013 年 5 月发现肾功能不全。2016 年 12 月诊断慢性肾功能不全尿毒症期，检测 PTH 818.58 pg/mL；2018 年 7 月检测 PTH 1304.78 pg/mL；2019 年 3 月检测 PTH 1394.84 pg/mL；2020 年 4 月检测 PTH 2345.50 pg/mL。

甲状腺、甲状旁腺 B 超检查结果：甲状腺双侧叶中极背侧、甲状腺左侧叶下极背侧低回声结节（考虑：来源于甲状旁腺，甲状旁腺增生不除外）。甲状腺核素扫描结果：甲状腺左叶下方甲状腺旁腺腺瘤可能。

案例随访

患者甲状旁腺素（PTH）检测水平逐年上升，有严重的甲状旁腺亢进，经药物治疗无效，于 2020 年 5 月 19 日行全麻下甲状旁腺全切术 + 甲状旁腺自体右前臂移植术。术前、术中与术后血清 PTH 检测结果汇总如表 7.12 所示。

表 7.12　术前、术中与术后血清 PTH 检测

日期	PTH 检测					
	术前	术中	术后 1 天	术后 3 天	术后 1 个月	术后 3 个月
2021/5/19	1466.59	375.2				
2021/5/20			11.31			
2021/5/22				2		
2021/6/19					65.66	
2021/9/11						90.42

参考范围：PTH 11~81 pg/mL

案例分析与专家点评

本例患者确诊尿毒症 4 年余，继发性甲状旁腺功能亢进，行手术治疗，分别于术前（麻醉后切开皮肤前）、术中（最后一个旁腺次全切除后 10 min）、术后 1 天、3 天、1 个月及 3 个月检测 PTH 水平。患者术前与术中检测 PTH 比值为 26%，降幅小于 30%，预示手术成功。术后第 3 天检测 PTH 值为 2.0 pg/mL，考虑甲状旁腺处于暂时性抑制状态，可能与种植的移植物功能未恢复以及术后钙剂补充不规范有关。术后 1 个月及 3 个月 PTH 水平显著下降并维持，手术效果良好。

继发性甲状旁腺亢进症是慢性肾脏病患者常见的并发症之一，严重影响患者的生活质量，甲状旁腺切除 + 自体移植术是有效的治疗手段之一[1]。

继发性甲状旁腺亢进症手术治疗后的效果监测，有研究[1]提出术中甲状旁腺素测定（IOPTH）测定方法及手术成功标准：以麻醉后切开皮肤前测得的 PTH 值为 PTH0；最后一个旁腺次全切除后 10 min 测得的 PTH 值为 PTH10，两个数值的比值即 PTH10/PTH0 ≤ 30% 或 PTH10 ≤ 150 pg/mL 为判断标准，满足上述任何一项即可终止手术。也有研究[2]发现术前、术中（甲状旁腺全部切除后 10 min）、术后 1 周、术后 1 个月测定患者的血清 PTH 水平变化可有效监测手术治疗效果[2]。

在甲状旁腺切除和自体移植手术术中早期评估及术后随访中，PTH 具有较好的应用价值。

参考文献

[1] Seehofer D, Rayes N, Klupp J, et a1. Predictive value of intactparathyroid hormone measurement during surgery for renalhyperparathyroidism [J]. Langenbecks Arch Surg, 2005, 390（3）：222–229.

[2] 侯建忠, 郭伯敏, 康杰, 等. 甲状旁腺全切除术联合甲状旁腺自体前臂移植术治疗继发性甲状旁腺功能亢进的临床疗效 [J]. 上海医学, 2019, 42（01），16–20.

（张春丽，杜贵永　云南省曲靖市第二人民医院）

案例十三　肺腺癌埃克替尼耐药后向小细胞癌转化伴 NSE 升高

基本信息

李某，女，48 岁，*EGFR* 21 L858R 突变肺腺癌，埃克替尼治疗耐药后向小细胞肺癌（SCLC）转化伴 NSE 升高。发生于浙江某医院。

病史简述

2016 年 8 月，患者确诊为右肺腺癌伴两肺、骨、脑、淋巴结多发转移（cT2bN3M1c，ⅣB 期），右锁骨上淋巴结活检病理报告示：腺癌，*EGFR* 21 L858R 突变（ARMS 法）。

2016 年 8 月，接受吉西他滨联合顺铂化疗 4 周期，疗效部分缓解（PR）。10 月，开始埃克替尼靶向治疗。

2017 年 5 月患者复查胸部及上腹部 CT 显示右下肺结节灶较前饱满，左肾上腺较前增粗，考虑转移。外周血 NGS 检测结果显示：*EGFR* L858R 突变（丰度 3.3 %），*PIK 3CA* E545K 突变（丰度 0.29 %）。

2017 年 7 月，复查胸腹部增强 CT 显示：右下肺结节灶较前饱满，右肺门淋巴结较前略饱满；左肾上腺转移灶，较前增大；左肾上极疑有受累，腹膜后多发淋巴结肿大；提示疾病进展（PD）。

2017 年 8 月，左锁骨上淋巴结迅速增大，NSE 较前明显升高（254.1 ng/mL）。

2017 年 9 月，左锁骨上淋巴结穿刺活检病理提示 SCLC。

案例随访

患者一线吉西他滨联合顺铂化疗后影像学评估疗效为 PR 且 CEA 逐步下降。2017 年 7 月埃克替尼治疗后 PD，考虑酪氨酸激酶抑制剂（tyrosine kinase inhibitor, TKI）耐药，短期内出现左锁骨上淋巴结快速增大伴 NSE 持续升高，最终左侧锁骨上淋巴结病理证实为 SCLC。2017 年 9 月 3 日起依托泊苷联合卡铂治疗 3 周期，疗效评估 PR，NSE 降至正常。患者治疗期间 CEA 和 NSE 动态变化见图 7.13，患者于 2018 年 2 月 10 日死亡。

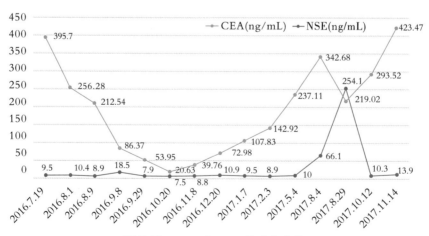

图 7.13　CEA 与 NSE 的动态变化

案例分析与专家点评

EGFR 突变晚期肺腺癌患者 TKI 耐药后 10% 左右会出现 SCLC 转化[1]。在抗癌药物的作用下，肿瘤细胞通过"谱系可塑性"改变肿瘤细胞表型，增加瘤内异质性从而获得更强的耐药性和侵袭性[2]。肺腺癌 TKI 耐药后向 SCLC 转化过程也许是抗癌药物筛选导致肿瘤细胞耐药的最终表现，在临床上可出现 NSE 的快速升高[2, 3]。NSE 对 SCLC 有辅助诊断作用，与肿瘤进展、复发等密切相关，其动态监测对药物治疗疗效有一定的提示作用[4]。

参考文献

[1] Marcoux N, Gettinger SN, O'Kane G, et al. EGFR-Mutant Adenocarcinomas That Transform to Small-Cell Lung Cancer and Other Neuroendocrine Carcinomas: Clinical Outcomes [J]. J Clin Oncol, 2019, 37 (4): 278–285.

[2] Rubin MA, Bristow RG, Thienger PD, et al. Impact of Lineage Plasticity to and from a Neuroendocrine Phenotype on Progression and Response in Prostate and Lung Cancers [J]. Mol Cell, 2020, 80 (4): 562–577.

[3] Zhang Y, Li XY, Tang Y, et al. Rapid increase of serum neuron specific enolase level and tachyphylaxis of EGFR-tyrosine kinase inhibitor indicate small cell lung cancer transformation from EGFR positive lung adenocarcinoma? [J]. Lung Cancer, 2013, 81 (2): 302–305.

[4] Pujol JL, Quantin X, Jacot W, et al. Neuroendocrine and cytokeratin serum markers as prognostic determinants of small cell lung cancer [J]. Lung Cancer, 2003, 39 (2): 131–138.

（卢红阳，单倩云，徐笑红　中国科学院大学附属肿瘤医院）

案例十四　结直肠癌患者治疗过程血清铁蛋白异常升高提示肝转移风险

基本信息

陈某某，女，51 岁，"大便次数增多，伴有血便"，发生于厦门某医院。

病史简述

2016 年 7 月患者第一次就诊，肠镜病理示直肠腺癌（进展期），结肠多发息肉；肿瘤标志物：CEA < 0.50 ng/mL（参考值 0~5 ng/mL）、CA19-9 6.67 U/mL（参考值 0~37 U/mL）、CA125 6.70 U/mL（参考值 0~35 U/mL）、CA72-4 1.8 U/mL（参考值 0~8.2 U/mL）、CA50 0.5 U/mL（参考值 0~25 U/mL）、Fer 137.5 ng/mL（参考值 0~291 ng/mL）；CT 平扫示双肺间质性改变，直肠上段至直乙交界处癌，双肾多发小囊肿，胆囊结石（图 7.14）。

2016 年 8 月，患者行腹腔镜下直肠癌根治术（Dixon 术），术后病理提示直肠中分化腺癌，溃疡型，大小 3.5 cm×3.2 cm×0.9 cm；癌浸润肠壁全层至外膜外纤维脂肪组织，间质脉管内见癌栓，周围肠黏膜慢性炎，基底切缘未见癌灶累及，上、下切端及黏膜均未见癌灶累及。（3/14）枚淋巴结见癌转移：其中系膜根部淋巴结（0/1）枚，肿物周围淋巴结（3/13）枚。免疫组化：CK7（-），CK20（+），Ki-67（65%+），SY（-）。

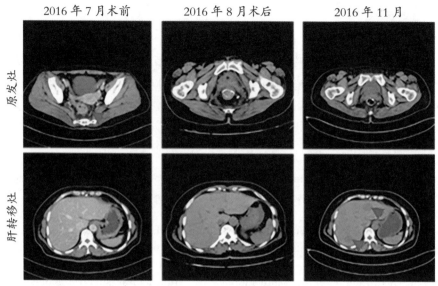

2016 年 7 月术前　　　　2016 年 8 月术后　　　　2016 年 11 月

原发灶

肝转移灶

图 7.14　增强 CT 提示术前直肠癌，术后肝新发病灶（红色箭头）

临床诊断：直肠癌术后（PT4N1M0，Ⅲ期）[1]。

2016 年 9 月至 2016 年 11 月，行 4 个周期 FOLFOX4 化疗（奥沙利铂 85 mg/m² ＋氟尿嘧啶 400 mg/m² ＋氟尿嘧啶 600 mg/m² ＋亚叶酸钙 200 mg/m²）[1]。

2016 年 11 月，来院复查肿瘤标志物：CEA ＜ 0.50 ng/mL（参考值 0~5 ng/mL）、CA19–9 12.3 U/mL（参考值 0–37 U/mL）、CA125 8.1 U/mL（参考值 0~35 U/mL）、CA72–4 3.2 U/mL（参考值 0~8.2 U/mL）、CA50 17.142 U/mL（参考值 0~25 U/mL）、Fer 1338.5 ng/mL ↑（参考值 0~291 ng/mL），肿瘤标志物 FER 水平较之前明显升高，受到临床质询。

案例随访

检验科将原标本稀释后进行复查，检测结果无误。治疗后肿瘤标志物水平升高提示进展可能，建议临床行影像学检查以明确诊断。2016 年 11 月 CT 增强平扫，与 2016 年 8 月 CT 比较原吻合口增厚及血肿现已好转吸收，肝脏新见多发低密度灶，考虑肝多发转移瘤可能；胆囊结石较前进展；左肾下部低密度灶及双肾细小结石同前大致相仿；原右侧胸腔积液现已吸收，双肺新见间质性改变；余大致同前。PET-CT：直肠癌术后；肝内多发转移，建议病理检查、治疗后复查；垂体瘤可能，建议 MRI 检查；轻度脂肪肝；胆囊结石。

案例分析与专家点评

本例患者术前肿瘤标志物未见明显异常，术后化疗 4 个周期后血清 Fer 升高近 10 倍（实验室复核无误），其余标志物升高但在正常值范围内，随后影像学检查确认术后新发肝转移进展。

Fer 可调节铁的储存及代谢，维持机体内铁的平衡，同时可保护细胞。Fer 在肝脏合成，且在肝内水平最高，肝脏发生病变后肝细胞被损伤或破坏，Fer 释放入血；此外，癌细胞、巨噬细胞等均可合成 Fer，血清中常规存在的 Fer 主要来自巨噬细胞；而肝癌细胞增殖后会影响巨噬细胞数量，当发生肝细胞癌后，血清中 Fer 可明显增高[2, 3]。血清 Fer 越高，提示肿瘤患者远期结局越差，并且其治疗后下降越明显，提示疗效越好[4]。文献报道 Fer 虽非特异性，但除肝癌、胰腺癌中度升高外，其他消化道肿瘤如食管癌、胃癌、直结肠癌升高不明显。然而也有文献报道在肿瘤转移性后 Fer 升高，提示 Fer 是肿瘤肝转移的风险标志物，临床应给予注意[5, 6]。结直肠癌临床治疗过程中应特别注意肿瘤标志物 Fer 随访，Fer 升高的非肝癌患者应特别注意确认是否发生肝转移。

参考文献

[1] 中华人民共和国国家卫生健康委员会. 中国结直肠癌诊疗规范（2020 年版）[J]. 中华外科杂志，2020，（8）：561–585.

[2] 董磊. 血清 FER、AFP-L3 联合检测诊断肝细胞癌的价值分析 [J]. 检验医学与临床，2020, 17(11)：1561–1563,1567.

[3] Wang W, Knovich MA, Coffman LG, et al. Serum ferritin: Past, present and future [J]. Biochimica et biophysica acta, 2010, 1800（8）：760–769.

[4] Jacqueline J Smith, Amy R O'Brien-Ladner, Chris R Kaiser, et al. Effects of hypoxia and nitric oxide on ferritin content of alveolar cells [J]. J Lab Clin Med, 2003, 141（5）：309–317.

[5] Tingting H, Di S, Xiaoping C, et al. High preoperative serum ferritin predicted poor prognosis in non-metastatic colorectal cancer [J]. Saudi medical journal, 2017, 38（3）：268–275.

[6] Lee S, Song A, Eo W. Serum Ferritin as a Prognostic Biomarker for Survival in Relapsed or Refractory Metastatic Colorectal Cancer [J]. Journal of Cancer, 2016, 7（8）：957–964.

（连加辨，洪国舜　厦门大学附属第一医院）

案例十五　ProGRP、CT、CEA 在甲状腺髓样癌诊断及预后情况

基本信息

叶某某，女，38 岁，右侧甲状腺髓样癌（pT1bN0M0，Ⅰ期），发生于福建某医院。

病史简述

2017 年 8 月，体检发现 ProGRP 升高。结合肺部 CT 检查结果，可疑肺部慢性炎症，进行左氧氟沙星抗感染治疗 1 周。

2017 年 9 月，复查肿瘤标志物，ProGRP 和降钙素（Ctn）升高。行甲状腺彩超检查，提示右叶实性结节。行甲状腺细针穿刺，洗脱液 ProGRP、Ctn 浓度极度高值，细胞病理提示髓样癌。当周入院行"右侧甲状腺髓样癌根治术"。病理提示：甲状腺髓样癌, 腺内型。出院诊断：右侧甲状腺髓样癌（pT1bN0M0，Ⅰ期）。

案例随访

患者于 2017 年 8 月体检发现 ProGRP 升高，经抗感染治疗后 ProGRP 仍高，同时 Ctn 出现升高。甲状腺彩超检查发现结节。行细针穿刺，洗脱液 ProGRP、Ctn 高度表达。2017 年 9 月手术治疗后，ProGRP、Ctn 降到正常水平。随访两年，ProGRP、Ctn 未见升高，

肿瘤未见复发，肿瘤标志物变化情况如表 7.15 所示。

表 7.15　肿瘤标志物变化表

日期	ProGRP（pg/mL）	Ctn（pg/mL）	CEA（ng/mL）	备注
2017/8/11	152.40	12.0	4.07	
2017/9/7	95.96	63.0	3.70	
2017/9/10	＞5000.0	＞5000.0		结节洗脱液
2017/9/14	27.72	7.5	2.66	术后第 2 天
2017/9/18	63.59	6.1	2.63	
2018/2/28	56.27	5.5	2.03	
2018/7/16	55.46	5.1	2.04	
2019/6/6	54.23	5.2	2.03	

案例分析与专家点评

　　该患者体检发现 ProGRP 升高，抗生素治疗后 ProGRP 仍高，同时 Ctn 出现升高。完善甲状腺彩超检查，发现结节。行细针穿刺，洗脱液 ProGRP、Ctn 急剧增高，术后诊断右侧甲状腺髓样癌（pT1bN0M0，Ⅰ期）。已有研究报道，ProGRP 中甲状腺髓样癌患者血清浓度为 124.40 pg/mL；同时在甲状腺细针穿刺洗脱液中高达 2096.00 pg/mL，以 22.77 pg/mL 为临界值时，其在甲状腺髓样癌诊断效能中灵敏度为 94.12%，特异性为 98.27%，κ 值为 0.85[1]。ProGRP 与 Ctn、CEA 是甲状腺髓样癌重要辅助诊断项目[2, 3]。

　　该患者手术切除肿瘤后，第 2 天血清 ProGRP、Ctn 降到正常水平。提示 ProGRP 与 Ctn 一样可直接反映肿瘤的负荷。ProGRP、CEA 和 Ctn 多指标联合检测在甲状腺髓样癌诊断和预后中具有重要价值。

参考文献

[1] Liang X, Zhu J, Cai M, et al. ProGRP as a novel biomarker for the differential diagnosis of medullary thyroid carcinoma in patients with thyroid nodules [J]. Endocrine practice: official journal of the American College of Endocrinology and the American Association of Clinical Endocrinologists, 2020, 26（5）: 514–522.

[2] Fang L, Huang Z, Lin Y, et al. Clinical application of Pro-Gastrin-Releasing peptide [J]. Clinical laboratory. 2018, 64（7）: 1259–1268.

[3] Dai Z, Zhu J, Huang H, et al. Expression and clinical value of gastrin-releasing peptide precursor in nephropathy and chronic kidney disease [J]. Nephrology（Carlton, Vic）, 2020, 25（5）: 398–405.

（梁贤明　厦门大学附属中山医院）

案例十六　乳腺癌化疗后 CA15–3、CA125、Fer 异常升高证实肝转移

基本信息

　　吴某某，女，45 岁，患者 3 年前于我院诊断"右侧乳腺浸润性癌"，规律化疗 4 次，

化疗结束后予以行"右侧乳腺切除术"，术后无特殊不适。1个月前患者无意间发现右锁骨下1枚肿大淋巴结，质硬，无破溃，无压痛，活动度差。自诉腹胀，夜间腹痛明显，不能忍受，于当地医院打止痛针对症处理，无畏寒、发热，无乏力、食欲缺乏，无低热、盗汗，无胸闷、胸痛及呼吸困难。今为进一步诊治，在家属陪同下就诊于我院，门诊以"乳腺恶性肿瘤（转移？）"收入住院。发病以来精神、饮食、睡眠一般，大小便正常，近期体重无明显下降。

病史简述

2018年4月患者行乳腺癌手术，6月行术后第一次化疗，7月行第二次化疗，8月行第三次化疗，9月行第四次化疗；9月9日来院复查女性肿瘤标志物，结果显示：CA15-3 > 1055 U/mL，CA125 391 U/mL，Fer > 1500.0 μg/mL。患者次日经肝脏增强CT发现，肝脏有占位性病变，提示发生了肝转移。

案例随访

该患者女性肿瘤标志物检测结果见表7.16。

表7.16　患者5次肿瘤标志物检测结果

项目	第1次	第2次	第3次	第4次	第5次	参考范围
CEA（μg/L）	0.7	0.57	0.56	0.57	3.4	非吸烟 < 3.0 吸烟 < 5.0
CA19-9（U/mL）	3.9	4.10	4.70	5.10	20.0	< 25
CA15-3（U/mL）	8.4	9.60	8.40	7.90	> 1055	< 31
CA125（U/mL）	8.4	7.00	6.10	6.40	391	< 35
Fer（μg/mL）	57.0	81.90	75.30	122.80	> 1500.0	11.0~306.8
AFP（ng/mL）	2..04	2.36	2.26	2.56	2.9	< 9.0
β-HCG（MU/mL）	0.74	0.63	0.73	0.41	1.430	< 5.0

案例分析与专家点评

该患者在术后化疗期间，其女性肿瘤标志物结果均未发现异常，而3年后该患者在复查的女性肿瘤标志物中发现CA15-3异常增高，说明患者病情发生了恶化。同时，CA125、Fer升高，提示该患者发生肝转移的可能。

在许多患有上皮细胞乳腺癌的病人当中，CA15-3抗原水平会升高。一些患有肺癌、卵巢癌、胰腺癌和结肠直肠癌及患有包括良性乳腺病和肝病、肝硬化和肝炎的非恶性病患者当中，也可能存在CA15-3抗原水平的升高。目前，CA15-3抗原已经被人们广泛公认为乳腺癌的标志物[1]。CA15-3抗原水平的升高可能提示病情的恶性进展，而抗原水平的降低则可能与病情的好转有关，但血清CA15-3抗原浓度不应该成为判断患者有无癌症的绝对证据。血清或血浆浓度升高可能发生在良性病人或其他没有癌症但身体状况紊乱的患者身上，还有在乳腺癌等其他恶性病中也会发现血清或血浆浓度的升高。

卵巢癌患者血清 CA125 显著升高，对卵巢上皮癌的早期诊断、疗效评价与肿瘤复发监测有较高诊断符合率。当然一些妇科疾病，如子宫内膜异位症、子宫肌瘤、卵巢囊肿、附件炎或盆腔炎，可能会导致 CA125 假性升高，因此需要其他实验室指标进行鉴别[2]。在肺癌患者血清中 CA125 也可明显升高，特别在腺癌中具有较高的测定值；CA125 增高还可见于胃癌、结直肠癌、肝癌等恶性肿瘤。

Fer 升高见于肝脏疾病、特发性血色素沉着症（血色病）、急性感染和恶性肿瘤、慢性疾病引起的贫血；再生障碍性贫血、铁粒幼红细胞贫血和慢性溶血性贫血[2]。

不同肿瘤标志物具备各自的临床价值，联合检测可在一定程度上弥补单一肿瘤标志物检测带来的局限，可提高其在临床应用中的敏感性和特异性。因此在一些高度怀疑肿瘤的患者和恶性肿瘤患者术后的病情监测中，建议进行肿瘤标志物的联合检测，从而提高肿瘤标志物的临床诊断价值。

参考文献

[1] 李金明，刘辉. 临床免疫学检验技术 [M]. 北京：人民卫生出版社，2016.
[2] BeckmanAccess. CA15–3、CA125、FER 试剂盒说明书.

（杜文胜　遵义医科大学附属医院）

案例十七　CEA 测定避免甲状腺髓样癌漏诊一例

基本信息

患者，女，52 岁，甲状腺髓样癌，就诊于江西某医院。

病史简述

2009 年体检 CEA 16.5 ng/mL（参考值范围 0~6.5 ng/mL），其余各项检查均未见异常（含胃肠镜）。

2010—2019 年间复查 CEA 水平缓慢升高，余各项检查均未见异常，其中 2011 年 PET-CT 未见异常。期间偶感腹痛。2019 年 CEA 18.2 ng/mL。

2019 年患者"因反复腹痛 2 年，加重 3 个月"入院治疗。查体：甲状腺右叶触及一直径约 1 cm 结节，质中，境界清楚，可随吞咽上下活动。全身浅表淋巴结未触及肿大，双侧胸廓对称，双肺呼吸音清，未闻及干湿性啰音。腹平软，无压痛及反跳痛。既往体健，无家族遗传病史，无药敏史。甲状腺功能七项未见异常。甲状腺血清降钙素（Ctn）317.90 pg/mL（0~6.4 pg/mL），CEA 30.2 ng/mL（参考值范围 0~6.5 ng/mL）。彩超：甲状腺右叶中部多个 1 cm × 0.9 cm 低回声实质性结节，边界清楚，形态规则，内见强回声点，后伴声影（TI-RADS 4b 类），请结合临床并随诊。行甲状腺结节细针穿刺，病理报告提示甲状腺髓样癌。

2019 年 3 月，在全麻下行甲状腺全部切除术 + 颈中央区淋巴结清扫术 + 右侧喉返神经探查术。病理报告提示：右甲状腺髓样癌，淋巴结见癌转移（3/4）。

案例随访

2019 年 4 月，复查彩超发现结节 1 枚；余未见异常。6 月复查彩超发现结节数枚，Ctn 18.20 pg/mL。考虑甲状腺髓样癌复发。6 月进行第二次手术，手术顺利。7 月查 Ctn 32.10 pg/mL，CEA 10.10 ng/mL。

案例分析与专家点评

甲状腺髓样癌占甲状腺癌的 5%~10%，是一种神经内分泌肿瘤，具恶性生物行为，有侵犯性，占甲状腺癌病死率 13%。甲状腺髓样癌是从甲状腺滤泡旁 C 细胞发展而来的，预后介于分化良好的甲状腺癌（乳头状和滤泡状甲状腺癌）与未分化甲状腺癌之间，它既可以是散发发生，也可以在家族中遗传。甲状腺滤泡旁 C 细胞与滤泡上皮细胞不同，起源于胚胎时期的神经系统，不合成分泌甲状腺激素及甲状腺球蛋白，而是分泌降钙素与癌胚抗原。

CEA 是一种糖蛋白，存在于胚胎内胚层上皮细胞中，通常被称为胃肠道恶性肿瘤的肿瘤标志物，常用于监测肿瘤复发。当患者 CEA 水平增高时，总是先行内镜、结肠镜和 CT 检查，除外胃肠道的恶性肿瘤。CEA 水平升高也可能是良性疾病，包括炎症性肠病和肝硬化。因 CEA 特异性不强，通常作为恶性肿瘤诊断和随访指标。有研究表明。在没有其他临床发现的 CEA 水平升高可能是甲状腺髓样癌的第一个和唯一的发现。因此 2020 版《甲状腺髓样癌诊断与治疗中国专家共识》，推荐以 CEA 升高为首发症状就诊的患者，在排除消化道肿瘤后，建议补充 Ctn 及甲状腺超声检查 [1]。指南中还指出 CEA 升高程度与甲状腺髓样癌肿瘤外侵、淋巴结转移和远处转移呈正相关，可与 Ctn 一起用于评估疾病风险 [1]。陈承坤等 [2] 研究也表明，Ctn 和 CEA 是目前常用的标志物，其升高能可靠诊断甲状腺髓样癌。有学者研究表明，术前 Ctn 和 CEA 水平与甲状腺髓样癌的疾病程度有显著相关性；Ctn 水平与疾病进展呈线性关系，异常的 CEA 水平是晚期疾病的较好指标 [3]。CEA 升高与甲状腺髓样癌肿瘤去分化相关，可作为根治术后监测肿瘤进展指标 [1]。本病例中，患者体检时 CEA 低水平增高无不适情况下，CEA 作为随访指标持续增高，为疾病诊断提供方向。其后续的病理结果也进一步确定了甲状腺髓样癌的诊断。同时，本案例中血清 CEA 水平变化与疾病治疗及肿瘤进展有相关性。甲状腺肿瘤患者，尤其当合并胃肠道相关症状时，为避免漏诊甲状腺髓样癌、术前更加准确评估以便选择准确的术式，建议将 CEA、Ctn 作为常规肿瘤标志物进行筛查。

参考文献

[1] 王宇，田文，嵇庆海，等 . 甲状腺髓样癌诊断与治疗中国专家共识（2020 版）[J]. 中国实用外科杂志，2020, 40（09）：1012–1020.

[2] 陈承坤，郭伯敏，邓先兆，等 . 甲状腺髓样癌的诊治现状 [J]. 外科理论与实践，2022, 27（3）：276–280.

[3] 陈国，韩鹏黎，李明闯，等 . 癌胚抗原水平与甲状腺髓样癌的相关性分析 [J]. 实用医药杂志，2020, 37（12）：1079–1081.

（胡杰群，余永波 南昌市第三医院）

案例十八　ProGRP 的"功"与"过"

基本信息

病例一：崔某某，男，62 岁，门诊患者。发生于北京某医院。

病例二：侯某某，女，47 岁，门诊患者。发生于北京某医院。

病史简述

2021 年 7 月 20 日，崔某某因咳嗽并渐进性加重、咳血、憋喘 1 周多，就诊于外地乡镇医院，CT 检查提示双肺弥漫性炎性病变伴右肺下叶肿物（未行血清肿瘤标志物检验），抗炎治疗 1 周效果不佳。2021 年 8 月 3 日就诊于北京某医院，肿瘤标志物检验结果（均为化学发光方法）显示：CEA 8.35 ng/mL ↑，Cyfra21-1 6.20 ng/mL ↑，CA125 78.31 U/mL ↑，SCC 0.7 ng/mL，NSE 103.30 ng/mL ↑↑，ProGRP 2184.01 pg/mL ↑↑↑。肺增强 CT 显示：右肺下叶肿物，考虑原发肺癌；纵隔肺门淋巴结多发转移，双侧肾上腺转移性结节。2021 年 8 月 10 日，支气管镜活检病理结果为 SCLC。

2017 年 1 月，侯某某因咳嗽于外地医院就诊，肺 CT 提示肺多发结节，超声提示颈部多发淋巴结，肿瘤标志物 NSE 和 ProGRP 异常升高，当地医院拟诊为"SCLC 伴多发淋巴结转移可能"，建议活检。2017 年 2 月 15 日就诊于北京某医院，肿瘤标志物检验结果 NSE 19.56 ng/mL ↑，ProGRP 80.06 pg/mL ↑；颈部超声提示甲状腺良性结节伴双颈多发炎性淋巴结；颈胸腹盆部 CT 显示"双肺多发小结节，请随诊"，其余部位大致正常。综合以上全部检查结果，未发现明确占位性病变，主治医生与检验科沟通后，建议患者定期复查。

案例随访

患者崔某某在肿瘤内科 EP 方案（依托泊苷 + 顺铂）化疗 2 周期后，2021 年 9 月 17 日复查肿瘤标志物检验结果（均为化学发光方法）：CEA 3.66 ng/mL，Cyfra21-1 2.48 ng/mL，CA125 15.05 U/mL，NSE 6.64 ng/mL，ProGRP 127.00 pg/mL ↑。结合胸部 CT 复查结果，疗效评价为 PR。

患者侯某某自 2017 年 2 月至今，于北京某医院连续进行了 9 次复查，包括颈部超声、颈胸腹盆增强 CT 和血液肿瘤标志物检验。5 年多来，影像学检查结果未发现明显异常；动态监测肿瘤标志物有轻微波动，5 年多来无明显持续升高（图 7.18），经综合评判，患者血清 ProGRP 维持在轻度增高水平，与肿瘤无关联。

案例分析与专家点评

NSE 和 ProGRP 联合检测在 SCLC 临床诊疗中具有较高临床价值[1, 2]，可用于 SCLC 辅助诊断，动态监测以及疗效评估。根据患者崔某某的肺部增强 CT 和血液肿瘤标志物检验结果，特别是 ProGRP 和 NSE 异常增高，主治医生初诊为肺 SCLC，1 周后的组织病理结果证实为 SCLC；显示出肿瘤标志物（NSE+ProGRP）联合检测具有良好的器官特异性，有助于 SCLC 鉴别诊断。

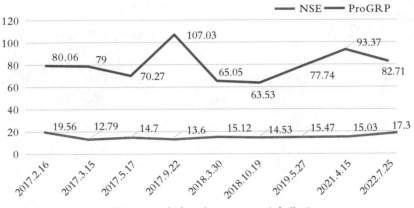

图 7.18 患者 5 年 ProGRP 动态监测

在肿瘤标志物临床应用实践中，强调定期动态监测的重要性，不应把一次检测结果异常升高简单认为是肿瘤的发生（肿瘤标志物升高不能等同于临床诊断）。

参考文献

[1] 卢晴晴，李菁，李云豪，等. 小细胞肺癌中嗜铬粒蛋白 A 与突触素和神经元特异性烯醇化酶及胃泌素释放肽前体检测的研究进展 [J]. 中华预防医学杂志，2022, 56（7）：1017–1022.

[2] Cavalieri S, Morelli D, Martinetti A, et al. Clinical implications for pro-GRP in small cell lung cancer. A single center experience [J]. Int J Biol Markers, 2018, 33（1）：55–61.

（王慇杰，崔　巍　中国医学科学院肿瘤医院）

案例十九　肺癌 TM 联合检测在一例原发性小细胞肺癌患者诊疗过程中的作用分析

基本信息

赵某，男 57 岁，河北省灵寿县人，就诊于河北某医院。

病史简述

2015 年 10 月 14 日在我院第一次住院，诊断为右肺小细胞肺癌Ⅳ期（cT4N2M1），免疫组化考虑肺来源的小细胞癌。患者病理诊断明确，可与其他肺肿瘤鉴别。

患者 10 月 15 日初诊治疗前（EP 化疗方案），采集静脉血检测肺癌五项（包括 CEA、ProGRP、NSE、Cyfra21–1、SCC），其中 ProGRP（2804 pg/mL）和 NSE（71.1 ng/mL）两个 SCLC 特异性较强的指标明显升高（表 7.19），支持了病理诊断。

案例随访

患者 3 年间检测了 15 次肿瘤标志物，结果见表 7.19。在 2015 年 10 月 15 日第一次住院以后，经 8 次化疗和一次放疗，每 2 个月规范性复查，NSE 下降并维持在参考区间内，提示治疗有效，临床评估 PR。2016 年 6 月至 2017 年 5 月没有入院及检查记录。2017 年 6 月 5 日再次入院时，NSE（150.3 ng/mL）升高，证明已经复发。再次治疗后，2017

表 7.19　患者 3 年 15 次检查结果

日期	ProGRP（pg/mL）	CEA（ng/mL）	Cyfra21-1（ng/mL）	NSE（ng/mL）	SCC（ng/mL）
2015/10/15	2804	3.74	6.07	71.1	0.4
2015/12/18	2396	2.44	2.71	32.21	0.4
2016/2/2	/	3.14	2.61	8.98	0.4
2016/2/23		3.27	3.89	11.15	/
2016/4/12	/	3.41	3.06	9.39	0.7
2016/6/1	/	4.24	4.07	12.26	1.4
2017/6/6	/	5.32	4.73	150.3	/
2017/7/18	/	5.47	4.02	14.33	/
2017/8/29	368.6	5.29	3.84	12.3	0.8
2017/10/13	140.1	/	2.86	10.13	0.5
2017/12/5	91.19	3.28	2.49	10.75	0.8
2018/2/22	157.6	6.87	4.1	12.28	0.9
2018/5/3	404.6	7.75	6.01	20.59	0.9
2018/7/5	856.3	13.45	12.87	24.7	1.3
2018/9/3	1660	49.88	49.69	74.28	0.5

注："/"临床未开医嘱；ProGRP 正常值＜85.7 pg/mL，CEA 正常值＜5 ng/mL，Cyfra21-1 正常值＜3.3 ng/mL，NSE 正常值＜16.3 ng/mL，SCC 正常值＜1.5 ng/mL

年 7 月 18 日 NSE（14.33 ng/mL）下降到恢复到基线水平。2018 年 2 月 22 日再次检测时，发现 ProGRP（157.6 pg/mL）已经升高，证明再次复发。

案例分析与专家点评

患者 TM 检测结果趋势变化分析：将 2017 年 6 月复发到 2018 年 9 月期间的检测指标绘制成比例趋势图（检测值/基线水平），见图 7.19.1。从趋势图可以看到，2017 年 6 月 6 日复发住院治疗是有效的，NSE 很快恢复到 14.33 ng/mL（正常值＜16.3 ng/mL），但是 ProGRP 历时 6 个月直至 2017 年 12 月 5 日降低为 91.19 pg/mL（正常值＜85.7 pg/mL）。在疗效评价的过程中，由于半衰期的不同，ProGRP 和 NSE 的下降速度不同，在评价疗效方面 NSE 更占优势[1-5]。在 2018 年 2 月以后检测的 ProGRP 的结果已经显示有一个迅速上升的过程，证明患者再次复发，而 NSE 在 5~6 个月之后才有一个明显上升的趋势，也说明 ProGRP 在监测复发它的表现是优于 NSE 的。这两个指标所表现出的差异与二者半衰期不同有关。NSE 半衰期为 1 天，ProGRP 半衰期为 19~28 天，因此在治疗有效时 NSE 更快的降至基线水平。建议提示临床在治疗后的监测时需关注各项 TM 的生物半衰期，这有助于选择 TM 的监测时间和解释 TM 浓度变化与临床疗效和肿瘤复发的关系[6]。

从图 7.19.1 中还观察到，CEA 和 Cyfra21-1 在患者首次入院治疗前是在正常值以内的，再次复发时明显升高（CEA 49.88 ng/mL；Cyfra21-1 49.69 ng/mL），说明肺癌在治疗过程中有可能发生组织学类型的转换，尽可能联合多项 TM 进行随访观察。

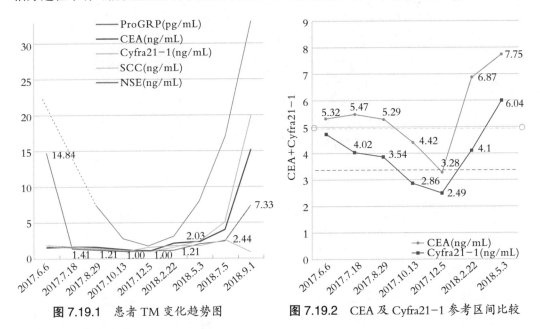

图 7.19.1　患者 TM 变化趋势图　　　　图 7.19.2　CEA 及 Cyfra21-1 参考区间比较

参考区间通常对于治疗前的癌症患者最为有关，治疗后患者自己的"基线"在解释肿瘤标志结果时提供了最重要的参考。若此"基线"已确立，即使在参考范围内的增高仍然具有意义。图 7.19.2 为 CEA 和 Cyfra21-1 检测结果与参考值的比较图，CEA 从最低点 3.28 ng/mL 上升到参考区间上限 5 ng/mL，升高达 52.4%；Cyfra21-1 从 2.49 ng/mL 上升到参考区间上限 3.3 ng/mL，升高达 32.5%。通常相对于"基线"增减 25% 具有临床意义。因此将标志物在治疗监测期与上述可作为参考的个体参考值水平之间的百分比变化作为诊断标准，比采用已建立的参考范围上限值作为诊断标准更敏感。每个患者 TM 水平的动态变化才是至关重要的，即使在参考范围内升高也是显著的。

本案例将患者 TM 结果绘制成趋势图，便于连续动态监测，直观且可视性强。建议通过信息系统向临床提供可回顾的数据资料，便于临床医生连续性评估监测结果，也为临床动态分析患者 TM 变化趋势及其提示意义提供一定依据。

参考文献

[1] Petra S, Rudolf H, StefanH, et al. National Academy of Clinical Biochemistry Guidelines for the Use of Tumor Markers in Lung Cancer [J]. Tumor Biology, 2006.

[2] 中华医学会检验分会，卫生部临床检验中心，中华检验医学杂志编辑委员会. 肿瘤标志物的临床应用建议 [J]. 中华检验医学杂志, 2012, 35（2）: 103-116.

[3] Korse CM, Holdenrieder S, Zhi XY, et al. Multicenter evaluation of a new progastrin-releasing peptide（ProGRP）immunoassay across Europe and China [J]. Clinica Chimica Acta, 2015, 438: 388-395.

[4] Paone G, De Angelis G, Munno R, et al. Discriminant analysis on small cell lung cancer and non-small cell lung cancer by means of NSE and CyfraYFRA21-1 [J]. Eur Respir J. 1995, 8（7）: 1136-1140.

[5] 中华人民共和国国家卫生健康委员会. 原发性肺癌诊疗规范（2018 年版）[J]. 肿瘤综合治疗电

子杂志, 2019, 5 (3): 100–120.

[6] 中国医师协会检验医师分会肺癌检验医学专家委员会. 肺癌实验室诊断专家共识 [J]. 山东大学学报（医学版）, 2018, 56 (10): 9–17.

（郭秀娟　河北医科大学第四医院）

案例二十　CA125、HE4 及 ROMA 指数在上皮性卵巢癌诊断和随访监测中的价值

基本信息

徐某某，女，71 岁，卵巢高级别浆液腺癌ⅢC 期术后化疗后 2 次复发。发生于上海某医院。

病史简述

2016 年 9 月，腹痛 2 个多月。B 超提示右侧混合块，卵巢来源可能。PET-CT 提示卵巢恶性肿瘤伴腹膜广泛种植转移可能性大。行卵巢癌肿瘤减灭术，病理检查报告：右侧输卵管伞端、双侧卵巢及大网膜高级别浆液性癌。术后 TC 方案化疗 6 次。

2019 年 2 月，第一次复发。患者下腹坠胀不适，B 超提示盆腔内腹膜局部增厚，PET-CT 提示妇盆腔弥漫性种植转移。2019 年 2—9 月，化疗 7 次。

2021 年 3 月，第二次复发。测肿瘤标志物水平：CA125 241.20 U/mL，HE4 278.7 pmol/L，ROMA 指数（绝经后）85.58%，考虑肿瘤复发。PET-CT 提示：肿瘤复发，腹膜多发转移，右侧腹股沟区淋巴结转移。2021 年 3—7 月，4 次化疗。

案例随访（表 7.20；图 7.20）

表 7.20　CA125、HE4 及 ROMA 指数的随访结果

随访次数	时间	CA125（U/mL）	HE4（pmol/L）	ROMA 指数
1	2016/9/8	379.5	285.7	89.46%
2	2016/10/29	107	195.1	69.92%
3	2016/11/28	81.64	93.3	46.25%
4	2016/12/19	63.44	116	47.29%
5	2017/1/30	67.73	92.7	42.71%
6	2017/2/24	55.26	83.1	36.44%
7	2017/3/28	54.68	61.9	29.52%
8	2017/7/19	10.19	80.2	13.81%
9	2019/2/12	2409	> 1500	99.46%

随访次数	时间	CA125（U/mL）	HE4（pmol/L）	ROMA 指数
10	2019/3/13	712.6	534.3	96.27%
11	2019/4/16	204.6	288.4	84.50%
12	2019/5/21	61.02	188.4	59.09%
13	2019/6/25	37.02	158.4	45.55%
14	2019/7/30	27.86	137.4	36.94%
15	2019/9/10	26.39	125.1	33.81%
16	2019/10/18	24.87	122.7	32.40%
17	2019/12/27	22.82	102.8	27.24%
18	2020/4/1	27.62	110.1	31.62%
19	2020/7/17	20.94	86.8	22.77%
20	2021/1/13	30.14	115.5	34.13%
21	2021/3/5	241.2	278.7	85.58%
22	2021/3/8	280.8	276.7	86.81%
23	2021/4/12	131.8	183.2	71.14%
24	2021/5/18	77.65	137.1	55.31%
25	2021/7/1	35.71	106.8	35.09%

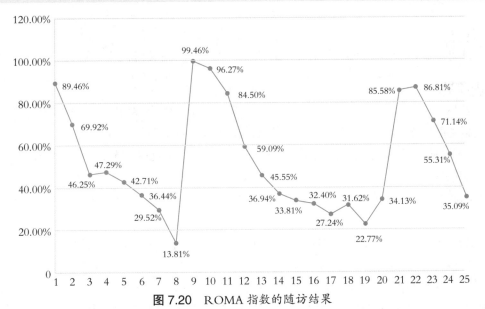

图 7.20　ROMA 指数的随访结果

案例分析与专家点评

80% 上皮性卵巢癌患者的 CA125 升高，近半数早期病例不升高，不单独用于上皮性卵巢癌早期诊断。90% 以上患者 CA125 与病程进展有关，多用于病情监测和疗效评估，建议术后每 2~4 月检测一次，持续 2 年后可逐渐降低频率[1]。

上皮性卵巢癌占原发性卵巢肿瘤的 50%~70%，占卵巢恶性肿瘤的 85%~90%。卵巢癌风险评估 ROMA 指数用于评估罹患卵巢癌的风险。HE4 可监测上皮性卵巢癌的手术及化疗效果。建议术后 1 年内，每 3 个月检测 1 次，术后 2~3 年每年 2 次，术后 3 年以上每年检测 1 次。如 HE4 水平轻微升高，提示可能有复发迹象，建议进行影像学检查 [1]。

慢性肾功能不全患者中 HE4 也显著升高。在慢性肾功能不全合并妇科良性疾病时，HE4 浓度值甚至会高于卵巢恶性肿瘤患者，需要在临床中进行鉴别诊断。

本案例中，该患者 2018 年未进行 CA125、HE4 及 ROMA 指数的随访，未能及时发现肿瘤的复发。待 2019 年 2 月出现下腹不适时，CA125 已高达 2409 U/mL，HE4 > 1500 pmol/L，ROMA 指数提示卵巢癌的风险高达 99.46%。化疗后，CA125、HE4 逐渐降低至正常。在 2021 年 3 月发现 CA125、HE4 再次升高后，PET-CT 结果提示卵巢癌二次复发。因此 CA125、HE4 及 ROMA 指数在上皮性卵巢癌的随访监测中有着非常重要的作用。

参考文献

[1] 杜鲁涛，靖旭，段伟丽. 妇科肿瘤标志物应用专家共识 [J]. 山东大学学报（医学版），2018，56（10）：9–14.

（应春妹　复旦大学附属妇产科医院）

案例二十一　CA125 和 HE4 用于卵巢癌预后监测

基本信息

患者，女，52 岁，双侧卵巢癌术后复发，收入贵州省某医院。

病史简述

2018 年 9 月 4 日于贵阳某医院行"子宫全切术 + 右侧附件切除术 + 盆腔淋巴结切除术 + 腹主淋巴结切除术 + 腹主动脉旁淋巴结切除术 + 直肠转移病灶切除术"。术后病理检查：（右侧）卵巢见浆液性癌累及，同侧输卵管近伞端见癌结节，4 号片免疫组化 ER（中，约 20%~30%），PR（弱 – 中，约 20%~30%），Ki–67（约 50%~60%）；（大网膜）纤维脂肪组织中见多灶浆液性癌累及。5 号片免疫组化 ER（中，约 70%~80%）、PR（中，约 10%~15%）、Ki–67（约 50%~60%）。

2021 年 3 月 27 日，在我院门诊行相关检查提示：肝 S6 外侧缘、脾脏异常强化灶，考虑转移瘤可能，故于 4 月 17 日入院，分别于 4 月 20 日、5 月 12 日、6 月 7 日、6 月 30 日、7 月 27 日予紫杉醇 + 卡铂化疗 5 周期，第 1 周期化疗后于院外复查血象提示骨髓抑制、并出现发热，经升白、预防性抗感染治疗后恢复。第 2~5 周期化疗后予聚乙二醇化重组人粒细胞刺激因子注射液预防性升粒细胞治疗，治疗过程顺利。

案例随访

表 7.21 显示了患者在我院检验科行 CA125 和 HE4 检查的结果。

表 7.21　患者 CA125 和 HE4 不同时间点检测结果

日期	2021/5/11	2021/6/2	2021/6/29	2021/7/26	2021/8/18	2021/9/18
治疗时间点	2021/4/20	2021/5/12	2021/6/7	2021/6/30	2021/7/27	
CA125（0~35 U/mL）	963	469	233	194	127	27
HE4（≤ 74.3 pmol/L）	612	398	234	180	140	57

2022 年 8 月 18 日盆内彩超：（经腹 + 阴道联合扫查）子宫及宫颈缺如；膀胱充盈，壁光滑，盆腔未见明显异常回声，盆腔未见异常。腹部彩超检查：肝、胆、胰、脾、肾正常。

案例分析与专家点评

卵巢癌在妇科恶性肿瘤中发病率仅次于宫颈癌和子宫体癌位居第 3 位，而其致死率却占首位，Ⅰ期或者Ⅱ期的卵巢癌患者 5 年生存率为 70%~90%，而Ⅲ期或Ⅳ期的卵巢癌患者的 5 年生存率仅为 20%[1]。因此，早期诊断对卵巢癌的预后有重要影响，但早期诊断出的卵巢癌经过有效治疗后，进行肿瘤标志物的检查是否能继续发挥有效监测作用呢？

已有研究表明，良性肿瘤分泌的 CA125 在正常状态下储存于肿瘤囊液中，并不进入血液循环，而在恶性肿瘤的发展过程中，会有 CA125 进入血液及各种体液中，CA125 含量异常升高。国内的一些研究表明，在复发的卵巢癌患者中约 70% 的患者血清 CA125 水平的升高在复发前的 3 个月出现，CA125 水平的升高可比临床证实复发平均提前 7.2 个月出现，并且假阳性率较低，CA125 判断卵巢癌复发的准确率高达 95.4%[2]。CA125 是卵巢癌和子宫内膜癌的首选标志物，迄今为止是用于卵巢癌的早期诊断、疗效观察、预后判断、监测复发及转移的最重要指标 [2]。HE4 有助于对上皮性卵巢癌进行风险评估，作为一种单一肿瘤标志物，HE4 对卵巢癌检测的灵敏度最高，尤其是在作为早期无症状阶段的Ⅰ期疾病中。当 CA125 和 HE4 结合时，可达到 76.4 % 的高灵敏度和 95% 的高特异性。血清 HE4 升高，而 CA125 正常，表示可能患有卵巢癌或其他种类的癌症，比如子宫内膜癌。当结合诸如 CA125 等其他标记物时，HE4 可帮助判定绝经前和绝经后妇女的盆腔肿块属于良性还是恶性 [3, 4]。根据文献报道，HE4 治疗后的表达水平与复发状态有关联，HE4 可作为疾病复发的早期监测指标 [4]。

本案例中，患者在 2021 年 4 月 20 日、5 月 12 日、6 月 7 日、6 月 30 日、7 月 27 日进行了 5 个疗程化疗，在化疗期间进行 CA125 和 HE4 监测（2021 年 5 月 11 日、6 月 2 日、6 月 29 日、7 月 26 日、8 月 18 日），患者在卵巢癌经过几次有效化疗后，CA125、HE4 逐渐下降。肿瘤标志物逐渐下降最终正常，是不是代表病情好转？ 2021 年 8 月 18 日同期进行了腹部彩超和盆腔彩超检测：均提示无异常，表明患者经过 5 个疗程化疗，病情得到了很好控制，从而验证了肿瘤标志物结果的正确性。由此可见，CA125、HE4 与患者的病情变化是呈正相关的，可进一步用于肿瘤治疗预后效果的判断。肿瘤标志物检查方便、性价比较高，适宜在肿瘤患者术后和放化疗期间作为实时监测指标进行检查，实时监测治疗效果，帮助医生实时掌握患者病情动态变化，及时作出反应，可见肿瘤标志物检查是最经济实惠且有效的肿瘤预后监测指标。

参考文献

[1] Gadducci A, Multinu F, Cosio S, et al. Clear cell carcinoma of the ovary: Epidemiology, pathological and biological features, treatment options and clinical outcomes [J]. Gynecologic oncology, 2021, 162 (3) : 741–750.

[2] Tang Y, Hu HQ, Tang YL, et al. Preoperative LMR and Serum CA125 Level as Risk Factors for Advanced Stage of Ovarian Cancer [J]. Journal of Cancer, 2021, 12 (19) : 5923–5928.

[3] Zhao X, Zhao M, Gao B, et al. Modified HE4, CA125, and ROMA cut-off values and predicted probability of ovarian tumor in Chinese patients[J]. Gland surgery, 2021, 10 (11) : 3097–3105.

[4] Wang H, Liu P, Xu H, et al. Early diagonosis of ovarian cancer: serum HE4, CA125 and ROMA model [J]. American journal of translational research, 2021, 13 (12) : 14141–14148.

（葛章文　贵州省人民医院）

案例二十二　肾盂移行细胞癌伴血清 CA19-9 和 Cyfra21-1 水平异常升高案例

基本信息

患者，男，56 岁，因右侧腰痛复发 3 年就诊。自述无尿急、尿痛、发烧。初步诊断：肾占位？肾炎？于 2018 年 3 月 1 日到郑州市某医院就诊。

病史简述

2018 年 3 月 1 日，入院查体：体温 36.3℃，脉搏 86 次 / 分，呼吸 22 次 / 分，血压 117/78 mmHg。体格检查未发现腹部可触及肿块或肾叩击痛。影像学检查：①增强腹部 CT 显示右侧肾盂中有一个占位性病变，有多个肿大的淋巴结；左肾、肠、肝、胰腺、脾和双肾上腺均正常。②胸部 CT 未见异常。

2018 年 3 月 2 日，实验室检查：尿液镜检显示红细胞 3~4 个 /HP。血清 CA19-9 5163.12 U/mL ↑ 和 Cyfra21-1 29.06 ng/mL ↑ 水平升高；其他肿瘤标志物，包括 CEA 2.7 ng/mL，AFP 2.04 ng/mL 和 CA72-4 1.99 U/mL 均在正常范围内。血常规和肝肾功能结果也正常。

2018 年 3 月 4 日，在 MDT 建议下，患者行腹腔镜右肾输尿管根治术（RNU）。3 月 6 日，术后病理学检查报告：肾盂肿瘤诊断为高级别肾尿路上皮癌（UC）（pT3N0M0）。

2018 年 3 月 6 日，临床诊断：高级别肾尿路上皮癌（UC）。

案例随访

2018 年 3 月 9 日，术后第 3 天，血清 CA19-9 和 Cyfra21-1 水平分别降至 1958.87 U/mL 和 2.27 ng/mL。

术后 6 周、10 周、6 个月和 12 个月时，血清 CA19-9 水平进一步降低至 71.38 U/mL、28.85 U/mL、23.64 U/mL 和 20.58 U/mL。术后血清 Cyfra21-1 水平反复检测均在正常范围内。术后 12 个月 CT 和膀胱镜检查均无复发或转移证据。

案例分析与专家点评

文献报道，肾盂尿路上皮癌（RPUC）患者和 CA19-9 和 Cyfra21-1 血清水平升高相关，基线血清 Cyfra21-1 水平可以预测 RPUC 患者的预后[1]。本案例显示 RPUC 患者在行腹腔镜右肾输尿管根治术（RNU）术前 CA19-9 和 Cyfra21-1 水平升高，术后逐渐降至正常范围内，表明血清 CA19-9 和 Cyfra21-1 增加可能是由 RPUC 引起的，且其水平的变化可用于 RNU 术后的监测。

尿路上皮癌（UC）又称移行细胞癌（TCC），其起源于泌尿道上皮。UC 是第 4 大最常见的肾肿瘤类型，而 RPUC 少见，只占所有肾肿瘤的 10% 以下。根据欧洲尿路上皮癌协会最新指南，RPUC 的诊断主要依靠 CT 尿路造影、输尿管镜检查和选择性尿细胞学检查[2]。肿瘤分期、分级和淋巴血管侵犯与 UC 预后密切相关。当前在临床实践中缺乏可用于确定 UC 的解剖病理特征和预测预后的无创、灵敏、特异、简便、成本较低的标志物。有研究报道，尿液核基质蛋白 22（NMP22）、MicroRNA 和循环肿瘤 DNA 等标志物可能有助于术后监测，但并未纳入常规临床实践指南[3-5]。相比之下，血清 CA19-9 和 Cyfra21-1 是临床实践中广泛使用肿瘤标志物[6, 7]，本例结果表明这些标志物可能有助于 RPUC 患者的监测。

导致 RPUC 患者血清 CA19-9 和 Cyfra21-1 升高的机制目前尚未清楚。有报道指出 CA19-9 可能由肿瘤本身产生，也可能由肾盂高压诱导、肾积水等导致 CA19-9 升高。然而，本案例并无肾积水。此外，RNU 术后血清 CA19-9 和 Cyfra21-1 水平逐渐降至正常范围内，说明肿瘤本身可能是导致 CA19-9 和 Cyfra21-1 水平升高的主要因素。其机制有待于进一步研究和资料积累。

参考文献

[1] 李志斌，陈惠庆，米振国，等. 肾盂尿路上皮癌患者尿 NMP22、TPS、Cyfra21-1、CA19-9 的检测与评估 [J]. 现代泌尿生殖肿瘤杂志，2016，8（04）：204-211.

[2] Rouprêt M, Babjuk M, Burger M, et al. European Association of Urology Guidelines on Upper Urinary Tract Urothelial Carcinoma: 2020 Update [J]. Eur Urol, 2021, 79（1）：62-79.

[3] Ozer G, Altinel M, Kocak B, et al. Value of urinary NMP-22 in patients with renal cell carcinoma [J]. Urology, 2002, 60（4）：593-597.

[4] Chen P, Huang S, Yu Q, et al. Serum exosomal microRNA-144-3p: a promising biomarker for monitoring Crohn's disease[J]. Gastroenterology report, 2022, 10：goab056.

[5] Henriksen TV, Tarazona N, Frydendahl A, et al. Circulating Tumor DNA in Stage Ⅲ Colorectal Cancer, beyond Minimal Residual Disease Detection, toward Assessment of Adjuvant Therapy Efficacy and Clinical Behavior of Recurrences [J]. Clinical cancer research : an official journal of the American Association for Cancer Research, 2022, 28（3）：507-517.

[6] Scarà S, Bottoni P, Scatena R. CA 19-9: Biochemical and Clinical Aspects [J]. Adv Exp Med Biol, 2015, 867: 247-260.

[7] 牛诗琼，邓绍团，吴福群，等. 一例 CA19-9 升高确诊肾盂移行细胞癌病例报告 [J]. 罕少疾病杂志，2020，27（04）：60-62.

（陈奎生，韦　娜，秦东春　郑州大学第一附属医院）

案例二十三　尿液核基质蛋白 22（NMP22）结合尿液脱落细胞学用于膀胱癌术前筛查及 TURBT 术后复发监测

基本信息

患者，男，55 岁，就诊于上海某医院。患者 3 年来，反复尿频、尿急，未予特殊诊治。近 3 个月症状加重，至门诊就诊，诊断为"尿路感染"。以"呋喃妥因 100 mg bid"和"氟康唑 300 mg qd"抗感染治疗。效果不佳。

病史简述

以"复杂性尿路感染"收治我院抗生素科。入院检查尿培养大肠埃希菌，尿常规白细胞 38.2/mL，红细胞 330/mL；血肿瘤标志物均正常。入院后继续予以"哌拉西林舒巴坦 4.5 g q8h"抗感染治疗，患者仍感排尿不尽，尿频、尿急。双肾及膀胱 B 超未见明显异常，双输尿管未见扩张。腹部 CT 尿路造影（CTU）增强未见明显异常。行尿液脱落细胞学检查，经离心甩片后，见大量异形细胞增殖浸润，结合细胞形态及免疫化学染色，倾向上皮源性肿瘤，泌尿道肿瘤不除外，形态如图 7.23.1 所示。

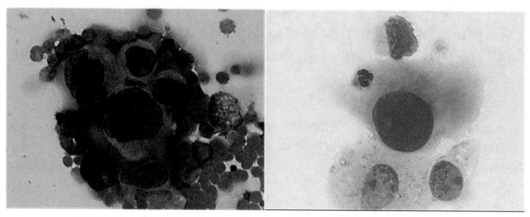

图 7.23.1　尿液核基质蛋白 22（NMP22）阳性（提示膀胱肿瘤可能）

转至泌尿外科，行全麻下经尿道膀胱肿瘤电切术（TURBT），术后病理结果如图 7.23.2 提示：（膀胱）浸润性乳头状尿路上皮癌，高级别，未浸润肌层；（基底）未见癌组织。

案例随访

术后定期膀胱内灌注化疗药物（丝裂霉素 C）治疗。并定期复查尿液细胞学及核基质蛋白 22（NMP22）标志物，评估稳定。1 年后，NMP22 出现复阳，同时尿液细胞学检测见小簇状的中性粒细胞及少量尿路上皮细胞，未见恶性肿瘤细胞证据，形态如图 7.23.3 所示。于泌尿外科再次入院后，膀胱镜检查提示膀胱肿瘤复发。

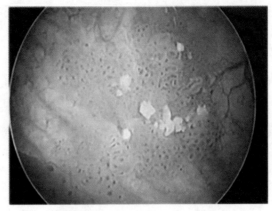

图 7.23.2 患者术后病理图片

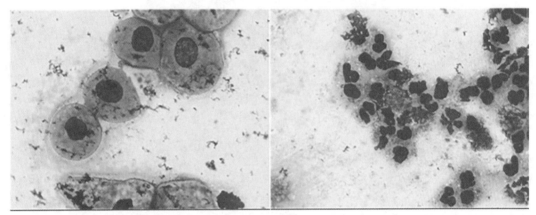

图 7.23.3 患者术后尿液细胞学及 NMP22 标志物

案例分析与专家点评

核基质蛋白 22（NMP22）是组成 DNA 的蛋白骨架，在膀胱癌上皮细胞内 NMP22 的含量比正常尿路上皮高几十倍，通过细胞凋亡而释放到尿液，经过特异的单克隆抗体识别并反应显色。

TURBT 是针对早期或浅表性膀胱癌（非肌层浸润）最常用的内镜微创手术。但是膀胱癌非常容易复发，在可见的肿瘤切除后，还需要后续治疗，即膀胱内灌注治疗等，并定期复查尿液细胞学、尿液肿瘤标志物 NMP22 及膀胱镜等。

本病例患者膀胱内新生物较小，B 超及 CT 均未提示异常，该类患者容易被误诊为尿路感染，而延误了最佳的治疗时机。本病例患者在我院行尿液细胞学及尿液肿瘤标志物 NMP22 检查后，及时提示尿路肿瘤的可能，为患者及临床争取到了较好的治疗时机和较早的病理分期。

在欧洲泌尿协会（EAU）2020 指南[1]中，提出 NMP22 与尿脱落细胞相比具有更高的灵敏度，经筛选病例后可提高其特异性。其阴性预测值高，可在膀胱癌患者术后监测中使用，以延长行膀胱镜检查的时间。美国膀胱癌临床实践指南 2016 版，提出对膀胱癌术后患者的管理基于活检、病理分期等信息，并建议使用 FDA 批准的 NMP22 标志物，进行监测，以判断复发的可能[2]。

本病例患者膀胱癌术后监测中，肿瘤出现了复发，NMP22 表现为阳性而尿液细胞学为阴性。作为无创的检测手段，尿液 NMP22 与尿液脱落细胞学检查，在 TURBT 患者术后复发监测中可起到明显的互补作用。

参考文献

[1] Witjes JA, Bruins HM, Cathomas R, et al. European Association of Urology Guidelines on Muscle-invasive and Metastatic Bladder Cancer: Summary of the 2020 Guidelines [J]. European urology, 2021, 79（1）: 82–104.

[2] Woldu SL, Bagrodia A, Lotan Y. Guideline of guidelines: non-muscle-invasive bladder cancer [J]. BJU international, 2017, 119（3）: 371–380.

（王　迪　复旦大学附属华山医院）

第三部分

常用肿瘤血清标志物与特殊案例解析

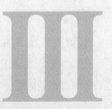

第八章

诊疗操作对肿瘤标志物检测结果的影响

案例一 腹腔探查术对 CA19-9 结果的影响

基本信息

吴某某，女，37 岁，因"发现盆腔包块半年"由门诊以"卵巢囊肿"于 2020 年 10 月 28 日收治于重庆某医院。

病史简述

2020 年 10 月 19 日，辅助检查提示：子宫回声欠均（子宫肌瘤？）；左侧卵巢见一约 25 mm × 16 mm × 19 mm 中高回声团块（畸胎瘤？），右侧卵巢见一约 66 mm × 34 mm × 43 mm 的混合回声团块（卵巢畸胎瘤？），不排除卵巢巧克力囊肿；盆腔少量积液；宫颈腺囊肿，唾液酸苷酶阳性，过氧化氢阳性；白细胞酯酶阳性，白带清洁度 Ⅲ 度。血常规白细胞比率 76%，淋巴细胞比率 18%。

10 月 28 日，术前检查：CA19-9 252.48 U/mL（0~34），HCG 阴性，CA125 19.8 U/mL（0~35），HE4 25.9 pmol/L（0~70），卵巢肿瘤风险为低风险。

10 月 29 日，腹腔镜探查，行双侧卵巢囊肿剥除术。术中诊断：右侧卵巢畸胎瘤、盆腔炎性疾病后遗症、肠粘连。10 月 31 日，术后辅助检查：血常规正常，C 反应蛋白 17.5 mg/L，CA19-9 1354.95 U/mL。11 月 3 日，CA19-9 1386.97 U/mL，病检结果：右侧卵巢囊性成熟性畸胎瘤，见成熟脑组织。

12 月 6 日，出院 1 个月后复查 CA19-9 59.42 U/mL。

案例随访

CA19-9 在 3 天时间由 252.48 U/mL 上升到 1354.95 U/mL，引起了检验工作人员的注意，患者在 2 天前进行了腹腔镜探查术，与临床医生联系后几日后再复查。11 月 3 日，CA19-9 仍旧很高，结合病检结果显示是良性病变，医生考虑为术中行卵巢囊肿剥除术，对卵巢上皮细胞有刺激和破坏作用，激惹引起，但不排除肠道等其他病变。患者术后 1 个月复查 CA19-9 降至 59.42 U/mL。

案例分析与专家点评

卵巢畸胎瘤是一种卵巢生殖细胞肿瘤，与妊娠没有任何关系，属于一种生长于卵巢中由生殖细胞异常增生、聚集形成的肿瘤。未成熟畸胎瘤是恶性生殖细胞肿瘤，可发生复发和转移，好发于青少年及儿童。卵巢囊性成熟性畸胎瘤是最常见的卵巢良性肿瘤，占所有卵巢肿瘤的 10%~20%[1]，占生殖细胞肿瘤的 85%~97%，多为单侧，可发生在任何年龄，多见于生育年龄。结合肿瘤标志物 HCG、CA125、HE4 等卵巢肿瘤风险指标，符合良性肿瘤的诊断。

CA19-9 主要作为消化道肿瘤的辅助诊断指标，如胰腺癌、胆囊癌、胃癌、结直肠癌等，但在肝癌、乳腺癌、卵巢癌、肺癌等患者血清中也有不同程度的升高。在消化道炎症（急性胰腺炎、胆囊炎、胆汁淤积性胆管炎、肝炎、肝硬化等）及良性妇科疾病（子宫内膜异位、子宫腺肌病、粘连等）中，CA19-9 也会升高。近年来，CA19-9 被认为在明确诊断子宫内膜异位症与卵巢其他良性包块方面具有较大价值。据报道，卵巢囊性成熟性畸胎瘤中 CA19-9 的升高率为 39%~59%，显著高于其他肿瘤标志物[2]，囊液中 CA19-9 水平高于血清中水平[3]。该病例在手术前的 CA19-9 异常升高，有炎症或畸胎瘤导致的可能性，与术中诊断盆腔炎性疾病后遗症、肠粘连、畸胎瘤等诊断符合。腹腔探查术中由于剥离囊肿的操作刺激，CA19-9 急剧升高，术后 1 个月复查，CA19-9 基本恢复到正常水平。

参考文献

[1] 宿钟化，刘琦芳，张轩瑀，等. CA19-9 在卵巢疾病中的临床研究进展 [J]. 肿瘤医学，2020，26(15): 2964-2969.

[2] Gadducci A, Guerrieri ME, Cosio S. Squamous cell carcinoma arising from mature cystic teratoma of the ovary: A challenging question for gynecologic oncologists[J]. Crit Rev Oncol Hematol. 2019, 133: 92-98.

[3] Ito K. CA19-9 in mature cystic teratoma [J]. Tohoku J Exp Med, 1994, 172(2): 133-138.

（贾双荣，湛晓琴，郭广波，张 娟 重庆市中医院）

案例二 介入消融后引起 CA19-9 和 CA50 异常升高

基本信息

张某某，女，56 岁，小肝癌介入消融治疗后。发生于山西省肿瘤医院。

病史简述

患者有丙型肝炎史，2020 年 8 月体检，肿瘤标志物检测结果 AFP 和 CA19-9 异常，2020 年 11 月复查 AFP 较前升高。超声所见：肝脏大小形态正常，肝 S4 段实质内显示模糊低回声区，大小 1.57 cm×1.24 cm，边界不清，内部回声欠均匀；肝左叶显示 1 枚大小 2.07 cm×1.71 cm 囊性结节，界清，后方回声增强，CDFI 检测未见明显血流信号。

上腹部 MR 检查提示：肝脏形态规整，信号均匀，肝内见多发斑点状及结节样长 T1、长 T2 信号影，较大者位于肝 S4 段，径约 1.8 cm，边界清，普美显后各期均未见明显强化。腹膜后未见明显肿大淋巴结。

案例随访

2020 年 12 月复查肿瘤标志物，AFP 继续升高。2021 年 2 月 25 日上腹部 MRI 提示：小肝细胞癌可能。2021 年 2—3 月，行介入消融治疗，病情控制稳定。2021 年 5 月和 7 月分别复查肿瘤指标（表 8.2）。

表 8.2　肿瘤标志物动态变化监测

时间	CEA(ug/L)	CA19-9(U/mL)	CA242(U/mL)	AFP(μg/L)	CA72-4(U/mL)	CA50(U/mL)
2020/8	1.03	55.90	9.49	35.23		
2020/11				43.06		
2020/12	0.57	50.22	7.05	49.95	1.32	21.89
2021/2	0.65	31.05	6.11	64.29	1.08	22.63
2021/3	0.38	378.80	26.15	32.48	0.70	156.50
2021/5	0.24	103.39	5.77	29.22	2.45	72.55
2021/7	0.19	42.81	11.92	4.21	5.75	12.68

注：正常值 CEA < 3 μg/L，CA19-9 < 37 U/mL，CA242 < 12 U/mL，AFP < 15 μg/L，CA72-4 < 10U/mL，CA50 < 20 U/mL

案例分析与专家点评

血清 AFP 是目前早期筛查诊断原发性肝癌的最佳指标。当血清 AFP > 400 μg/L 时提示患有原发性肝癌，但部分原发性肝癌患者血清 AFP 升高不明显[1]。CA19-9 是一种低聚糖肿瘤相关抗原，是存在与细胞膜上的糖脂质，由胎儿的肠、胆囊、胰腺、肝等组织分泌。CA19-9 主要是胰腺癌、胆管癌的标志物，在肝癌中也有较高的阳性率，即 40%~80%。CA50 是一项广谱的肿瘤标志物，在许多恶性肿瘤患者血清中升高。研究发现，CA50 在肝病和肝癌患者也会升高[2]。

射频消融将消融针插入肿瘤内部，通过高频电流使电极周围组织产生热量并使局部肿瘤细胞发生蛋白质变性、细胞膜崩解、凝固坏死，最终引发肿瘤组织脱落，从而达到治疗作用。肝组织坏死的同时肝内小胆管及新生血管受到破坏，大量坏死，小胆管细胞内的 CA19-9 和 CA50 大量释放入血，使得血液中的水平异常升高。随着小胆管坏死组织的液化吸收，血液中的 CA19-9 和 CA50 浓度恢复正常水平。肿瘤标志物（TM）是指在肿瘤发生、发展过程中，由癌细胞合成、分泌的物质；或是由机体对肿瘤细胞新生物的反应而产生的物质，这些物质主要存在于肿瘤细胞和组织中，也可进入血液和其他体液中。

TM 的浓度与肿瘤大小和临床分期有关，但血液和体液中的 TM 浓度有时会不成比例地升高，比如：大量肿瘤细胞崩解可引起 TM 浓度增加，使 TM 的浓度与肿瘤的大小明显不成比例。TM 对肿瘤的疗效判断和复发监测有重要作用，但值得注意的是：恶性肿瘤治疗过程中，一般建议治疗后第 6 周做第 1 次 TM 检测评价疗效，必要时随访监测时间应根据特定的肿瘤类型和 TM 半衰期做出调整[3]。

参考文献

[1] Sun Y, Gao G, Cai J, et al. AnnexinA2is a discriminative serological candidate in early hepatocellular carcinoma[J]. Carcinogenesis, 2013, 34(3): 595.

[2] 胡伟 . TSGF、AFP、CA50 和 CA19–9 在原发性肝癌诊断中价值分析 [J]. 标记免疫分析与临床 , 2018, 25(1): 56–60.

[3] 中华医学会检验分会 , 卫生部临床检验中心 , 中华检验医学杂志编辑委员会 . 肿瘤标志物的临床应用建议 [J]. 中华检验医学杂志 , 2012, 35(2): 103–116.

（王 艳 山西省肿瘤医院）

案例三 乳头状甲状腺癌术后患者血清 Tg 假性升高引发的思考

基本信息

患者，男，53 岁，乳头状甲状腺癌。发生于某医院。

病史简述

患者 2015 年 3 月因乳头状甲状腺癌行甲状腺全切并清甲治疗，之后每天服用优甲乐，定期进行实验室和 B 超检查，病情稳定。2018 年 4 月实验室检查结果（激素采用化学发光法、Tg 和 TgAb 采用电化学发光法）：TSH 、FT$_3$、FT$_4$、TgAb 水平与既往没有差别，只有 Tg 结果（0.8 ng/mL）远高于既往结果（表 8.3）。

表 8.3 甲状腺相关指标检测结果

项目	2016/1	2016/8	2017/2	2017/9	2018/4	参考范围
TSH(μU/mL)	0.024	0.03	0.025	0.031	0.026	0.38~4.34
Tg(ng/mL)	< 0.04	< 0.04	< 0.04	< 0.04	0.8	1.4~78
FT3(pg/mL)	3.38	3.34	3.42	3.62	3.51	1.8~4.1
FT4(ng/dL)	1.62	1.58	1.61	1.68	1.59	0.81~1.89
TgAb(U/mL)	< 10	< 10	< 10	< 10	< 10	< 115

案例随访

TgAb 阴性情况下 Tg 升高，提示存在甲状腺癌复发风险，需要确认 Tg 结果是否可靠。

分析 Tg 室内质控：室内质控在控，配套 2 水平室内质控靶值分别为 30.6 ng/mL 和 72 ng/mL，缺失低值质控。参加国家卫生健康委临床检验中心和美国病理家学会（CAP）室间质评结果一直良好。

联系临床：结合患者病史、既往实验室结果和 B 超结果，临床医生认为该患者基本不存在 Tg 升高的可能。分析当日所有甲状腺癌术后患者 Tg 结果：有 20% 患者 Tg 高于既往，联系相关医生得知有部分患者出现 Tg 结果偏高，与临床不符。更换同型号仪器检测该患者 Tg 0.04 ng/mL，说明该患者之前 0.8 ng/mL 的 Tg 结果是假性升高。

查找 Tg 假性升高的原因。①分析室内质控：当日 Tg 室内质控虽然在控，但缺乏 Tg 低值室内质控。查第三方室内质控品、国家卫生健康委临床检验中心以及 CAP 室间质控物亦不能找到适合甲状腺癌患者术后血清浓度的 Tg 质控品。②补充检测低限标本：复检前一天 4 名 TgAb < 10 U/mL 的甲状腺癌术后患者血清，发现原 Tg 浓度在 < 0.04~0.06 ng/mL，复测后 Tg 浓度为 0.10~0.21 ng/mL。初步判断该患者 Tg 可能是假性升高。③查找试剂问题：3 天前更换了试剂批号，更换批号前后新鲜血比对 Tg 结果没有差别。评估新批号试剂检测下限为 0.17 ng/mL，高于厂家承诺的 < 0.04 ng/mL。抽查前一天 Tg 在 < 0.04~500 ng/mL 且 TgAb < 10 U/mL 的 8 名患者血清，进行新旧批号试剂结果比对，发现两者没有差异；据此，排除试剂原因造成的 Tg 假性升高。④查找仪器原因：当日仪器测量池脏污，更换测量池。

解决方法：重新校准 Tg 和其他项目，该患者 Tg < 0.04 ng/mL。重新检测所有患者的 Tg 和其他项目。

案例分析与专家点评

Tg 是甲状腺产生的特异性蛋白。由于血清 Tg 水平会受到 TgAb 水平的影响，监控分化型甲状腺癌（DTC）患者术后的复发和转移，需要同时检测血清 Tg 和 TgAb。本案例是由于低值室内质控品缺失，不能识别患者低值 Tg 结果是否可靠。通过临床沟通、检测低值 Tg 标本、试剂和仪器评估逐渐找到该患者血清 Tg 结果假性升高的原因[1, 2]。

为了解决缺乏 Tg 低值室内质控问题，我们可以考虑保存甲状腺癌术后患者低值血清以弥补 Tg 低值质控的不足。Tg 标本在 4℃~10℃ 可以保存 24~48 h，−17℃~20℃ 可以保存 2~3 周。同时，实验室要评估 Tg 试剂的检测低限，更换试剂批号要进行新旧试剂室内质控和新鲜血的结果比对。虽然 Tg 可以溯源到 CRM-457，不同厂家试剂仍然不可比，连续监测要采用同一检测系统[3, 4]。

参考文献

[1] 中国抗癌协会甲状腺癌专业委员会. 甲状腺癌血清标志物临床应用专家共识 (2017 版)[J]. 中国肿瘤临床 , 2018, 45(1): 7–13.

[2] Locsei Z, Toldy E, Szabolcs I, et al. The effect of sample, storage on the reliability of thyroglobulin and thyroglobulin-antibody measurements[J]. Clin Biochem, 2009, 42(3): 225–228.

[3] Cheng X, Yu S, Jin C, et al. Comparison of three different assays for measuring thyroglobulin and thyroglobulin antibodies in patients with chronic lymphocytic thyroiditis[J]. Clin Biochem, 2017, 50(18): 1183–1187.

[4] 中华人民共和国国家卫生健康委员会 . 甲状腺癌诊疗规范 (2018 年版)[J]. 中华普通外科文献 (电子版), 2019, 13(1): 1–15.

（齐志宏，张　芳　中国医学科学院北京协和医院）

案例四　内分泌治疗后 NSE 升高的前列腺癌案例

基本信息

患者，男，66 岁，PSA 升高。发生于上海某医院。

病史简述

2019 年 4 月，患者 PSA > 100 ng/mL（参考值 0~4 ng/mL）。

2019 年 6 月，ECT 检查示全身多发骨转移（双侧锁骨、肱骨、肩胛骨、胸骨、胸椎、两侧肋骨），超级骨显像。7 月，经会阴前列腺穿刺活检：前列腺腺泡腺癌，Gleason 4+5=9，T4N1M1b。IHC：34BE12（−），p63（−），AMACR（+），ERG（−）。

2019 年 8 月，开始进行第一阶段治疗（雄激素剥夺治疗 + 比卡鲁胺），PSA 逐步下降。12 月 12 日，PSA 15.3 ng/mL，2020 年 1 月 9 日上升至 51.4 ng/mL。

2020 年 1 月，开始进行第二阶段治疗（雄激素剥夺治疗 + 阿比特龙），PSA 持续升高至 103 ng/mL。2 月 6 日，PSA 103 ng/mL；疼痛不减缓，胸口出现大型肿块，乏力，纳差，胸壁剧烈疼痛，生活不能自理。

2020 年 3 月 20 日，复查显示 NSE 较前异常升高（17.2~111.1 ng/mL，参考值 0~16.3 ng/mL）。4 月 8 日，CT 检查发现两侧胸壁见团块样转移灶伴邻近肋骨骨质破坏；两肺下叶多发小结节，左肺上叶结节样影，考虑瘤转移；两肺散在纤维、钙化灶；PSA 226 ng/mL。

案例随访

检验科将原标本进行复查，检测结果无疑，考虑前列腺腺癌 + 神经内分泌肿瘤混合型可能。继续追踪案例 PSA、NSE 水平，并对患者进行原发灶组织、转移灶组织和血液的 NGS 检测（表 8.4）。

表 8.4　患者进行原发灶组织、转移灶组织和血液 NGS 结果

原发灶（2019/7/1）		胸壁转移灶（2020/4/9）		血浆（2020/4/6）	
变异	AF/CN	变异	AF/CN	变异	AF/CN
TP53c.994−2A > T	52.82%	TP53c.994−2A > T	67.95%	TP53c.994−2A > T	47.40%
BRCA2−ex19_27del	0.6	BRCA2−ex19_27del	0.5	RB1 S474fs	51.16%
MYC 拷贝数扩增	3.5	MDM4 拷贝数扩增	3.7	PIK3CA H1047R	0.38%
		RB1 x22_23del	0.5	PIK3CA E545K	0.37%
				PIK3CA E542K	0.32%
TMB（Var/Mb）	1.99	TMB（Var/Mb）	4.99	TMB（Var/Mb）	8.97
MSI 状态	MSS	MSI 状态	MSS	MSI 状态	MSS

第三阶段患者采用雄激素剥夺治疗＋多西他赛＋卡铂化疗，从 2020 年 4 月 15 日治疗 6 周期，PSA 和 NSE 水平出现明显下降。

根据患者 PSA、NSE 经过化疗后的反应（图 8.4）结合 NGS 中 *TP*53 突变等情况，可确认患者为前列腺癌患者在常规内分泌治疗后，进入转移性去势难治性前列腺癌状态（mCRPC）伴神经内分泌转化。

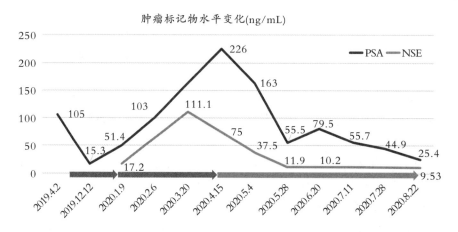

图 8.4 治疗三个阶段肿瘤标志物变化

案例分析与专家点评

本例前列腺癌患者在常规内分泌治疗后，进入 mCRPC 状态及神经内分泌转化迹象（PSA、NSE 升高）。通常来说，前列腺癌患者都会有 PSA 升高表现，PSA 可以作为反映肿瘤负荷大小、监测肿瘤进展及治疗后反应的一个重要指标[1]。然而并不是所有前列腺癌都具备这个特征，部分前列腺癌的进展可能不伴随有 PSA 的升高，而这类患者往往疾病进展更快，恶性程度更高，缺乏有效的疾病监测和治疗手段。

神经内分泌转化往往伴有如下特点：可以通过穿刺活检取得的组织进行免疫组化，主要证据包含 CgA、Syn、NSE、CD56 等；若没有条件取得活检组织，可以通过外周血游离 DNA 检测进行辅助判断，主要证据有 TP53、RB1 等；出现神经内分泌改变，血液中一些常见的肿瘤指标可能会出现上升，主要包括 NSE、CEA、CgA 等。

本案例利用分子检测 HR 通路基因，在指南推荐的多西他赛一线治疗基础上增加铂类化疗，迅速控制了患者的疾病进展，也为后续提供了使用 PARP 抑制剂提供了依据。随着下一代测序（NGS）技术的应用，具有以下重要意义：①了解可遗传的致病性胚胎基因突变（胚系突变）；②了解来自癌细胞的体细胞突变；③判断预后，预测治疗效果及副作用等。目前 NCCN 指南已对高风险、极高风险、局部进展性或转移性前列腺癌，以及高危突变种系家族史（如 BRCA1/2、Lynch）具有癌症家族史的人群推荐进行检测[2]。

参考文献

[1] Szarvas Tibor, Csizmarik Anita, Fazekas Tamás, et al. Comprehensive analysis of serum chromogranin

A and neuron-specific enolase levels in localized and castration-resistant prostate cancer[J]. BJU international, 2021, 127(1): 44–55.

[2] Kafka Mona, Eder Iris E, Klocker Helmut, et al. Emerging promising biomarkers for treatment decision in metastatic castration-resistant prostate cancer[J]. Urologic Oncology: Seminars and Original Investigations, 2020, 38(11): 801–815.

（马硝惟　上海交通大学医学院附属仁济医院）

案例五　综合治疗后引起 SCC 水平异常升高

基本信息

李某某，女，53 岁，宫颈鳞癌Ⅲ B 期综合治疗后复发。发生于湖南某医院。

病史简述

2016 年 3 月，患者于外院诊断为宫颈鳞癌Ⅲ B 期。2019 年 3 月至我院复查，考虑宫颈癌治疗后局部复发，行"阴道前壁肿块切除术 + 阴道前壁修补术"。2021 年 6 月至我院复查，影像学未见明显异常，妇科检查亦未见明显异常，SCC 结果异常升高（1.8 μg/L）。2021 年 12 月至我院复查，阴道发现肿块，入院治疗。

案例随访

患者入院进行综合治疗后，收集每次入院复查时检测的 SCC 指标数据及影像学检查图像，观察 SCC 水平随治疗时间变化趋势及与影像学图像对比如图 8.5 所示。

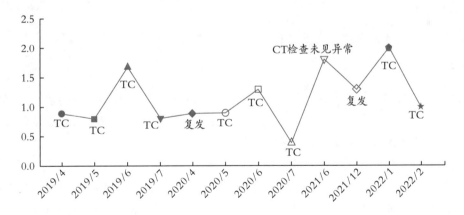

图 8.5　SCC 水平随治疗时间变化趋势。TC 为患者行 TC 化疗方案

案例分析与专家点评

SCC 水平与肿瘤的分期、瘤体的大小、肿瘤细胞分化、宫旁浸润及淋巴结转移等相关。目前 SCC 已经运用于宫颈鳞癌临床的多方面包括诊断、分期、治疗效果、判断预后及随访检测[1]。

SCC 作为宫颈癌生物学标志物，其检测值的高低与宫颈癌密切相关，在临床监测肿瘤的发生发展和预后方面有重要参考价值。有研究发现放疗后靶区内组织因受伤射线影响而发生纤维化及盆腔组织器官粘连[2,3]，因而当盆腔内有肿瘤复发时很难通过妇科常规检查发现，其检测宫颈癌复发的灵敏度及特异度就受到限制；而 SCC 无此方面的影响，对于检测宫颈癌治疗后复发特异度较高。

本案例中，复发患者 SCC 水平增高比盆腔 CT 检查及妇科常规检查结果异常更早出现，以上提示 SCC 升高能够提早预测患者综合治疗后复发情况，但宫颈癌患者放化疗后有放射的远期效应，放疗结束后一段时间部分患者 SCC 可转阴，那么放疗结束后多久 SCC 仍未转阴提示患者复发的可能性大，需要进一步检查了解病情，转阴的时间有待深入研究。

参考文献

[1] 李群，刘淑玉，刘红丽，等. 血清鳞状细胞癌抗原水平变化在诊断子宫颈鳞癌复发中的临床意义 [J]. 中华妇产科杂志，2015(2): 131–136.

[2] 栾晓梅，张瑶，王诗卓，等. 测血清鳞状细胞癌抗原对宫颈鳞状细胞癌诊治及预后的临床意义 [J]. 中华医学杂志，2012, 92(19): 1330–1333.

[3] 刘伟，赵于飞，张红雁，等. 血清鳞癌抗原 SCC-Ag 测定在诊断宫颈癌复发中的意义 [J]. 皖南医学院学报，2013(2): 126–128.

（唐发清，邓红玉，吴　瑶　湖南省肿瘤医院）

案例六　膀胱肿瘤抗原（BTA）异常升高分析

基本信息

患者，女，53 岁，因"左输尿管肿瘤术后 4 个月，发现膀胱占位病变 1 天"入院。

病史简述

2020 年 7 月患者体检发现左输尿管占位，并行左肾＋左输尿管＋部分膀胱切除术。术后病理结果提示：尿路上皮癌。1 天前患者行膀胱镜检查提示膀胱占位，门诊经初步诊查，以"膀胱肿瘤、左输尿管癌术后"收入院。

体格检查：双肾区无压痛、叩击痛，双肾肋下未触及；双侧上输尿管点无压痛，双输尿管走向区域未扪及肿块；耻骨上膀胱区无充盈，无压痛。膀胱镜（2020 年 11 月 4 日）提示膀胱肿瘤。血尿便三大常规结果未见异常，生化结果未见异常。常用肿瘤标志物结果除 AFP 7.41 ng/mL（参考值：< 7.00 ng/mL）略高于参考值，CEA、CA19-9、CA15-3、CA125 均未见异常。初步诊断膀胱肿瘤。

患者于 2020 年 11 月 6 日行经尿道膀胱肿瘤电切术。病理结果显示：（膀胱左后壁）查见少许低级别乳头状尿路上皮癌，未见浸润。手术后检测膀胱肿瘤相关抗原（Bladder tumor-associated antigen，BTA），结果为 836.98 U/mL，远远超出参考值上限 88 U/mL。患者术后 BTA 结果异常增高，受到临床质询。

案例随访

接到临床质询后，我们调出患者患病以来及术后复诊时 BTA 结果，如表 8.6 所示。

表 8.6 患者患病以来 BTA 检测结果

日期	BTA 检验值（U/mL）	参考值（U/mL）
2020/7/16	263.46	＜ 88
2020/9/24	104.65	＜ 88
2020/11/16	836.98	＜ 88
2020/12/7	48.89	＜ 88

患者手术后 BTA 结果很高，经过查询病例及与医生深入沟通得知，患者在 11 月 4 日第二次入院检查，11 月 6 日做膀胱肿瘤电切术，11 月 10 日开始进行膀胱灌注治疗，一直到 11 月 22 日出院。住院期间 11 月 16 日进行 BTA 检测，所以 11 月 16 日这次异常增高的结果很有可能是手术以及灌注治疗对结果的影响，因此我们建议患者术后 1 个月再留取标本检测。12 月 7 日即术后 1 个月，患者再次检测 BTA，结果下降至正常水平 48.89 U/mL。说明 BTA（尿）标本的留取时间非常重要。

案例分析与专家点评

BTA 是 FDA 最早批准的膀胱癌肿瘤标志物。肿瘤细胞分泌的内源性基底蛋白与基底膜表面蛋白受体相结合，并释放蛋白水解酶破坏基底膜，基底膜碎片进入膀胱内聚成高分子复合物就是 BTA[1]。膀胱恶性肿瘤的临床分期、病理分级越高，尿 BTA 水平就越高。研究表明，BTA 是高危人群筛查的良好指标[2]，BTA 在膀胱肿瘤中总灵敏度为 82.8%，特异性为 68.9%；尿细胞学灵敏度 39.8%，特异性 95.1%。BTA 与其他检查（如尿细胞学、影像学）联合应用，可有效降低部分患者膀胱镜检查的使用率或延长膀胱镜检查时间间隔；BTA 阳性患者，其复发风险显著高于 BTA 阴性，可用于预后监测。

BTA 虽然灵敏度较高，但很多因素影响它的特异性，因为 BTA 主要由尿路移行上皮细胞破坏、基底膜碎片聚合形成，因此，任何可能损伤尿路上皮完整性，存在尿路移行上皮细胞破坏的情况均可影响 BTA 的检测值，造成假阳性，比如尿路感染、尿路结石以及其他泌尿生殖系肿瘤[3]。

BTA 标本的留取时机也非常重要，患者应于侵入性检查前留取尿液样本；如患者接受泌尿系统手术、膀胱镜检等有创诊疗，建议 1 个月后，待身体损伤恢复后再留取样本；接受放化疗治疗的患者，应休息一段时间；避免灌注患者在灌注间期留标本。

本例患者术后 BTA 结果异常增高考虑是标本留取时机不当造成。检验工作者要对患者做好解释沟通，指导患者在正确的时间留取标本，使其得到准确可靠的检验报告。

参考文献

[1] Kinders R, Jones T, Root R, et al. Complement factor H or a related protein is a marker for transitional cell cancer of the bladder[J]. Clinical Cancer Research: an official journal of the American Association for cancer research, 1998, 4(10): 2511–2520.

[2] Mika PR, FinnB G. The role of BTA stat Test in follow-up of patients with bladder cancer: results from FinnBladder studies[J]. World Journal of Urology, 2008, 26(1): 45–50.

[3] 凌生涛, 邓春雷, 黄力, 等. 膀胱肿瘤抗原联合尿脱落细胞学检查在膀胱肿瘤诊断中的价值 [J]. 国际泌尿系统杂志, 2021, 41: 238–241.

（张志平，徐　蓓，刘家云　空军军医大学西京医院）

案例七　多重恶性疾病导致 CEA 水平与 SCC、LTA 升高不一致

基本信息

谭某某，女，53 岁，膀胱肿瘤术后，泌尿系感染。发生于荆州某医院。

病史简述

1997 年和 2009 年分别行右肾移植和左肾移植手术。2017 年行肝移植手术。2017 年 1—2 月，行右肾盂癌根治性切除术，右侧输尿管癌根治性切除术。2020 年 10 月阴道镜病检提示慢性子宫颈炎。2020 年 12 月发现膀胱肿瘤，接受尿道膀胱肿瘤电切术。2022 年 4 月膀胱肿瘤复发，行尿道肿瘤电切术 + 膀胱镜检术，病理检查提示：膀胱浸润性尿路上皮癌。

2022 年 5 月 6 日至 17 日，因尿频、尿急来院复查，诊断结果为：泌尿道感染；膀胱浸润性尿路上皮癌；慢性子宫颈炎；高甘油三酯血症；2 型糖尿病；盆腔积液。肿瘤标志物检测结果显示 SCC、非小细胞肺癌抗原（LTA）、Fer 和 β–HCG 升高，而 CEA 等水平正常。

肿瘤标志物异常检测结果

在该患者肿瘤标志物检测中，SCC、β–HCG、LTA 及 Fer 水平异常，结果如表 8.7 所示。将原标本进行复查，检测结果无疑，相关质控全部在控。

表 8.7　患者肿瘤标志物检测结果

检测项目	结果	参考值
SCC	3.60 ng/mL ↑	0.00~1.50
β–HCG	6.99 mIu/mL ↑	0.00~5.00
非小细胞肺癌抗原（LTA）	4.82 ng/mL ↑	0.00~3.30
Fer	426.82 ng/mL ↑	4.63~204.00

注：其他标志物如 CEA、CA125、CA15-3、CA19-9、AFP、HE4 等均正常

案例分析与专家点评

　　该患者曾进行双肾移植手术，且患有右肾盂癌、右侧输尿管癌、膀胱癌等。目前，临床上用于诊断输尿管癌、膀胱癌的肿瘤标志物较少。对于老年肾脏疾病患者，其肾功能下降，体内 CA19-9 和血清 CEA 指数会明显升高[1]。有研究表明，二甲双胍会降低 2 型糖尿病患者的血清 CEA 水平[2]。患者有十余年的糖尿病史，长期服用二甲双胍可能是 CEA 水平未升高的主要原因。

　　除患膀胱癌外，患者 LTA 和 SCC 两项指标均增高，提示有非小细胞肺癌的可能，但患者缺乏胸部 CT 的检查结果，无法对其进行确诊。同时，患者 CEA、CA125 及 CA15-3 指标均正常。造成 SCC 偏高的原因有很多，如肺结核、肾衰竭、肝炎、肝硬化，以及肺癌、子宫癌等。研究表明，LTA 在正常人中也有较高的阳性率，单一标志物的检测灵敏度和特异性比较有限，需多种指标联合检测[3]。

　　肿瘤标志物受药物、病理状况等诸多因素的影响，只能作为诊断的参考指标，需结合其他手段做进一步诊断。临床上肿瘤标志物常用来评判患者的治疗效果，以及在随诊时确定肿瘤是否复发。

参考文献

[1] 宋新宇. 老年慢性肾脏病患者血清肿瘤标志物水平的影响因素分析 [J]. 世界最新医学信息文摘（连续型电子期刊），2015(93): 91-91.
[2] 张丹丹，刘芳，唐峻岭，等. 二甲双胍对 2 型糖尿病患者血清癌胚抗原水平的影响 [J]. 中华内分泌代谢杂志，2013, 29(7): 594-597.
[3] 唐洁，沈策，陆建平，等. 肺癌相关抗原检测对非小细胞肺癌的诊断意义 [J]. 临床肺科杂志，2011, 16(5): 711-712.

（范　文　荆州市第一人民医院）

案例八　一波三折——被检验结果耽误的手术

基本信息

　　患者，女，26 岁，继发性不孕。

病史简述

　　2015 年因梅毒感染进行规范治疗，服用转移因子胶囊、胸腺素肠溶片及匹多莫德等药物。2017 年 10 月因输卵管积液，入院拟择期行宫腹腔镜诊治术。检查发现患者甲状腺功能异常，暂缓手术。2018 年 1 月 10 日，患者因"输卵管积液"再次入院，拟择期行宫腹腔镜诊治术及输卵管通水术。入院后检查多项肿瘤标志物均提示明显升高（表 8.8.1）。该结果与患者临床诊断及其他检查结果不符，再次暂缓手术，查找原因。

表 8.8.1　肿瘤标志物各项目检测结果

检测项目	检测原理	检测结果	参考范围
AFP（ng/mL）	双抗体夹心法	1.8	0~13.4
CEA（ng/mL）	双抗体夹心法	3.7	0~5
CA125（U/mL）	双抗体夹心法	> 1000	0~35
HE4（pmol/L）	双抗体夹心法	46.5	≤ 70
CA15-3（U/mL）	双抗体夹心法	219.3	0~31.3
HCG（U/L）	双抗体夹心法	725.6	非妊娠 < 5.0

案例随访

检验科收到临床医生的反馈后，立即引起高度重视，从"人机料法环"自查工作中没有发现问题，那么延误手术治疗的罪魁祸首到底是什么？于是，检验科从以下几个方面逐一进行原因分析：既然临床并未发现相关肿瘤和妊娠的迹象，难道是血液中可能存在干扰物质影响了检测结果？立即用胶体金法试纸条检测患者尿液 HCG，结果却为阴性。该患者血液及尿液结果自相矛盾，那么血液中的干扰物质究竟是什么？询问临床患者的用药情况，反馈患者入院前服用活血化瘀中药 20 余天，难道是药物干扰？采用生理盐水稀释患者血清测 HCG 浓度为 703.5 U/L，并无明显改变。

除了药物干扰外，目前临床免疫检验中常见的干扰物为人抗动物抗体（human anti-animal antibodies，HAAA），那么会不会是它在其中捣鬼呢？将患者血清与嗜异性阻断剂以 1：1 混合后，再检测肿瘤标志物。HBR 为抗体小鼠抗人 IgM 单克隆鼠源免疫球蛋白，能特异结合鼠源的抗体，包括人抗鼠抗体（HAMA）及嗜异性抗体（heterophil antibody，HA）等，产生位阻效应，消除干扰。实验发现，加入 HBR，结果均得以纠正，详见表 8.8.2。

表 8.8.2　HBR 阻断前后各项目检测结果

检测项目	检测原理	检测结果		参考范围
		加入 HBR 前	加入 HBR 后	
HCG（IU/L）	双抗体夹心法	725.6	< 1.2	非妊娠 < 5.0
AFP（ng/mL）	双抗体夹心法	1.8	1.2	0~13.4
CEA（ng/mL）	双抗体夹心法	3.7	1.2	0~5
CA125（U/mL）	双抗体夹心法	> 1000	12.6	0~35
HE4（pmol/L）	双抗体夹心法	46.5	26.5	≤ 70
CA15-3（U/mL）	双抗体夹心法	219.3	8.8	0~31.3

罪魁祸首找到了！检验科立即与临床沟通，将准确的检验结果告知临床，该患者终于顺利完成手术。本例患者后经仔细询问病史，发现患者进行梅毒治疗所用药物转移因子胶囊、胸腺素肠溶片均为动物制品，患者体内 HAMA 的产生可能与此有关，可查阅文献未发现相关研究。因此，后期可对服用该类药物的其他患者进行研究，进一步观察此

类动物制品的药物是否能诱导机体产生抗动物抗体。

案例分析与专家点评

在免疫检测中，影响检测结果的干扰因素较多，如 HAAA、HA、自身抗体、类风湿因子或其他蛋白质等[1]。已有报道发现由于患者血清中此类干扰抗体的存在，造成 HCG、TSH、PSA、CA125 等假阳性结果[2-3]，从而被误诊，使患者遭受无意义的治疗。本案例中由于受到 HAMA 的干扰，导致患者多项检测结果异常，三次入院方完成宫腹腔镜诊治术及输卵管通液术，给临床造成困惑，延误患者的治疗。而在日常检验工作中，检验结果与临床不符的情况时有发生，检验工作者应该深入分析背后的原因，即检验不是为了一个果，而要寻求一个因。众所周知，任何一项实验室指标测定对于某一疾病的诊断和排除都不能 100% 准确，存在假阳性或假阴性等情况，背后的原因众多，只有带着不放过真相的执着，严谨认真地探究，才能保证检验结果准确，更好地为临床及患者服务。

参考文献

[1] Koshida S, Asanuma K, Kuribayashi K, et al. Prevalence of human anti-mouse antibodies (HAMAs) in routine examinations[J]. Clin Chim Acta, 2010, 411(5~6): 391–394.

[2] Hull B. Aberrantly elevated TSH level due to human anti-mouse anti-bodies (HAMA) interference with thyrotropin assay[J]. JSC Med Assoc, 2012, 108(1): 12–13

[3] 倪娟, 高洪柳, 王国洪, 等. 化学发光法检测促甲状腺激素结果假性增高 1 例 [J]. 临床检验杂志, 2016, 34(9): 720.

（康莉华，李春莉　重庆医科大学附属妇女儿童医院）

案例九　纤维蛋白干扰检测引起 CA19-9 异常升高

基本信息

管某某，女，40 岁，子宫颈肿瘤术后。

病史简述

2014 年患者行子宫颈肿瘤切除术，之后一直定期复查。

2017 年 12 月 17 日，来院复查肿瘤标志物，结果显示 CA19-9 826.92 U/mL（0~37 U/mL），检测结果与前一次结果相差甚远，受到患者质询。

案例随访

2017 年 12 月 20 日，查看原始标本，发现样本血清中有极少量纤维蛋白丝。遂将样本重新离心后复检，检测结果为 CA19-9 10.75 U/mL。为排除干扰因素，对样本进行 1∶10 倍稀释后复测，结果为 < 20 U/mL。

2017 年 12 月 20 日，患者重新抽血复查，检测结果为 CA19-9 9.31 U/mL。

案例分析与专家点评

本例患者除 CA19-9 异常升高外，其他肿瘤标志物检查无异常。观察原始样本发现存在少量纤维蛋白丝，于是重新离心后对样本进行复检，并且为排除可能干扰因素，对样本稀释后再检测。复测后 CA19-9 在正常参考范围内。

样本前处理对样本检测结果影响很大，因此我们应遵循试剂说明书中样本要求的相关条件来处理样本，并观察处理后样本状况是否能用于检测。本案例中按照要求对样本离心后，样本中仍有少量纤维蛋白丝，且肉眼不易辨别，但是对样本检测却造成了巨大影响，应引起重视。

（黎　锦，李一荣　武汉大学中南医院）

案例十　前列腺癌时血清 PSA 不高反低

基本信息

赵某某，男性，46 岁，肛门部疼痛 3 月余。发生于淮安某医院。

病史简述

2020 年 4 月 30 日，患者肛门部间歇性隐痛，多于夜间发作，无阵发性加剧，无大便性状改变，无间歇性血便，无顽固性腹泻，无明显里急后重感，未进行特殊治疗。近 1 个月症状加重，外院肠镜结果：距肛门约 8 cm 见不规则增生，中央有溃疡病变。

案例随访

2020 年 5 月 1 日，查血清肿瘤标志物 CA19-9、CA50 及 CEA 和全腹部 CT（表 8.10；图 8.10.1）。肿瘤标志物 CA19-9、CA50 及 CEA 均显示正常，全腹部 CT 显示前列腺部位不均匀异常信号（红色区域所示）。

2020 年 5 月 2 日，查血清肿瘤标志物 tPSA、fPSA 和盆腔增强 MRI（表 8.10；图 8.10.2）。tPSA 和 fPSA 均低于正常值，询问病史未做过前列腺、精囊根治手术或药物去势治疗，对此临床对检验结果存有质疑，增强 MRI 显示前列腺有异常不规则信号（红色区域所示）。

表 8.10　血清肿瘤标志物检测结果

检验项目	结果	参考值
CA19-9（U/mL）	11.50	0~34
CEA（μg/L）	2.62	0~5
CA50（U/mL）	7.31	0~25
TPSA（U/mL）	< 0.006	0.26~2.0
fPSA（μg/L）	< 0.010	0~0.93

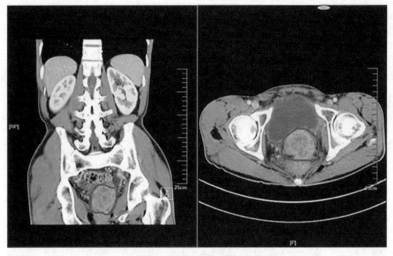

图 8.10.1　全腹部 CT

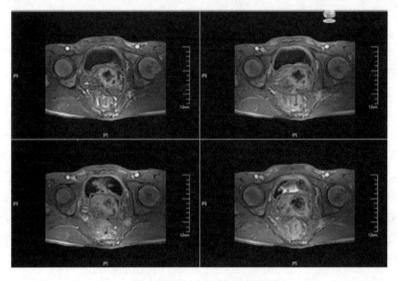

图 8.10.2　盆腔增强 MRI

2020 年 5 月 5 日，胃肠外科行肠镜检查示：距肛门约 5 cm 见肠黏膜慢性炎症等改变，病理结果显示黏膜慢性炎症。经泌尿科会诊高度怀疑前列腺病变，转入泌尿科治疗。5 月 7 日行 MRI-TRUS 经会阴前列腺穿刺活检，病理结果显示：前列腺癌。

2020 年 5 月 15 日，行腹腔镜前列腺癌根治术。术后病理检查提示：前列腺鳞状细胞癌。

案例分析与专家点评

思考：患者影像学检查和病理检查均提示前列腺癌伴局部多处侵犯，血 PSA 值为何不明显升高，反而极低？经过稀释实验排除钩状效应和异常交叉反应因素，同时结合术后病理结果与临床达成共识：①PSA 是由前列腺腺上皮细胞所分泌的丝氨酸蛋白酶，并在前列腺癌细胞中高表达，非腺癌患者血清中可能不高。②本例患者 PSA 浓度降低可能是由于鳞状细胞癌组织压迫腺上皮、腺上皮萎缩、PSA 入血循环受阻等因素引起。

启发：①免疫学检测的过程中，除了被测项目本身的生理、病理因素对检测结果及临床判断的干扰外，检测方法学也存在许多干扰因素，如抗原抗体反应的带现象、标本中的冷凝集素、高滴度的自身抗体、补体等其他交叉反应物质、影响免疫复合物分离的生物素等物质。这些都需要检测人员在报告发出前、出现反常结果时、遇到争议时加以分析和排除。②肿瘤标志物的检测对实验人员的理论和技能有较高的要求，除了要掌握实验质量控制，影响因素等常规实验技能，还要有扎实的临床基础、分析和解决问题的能力以及与临床沟通的经验，如此遇到投诉才能合理、恰当地处理问题。

（李　畅　淮安市第一人民医院）

案例十一　标本延迟送检导致血清降钙素结果显著降低

基本信息

陈某某，男，62 岁。甲状腺髓样癌颈部、纵隔淋巴结转移，行安罗替尼治疗 2 年余。发生于某医院。

病史简述

2021 年 7 月 22 日，查降钙素（Ctn）较前升高（9375 pg/mL，参考值 0~18 pg/mL）。影像学检查提示：甲状腺区病灶及颈部、纵隔淋巴结较前相仿。生化无特殊。尿蛋白 3+，手足综合征，血压升高，TSH 升高，考虑为安罗替尼相关的不良反应。

2021 年 7 月 24 日，行 RET 基因突变检测提示 883 突变，提示可选用高选择性 RET 抑制剂如普拉替尼（Pralsetinib）或者塞尔帕替尼（Selpercatinib）靶向药治疗；目前国内只有普拉替尼获批在伴有 RET 基因改变的恶性肿瘤中使用；拟停用安罗替尼，开始使用普拉替尼 400 mg qd。

2021 年 8 月 11 日，复查降钙素提示明显下降（3176 pg/mL）；患者服药后 2 天出现血压升高，经服降压药后血压控制可；血常规提示 WBC、Plt 绝对值降低；患者无特殊不适。

2021 年 8 月 16 日，复查血常规提示 Plt 48×10^9/L，建议暂停使用普拉替尼，使用 IL-11。9 月 4 日复查 Ctn 7995 pg/mL，医嘱再次使用普拉替尼 200 mg qd。

2021 年 9 月 29 日，诉从 2021 年 9 月 4 日开始使用普拉替尼 200 mg qd，服药后血压升高，但不高于 150 mmHg，暂停普拉替尼。10 月 8 日，诉轻微头晕 2 天，伴有食欲下降，继续停用普拉替尼。10 月 26 日，诉仍有轻微头晕，继续停用普拉替尼；医嘱上午采血复查 Ctn。但检验科发现标本遗漏在门诊采血处未送检。10 月 27 日，检测该遗漏标本，血清 Ctn 3993 pg/mL，对比历史结果显著下降。

患者靶向药物使用与 Ctn 检测结果简要总结如图 8.11.1 所示。

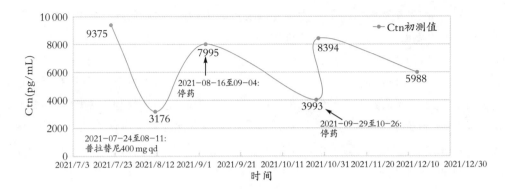

图 8.11.1 降钙素检测结果趋势图

案例随访

血清 Ctn 测定试剂盒说明书（MAGLUMI）的标本要求为：采血 5 mL，室温静置，离心；2℃~8℃保存，6 h 以内检测；如超过 6 h，则分装后置于 -20℃。2021 年 10 月 26 日上午采集的血液标本，经室温隔夜送检，标本已不符合检测要求。

回顾患者病历，患者曾因血小板降低而停用靶向治疗药物普拉替尼，同时使用 IL-11 进行升血小板治疗，停药 20 天后（2021 年 8 月 16 日至 9 月 4 日）Ctn 结果回升至 7995 pg/mL；此次（2021 年 10 月 27 日）Ctn 检测为持续停药 1 个月（2021 年 9 月 29 日至 10 月 26 日）后的复查，所得 3993 pg/mL 的 Ctn 结果与临床不符。

送检标本不符合检测要求，且所得结果又与临床不符。检验科征询患者同意，于 2021 年 10 月 28 日采血重测，标本采集后 2 h 血清 Ctn 数值为 8394 pg/mL。综合重测标本及时送检及时检测情况、患者临床情况，检验科采纳 8394 pg/mL 的降钙素结果发出检验报告。

后期随访发现，患者于 2021 年 11 月 12 日开始减量使用普拉替尼 100 mg qd，2021 年 12 月 14 日复查 Ctn，缓慢下降至 5988 pg/mL。两次与用药剂量相关的 Ctn 下降，证实基因突变检测指导下的治疗方案的有效性，以及 Ctn 在甲状腺髓样癌患者疗效评估中的重要作用。

案例分析与专家点评

在实际检验工作中，很难做到如试剂盒说明书要求的离心后冷藏保存，只能尽量采血后立刻送检上机；且由于 Ctn 并非急诊项目，Ctn 标本采集送检规范的宣传就显得尤其重要，以保持相对恒定的标本检验前时间。如本院检验科标准作业流程（SOP）规定 Ctn 检测应在工作日上午 12 点之前采血并送检，下午及晚上不采血、休息日不采血。

本院检验人员研究发现 Ctn 在室温下遵循一定的降解规律，可用降解公式表达；因标本放置过久引起 Ctn 假性降低时，已知患者性别及标本室温放置时间，可根据公式校正 Ctn 结果至血标本采集时的理论真值[1]。如图 8.11.2 显示，2021 年 10 月 27 日的 Ctn 结果可经公式由 3993 pg/mL 校正至 9477 pg/mL；2021 年 10 月 28 日的复查结果为 8394

pg/mL，经公式校正至 9956 pg/mL。患者在两天期间未用药，则可以假设患者 Ctn 水平无变化，则两日之间 Ctn 理论真值的绝对偏差为：9477 pg/mL–9956 pg/mL=–479 pg/mL。试剂盒说明书的产品性能指标显示，Ctn 检测的批内变异系数应 ≤ 10%，批间变异系数应 ≤ 15%；本实验室 Ctn 检测使用两个质控水平，2021 年第 4 季度的高值质控实际均值为 208 pg/mL，实际变异系数为 2.85%。以实际变异系数为标准，当靶值为 9956 pg/mL 时，标准差应为 283 pg/mL；据此可知上述绝对偏差小于两个标准差，可认为两日之间 Ctn 理论真值的差异处于方法允许的不精密度范围之内。在本案例的实际应用中，如果重新采集标本有困难，则报告时采用校正后的 Ctn 结果更加准确可靠。

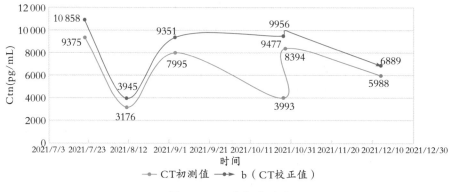

图 8.11.2 降钙素结果

标本延迟送检及非检验科要求的时间采集标本并不能总是得到避免，由此导致的 Ctn 检测结果假性降低将严重误导临床；在要求患者重新抽血有困难的时候，可以根据校正公式，并与临床充分沟通后，提供校正后的结果供临床参考。

参考文献

[1] Ou G, Chen Q, Liu W, et al. Study on the degradation rule of calcitonin in vitro in patients with medullary thyroid carcinoma[J]. BIOCHEM BIOPH RES CO, 2018, 507: 106–9.

（欧国平，戴淑琴　中山大学肿瘤防治中心）

案例十二　标本采样不足导致 NSE 结果假性升高

基本信息

巫某某，女，68 岁，患者右肺恶性肿瘤（腺癌 T4N2M1 Ⅳ b 期）。发生于重庆某医院。

病史简述

2018 年 3 月，患者就诊于璧山区某医院怀疑肺部恶性肿瘤。

2018 年 7 月，患者就诊于重庆某医院，胸水中查见腺癌细胞，诊断肺腺癌 T4N2M1

Ⅳb 期，伴有脑转移。患者行全脑姑息放疗。8 月，开始服用吉非替尼，并规律复查，病情稳定，肺癌标志物检测中 NSE 结果一直在 5.5 ng/mL 左右（参考值 0~6 ng/mL），结果正常。

2022 年 2 月，患者来我院复查，NSE 检测结果 21.3 ng/mL，其他检测项目与 1 个月前结果基本一致，其他检测项目也未见病情进展的有效证明，检验人员怀疑 NSE 结果有误，开始查找原因。

案例随访

查看当天 NSE 质控结果在控，查看试剂该患者标本未见明显溶血，但采血量不足，中途有人工吸出血清并转移到专门试剂杯检测的步骤；观察试剂杯底部有少量红细胞沉积，将试剂杯中标本离心复查，并找患者同一时间采血的生化标本离心后一同复查结果（表 8.12）。

表 8.12 不同采样标本 NSE 检测结果（ng/mL）

	转移试剂杯原结果	转移试剂杯离心后结果	生化室标本结果
NSE（参考值 0~6 ng/mL）	21.3	5.4	5.1

案例分析与专家点评

血清神经元特异性烯醇化酶（neuron specific enolase，NSE）是神经元和神经内分泌细胞所特有的一种酸性蛋白酶，是神经内分泌肿瘤的特异性标志，如神经母细胞瘤、甲状腺髓质癌和小细胞肺癌（70% 升高），可用于鉴别诊断、病情监测、疗效评价和复发预报。NSE 已作为小细胞肺癌重要标志物之一。

本案例考虑标本在吸出转移过程中吸到少量红细胞，由于红细胞内含有大量 NSE，检测时红细胞破裂，导致细胞内大量 NSE 释放，使 NSE 检测结果假性升高，容易误导医生考虑患者病情有进展[1]。

由于正常红细胞中 NSE 含量较高，检测项目有 NSE 时，应特别关注标本状态是否有溶血，溶血是 NSE 检测的影响因素。NES 检测患者发生溶血与年龄、病种、送检方式等因素有关[2]。在实际检验中，应该采用专人专送的送检方式，尽量避免摇晃和碰撞。还要注意检测标本量是不是充足，对于有溶血或者血清量不足的标本可以与病房沟通重新抽血复查，需要转移到专门试剂杯进行检测时，转移后应常规进行离心，防止吸入少量红细胞对结果产生干扰，进而误导临床。

参考文献

[1] 向燕君,周瑶,冯兰英,等.溶血对神经元特异性烯醇化酶检测结果的影响及样本溶血影响因素分析 [J]. 现代肿瘤医学,2022,30(12):2233–2237.
[2] 杨丽珍,龙庭燕,黎宇.标本溶血对神经元特异性烯醇化酶测定结果的影响 [J]. 医学信息,2018,31(8):180–181.

（王亚丽，郭变琴，吴立翔　重庆大学附属肿瘤医院）

案例十三　检验前处理不当引起小细胞肺癌患者 NSE 异常改变

基本信息

冉某某，男，57 岁，2022 年 2 月 5 日确诊为小细胞肺癌。发生于重庆某医院。

病史简述

2022 年 1 月，因不明原因咳嗽、咯痰入院就诊，CT 显示患者左肺上叶占位性病变，肺穿刺活检提示小细胞肺癌，占位中心层面大小约 7.5 cm×4.9 cm。手术困难，考虑放化疗方案。其肿瘤标志物结果显示：AFP 1.96 ng/mL（参考范围 0.00~7.00 ng/mL），CEA 33.19 ng/mL（参考范围 0~4.30 ng/mL），CA125 43.66 U/mL（参考范围 0~35.00 U/mL），CA19-9 38.98 U/mL（参考范围 0~27.00 U/mL），CA72-4 3.99 U/mL（参考范围 0~6.90 U/mL），Cyfra21-1 21.46 ng/mL（参考范围 0~3.30 ng/mL），NSE 38.50 ng/mL（参考范围 0~22.00 ng/mL）。

2022 年 2 月 14 日，予以"紫杉醇 300 mg+ 顺铂 120 mg"化疗一疗程，化疗过程顺利。

2022 年 3 月 9 日，完善基因检测后予培美曲塞 800 d1+ 奈达铂 60 mg d1~2+ 替雷利珠单抗 200 mg 化疗联合免疫治疗一疗程，过程顺利。

2022 年 4 月 1 日，复查胸部 CT 提示病灶较前缩小，复查肿瘤标志物 Cyfra21-1 6.50 ng/mL（参考范围 0~3.30 ng/mL），NSE 17.5 ng/mL（参考范围 0~22.00 ng/mL），其肿瘤标志物结果与临床表现相吻合。

2022 年 4 月 3 日，排除化疗禁忌证后予以培美曲塞 800 mg d1+ 顺铂 60 mg d1~2+ 替雷利珠单抗 200 mg 化疗联合免疫治疗一疗程，过程顺利。

2022 年 4 月 6 日，排除放疗禁忌证后行肺部肿瘤根治性调强放疗，于 2022 年 5 月 18 日放疗结束，累计完成放疗 DT：60 Gy/30 f，放疗过程顺利。

2022 年 4 月 27 日，予以培美曲塞 800 mg d1+ 顺铂 60 mg d1~2+ 替雷利珠单抗 200 mg 化疗联合免疫治疗一疗程，过程顺利。复查肿瘤标志物 Cyfra21-1 3.33 ng/mL（参考范围 0~3.30 ng/mL），NSE 9.22 ng/mL（参考范围 0~22.00 ng/mL），NSE 结果进行性降低，提示该放化疗方案有效。

2022 年 5 月 19 日，放化疗结束后再次复查肿瘤标志物 Cyfra21-1 0.97 ng/mL（参考范围 0~3.30 ng/mL），NSE 37.80 ng/mL（参考范围 0~22.00 ng/mL）。NSE 结果出现回升，受到临床质疑。

案例随访

检验科将原标本进行复查，检测结果无疑，遂将结果送外单位不同的检测系统复查，结果显示：NSE 38.20 ng/mL ↑，其余肿瘤标志物结果也均相符。考虑是否为其他因素影响，嘱患者 3 天后复查肿瘤标志物，NSE 结果为 9.08 ng/mL，回到正常参考区间，其余肿瘤标志物也与最近一次结果相近，其结果及放化疗节点如表 8.13 和图 8.13 所示。

表 8.13　不同放化疗节点肿瘤标志物检测结果

项目	参考区间	1/24 未化疗	4/2 化疗 2 疗程	4/27 化疗 4 疗程放疗 1 疗程	5/19 放化疗结束	5/22 未放化疗
NSE（ng/mL）	0~22.0	38.5 ↑	17.5	9.2	37.8 ↑	9.1
CEA（ng/mL）	0~4.3	33.2 ↑	2.5	2.2	2.3	2.3
CA125（U/mL）	0~35.0	43.7 ↑	22.0	15.4	16.2	16.3
CA19-9（U/mL）	0~27.0	38.8 ↑	17.2	16.2	15.3	14.2
Cyfra21-1（ng/mL）	0~3.3	21.4 ↑	6.5 ↑	3.3	0.9	1.0

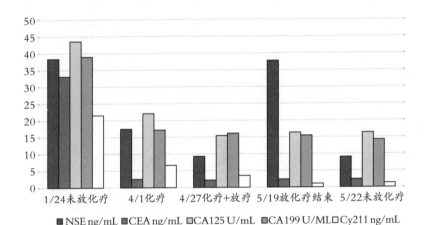

图 8.13　不同放化疗节点肿瘤标志物检测柱状图

　　如表 8.13 和图 8.13 所示 NES、CEA、CA125、CA19-9、Cyfra21-1 等 5 项肿瘤标志物在治疗前均高于参考范围。随着放化疗方案的推进，结合患者影像学占位缩小证据及 5 项肿瘤标志物进行性下降表现，证实放化疗方案有效。而 5 月 19 日放化疗结束后 NSE 结果异常升高，该结果提示肿瘤有复发及转移可能，与临床表现不符。经查 5 月 19 日患者标本为前一天夜间采集，值班人员接收后未及时离心及冷藏，而其余标本均为当日采集，及时检测。结合以上情况，考虑为前处理不当导致的 NSE 异常升高。

案例分析与专家点评

　　NSE 为糖酵解关键酶，主要存在于神经内分泌细胞和这些组织来源的肿瘤组织中，以二聚体形式存在，由 α、β、γ 3 种亚基组成，主要有 5 种同工酶（αα，ββ，γγ，αβ，αγ）。

　　NSE 检测结果受分析前因素（溶血、温度、保存时间）影响较大，需注重分析前处理环节以保证结果的准确性。标本采集后水浴、未及时离心等不正确处理方式都会导致 NSE 检测结果的假性增高[1]；血小板和红细胞中存在 NSE 同工酶，发生溶血后使 NSE 同工酶被释放到细胞外，在 NSE 检测时发生交叉反应，引起血清 NSE 结果偏高。

当标本发生肉眼不可见的轻微溶血时，可导致假阳性结果出现。

有研究发现血清中的血红蛋白与 NSE 的关系：1 mg Hb 中含 NSE 量为 15.7~28.5 ng，也有研究列出了溶血后 NSE 的校正公式 [2, 3]：

$$NSE_{corr}=NSE_{meas} - （Hb_{serum}）（NSE_{RBCs/Hb}）+ 0.084（Hb_{serum}）+1.1$$

NSE_{corr} 为 NSE 校正值，NSE_{meas} 为 NSE 测量值，$NSE_{RBCs/Hb}$ 为红细胞裂解液中血红蛋白 NSE 含量。

参考文献

[1] Laurent Ramont, Henri Thoannes, Ariel Volondat, et al. Effects of hemolysis and storage condition on neuron specific enolase (NSE) in cerebrospinal fluid and serum, implications in clinical practice[J]. Clin Chem Lab Med, 2005, 43(11):1215–1217.

[2] Nicole V Tolan, Noemi Vidal-Folch, Alicia Algeciras-Schimnich, et al. Individualized correction of neuron-specific enolase (NSE) measurement in hemolyzed serum samples[J]. Clinica Chimica Acta, 2013, 424(4546):216–221.

[3] Charlotte J Verfaillie, Joris R Delanghe. Hemolysis correction factor in the measurement of serum neuron-specific enolase [J]. Clin Chem Lab Med, 2010, 48(6):891–1.

（潘　锋　黔江中心医院）

案例十四　血清质量引起 NSE 假性升高一例

基本信息

患者，女，63 岁，20 余天前无明显诱因出现行动迟缓，言语低缓，感乏力，大便干结，小便次数多；无嗅觉减退，无快速动眼睡眠障碍，无幻觉、幻听，无发热、咳嗽、咯痰，无头晕，无恶心、呕吐，无心慌、胸闷，无肢体麻木无力，无意识丧失及四肢抽搐。发生于济宁某医院。

病史简述

患者平素身体一般，有"头痛"病史 10 余年，间断院外服用"氟桂利嗪、布洛芬"治疗，无乙肝病史及其密切接触者，无手术史，无外伤史，无血液制品输入史，无药物过敏史，无食物过敏史，预防接种史不详。2021 年 4 月 25 日颅脑 MRA：脑多发缺血、变性灶，椎基底动脉冗长并压迫脊髓。2021 年 5 月 16 日因"行动迟缓 20 余天"入院。

案例随访

入院后完善各项检查，其中包括 NSE 的检测，第一次的检测结果见表 8.14.1。标本血清质量可，胸部 CT 结果显示：右肺下叶、左肺下叶慢性炎症，右肺上叶、左肺下叶实性小结节，没有明显占位。其他肿瘤标志物，如表 8.14.2 所示结果在正常范围之内。

重新采样复测，如表 8.14.3 所示 NSE 检测结果正常。

表 8.14.1 第一次入院 Cyfra21-1 和 NSE 检测结果

项目	检验结果	参考值
Cyfra21-1（ng/mL）	3.330	≤ 3.3
NSE（ng/mL）	92.720	0~16.3

表 8.14.2 肿瘤标志物检测结果

检验项目	检验结果	参考值
CEA（ng/mL）	1.95	0~5
AFP（ng/mL）	4.83	0~8.78
CA15-3（U/mL）	4.5	0~31.3
CA19-9（U/mL）	2.21	0~37
CA125（U/mL）	11.4	0~35

表 8.14.3 重新采样 NSE 检测结果

项目	检验结果	参考值
NSE（ng/mL）	11.560	0~16.3

案例分析与专家点评

对第一次采集标本进行复查。肉眼观察发现，由于离心的原因，血凝块并未完全离心到采血管底部，在检测时，采样针采到血细胞，导致实验结果假性增高。将血凝块吸出，进行了再次检测，实验结果在正常范围之内。试剂说明书明确说明：发生溶血或不正确的离心时，红细胞和血小板中的 NSE 会导致结果增高。

本病例涉及的项目是 NSE。NSE 高浓度存在于神经细胞和神经内分泌细胞以及这些细胞所引发的肿瘤细胞中 [1]，可作为检测小细胞肺癌的首选标志物 [2]。NSE 水平增高，可出现在神经内分泌性的恶性肿瘤中，但也见于范围广泛的其他类型肿瘤和临床疾病，包括黑色素瘤、神经母细胞瘤、精原细胞瘤、恶性嗜铬细胞瘤等，以及脑组织损伤、脑出血、炎性脑病和克雅病等疾病中 [3, 4]。

参考文献

[1] Isgrò MA, Bottoni P, Scatena R. Neuron-Specific Enolase as a Biomarker: Biochemical and Clinical Aspects [J]. Adv Exp Med Biol, 2015, 867: 125–143.

[2] 王丽恒，李梦竹，曾跃，等. 神经元特异性烯醇化酶的临床应用及研究进展 [J]. 医学综述，2018, 24(12): 2301–2305.

[3] 郭继东，张晓杰. 急性脑梗死患者神经元特异性烯醇化酶水平检测的临床意义 [J]. 中国老年学杂志，2010, 30(22): 3395–3396.

[4] 林建虎，何学雄，陆川. 血浆 NSE 测定在中重度颅脑外伤中的应用 [J]. 温州医学院学报，2011, 41(6): 530–540.

（陈新科 济宁医学院附属医院）

案例十五　隐性溶血陷阱——NSE 假性升高

基本信息

患者，男，54 岁，体检发现右上肺结节性阴影。发生于广州某医院。

病史简述

2016 年 11 月 25 日，患者来我院胸科做"纤维内镜活检"，病理结果提示低分化鳞癌。11 月 30 日，接受两程"培美曲塞＋奈达铂"方案化疗，复查 CT 显示肿瘤病灶缩小。

2017 年 1 月 26 日，行"右上肺叶切除"，病理示：右上肺低分化鳞癌（pT4N0M0，ⅢA 期）。3 月 28 日，术后常规化疗后复查：胸部加强 CT 提示胸部及颈部、纵隔淋巴结未发现明显异常，检验结果无明显异常。

2017 年 4 月 22 日和 2017 年 5 月 20 日，化疗后复查，胸部加强 CT 提示胸部及颈部、纵隔淋巴结与术后的 CT 结果相仿，检验结果除 NSE 显著升高外，其他指标无明显异常。

历次的肿瘤标志物结果如下图 8.15 所示。从各指标的变化趋势可以看出，随着治疗过程的推进，各项标志物浓度水平在平稳下降，但 5 月 20 日复诊的 NSE 结果却异常升高，引起检验人员的注意。

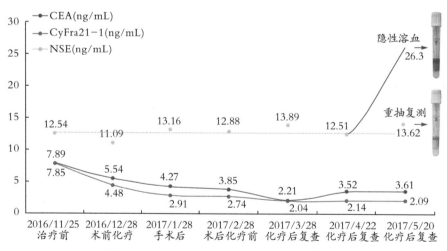

图 8.15　NSE、CEA 及 Cyfra21-1 的动态变化

案例随访

标本与患者核对无误，当天仪器状态良好，室内质控在控。观察发现该患者血清颜色较深，检测溶血指数为 36（参考值范围 0~5），考虑 NSE 易受溶血影响，再结合患者的全部诊疗过程及其他检验结果，初步判断为样本溶血导致的 NSE 假性增高，运用中山大学肿瘤防治中心检验科校正公式计算结果为 12.87 ng/mL。为了进一步验证计算校正结果的准确性，我们与患者沟通，建议重新抽血复查，重抽后的血清对比此前血清明显清亮，NSE 检测结果为 13.62 ng/mL，符合临床表现。

案例分析与专家点评

NSE 是神经内分泌性肿瘤如神经母细胞瘤及小细胞肺癌的重要标志物，用于肿瘤的辅助诊断、治疗效果评估和转移复发监测。由于红细胞内 NSE 浓度比血清高数十倍，因此血清 NSE 的测定极易受到标本溶血的干扰，这为临床诊疗带来困惑，也会引发患者的焦虑情绪。

溶血是临床实验室标本不合格最常见的原因之一。标本溶血可能干扰检测，导致结果错误，但日常工作中由于目测判断主观性强、灵敏度低、无法标准化，尤其对于隐性溶血的样本肉眼无法轻易识别。

针对上述溶血干扰，中山大学肿瘤防治中心检验科研发了可纠正溶血所致 NSE 假阳性干扰的公式及自动化使用流程[1]。利用溶血指数和个体红细胞内 NSE 与血红蛋白的比值进行纠正，纠正后的 NSE 数值与未溶血标本 NSE 数值的偏差在实验室可接受范围内，可超灵敏识别隐性溶血，同时免去患者重新抽血的烦琐，以降低 NSE 假阳性结果对临床诊疗的干扰[2]。本例患者经公式纠正后的 NSE 数值 12.87 ng/mL，与未溶血标本 NSE 数值 13.62 ng/mL 基本相符。

样本质量决定结果准确性，而微量红细胞破碎所导致的不足以被肉眼发现的隐性溶血，会对血清 NSE 结果造成影响[3]。在识别标本溶血方面，溶血指数要比肉眼观察灵敏度提高 69 倍，可提供客观稳定的数据，同时结合中山大学肿瘤防治中心检验科研发的纠正公式及自动化使用流程，实现自动化仪器检测与实验室信息系统互联，可作为发现临床溶血标本的利器，助力于高质量精准检验。

参考文献

[1] Xiao-min Liu, Xiao-hua Liu, Min-jie Mao, et al. The automated processing algorithm to correct the test result of serum neuron-specific enolase affected by specimen hemolysis[J]. J Clin Lab Anal, 2021, 706: 102–9.

[2] Vermeer HJ, Thomassen E, de Jonge N. Automated processing of serum indices used for interference detection by the laboratory information system[J]. Clin Chem, 2005, 51(1):244–7.

[3] Tolan NV, Vidal-Folch N, Algeciras-Schimnich A, et al. Individualized correction of neuron-specific enolase (NSE) measurement in hemolyzed serum samples[J]. Clin Chim Acta, 2013, 424:216–21.

（刘晓华，池沛冬　中山大学肿瘤防治中心）

案例十六　溶血引起的 NSE 升高案例

基本信息

李某某，男，70 岁。发生于福建某医院。

病史简述

2021 年 7 月 23 日进行体检（无既往史及现病史）。抽血检查，检测结果显示：NSE 67.55 ng/mL（正常参考范围 < 16.3 ng/mL）。

案例随访

观察标本性状，发现轻度溶血，检验科马上通知患者重新抽血复查，检测结果如下：NSE 13.1 ng/mL，ProGRP 47.1 pg/mL（正常参考范围 < 47.3 pg/mL）。肺部 CT 结果显示：未见异常。全腹彩超结果显示：未见异常。脑部 MRI 结果显示：未见异常。

案例分析与专家点评

NSE 是一种酸性蛋白酶，存在于神经组织、神经内分泌系统、胺前体摄取和脱羧（APUD）组织，参与细胞糖酵解活动。因这些组织糖酵解作用加强，细胞增殖周期加快，致使细胞内 NSE 释放进入血液增多，从而对相应的肿瘤或疾病有一定的辅助诊断作用。因此，在临床检验中，NSE 常作为小细胞肺癌（SCLC）[1, 2]、神经母细胞瘤[3] 的标志物，也可为其他神经内分泌细胞肿瘤、脑部损伤检测提供信息，被广泛用于相关疾病的辅助诊断和疗效评估等临床应用中。

本案例第一次溶血血清标本中的 NSE 大大超过出参考范围；重抽后复查 NSE 为正常值，影像学结果均无异常提示，并结合无临床表现，考虑第二次血清学结果较可信，可见溶血对 NSE 检测结果干扰很大。

由于在红细胞和血小板中有 NSE 的同工酶，与 NSE 存在部分交叉免疫反应。因此，如果抽血时止血带绑扎过久、抽血部位血管过细、血液黏度过高、标本放置时间过长、不同程度的振荡、多次离心、温度的突然改变等都可能使标本发生溶血，其中的 NSE 同工酶便释放到细胞外，将使血清 NSE 检测结果偏高而导致假阳性结果，NSE 值随溶血程度呈递增趋势[4]。有研究[5] 显示，溶血每产生 1 g 血红蛋白（Hb），可使 NSE 的测定平均值达到 34.53 ng/mL 而产生假阳性结果。对 Hb 进行梯度稀释发现，Hb 含量越高，对 NSE 的测定结果影响越大。当样本中 Hb 达到 4 g/L 时，NSE 的检测结果竟从 1.11 ng/mL 升高到了 136.94 ng/mL，可见样本溶血对血清 NSE 的检测结果具有明显影响，可能导致误判（表 8.16）。另外，特别需要注意的是，临床上有时会存在隐性溶血（肉眼无法识别或 Hb 浓度 < 0.2 g/L），也可能出现 NSE 的假性升高。

表 8.16　自制溶血标本 NSE 测定结果

Hb（g/L）	4.0	2.0	1.0	0.5	0.25	0.125	0.063	0.031
NSE（ng/mL）	136.94	62.83	31.75	18.31	9.14	4.68	2.04	1.11
每克 Hb 含 NSE（ng/mL）	34.24	31.42	31.75	36.62	36.56	37.44	32.38	35.81

因此，我们应做好检验前的质量控制工作，在标本采血、送检、离心等步骤，应严格避免溶血，尽量避免使用溶血样本进行血清 NSE 的检测，防止假阳性的出现，减少临床误诊率。实际检验工作中，若发现 NSE 升高，应尽快核实标本是否显性溶血，并排除

隐性溶血，加以标注，结合病史及其他相关检查报告，及时联系临床或患者沟通处理，以保证检验报告的准确性[6]。

参考文献

[1] 米哲涛，陈明晓，田保国 . 血清胃泌素释放肽前体与神经元特异性烯醇化酶水平在小细胞肺癌同步放化疗中的变化及其意义 [J]. 肿瘤研究与临床，2021, 33(1):38–41.

[2] 张婷素，袁春樱，邱海江，等 . 血清特异性烯醇化酶、胃泌素释放肽前体在小细胞肺癌诊断和治疗效果评价中的作用 [J]. 中华全科医学，2019, 17(6):959–961, 965.

[3] Ferraro S, Braga F, Luksch R, et al. Measurement of Serum Neuron-Specific Enolase in Neuroblastoma: Is There a Clinical Role[J]. Clinical Chemistry, 2020, 66(5):667–675.

[4] 薛峰，王莉彦，张明岩，等 . 小细胞肺癌患者治疗前后血清 NSE 测定的临床意义 [J]. 中国肺癌杂志，2011, 14(9):723–726.

[5] 邹自英，黄海，袁成良 . 标本保存时间和溶血对神经特异性烯醇化酶测定的影响 [J]. 西南国防医药，2006, 16(6):610-611.

[6] 任丽芬，陈名声，张志平，等 . 溶血对神经元特异性烯醇化酶检测结果的影响及样本溶血影响因素分析 [J]. 现代肿瘤医学，2022, 30(12):2233–2237.

（高嫣妮　福建省肿瘤医院）

案例十七　吸入分离胶对检测结果的影响

基本信息

陈某某，男，66 岁。患者 1 个多月前，局麻下行肝动脉化疗栓塞术，为进一步治疗，以"肝癌介入术后"收入山东某医院。

病史简述

患者入院后检测结果发现 AFP > 1200 ng/mL，AFP-L3 > 1200 ng/mL。

案例随访

电话与临床主管医生沟通，认为检测结果与临床病情不符，该患者为肝癌介入术后，手术效果较好。查看仪器结果显示 AFP-L3 发光值大于 AFP。经与厂商工程师沟通，该仪器若出现 AFP-L3 发光值大于 AFP，则会报结果 AFP > 1200 ng/mL，AFP-L3 > 1200 ng/mL，结果并不可信。1∶20 稀释后，AFP-L3 发光值仍大于 AFP。核对检验前程序，无抽错样本可能。检验后结果传输正确。而检验过程质控在控，上一个样本检测值在参考区间范围内，不存在携带污染。仔细观察标本，发现血清量少，分离胶中有针扎血迹，怀疑为样本针吸取标本时穿入分离胶中，分离胶对检测结果造成影响。因此，对该标本重新离心，将血清提取到反应杯中检测，结果显示 AFP 15.50 ng/mL，AFP-L3 2.41 ng/mL。

案例分析与专家点评

该患者标本检测结果与患者病情不符，经查找最终找到原因，标本量采集过少吸入分离胶,进而干扰检测结果出现假阳性。不论定性还是定量检测方法,检测过程都可能受到不同干扰物质的影响,潜在的干扰物质可能来源于内源性或外源性途径,其中就包括标本处理过程中添加的物质,如抗凝剂、防腐剂、稳定剂、分离胶等,也包括标本处理过程中无意引入的污染物,如含粉手套、收集管胶塞等。

干扰物质引起的误差取决于其在患者标本中的浓度,干扰物浓度改变,其偏差度随之改变。偏差引起的结果变化,可能被错误解读为患者体征的变化[1-2]。其干扰机制通常包括:①化学干扰。干扰物可能通过与试剂竞争或阻碍指示剂的反应来压制反应,也可能通过络合或者沉淀改变待分析物的形态。②检测干扰。干扰物可能有与分析物相似、能够被检测或者测量到的性质,如荧光、颜色、光散射、洗脱位点或电极响应等。③物理干扰。干扰物可能会改变标本基质的物理性质,从而引起待分析物质浓度明显的变化。④酶抑制。干扰物可能会通过分离激活金属离子,与催化位点结合或者氧化必需的巯基等改变待分析物或试剂中酶的活性。⑤非特异性。干扰物可能会与待分析物有相同的反应。⑥交叉反应性。在免疫化学检测过程中,与某个抗原结构相似的干扰物可能会与抗体发生"交叉反应"。

参考文献

[1] EP-07A2 临床化学中的干扰实验:核准的指导原则——第二版.
[2] 中华人民共和国国家卫生和计划生育委员会.中华人民共和国卫生行业标准 WS/T 416—2013:干扰实验指南 [S]. 2013.

（郑桂喜,张　义　山东齐鲁医院）

案例十八　微小凝块导致甲状腺球蛋白 Tg 异常升高

基本信息

李某某,女,75 岁,患者左肺上叶腺癌 T4N3Ma Ⅳa 期。发生于某医院。

病史简述

2016 年 4 月,患者在重庆某医院行胸部 CT 检查见肺小结节,并在社区体检随访。

2021 年 9 月,患者在某肿瘤医院随访,提示左肺上叶舌段肿块样改变,考虑炎性变可能性大。10 月,患者于重庆市沙坪坝某医院检查,CT 提示:左肺上叶团片状影,考虑肿瘤性病变可能。11 月,患者来我院就诊,病理检查见腺癌细胞,结合免疫组化诊断左肺上叶腺癌 T4N3Ma Ⅳa 期。12 月,患者行 PP 方案(培美曲塞 700 mg d1+ 卡铂 420 mg d1)联合卡瑞丽珠单抗 200 mg 治疗,并定期随访监测疗效和患者状态,期间甲状腺功能检测一直正常,甲状腺球蛋白(Tg)结果在 20 ng/mL 左右(Tg 参考范围 1.6~59.9 ng/mL)。

2022 年 3 月,患者来我院复查,甲状腺功能检查结果显示:Tg 73 ng/mL,其他结果均正常。未见病情进展及甲状腺功能受损相关指征,检验科人员怀疑 Tg 结果异常,遂开始查找原因。

案例随访

查看当天 Tg 质控，结果在控；标本中 Tg 检测结果未见成批异常；仪器状态运行良好，无报警提示。肉眼查看标本状态无异常，用吸样枪吸取标本血清未见肉眼可见明显凝块，将标本重新离心后复查，结果见表 8.18。

表 8.18　Tg 检测结果

	首次（ng/mL）	复查（ng/mL）
Tg	73	22

案例分析与专家点评

为了缩短标本检测时间，实验室近期对检测设备进行了升级，Tg 项目更换为西门子 IMMUNITE2000XPi 进行检测，该仪器不需要将标本吸出到专门的检验杯中，缩短了检验前处理时间，也减少了人工操作步骤，避免了人为导致的偶然误差，但近期发现原有离心步骤下（4000 r/min，离心 5 min）该仪器假阳性率较高。

本案例中考虑标本检测管中有肉眼难以察觉的微小凝块，检测时仪器吸取到带有微小凝块的标本，导致假阳性的出现。经离心后复查结果正常，进一步证实了这一猜想。实验室可以适当延长样本离心时间（延长至 4000 r/min，离心 10 min），以降低假阳性率。但受患者用药和病情影响，不同患者血液体外凝固时间有差异，微小凝块这种情况很难完全杜绝，因此在审核报告时，出现结果与患者病情发展或前回值不相符的情况，需要对标本进行重复离心复查 [1]。同时需要联系仪器工程师对设备进行定期维护和保养，以保证仪器良好的运行状态。

参考文献

[1] Dwivedi SN, Kalaria T, Buch H. Thyroid autoantibodies[J]. Journal of clinical pathology, 2023, 76(1):19–28.

（吴立翔，王亚丽，郭变琴　重庆大学附属肿瘤医院）

案例十九　表皮细胞混入血液干扰 SCC 的检测结果

基本信息

王某某，男，65 岁。

病史简述

因"肺癌术后 2 年复查"来我科抽血化验。肿瘤标志物检测结果发现 SCC 异常升高（12.9 ng/mL），其他肿瘤标志物正常。是呼吸道炎症还是肺癌复发？患者对该结果比较焦虑，来我科询问。

案例随访

查阅病史：王某某，于 2017 年 1 月 10 日因体检发现肺结节来我院就诊，肺部 CT 检查显示右肺上叶有一 1.8 cm 毛刺状实性结节，肺癌待排？术后病理诊断为ⅠA 期肺腺癌，既往相关肿瘤标志物结果均正常，术后两年随访期间，肺部 CT 及肿瘤标志物结果（表 8.19）均正常。

表 8.19　肿瘤标志物测定结果

项目	2017/3/7	2017/10/18	2018/5/22	2019/3/6
SCC（ng/mL）	1.0	0.8	0.6	12.9
CEA（ng/mL）	3.2	2.5	2.9	3.3
CA125（U/mL）	12.6	15.9	20.7	16.2
CA199（U/mL）	20.89	19.68	11.53	18.53

患者于 2019 年 3 月 6 日再次来我院复查， CT 检查显示：患者右肺癌术后改变，余肺未见明显实质占位性改变，纵隔未见肿大淋巴结；左肺下叶少许纤维灶。腹部 B 超检查均无异常。血清肿瘤标志物 SCC 异常升高达 12.9 ng/mL，而 CEA、CA125、CA19-9 等检查结果正常（表 8.19）。患者比较焦虑来我科咨询，考虑血清学结果和肺部 CT 结果矛盾，并排除呼吸道炎症史，故首先对该样本进行再次重测排除检测错误。在发现前后结果一致后并征得患者同意的情况下进行重抽复查，结果重抽前后结果也基本相近，排除样本的错误。为进一步分析各环节中可能产生的问题，请患者来面谈，查体发现该患者抽血手臂皮肤极为干燥，表面有大量皮屑脱落，考虑手臂肘部抽血过程中有脱落的鳞状上皮混入可能，从而影响检测结果。重新清理皮肤，从手背皮屑较少处进针抽血，检测后 SCC 降为正常 1.3 ng/mL。为进一步验证该案例，本科室人员用棉签分别擦拭手臂、腿部皮肤后浸入生理盐水混匀，检测该生理盐水 SCC 结果分别为 3.5 ng/mL、5.1 ng/mL，符合预期判断。

案例分析与专家点评

SCC 存在于鳞状细胞的胞浆内，在肺癌和宫颈癌患者血液中其水平可大幅升高，部分呼吸道感染患者也可引起 SCC 升高[1-2]。国内有研究者发现皮肤病患者血清中鳞状细胞癌抗原（SCC）也有异常表达[3-4]。通过体表皮肤脱落入血影响检测结果的现象较为少见，但其原理和疾病状态类似，表皮细胞、汗液、唾液污染标本均在一定程度上会影响 SCC 检测结果。

该患者肿瘤标志物 SCC 异常升高与疾病特征和转归不相符，应进一步分析排查原因。该病例体表皮肤脱落入血影响检测结果的现象较为少见，易干扰临床医生的诊治并给患者带来不必要的焦虑。我们在平时工作中发现检测结果与临床不符后，首先需对检测样本进行排查，排除样本错检和误检的可能，同时应及时与患者和临床沟通，详细分析患者的诊疗过程和相关检查结果，结合临床排除分析前的一些干扰因素对检测结果的影响尤为重要。

参考文献

[1] 舒媚，吴振兴，朱振亮，等. 血清肿瘤标志物联合检测在肺癌诊断中的价值 [J]. 中华全科医学，2016, 14(6):3.

[2] 吴杰，骆骥才，张钧，等. CEA、CA125、NSE、Cyfra21-1、SCC 联合应用诊断肺癌的意义 [J]. 临床检验杂志，2011, 29(7): 535–538.

[3] 陈筱筱，王美燕，吴贤杰，等. 鳞状细胞癌抗原在各种皮肤病中表达的临床意义 [J]. 中华检验医学杂志，2011, 34(9): 2.

[4] 张蓉，甘洁民，陈微雅，等. 非肿瘤患者血浆鳞状上皮细胞癌抗原升高的研究进展 [J]. 检验医学，2019, 34(6):4.

（吴　杰，徐笑红　中国科学院大学附属肿瘤医院）

案例二十　外源性 HCG 致尿早孕试纸假阳性

基本信息

王某某，女，36 岁，不孕，就诊于贵阳某医院。

病史简述

患者 2021 年 7 月于我院生殖医学中心接受胚胎移植术前准备，10 月 4 日植入胚胎后居家观察，遵医嘱按时注射人绒毛膜促性腺激素（HCG），定期复诊。

案例随访

2021 年 10 月 4 日行胚胎植入术，术前注射 4000 U HCG（每支 2000 U），术后抽血检测，结果见表 8.20.1。10 月 7 日注射 4000 U HCG，10 月 10 日注射 4000 U HCG，10 月 13 日早孕试纸检测晨尿呈阳性，10 月 17 日早孕试纸检测晨尿呈阳性。

表 8.20.1　胚胎植入术后激素分析结果

项目	结果	单位	参考区间
雌二醇	5745.00	pmol/L	孕早期 563.00~11 902.00
孕酮	> 190.80	nmol/L	孕早期 35.00~141.00

2021 年 10 月 18 日到医院抽血，检验结果见表 8.20.2。10 月 19 日早孕试纸检测晨尿呈阴性。2021 年 10 月 22 日到医院抽血再次复查，检验结果见表 8.20.3。

表 8.20.2　第一次复查激素分析结果

项目	结果	单位	参考区间
β–HCG	6.21	mU/mL	健康绝经期前非妊娠妇女 ≤ 1
孕酮	31.10	nmol/L	孕早期 35.00~141.00

表 8.20.3　第二次复查激素分析结果

项目	结果	单位	参考区间
黄体生成素	1.17	U/L	卵泡期 2.40~12.60 排卵期 14.00~95.60 黄体期 1.00~11.40 绝经期 7.70~58.50
卵泡生成素	7.13	U/L	卵泡期 3.50~12.50 排卵期 4.70~21.50 黄体期 1.70~7.70 绝经期 25.80~134.80
雌二醇	181.20	pmol/L	卵泡期 45.40~854.00 排卵期 151.00~1461.00 黄体期 81.90~1251.00 绝经期 18.40~505.00
孕酮	1.56	nmol/L	卵泡期 0.181~2.84 排卵期 0.385~38.10 黄体期 5.82~75.90 绝经期 < 0.401
睾酮	0.48	nmol/L	0.29~1.67

案例分析与专家点评

患者于 2021 年 10 月 4 日行胚胎植入术，植入当日以孕 14~ 天计算，雌二醇 5745 pmol/L，孕酮 > 190.80 nmol/L 提示胚胎植入成功。术后居家观察，自述 10 月 13 日早孕试纸检测晨尿呈阳性，10 月 17 日呈弱阳性（颜色较 10 月 13 日浅）。10 月 18 日按时复诊，检测血清 β-HCG 6.21 mU/mL，孕酮 31.10 nmol/L，提示胚胎着床失败。患者质疑检验结果，检验科医生仔细核对患者信息后复查，两次结果一致。10 月 19 日患者再次用早孕试纸检测晨尿呈阴性。

HCG 是由胎盘滋养层细胞分泌的一种糖蛋白，由 α 和 β 两个亚单位构成，α 亚基没有蛋白特异性。妊娠时，随激素的产生、分泌、代谢等过程，HCG 分子会发生断裂、解离等多种变化，在血、尿中以多种分子形式存在。但尿液中的降解产物并没有生物学效应，其中 α 亚基的结构与垂体分泌的卵泡刺激素（FSH）、促甲状腺激素（TSH）、黄体生成素（LH）高度同源，具有同源性的激素可能会与尿试纸条上的抗体结合而造成假阳性 [1,2]；而 β 亚基的结构则与上述激素各不相似，具有特异性。

尿液 HCG 金标法，优势在于容易采集，无创伤性；简单便捷，仅需数分钟即可完成测试，因此有很强的实用性。但该方法影响因素较多，据统计，早孕试纸正确测试率 50%~ 98%，差异较大，且尿 HCG 产生较晚，检测的灵敏度不高 [3]。妊娠时，尿中 HCG 含量达到 250 000 mU/mL 时出现阳性反应（相当于孕 35 天左右）[4]。其他如个人操作、身体因素、浸泡及显示时间、尿液稀释、早孕试纸是否受潮或过期等均可能导致结果不准确。孕妇每日摄入水量的不同可造成尿液浓度不同，亦是造成假阳性的因素。

在体外受精 – 胚胎移植（in vitro fertilization-embryo transfer，IVF-ET）过程中常通过注射外源性 HCG 模拟 LH 峰以促进卵母细胞成熟并诱发排卵[5-7]，注射 1 周后如未植入胚胎，HCG 则转为阴性[8]。注射用 HCG 针剂药物半衰期为双相，分别为 11 h 和 23 h，血药浓度达峰时约 12 h，120 h 后降至稳定的低浓度。为了维持药物疗效，通常采用多次给药以保持有效血药浓度。在应用外源性 HCG 后，要考虑到 HCG 药代动力学的影响或体内慢排泄的可能性及个体差异，包括体重、体重指数等方面，如有的育龄妇女 HCG 半衰期可延长到 3.97~9.4 天，开始被认为妊娠，结果为排泄异常缓慢的个别意外情况[9]。

本案例 10 月 13 日、10 月 17 日尿金标法呈阳性，除上述因素外，更有可能为注射外源性 HCG 导致。患者 10 月 4 日行 IVF-ET 术，分别于 4 日、7 日、10 日每天注射 4000U HCG。外源性 HCG 血药浓度 12 h 达峰值，以最后一次注射时间（10 月 10 日）估算，10 月 11 日达峰浓度；按照药物代谢半衰期，24 h 内 10%~12% 的原形经肾随尿排出，故 10 月 13 日尿检呈阳性；10 月 17 日距最后一次注射时间 7 天，药物浓度已接近谷浓度，经肾随尿排出的 HCG 浓度也降低，尿检呈弱阳性。

尿液 HCG 金标法呈阳性反应，尿中 HCG 含量需达到 250 000 mU/mL，相当于孕 35 天左右。该案例以胚胎植入日估算，至 10 月 17 日相当于孕 27 天，尿中 HCG 含量尚达不到金标法阳性反应的浓度；其次 10 月 18 日血清 β-HCG 6.21 mU/mL，显示胚胎着床失败。以上两个因素均提示 10 月 13 日及 10 月 17 日的阳性结果为外源性 HCG 导致。另外，10 月 19 日尿检阴性也进一步说明外源性 HCG 的影响。按照药物代谢动力学，120 h（10 天）后降至稳定的低浓度，距 10 月 10 日最后一次注射时间估算为 9 天，药物浓度达谷浓度，故呈阴性反应，符合外源性 HCG 的代谢半衰期。10 月 22 日的激素检测结果显示本例患者激素水平进入下一个生理周期。

文献报道[10]，将注射 HCG 24 h 后尿中 HCG 浓度设为 HCG0；注射后 48 h，尿中 HCG 含量最高，以后下降。于注射第 9 天，尿液中水平均低于 10% HCG0 值，或降至注射前水平。若于注射第 9 天定量测定尿中 HCG，其水平 > 10% HCG0 值，提示有妊娠可能。此研究为临床后期处理提供了理论依据。

本案例提示临床医生，尤其在 IVF-ET 术的诊断、用药、治疗及监测过程中，采取血清学定量检测法测定 β–HCG 较尿液检测更为准确。血清 HCG 的出现不仅早于尿液，且能够测定具有特异性的 β 亚基，同时血液浓度相对稳定，检测灵敏度较高，影响因素较少。

参考文献

[1] 王秀萍，焦琳，郭红燕．人绒毛膜促性腺激素的临床应用进展 [J]. 药学服务与研究，2010，10(3):185–189.

[2] 何飞霞，胡前平．血清人绒毛膜促性腺激素测定值日均增幅对妊娠状态的指导意义 [J]. 检验医学与临床，2010，8: 1742.

[3] 曾利剑，伍敏议，陈怡霓．尿 β– 人绒毛膜促性腺激素的动态定量监测及其应用 [J]. 上海医学检验杂志．1999，14: 67.

[4] 佟仕娟，王洪梅，王艳玲．早早孕金标试纸应用评价 [J]. 锦州医学院学报，1999，20(4): 67

[5] 乔杰，马彩虹，刘嘉茵，等．辅助生殖促排卵药物治疗专家共识 [J]. 生殖与避孕，2015，35(4):

211–223.

[6] 何驰华，杨菁. 人卵母细胞胞浆中央颗粒化对胚胎发育潜能的影响及其分级和成因探讨 [J]. 生殖医学杂志，2014, 23(11): 902–906.

[7] HuangJ, Lu X, Lin J, et al. A higher estradiol rise a her dual trigger in progestin—primed ovarian stimulation is associated with a lower oocyte and mature oocyte yield in normal responders[J]. Front Endocrinol(Lausanne), 2019, 10:696.

[8] 曹梅. 血清孕酮及 β– 人绒毛膜促性腺激素水平评估早孕先兆流产结局的临床研究 [J]. 临床合理用药杂志，2020, 13(13): 141–142

[9] Maier DB, Metzger DA. Slow excretion of exogenous human chorionic gonadotropin simulating repeated pregnancies and pregnancy losses[J]. Fertil Steril, 1991, 56: 783.

[10] 方爱华，张令浩，罗建华. 外源性 HCG 在人体尿液中消除时间、半衰期与妊娠关系 [J]. 上海医学，1995, 18(12): 690–692.

（王 焰 贵州医科大学附属医院）

案例二十一 温度对 Cyfra21-1 室内质量控制测定的影响

质控情况

2021 年 8 月 17 日至 8 月 27 日，实验室利用复溶后分装的商品化肿瘤标志物质控血清进行室内质量控制时，出现第 17、第 24 和第 29 批 Cyfra21-1 首管监测时高低质控均严重失控（下降 33%~48%），重取质控管再测 Cyfra21-1 又在控，同时该批质控血清监测的其他项目如 AFP、CEA 等 7 项均在控情况。实验室 2021 年 8 月的 Cyfra21-1 室内质控见图 8.21.1。

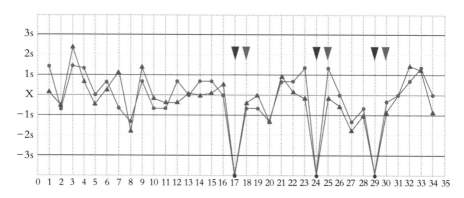

图 8.21.1 2021 年 8 月的 Cyfra21-1 室内质控分数图。图中蓝色和紫色连接线分别表示低值和高值监测情况，红色箭头表示该批首管失控，绿色箭头表示复管在控；高低质控靶值（X）分别为 25.9 ng/mL 和 2.5 ng/mL，1 s 为 5%

失控原因初步分析

失控原因分析: ①商品化肿瘤标志物质控血清为冻干粉，复溶时严格控制溶剂（水）的加入量，充分溶解，混匀后分装，–20℃统一保存，该过程保证了质控品分装的均一性。②失控批中，AFP 等多项在控说明操作正确，仪器正常。③无 Cyfra21-1 试剂批号改变、无定标等动作、复管在控等情况说明 Cyfra21-1 试剂及校准曲线正常。④失控前后线性范围内的 Cyfra21-1 留样再测结果一致，进一步说明失控与仪器试剂无关。

质控品质控相关环节如下：冻干粉复溶→混匀→分装→贮存→复溶→混匀→检测及数据传输。经上述分析，初步认为失控可能出现在贮存→复溶→混匀环节中导致的系统误差。

失控原因排查

尽管 Cyfra21-1 说明书对样本收集及准备有"只可冰冻一次"和"振动混匀不超过 5 s"的规定，但经我们实验证实，反复冻融多次（达 7 次）和长时间振动混匀（达 80 s）仅引起质控物中的 Cyfra21-1 轻度下降（6%~10% 的下降），所以冰冻和混匀时间不是本案中 Cyfra21-1 严重失控的原因。我们记录了水浴箱开启后的设置温度、电子显示温度，及温度计温度（温度计已校准）。结果发现：温度计的实际温度升高要高于电子显示温度，当实际温度达到 37℃时，此时电子显示温度为 30.7℃；而当电子显示温度达 37℃时，此时实际温度为 44.5℃，随后，温度计温度缓慢下降与电子显示温度及设置温度趋于一致。设置温度、电子显示温度和温度计温度变化见图 8.21.2。

经上述排查，高度怀疑失控原因为水浴箱电子显示温度异常致 Cyfra21-1 在较高的温育过程中降解。

失控原因确认

取 -20℃保存的高低浓度质控材料两对，分别在室温和故障水浴箱中复溶 40 min，结果室温复溶的 Cyfra21-1 在控（分别为 2.5 ng/mL 和 25.9 ng/mL），而故障水浴箱中复溶的 Cyfra21-1 严重失控（分别为 1.3 ng/mL 和 12.7 ng/mL），证实失控原因为温育过程中较高温度引起的 Cyfra21-1 降解。

对失控批复管在控的解释为：复管时，水浴的实际温度已下降至 37℃附近（图 8.21.2），此温度未造成 Cyfra21-1 复溶过程中的降解。

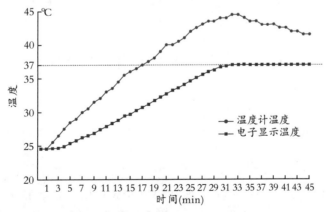

图 8.21.2 设置温度、电子显示温度和温度计温度变化。红色点为温度计温度，蓝色点为电子显示温度，黑色虚线为设置温度

选一临床样本，对其进行不同温度条件下的温育处理 10 min（分别是 31℃、34℃、37℃、40℃、43℃和 46℃），然后测定包含 Cyfra21-1 在内的各项肿瘤标志物并计算其回收率 [（其他温度 −31℃）/31℃ ×100%]。不同温育温度对 Cyfra21-1 等肿瘤标志物的影响如图 8.21.3 所示：温育温度超过40℃后，温度的升高引起 Cyfra21-1 回收率急剧下降，43℃和 46℃回收率分别为 80.3% 和 47.6%；温育温度对 AFP 等其他肿瘤标志物的影响不大（回收率在 94%~104%）。

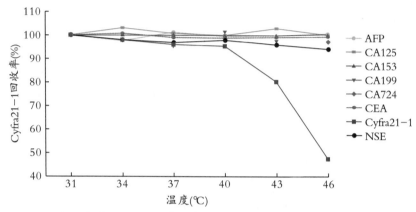

图 8.21.3　不同温育温度对 Cyfra21-1 等肿瘤标志物的影响。温育温度超过 40℃后，温度的升高引起 Cyfra21-1 回收率急剧下降

案例分析与专家点评

肿瘤标志物室内质量控制是实验室质量控制的重要一环，做好 Cyfra21-1 的室内质量控制对非小细胞性肺癌的诊断、鉴别诊断及疗效监测有重要的意义。本案例发现温度对 Cyfra21-1 室内质量控制有重要影响，提示 Cyfra21-1 的热分解现象对临床患者的诊疗也可能有影响，尤其在夏季高温时标本转运应关注冷链环节。更可贵的是，本案例对质控相关环节、失控原因初探、失控原因的排查与确认等多方面作了仔细分析和探讨，并进行翔实的数据认证，值得广大实验室同道学习。

（陈永健　浙江省人民医院）

案例二十二　坐上过山车的 PSA

基本信息

许某某，男，56 岁，PSA 短期内迅速升高，初步诊断：前列腺癌待排查。

病史简述

患者 2020 年 11 月 21 日体检发现 tPSA 5.40 ng/mL ↑（＜4.09），fPSA 0.45 ng/mL ↓（＜2.5），fPSA/tPSA 0.08 ↓（＞0.25）。1 周后复查，tPSA 67.62 ng/mL ↑，fPSA 20.01 ng/mL ↑，fPSA/tPSA 0.30。由于短期内两次结果波动较大，并超过正常参考

区间 10 倍以上，患者质疑是检测结果不准确还是 PSA 确实迅速升高？为求明确诊断，患者前往广西某肿瘤专科三甲医院就诊，以前列腺癌待排查收入院。

案例随访

主诉及查体：患者自诉 2 年来有排尿困难，表现为尿等待、尿中断，尿线变细、开叉，终末滴沥，但无血尿，无尿急、尿频、尿痛。查体示：前列腺未触及肿物。

血清学检查：血清 CEA、CA125、CA15-3、CA19-9、SCC、Cyfra21-1 未见异常，入院前后三次血清 PSA 检测如表 8.22 所示。

表 8.22　入院前后三次血清 PSA 检测结果（U/mL）

检测时间	tPSA（ng/mL）	fPSA（ng/mL）	fPSA/tPSA
2020/11/21	5.40	0.45	0.08
2020/11/27	67.62	20.01	0.30
2020/12/05	7.52	1.30	0.17

影像学检查：CT 提示：外周带范围似见多个稍高密度结节影，增强扫描呈不均匀强化。MRI 提示：前列腺超过耻骨联合上方，整体大约 5.8 cm×4.3 cm×5.1 cm，外周带后部有异常信号灶，性质待定，前列腺影像报告与数据系统（PI-RADS）评分 3 分。

病理：穿刺共取 12 针，其中 2 针提示管周有轻度慢性活动性炎症，余 10 针有低级别上皮内肿瘤。

案例分析与专家点评

本案从主诉到血清学检查到 CT、MRI 检查都在灰区，综合全部检查及病理结果，最终诊断为前列腺炎、前列腺增生、前列腺癌前病变。回顾整个诊疗过程，血清 PSA 增高对疾病的早期筛查起到良好的预警作用，且 PSA 值在灰区内与前列腺早期病变相吻合，但为什么短期内三次 PSA 测定结果如坐过山车一样忽高忽低呢？

PSA 由前列腺导管上皮细胞产生，随精液排出体外，起液化精液的作用。血清中主要以结合 PSA（cPSA）和 fPSA 两种形式存在，其中 fPSA 占 10%~40%[1]。当前列腺发生癌变时，前列腺癌细胞可分泌大量的 α_1 抗胰蛋白酶，该酶与血清中的 fPSA 特异性结合从而引起血清 fPSA 水平下降。临床上当 tPSA 介于 4 ng/mL~10 ng/mL 时被认为是灰区，fPSA 与前列腺癌呈负相关[2]（中、晚期后由于游离前列腺素的增多，fPSA/tPSA 的比值与前列腺癌不再呈负相关）。值得注意的是，PSA 的影响因素常常伴随于前列腺诊疗检查中，故 PSA 检测应在射精 24 h 后，直肠指检、膀胱镜检、导尿等操作 48 h 后，前列腺按摩 1 周后，前列腺穿刺 1 个月后进行，同时做尿常规检查以排除血尿和炎症的影响[2]。

本案随访发现，患者首次 PSA 测定为健康体检，先抽血再做前列腺检查，排除诊疗因素影响。第二次测定在直肠指检、前列腺触诊、前列腺 B 超等一系列检查后，因受机械性挤压，加上其本身有前列腺炎和前列腺癌前病变，且 PSA 的半衰期是 2~3 天，该患者第 2 天抽血检查正值峰值，三者叠加造成血清 PSA 迅速升高。第三次在 1 周后未做任何检查前空腹抽血测定 PSA，未受挤压干扰。三次结果差异之大，波动如坐过山车，其原因隐藏在正常诊疗过程中不易被发现。一般疾病的诊疗流程是：体格检查—辅助检查—诊疗，而在前列腺疾病诊疗流程中，血液检查应先于其他医学检查，如已做了挤压性医学检查，PSA 检测应在《前列腺癌诊断治疗指南》要求的安全时间后进行，这是非泌尿专科医生容易忽视的流程，也是引起 PSA 假性增高常见的原因之一 [3]。

本案总结，PSA 测定需要充分了解常规诊疗检查伴随的直接影响因素，以免无意中造成 PSA 测定结果大幅波动，影响患者的诊治。

参考文献

[1] 中华人民共和国国家卫生健康委员会. 前列腺癌诊疗规范（2018 年版）[S]. 2018.
[2] 赫捷，陈万青，李霓，等. 中国前列腺癌筛查与早诊早治指南（2022，北京)[J]. 中国肿瘤，2022, 1: 1–30.
[3] 张舒娴，王泽洲，施榕，等. 社区非前列腺癌男性人群血清前列腺特异性抗原影响因素研究 [J]. 中华全科医学，2019, 2: 252–255.

（黄　浩，陶义丰　广西医科大学附属肿瘤医院）

案例二十三　乳房触诊引起的催乳素升高

基本信息

朱某某，女性，34 岁，左乳癌术后 2 年余行内分泌治疗，来院定期复查。

病史简述

查体：左胸壁、腋窝、锁骨上未触及淋巴结肿大，右乳触诊未触及明显包块，无乳头溢乳。因内分泌治疗，医生开具女性雌激素检查单，检测结果：催乳素（PRL）168.1 ng/mL（正常参考区间：绝经前 3.34~26.76 ng/mL），余无特殊。担心垂体肿瘤，行 CT 等影像学检查排除垂体肿瘤可能，医生建议 1 周后复查，复查结果：PRL 25.9 ng/mL，患者不满，到检验科质询。

案例随访

2018 年 1 月 3 日，患者于半月前无意间发现左乳肿块来院就诊，查体：左乳外上象限肿块，约小核桃大小，无压痛，无红肿疼痛，无局部外伤史，无乳头溢液。无咳嗽、发热，无腹痛腹泻，无异常骨痛，无头晕头痛等症状。乳房 MR 平扫＋增强诊断结果：左乳外上不规则肿块，考虑恶性，BI-RADS 5 类，左乳晕区外侧皮肤强化小结节影；双乳多发小囊肿，BI-RADS 2 类，右乳局部导管扩张可能。彩超诊断结果：双乳腺增生伴双乳结节（左乳外上结节 BI-RADS 4C 类，余结节 BI-RADS 3 类），右乳局部导管扩张，肝内钙化灶，子宫肌瘤考虑。颅脑 CT 排除颅内占位性病变。

2018 年 1 月 9 日，我院穿刺诊断结果：（左乳肿块）浸润性癌，组织学分级：2 级。患者一般情况可，门诊拟以"乳房恶性肿瘤"收住入院。

　　完善各项检查，于2018年1月11日在全麻下行左侧乳腺癌保乳术+前哨淋巴结活检，术后予补液支持治疗，过程顺利。术后病理提示：单侧扩大根治性乳腺切除+前哨淋巴结活检术。组织学分型：左乳乳腺浸润性癌（非特殊类型）伴黏液产生；组织学分级Ⅲ级；肿瘤大小15 mm×13 mm×12mm；有脉管和神经侵犯，切缘阴性。前哨淋巴结：1/2受累。免疫组化：Her-2（BC）（1+）、ER（+++，90%）、PR（+++，90%）、AR（+++，90%）、Ki-67（+，60%）。"诊断：乳腺恶性肿瘤，pT1N1M0。

　　术后行8周期EC×4-T×4方案序贯共8周期辅助化疗，过程顺利。后续行放疗、OFS+AI（戈舍瑞林和来曲唑）内分泌治疗。每半年定期复查。内分泌治疗前甲状腺相关激素、肿瘤标志物、黄体生成素、促卵泡刺激素、孕酮、睾酮、催乳素均正常。经询问诊疗过程，医生在给患者触诊时曾触摸右侧乳房，挤压乳头检查是否有溢液（因患者术前双乳结节，右乳局部导管扩张），再开具检验单做女性内分泌激素检查。

案例分析与专家点评

　　催乳素是一种多肽激素，也称泌乳素，是脑垂体所分泌的一种激素[1]。绝经前未孕女性血浆中催乳素的基础浓度为2.80~29.90 ng/mL，女性高于男性。在青春期、排卵期均升高，催乳素可促进乳腺发育和乳汁分泌。妊娠期垂体催乳素分泌的细胞数量和体积显著增加，妊娠10周后催乳素开始升高，分娩时升至最高。催乳素能发挥始动和维持泌乳的作用，作用于成熟的乳腺小叶，使腺体向腺泡腔内分泌乳汁，维持乳腺泌乳。催乳素分泌受下丘脑催乳素释放因子（PRF）和催乳素释放抑制激素（PIH）双重调控，PIH的主要成分是多巴胺。婴儿吸吮乳头可促使哺乳期妇女催乳素的分泌，这是一个典型的神经-内分泌反射。吸吮乳头刺激神经传入至下丘脑，一方面减少多巴胺的释放，解除多巴胺对催乳素细胞的抑制，另一方面可直接刺激PRF释放增多，通过上述作用，放射性促使腺垂体大量分泌催乳素，促进乳腺泌乳。

　　因此，催乳素升高可由以下原因导致。①神经刺激：神经刺激是催乳素升高的原因之一，也是较为常见的催乳素高的原因，如乳头的吸吮或触摸刺激。②垂体障碍：主要是垂体部位的各种肿瘤，垂体腺瘤导致催乳素升高，也可引起溢乳、闭经。③药物因素：一些药物可以降低下丘脑茶酚胺的含量，从而降低多巴胺对催乳素细胞的抑制。④原发性甲状腺功能减退：甲状腺分泌不足的信息被反馈到下丘脑，导致下丘脑产生大量的促甲状腺激素释放因子，也会刺激垂体催乳素的过度分泌，导致溢乳。

　　本案例中医生先行乳房触诊，后采血检验，刺激了下丘脑—垂体—性腺轴信息反射，从而引起PRL的升高。"三岁的孩子有奶吃"，孩子吸吮母亲乳房会引起乳汁分泌也是这个道理。虽然催乳素未在日常认为的肿瘤标志物范畴，但在垂体肿瘤的诊断和疗效观察上具有重要价值，应该予以关注。催乳素分泌有昼夜节律和分泌脉冲，建议上午8:00~10:00采血，在给临床宣教时，一定要告知"先抽血后诊疗操作"的重要性。

参考文献

[1] 王庭槐.生理学[M].第9版.北京：人民卫生出版社，2018: 369–370.

（徐笑红　中国科学院大学附属肿瘤医院）

第九章
药物对肿瘤标志物检测结果的影响

案例一　服用中药方剂引起 CA72-4 结果异常升高

基本信息

患者，韩某某，男，64 岁，牙龈癌术后随诊。

病史简述

2015 年患者患牙龈癌于唐山某医院就诊，行手术治疗，后定期来院复查。

2015 年 7 月 24 日来院复查时，检测血清标本显示：CA72-4 395.10 U/mL（参考范围 0~6.9 U/mL），Cyfra21-1 4.77 ng/mL，CA72-4 结果与临床不符，受到临床质询。

案例随访

检验科将当日样本进行复测，检测结果与之前结果无异。当日仪器、质控、标本均无异常。在与临床医生沟通病史时获悉，该患者曾于 2015 年 5 月去北京某中医诊所就诊，开具含生黄芪、炒白术、白芍、太子参、重楼、龟甲、鳖甲、僵蚕等 29 味中药的方剂，并进行服用。遂建议临床让患者停服中药方剂后复测。停服中药 5 天后，患者于 7 月 28 日复测血清 CA72-4 103.90 U/mL，结果明显下降，8 月 5 日再次检测患者血清 CA72-4 降至 9.69 U/mL。

案例分析与专家点评

CA72-4 通常应用于胃肠道和卵巢肿瘤的辅助诊断。本案例中牙龈癌患者 CA72-4 异常升高引发疑议。经与临床沟通获悉患者正在服用中药，遂怀疑结果异常与中药有关，停药 5 天后 CA72-4 结果明显下降，停药 10 天后，CA72-4 结果低至 9.69 U/mL，接近正常值。

在临床中，CA72-4 主要与 CA19-9、CEA 等肿瘤标志物联合应用于胃癌的诊断与评估[1]。研究发现某些药物，例如用于治疗痛风的秋水仙碱、非甾体类药物均可引起 CA72-4 结果的普遍升高[2]，还有报道称服用保健品如灵芝孢子粉、野生榛蘑也可导致 CA72-4 一过性指标升高[3, 4]。因此，当发现患者 CA72-4 水平显著升高时，结合临床除了需要警惕肿瘤或术后复发等，还需要详细询问患者近期用药情况，待药物减量或停药后对结果进行复查。

在日常工作中，面对异常结果，我们不仅要考虑考虑自身原因，还需要与临床建立密切联系，结合实际情况全面解读患者数据，为临床提供全面、准确的服务。

参考文献

[1] 于媛媛. 血清肿瘤标志物对胃癌诊断及预后的评价 [J]. 当代医学 , 2020, 26(10): 152–153.

[2] 章丽和 , 金珍木 , 李素蘋 . 秋水仙碱对痛风性关节炎患者肿瘤标志物的影响 [J]. 医学研究杂志 , 2017, 46(12): 160–162.

[3] Yan L, He M, Fan X, et al. An abnormal elevation of serum CA724 by ganoderma lucidum spore powder[J]. Annals of Clinical & Laboratory Science, 2013, 43(3):337–340.

[4] 李志友 , 孙丽华 . 胃癌术后患者食用野生榛蘑致血清 CA724 非病理性升高一例 [J]. 中华检验医学杂志 , 2011, 34(2): 180–181.

（徐进霞 唐山市人民医院）

案例二 饮用自配药酒致 CA72–4 异常升高案例分析

基本信息

患者，女，69 岁，因肿瘤标志物异常升高，于郑州某医院就诊。

病史简述

2018 年 4 月 9 日在当地医院体检发现 CA72–4 320.0 U/mL，异常升高，同时 CEA 8.8 ng/mL，小幅上升，但患者未有自觉不适。患者自述 2017 年 12 月 21 日体检 CA72–4 5.51 U/mL。

4 月 16 日，实验室检查：CA72–4 621 U/mL，明显增高；CEA 12.08 ng/mL。4 月 16 日，上腹部和盆腔增强 CT 检查，未发现消化道等相关肿瘤病灶。4 月 18 日，患者行胃镜、肠镜检查，未见异常。

临床诊断：经询问病史及饮食，发现患者除日常正常生活饮食外，已 3 个多月每天连续饮用自配药酒（内容物人参、枸杞、当归、黄芪、虫草、高度白酒等）。诊断：饮用药酒引起的不良反应。建议：停饮自配药酒。

案例随访

停饮自配药酒后分别于 2018 年 5 月 25 日和 2018 年 6 月 2 日复检血清 CA72–4、CEA，结果均正常。2019 年 7 月 8 日体检时加做 CA72–4 和 CEA 检查，结果均在正常范围内。患者的 CA72–4 变化见表 9.2。

表 9.2　患者 CA72–4 及 CEA 变化

项目	2017/12/21	2018/4/9	2018/4/16	2018/5/25	2018/6/2	2019/708
CA72–4（U/mL）	5.51	320.00	621.00	4.15	1.84	1.65
CEA（ng/mL）	未查	8.80	12.08	3.36	1.37	1.90

案例分析与专家点评

CA72–4 是胃肠道重要的肿瘤标志物之一，对胃癌诊断具有较高的灵敏度和特异性。

本例患者的 CA72-4 异常升高与饮用自配药酒的时间点吻合，且在停服后迅速降低，考虑两者可能存在明显的因果关系。

自配药酒成分复杂，可能含有核苷类、多糖类、蛋白质类等。CA72-4 本身的分子结构可能对检测技术造成干扰，导致患者饮用配药酒后检测血清 CA72-4 水平升高[1-3]。

有理由认为，摄入自配药酒后，因其中含有人类无法合成的多糖及蛋白类物质可能与 CA72-4 结构类似，或与体内细胞相互作用后导致细胞过多表达 CA72-4 有关，故导致血清中检测出糖类抗原 CA72-4 异常超标。具体原因有待于进一步研究。本例中当出现 CA72-4 异常升高时，患者并未出现任何身体上不适，1 年后随访也未出现过 CA72-4、CEA 指标再次升高[4, 5]。因此，当检测肿瘤标志物时，应排除患者自服药所引起的影响，另药酒也不能随意服用，否则可能对人体健康造成影响。

参考文献

[1] 姚万仓，年宏芳，任霞，等. 雷公藤药酒对 SD 大鼠慢性毒性实验研究 [J]. 宁夏医科大学学报，2013, 35(7): 796-798.

[2] 田元春，伍小燕，卢鲜云，等. 十一方药酒急性毒性、皮肤刺激性和过敏性实验 [J]. 中国新药杂志，2011, 20(14): 1341-1343, 1350.

[3] 岑靖屹，黄子伦. 广西几种常用中药材药理毒性研究新进展 [J]. 大众科技，2014(11): 134-135, 138.

[4] 李绍雪，张承顺，陈文生. 血清 CEA、AFP、CA72-4 联合检测评价胃癌分化程度的效能 [J]. 现代消化及介入诊疗，2021, 26(3): 305-308, 313.

[5] 康运凯，吴学炜，史小芹，等. 七项血清标志物在胃癌患者术前术后检测的临床意义 [J]. 华检验医学杂志，2017, 40(1): 60-63.

（王伟伟，韦　娜　郑州大学第一附属医院）

案例三　痛风及药物治疗引起 CA72-4 异常升高

基本信息

王某，男，58 岁，痛风、高尿酸血症。发生于上海某医院。

病史简述

患者有痛风病史 14 年，现为高尿酸血症，常年不规律用药及饮食习惯不良。

入院前 1 天无明显诱因出现右足第 1 跖趾关节疼痛，伴红肿，活动后疼痛加重。血液检查结果显示：尿酸（UA）587.6 μmol/L，CA72-4 53.2 U/mL，均高于参考值。影像学检查结果未见异常。CA72-4 结果与临床诊断不符，受到临床质询。

案例随访

检验科将原标本进行复查，检测结果无误；3 天后，患者再次取样重检，尿酸水平略有降低，而 CA72-4 水平不降反增，与临床医生沟通后得知该患者为痛风急性发作期，已进行抗痛风治疗（秋水仙碱）3 天，每日服用秋水仙碱 3 次，每次 0.5 mg。查阅文献后了解到，痛风患者或患者使用抗痛风药物（秋水仙碱、别嘌醇等）治疗期间，均有可能引起 CA72-4 升高。遂于患者停药 3 周后再次进行血液检测，检测结果如表 9.3 所示。

表 9.3　患者 CA724 及 CEA 变化

	治疗前		治疗中（3 天后）	治疗后（3 周后）	参考值
	初查	复查			
UA	587.6	574.1	522.4	384.1	208~428 μmol/L
CA72-4	53.2	49.8	186.9	5.3	< 6.9 U/mL

案例分析与专家点评

根据文献报道，引起非肿瘤患者人群血清 CA72-4 检测结果异常升高的原因，主要有 4 个方面。①服用某些特定药物：如抗痛风药物（秋水仙碱、别嘌醇），复方苦参注射液，非甾体类药物（如布洛芬等）[1]。②服用某些特定营养滋补品：如灵芝孢子粉、螺旋藻、金蝉花等 [2]。③良性病：如消化道方面炎症（胃炎、胆汁反流、肠炎等），以及痛风、胰腺炎、良性妇科疾病、系统性硬化症、家族性地中海热等 [3]。④特殊人群，如孕妇、老年人群、透析患者、肝肾功能异常人群、痛风患者等 [4]。

在本案例中，患者有 14 年痛风病史，入院前 1 天痛风急性发作，伴高尿酸血症及肿瘤标志物 CA72-4 升高；经抗痛风药物秋水仙碱治疗后，CA72-4 水平不降反增；但在停药 3 周后 CA72-4 水平恢复正常。提示痛风急性发作可能引起 CA72-4 结果异常升高，而抗痛风药物进入体内之后，其代谢产物对 CA72-4 检测结果有影响，或者药物及其代谢产物会刺激机体产生更多的 CA72-4。

肿瘤标志物升高不意味着一定有肿瘤。当遇到检验结果异常增高时，需将检验结果、影像学和病理学等诊断结合起来综合分析，积极与临床沟通，寻找真正原因。

参考文献

[1] Bing Z, Zhang M, Jing X, et al. An abnormal elevation of serum CA72-4 due to taking colchicine[J]. Clinical Chemistry and Laboratory Medicine, 2017, 56(1):e13.

[2] Yan L, He M, Fan X, et al. An abnormal elevation of serum CA72-4 by ganoderma lucidum spore powder[J]. Annals of Clinical & Laboratory Science, 2013, 43(3):337.

[3] Filella X, Molina R, Jo J, et al. Tumor associated glycoprotein (TAG-72) levels in patients with non-malignant and malignant disease[J]. Bull Cancer, 1992; 79: 271–277.

[4] 王晓东 . 痛风合并糖类抗原 72-4 升高的临床特征分析 [J]. 中华风湿病学杂志 , 2017, 21(4): 262–264.

（姚懿雯　同济大学附属同济医院）

案例四　服用秋水仙碱后引起 CA72-4 异常升高

基本信息

张某某，男，64 岁，痛风，有高血压病史。发生于福建某医院。

病史简述

2020 年 5 月 22 日，患者四肢关节疼痛，四肢 CT 示：双足散在痛风结节形成，诊断为痛风，予秋水仙碱 0.5 mg，每日两次；苯溴马隆片 50 mg，每日 1 次，服用 1 个月。

6 月 28 日因疼痛未见明显改善，改秋水仙碱 0.5 mg，每日 3 次，苯溴马隆片维持剂量，服用 1 个月。7 月 24 日检验结果显示：CA19-9 1.49 U/mL，CA72-4 513.4 U/mL，CEA 6.75 ng/mL，AFP 2.95 ng/mL，BUN 6.8 mmol/L，CREA 105 μmol/L，URIC 469 μmol/L。因 CA72-4 异常升高，受到临床质询。

案例随访

检验科将原标本进行复查，检测结果无疑。查询病史，患者 2017 年 4 月和 2018 年 4 月 CA72-4 检测结果为 7.18 U/mL 和 4.82 U/mL。因 2020 年 7 月检验结果中 CA72-4 与前两次病史相差甚远，患者进行全腹 CT 检查，结果未见异常。麻醉下行胃肠镜检查，并行息肉切除术，病理检查显示：浅表性胃炎及肠增生性息肉。此期间继续遵 6 月医嘱口服秋水仙碱和苯溴马隆片至 9 月。

2020 年 9 月 3 日检验结果显示：CA19-9 1.3 U/mL，CA72-4 ＞ 600 U/mL，CEA 5.45 ng/mL，AFP 2.76 ng/mL，BUN 7.9 mmol/L，CREA 105 μmol/L，URIC 398 μmol/L。患者诉四肢疼痛症状改善，秋水仙碱改为 0.5 mg，每日两次，苯溴马隆片维持剂量至 11 月。2020 年 11 月至 2021 年 4 月，患者因症状缓解，考虑到秋水仙碱副作用，期间未遵医嘱，间断服药，苯溴马隆片维持剂量。

2021 年 3 月 31 日检验结果显示：CA19-9 0.94 U/mL，CA72-4 78.27 U/mL，CEA 5.0 ng/mL，AFP 2.8 ng/mL，BUN 9.7mmol/L，CREA 85 μmol/L，URIC 468 μmol/L。

4 月 26 日患者诉疼痛症状又持续出现，遵医嘱秋水仙碱 0.5 mg，每日两次，苯溴马隆片维持剂量，服用 1 个月。6—7 月遵医嘱秋水仙碱 0.5 mg，每日 1 次，苯溴马隆片维持剂量。

8 月 3 日检验结果显示：CA19-9 0.92 U/mL，CA72-4 229.7 U/mL，CEA 7.0 ng/mL，AFP 2.89 ng/mL，BUN 10.3 mmol/L，CREA 106 μmol/L，URIC 443 μmol/L。

综合上述治疗过程，秋水仙碱治疗与肿瘤标志物变化趋势如图 9.4 所示。

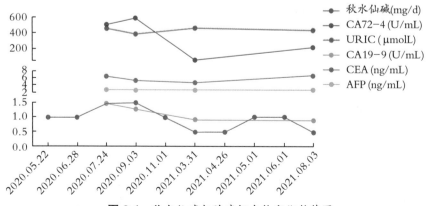

图 9.4 秋水仙碱与肿瘤标志物变化趋势图

案例分析与专家点评

该患者有高血压病多年，长期服用降压药物，2017—2018 服药期间 CA72-4 结果正常，排除了降压药物引起 CA72-4 异常升高的可能。患者行胃肠镜及腹部 CT 检查，排除了消化道恶性肿瘤的可能性，行息肉切除术后 1 个月后 CA72-4 水平更高，排除肠息肉引起的异常升高。因患者长期服用秋水仙碱和苯溴马隆片，发现 CA72-4 水平随秋水仙碱的剂量增减而相应增减，其他肿瘤标志物包括 AFP、CEA、CA19-9 不受秋水仙碱的影响，因此考虑本案例 CA72-4 的异常升高是服用秋水仙碱导致。

CA72-4 是一种由 CC49 和 B72.3 两株单抗识别的黏蛋白样的高分子量糖蛋白，分子量为 220~400 kDa。此两种单克隆抗体与以下组织反应：胃癌、结直肠癌、乳腺癌、上皮性卵巢癌、子宫内膜癌、胰腺癌及其他种类的癌。正常人血清中含量较低，异常升高在各种消化道肿瘤、卵巢癌均可产生。

秋水仙碱是一种罩酚酮类生物碱，具有抗炎和通过扰动微管产生抗增殖作用，破坏纺锤体形成，导致细胞周期停滞并最终导致细胞死亡，损害中性粒细胞趋化性，抑制细胞因子的产生。文献曾报道[1, 2]服用秋水仙碱导致血清 CA72-4 的异常升高，但它导致体内 CA72-4 升高的的详细机制未知，推测与服用秋水仙碱后，药物本身或其代谢产物刺激消化道产生 CC49 和 B72.3 单克隆抗体的抗原决定簇类似物有关。

此案例旨在提醒临床，服用秋水仙碱的患者 CA72-4 升高，并不一定意味着消化道肿瘤的发生概率增加，需结合其他肿瘤标志物综合判断，排除药物引起的检测误差，对临床疾病的诊断及鉴别诊断具有重要意义。

参考文献

[1] Zhao B, Zhang M, Xie J, et al. An abnormal elevation of serum CA72-4 due to taking colchicine[J]. Clinical Chemistry and Laboratory Medicine, 2018, 56(1): e13.
[2] 周圆，曹晓娟，邵命海，等. 秋水仙碱引起痛风患者 CA72-4 升高 2 例并文献复习 [J]. 检验医学与临床，2018, 15(17): 2680-2681.

（沈　菁　福建省立医院）

案例五　一例痛风患者服用非布司他引起 CA72-4 异常升高病例

病史信息

张某，男，34 岁，2021 年 6 月由单位组织于陕西某医院例行体检。

病史简述

检查项目如下。肿瘤标志物：CA72-4 > 300 U/mL，CEA 1.35 ng/mL，AFP 2.21 ng/mL，CA19-9 5.35 U/mL，ProGRP 52.9 pg/mL，CA242 4.13 U/mL，CA50 2.77 U/mL。尿素 [^{14}C] 呼气试验阴性，幽门螺杆菌（HP，－）。肝胆胰脾肾脏 B 超、胸腹部 CT、体格检查未见异常。行胃肠镜检查未见异常。

肿瘤标志物检查结果中除 CA72-4 显著升高外，其他标志物均正常，因 CA72-4 与胃肠道及呼吸道相关，但该患者行胃镜检查、尿素 [^{14}C] 呼气试验及胸腹部 CT 检查均未发现异常，故该检测结果受到临床质疑。

案例随访

检验科检查当日质控并对该患者的两管血液同时进行复查，检测结果均显示 CA72-4 > 300 U/mL，检测结果无疑。经电话随访该患者，患者于 2021 年 1 月，无明显诱因出现右足红肿疼痛，活动受限，疼痛以夜间痛为主，饮酒或劳累后加剧，血尿酸高达 900 μmol/L，最终以"痛风"收治于某医院，此后服用非布司他 80 mg，每日 1 次，长期持续用药至今。联系医生建议停药非布司他 1 周后复查，复查结果 CA72-4 降至 21.5 U/mL。

案例分析与专家点评

本例患者经胃肠道及呼吸道检查未见有器质性及炎症改变，但在长期服用非布司他药物后出现 CA72-4 显著升高，停药 1 周后结果显著下降，高度怀疑为药物的干扰作用导致 CA72-4 假性升高。非布司他为黄嘌呤氧化酶抑制剂，适用于具有痛风症状的高尿酸血症的长期治疗。文献报道[1-5]奥美拉唑、糖皮质激素、非甾体抗炎药、别嘌呤及秋水仙碱等药物可使 CA72-4 水平假性升高，2% 的患者可超过 80 U/mL，甚至超过 400 U/mL，对于老年人及一些患有慢性疾病需长期服用某类药物的患者，因临床上药物对检测项目的影响评估不足，故需额外警惕药物的干扰。怀疑检验项目受到药物干扰的病例，可结合临床用药要求，酌情短期暂停用药或降低用药量，动态监测该检测项目，以判断是否为药物干扰。

参考文献

[1] 沈洁, 袁晖, 叶俏, 等. 急性痛风性关节炎患者肿瘤标志物 CA72-4 水平的临床意义研究 [J]. 重庆医学, 2020, 49(7): 1086-1088.

[2] 章丽和, 金珍木, 李素蘋. 秋水仙碱对痛风性关节炎患者肿瘤标志物的影响 [J]. 医学研究杂志, 2017, 46(12): 154-156, 164.

[3] 罗桢敏, 陈琦军, 丁峰, 等. 秋水仙碱与痛风患者 CA72-4 的相关性 [J]. 中国乡村医药, 2016, 23(10): 22-23.

[4] 沈括, 冯建明, 李文倩, 等. 痛风患者血清糖类抗原 72-4 水平异常的调查分析 [J]. 国际检验医学杂志, 2017, 38(17): 2474-2475.

[5] 黄芸菲, 牧启田, 杨俊杰, 等. 痛风患者血清糖类抗原 72-4 水平异常的调查研究 [J]. 中国卫生检验杂志, 2015, 25(20): 3565-3567.

（刘　杨，张志平，刘家云　空军军医大学西京医院）

案例六　秋水仙碱治疗痛风引起 CA72-4 水平异常升高

基本信息

病例一：王某某，男，61 岁，因心包积液住院。发生于江苏省某医院。

病例二：吴某某，男，58岁，因胸闷发作住院。发生于江苏省某医院。

病例三：李某某，男，83岁，因痛风发作住院。发生于江苏省某医院。

病史简述

病例一：患糖尿病10余年，2016年行结肠癌手术。2018年8月8日复查，WBC计数正常，血UA 427 U/mL，CA72-4 21.92 U/mL。8月17日因痛风发作口服秋水仙碱片0.5 mg/d。8月20日入院行结肠癌术后复查，患者现无心慌，无胸闷气短。入院诊断：结肠癌术后卡氏功能状态评分（KPS）90分，2型糖尿病，心包积液。8月21日，测得UA 512 U/mL，CA72-4 488.7 U/mL，CRP 2.5 mg/L，IL-6 3.79 pg/mL，停用秋水仙碱。

病例二：既往痛风病史20年，发作时口服秋水仙碱；2016年有胃溃疡病史；2018年初复查未见异常。近1年消瘦约10 kg，无低热、盗汗，无黑便、便血，无多饮、多尿、多食。2018年8月10日因痛风复发口服秋水仙碱0.5 mg/d。8月13日因胸闷发作住院，入院诊断：胸闷待查，消瘦待查，痛风。实验室检查：血小板75×10⁹/L，CRP 7.88 mg/L，IL-6 6.75 pg/mL，Cyfra21-1 3.47 ng/mL，CA72-4 908.6 U/mL，UA 564 U/mL。

病例三：既往患高血压、冠心病17余年，目前服用波立维、可定、倍他乐克、拜阿司匹林、万爽力。2017年下肢关节肿痛间作，于外院就诊为痛风性关节炎，止痛药对症处理后缓解。2018年9月23日无明显诱因左膝再发，夜晚加重，自行敷膏药并口服秋水仙碱0.5 mg/d×3 d治疗，服药后症状减轻，为进一步治疗入院。专科检查：因左膝关节红肿压痛，局部温度稍高，肤色潮红。入院诊断：痛风性关节炎，高血压，冠心病。2018年9月26日 CA72-4 682 U/mL，UA 425 μmol/L，WBC 10.95×10⁹/L，红细胞沉降率32 mm/h，CRP 12.5 mg/L，IL-6 36.75 pg/mL。给予泼尼松龙30 mg静滴，每日1次；碳酸氢钠片0.5 g口服；秋水仙碱0.5 mg/d口服；七味通痹口服液对症治疗。

案例随访

病例一：8月27日复查 UA 447 U/mL，CA72-4 53.92 U/mL，CRP 2.4 mg/L，IL-6 5.07 pg/mL。电子胃镜诊断：十二指肠球部糜烂，慢性糜烂性胃炎。10月3日门诊复查，WBC结果正常。10月8日门诊复查，CA72-4 1.07 U/mL。

病例二：8月13日，口服苯溴马隆片降尿酸，停用秋水仙碱。胃镜检查提示疣状胃炎，肠镜检查回盲部管状腺瘤伴低级别上皮内瘤变。8月21日，复查 UA 589 U/mL，CA72-4 9.39 U/mL，CRP 1.9 mg/L，IL-6 4.12 pg/mL，予出院。

病例三：9月27日，患者痛风症状缓解。9月29日，复查 UA 418 U/mL，CA72-4 75.88 U/mL，CRP 9.2 mg/L，IL-6 36.75 pg/mL，予以出院。10月16日，门诊复查 WBC 5.09×10⁹/L。

案例分析与专家点评

近年来，秋水仙碱治疗痛风引起患者 CA72-4 结果增高引发人们的关注。秋水仙碱具有明显的胃肠道损伤作用，患者 CA72-4 水平增高可能是胃肠道损伤的反应。但痛风患者病情复杂，往往同时合并其他疾病，治疗药物除了秋水仙碱以外，常常联用糖皮质激素等抗炎药物，因此，痛风患者 CA72-4 水平增高是否为服用秋水仙碱引起，或单独由秋水仙碱引起，尚有待探讨。

本研究中的病例一和病例二，入院前三四天服用秋水仙碱，但白细胞计数正常，红肿热痛症状不明显，炎症指标也均在正常范围。患者入院时 CA72-4 的水平显著增高，停止服用秋水仙碱后其迅速下降至正常水平，两者明显存在相关关系，但 UA 水平基本无变化，提示与 CA72-4 水平没有相关关系，这与以往的研究结果一致 [1]。病例三中的患者因痛风发作入院，红肿热痛症状明显，炎症因子也显著增高。在院期间，继续服用小剂量秋水仙碱并联用糖皮质激素抗炎治疗，患者 CA72-4 的水平也迅速下降，其变化与既往研究结果不一致，结合其红肿热痛的症状及炎症因子结果的变化，认为炎症也可能是引起 CA72-4 升高的原因之一，而患者糖皮质激素的使用及炎症的控制、好转也可能与其 CA72-4 水平的下降有关 [2]。

通过对以上病例相同及相似之处进行观察与分析及文献复习，检验科医生可以更多地了解患者检测指标升高背后隐藏的影响因素，工作中主动提示临床医生，加强分析后质量控制，这是未来检验科发展的重要方向之一。

参考文献

[1] 张琳，韩颖，石节丽，等 . 痛风性关节炎患者血清 CA724 表达水平及临床意义 [J]. 中国实验诊断学 , 2022, 26(8): 1176–1178.

[2] 王秀雯，卞建叶，李婷，等 . 痛风患者血清糖类抗原 724 的异常升高 [J]. 第二军医大学学报，2020, 41(9): 1041–1045.

（张　静，贺妍妍，王志国　江苏省中西医结合医院）

案例七　秋水仙碱对痛风性关节炎患者 CA72-4 检测结果的影响

基本信息

张某某，男，61 岁，高尿酸血症伴左足趾近端关节肿痛。发生于广州市某医院。

病史简述

2015 年 3 月，患者在正常嘌呤饮食状态下，非同日两次空腹检测血尿酸＞ 420 μmol/L（7mg/dL）时，诊断高尿酸血症。

2015 年 8 月，突发跖趾关节及周围软组织红肿，皮温升高，触痛明显。伴血尿酸增高。根据患者临床症状及影像学证据，诊断为痛风性关节炎急性发作。

2021 年 2 月，因突发左足趾近端关节肿痛就诊。辅助检查：血清尿酸 472.1 μmol/L，尿 pH 5.5，余未见异常；左足 X 线片亦未见异常。诊断为痛风性关节炎急性发作。给予口服秋水仙碱治疗，每次 1 mg，每天 3 次，次日疼痛消失。为巩固疗效，持续服用 25 天。在此期间，健康查体时发现肿瘤标志物 CA72-4 ＞ 300 U/mL，显著高于正常值

（＜5.3 U/mL）；CEA、AFP 等其他肿瘤标志物指标均正常。

案例随访

　　为查明原因，首先对患者的血清样本、仪器状态进行了检查，患者血清无黄疸、溶血、脂血，室内质控、仪器状态都均正常。为了确定结果的准确性，又将患者的血清样本在另一台仪器上进行复查，结果出入不大。CA72-4 也被称为胃癌抗原，是检测胃癌和其他消化道肿瘤的常用指标，但特异性较低。该患者的胃镜、肠镜、腹部增强 CT 等检查均未发现肿瘤等其他疾病，考虑这种升高很可能是一种良性升高[1]。查阅患者病历后发现患者诊断为痛风性关节炎并给予秋水仙碱治疗。同时也查看了患者的影像学检查，所有的影像学检查都显示阴性。查阅文献后发现 CA72-4 的升高可能与血尿酸升高及服用秋水仙碱相关，与主治医生沟通后决定待血尿酸下降并停服秋水仙碱 2 周后，复查 CA72-4 为 2.54 U/mL。

案例分析与专家点评

　　血清 CA72-4 作为肿瘤标志物在胃癌、食管癌、卵巢癌中大量表达[1-3]，同时在多种良性疾病患者的血清中也可见升高，如肝硬化、冠心病等[4,5]。痛风患者多为中老年人，是肿瘤疾病的高发人群，因此在临床工作中医生会对部分痛风患者进行包括 CA72-4 在内的肿瘤标志物检查。

　　近年研究表明，CA72-4 与痛风性关节炎密切相关，一些痛风患者血清 CA72-4 水平显著增高。痛风性关节炎患者 CA72-4 升高与服用秋水仙碱相关，停药后则明显下降[6-8]。痛风性关节炎（以下简称痛风）是由嘌呤代谢障碍、尿酸盐结晶沉积于关节组织引起的炎症性关节病。高尿酸血症是痛风的病理基础，高尿酸状态持续存在可导致肾脏等器官功能损伤[9]。秋水仙碱是治疗痛风性关节炎的常见药物之一，能够抑制血清学炎性因子的过度释放[10]。罗桢敏等通过观察发现，痛风患者口服秋水仙碱导致 CA72-4 增高往往为单项增高，其他肿瘤标志物正常，停药后可下降，患者一般整体情况好；而恶性肿瘤患者的肿瘤标志物增高常为多个标志物增高。痛风患者口服秋水仙碱后血 CA72-4 异常升高的可能机制有：①血液中增高的秋水仙碱或其代谢产物影响 CA72-4 的检测结果。②秋水仙碱诱导消化道上皮细胞或其他体细胞 CA72-4 的表达。③可能与秋水仙碱在抑制细胞有丝分裂时改变了体内某些蛋白质抗原的特征，或其在体内的某种代谢产物与 CA72-4 抗原结合位点结构相似的化学成分有关[8]。

　　也有学者检测了 34 种疾病的血清 CA72-4 水平，发现其在痛风患者中的表达显著升高[11]。在多种自身免疫性疾病、炎症性疾病中均能够发现肿瘤标志物水平升高，如在系统性红斑狼疮患者中 CEA、CA19-9、CA72-4、CA125 水平升高[12]，在类风湿关节炎患者中 CA19-9、CA125、CA15-3、CEA 水平升高[13]。目前认为这是因为包括 CA72-4 在内的部分肿瘤标志物是高度糖基化的细胞表面糖蛋白，作为黏附分子在炎症细胞表面表达，参与炎症进展[14]。痛风性关节炎与肿瘤类似，均属于免疫炎症反应，CA72-4 可能在痛风性关节炎中扮演重要角色，而不仅仅单纯与服用秋水仙碱相关，这为 CA72-4 作为痛风诊断标志物提供了进一步的依据。

目前痛风患者血清 CA72-4 水平升高的机制尚不明确。但 CA72-4 在痛风患者血清中表达明显增高，可能参与了痛风的发生发展，且与痛风炎性指标具有相关性，有望成为痛风鉴别诊断的生物标志物。部分痛风患者口服秋水仙碱与 CA72-4 升高存在关联，值得临床重视，注意停药后复查 CA72-4，以排除秋水仙碱药物对检测结果的影响。

参考文献

[1] Chen Chang-guo, Chen Qiu-yuan, Zhao Qiang-yuan, et al. Value of Combined Detection of Serum CEA, CA72-4, CA19-9, CA15-3 and CA12-5 in the Diagnosis of Gastric Cancer[J]. Ann Clin Lab Sci, 2017, 47(3): 260–263.

[2] Feng JF, Chen QX. Prognostic significance of preoperative CA72-4 in patients with esophageal squamous cell carcinoma[J]. Arch Iran Med, 2013, 16(6): 338–342.

[3] Susanne Schüler-Toprak, Florian Weber, Maciej Skrzypczak, et al. Estrogen receptor β is associated with expression of cancer associated genes and survival in ovarian cancer[J]. BMC Cancer, 2018. 18(1): 981.

[4] 梁育飞，石亮，孙宁宁，等. 肝硬化不同 Child-pugh 分级中 CA724、CA242、AFP 检测的临床分析 [J]. 重庆医学，2015, 44(14): 1966–1968.

[5] 孙荷，周国忠，叶飞，等. 部分肿瘤标志物在常见慢性病患者中的异常表达 [J]. 医学研究杂志，2012, 41(6): 61–63.

[6] 曾祖辰，蔡伟娟，程江. 秋水仙碱与痛风患者 CA72-4 及胃蛋白酶原水平的相关性 [J]. 临床输血与检验，2018, 20(3): 291–293.

[7] 黄芸菲，牧启田，杨俊杰. 痛风患者血清糖类抗原 724 水平异常的调查研究 [J]. 中国卫生检验杂志，2015, 25(20): 3565–3567.

[8] 罗桢敏，陈琦军，丁峰. 秋水仙碱与痛风患者 CA72-4 的相关性 [J]. 中国乡村医药，2016, 23(10): 22–23.

[9] 赵冰，聂庆东，屈飞飞. 青年无症状高尿酸血症和血脂相关性研究 [J]. 中国实验诊断学，2016, 20(9): 1486–1489.

[10] 张楠，梁盟，崔娜. 秋水仙碱调控炎症因子在急性出血坏死性胰腺炎大鼠模型保护机制中的应用 [J]. 现代消化及介入诊疗，2020, 25(8): 1060–1063, 1067.

[11] Zhang Yi-ran, Zhang Meng, Bai Xue-shan, et al. Increased serum CA724 levels in patients suffering gout vs cancers[J]. Prog Mol Biol Transl Sci, 2019, 162: 177–186.

[12] Eva Szekanecz, Gabriella Szucs, Zoltán Szekanecz, et al. Tumor-associated antigens in systemic sclerosis and systemic lupus erythematosus: associations with organ manifestations, immunolaboratory markers and disease activity indices[J]. J Autoimmun, 2008, 31(4): 372–376.

[13] Eva Szekanecz, Zsuzsa Sándor, Péter Antal-Szalmás, et al. Increased production of the soluble tumor-associated antigens CA19-9, CA125, and CA15-3 in rheumatoid arthritis: potential adhesion molecules in synovial inflammation[J]? Ann N Y Acad Sci, 2007, 1108: 359–371.

[14] Shang Xiao-jing, Song Chun-qing, Du Xiao-ming, et al. The serum levels of tumor marker CA19-9, CEA, CA72-4, and NSE in type 2 diabetes without malignancy and the relations to the metabolic control[J]. Saudi Med J, 2017, 38(2): 204–208.

（段朝晖，杨宗蓓　中山大学孙逸仙纪念医院）

案例八　痛风药物治疗引起 CA72-4 异常升高

基本信息

病例一：胥某，男，58 岁，发现 CA72-4 异常升高 1 年。于山东省某医院就诊。

病例二：某患者，男，56 岁。既往高血压病史，口服降压药，血压控制尚可；痛风病史，口服相关药物治疗。于陕西省某医院健康查体。

病例三：吴某，男，49 岁，痛风性关节炎 1 年。发生于曲靖某医院。

病例四：周某，男，58 岁，单位职工体检，既往急性肾炎病史。就诊于重庆某医院。

病史简述

病例一：2021 年 3 月，患者因"慢性咽炎"就诊于耳鼻喉科，自述有消化系统肿瘤家族史，开立"男性肿瘤系列"检查。结果显示：CA72-4 > 250 U/mL（参考区间 0~6.9 U/mL，仪器罗氏 Cobas e801），其余肿瘤标志物无异常。6 月，复查肿瘤系列，CA72-4 > 250 U/mL，其余肿瘤标志物无异常。7 月，行胃肠镜检查，未发现明显病变。12 月，复查 CA72-4 26.1 U/mL。2022 年 3 月 30 日，患者再次检测肿瘤标志物系列，CA72-4 520.1 U/mL（稀释模式）。检验科在审核报告时发现该患者 CA72-4 与历史差异较大，且不符合诊断。

病例二：患者于 2019 年 8 月 16 日，于陕西当地某医院查体发现 CA72-4 异常升高，具体为 192.8 U/mL（参考值 0~6 U/mL），余 CEA、AFP、CA19-9、PSA 处于正常范围。

病例三：2020 年 2 月，健康体检肿瘤标志物 CA72-4 正常，尿酸 701 μmol/L。8 月痛风性关节炎急性发作治疗第 3 天 CA72-4 102.3 U/mL，尿酸 617 μmol/L。8—12 月，痛风治疗病情稳定，停药 3 个月，CA72-4 4.32 U/mL，尿酸 715 μmol/L。2021 年 1 月痛风再次发作自服药物后至我院诊治，CA72-4 300 U/mL，余肿瘤标志物均正常，尿酸 654 μmol/L。腹部及泌尿系 B 超、胃肠镜均无明显癌变及癌前病变病灶。结果与临床不符且与前一次结果相差甚远，受到临床质询。

病例四：1995 年 6 月患者因感冒受凉后出现血尿，当地医院诊断为急性肾炎。2022 年 3 月 6 日发现右足大中蹈趾关节疼痛。3 月 9 日单位职工体检，肿瘤标志物检测结果显示 CA72-4 > 300 U/mL（参考值 0~6.9 U/mL），其余肿瘤标志物、肝肾功能指标、自身抗体等结果均正常。3 月 25 日，按体检中心建议行胃肠镜及胸腹部 CT 检查，未见明显异常。4 月 2 日来院复查，检测结果显示 CA72-4 5.74 U/mL，结果与临床不符且与前一次结果相差甚远，受到患者质询。

案例随访

病例一：追问患者病史及用药情况，患者自述有 2 型糖尿病、高血压、类风湿性关节炎、痛风等疾病，每日规律服用降血压、降血糖药物，平时不规律服用抗痛风药物"非布司他片"。本次抽血前一天患者自觉关节疼痛，为预防痛风复发口服"秋水仙碱"3 片。2022 年 4 月 18 日，患者停用痛风相关药物 19 天后复查 CA72-4 41.38 U/mL。

病例二：当地医院考虑 CA72-4 水平异常可能与消化系统病变有关，建议患者进一步行胃镜、肠镜等检查。当地医院胃镜提示：慢性非萎缩性胃炎伴局部糜烂；十二指肠球炎。肠镜示：直肠及全结肠黏膜未见明显异常。遂建议患者于上级医院进一步行 PET-CT 检查查明 CA72-4 升高原因。2019 年 8 月 25 日，患者以"CA72-4 升高原因待查"之主诉就诊于我院，再次复查 CA72-4 396.7 U/mL（参考值 0~6 U/mL）。同时行全身 ¹⁸F-FDG PET-CT 检查，提示降结肠及乙状结肠黏膜走行区均匀条形放射性轻度浓聚，同机 CT 下相应部位未见明显占位性病变，结合当地医院肠镜检查，多考虑生理性摄取可能性大。结合胃镜、肠镜及 PET-CT 检查结果，基本已排除胃肠道恶性病变可能，而患者 CA72-4 水平还在持续增高，基本可明确 CA72-4 升高可能另有他因。再次翻阅患者病历，发现其接受降压及抗痛风治疗，近 1 个多月正在服用秋水仙碱治疗痛风，具体剂量为 1 mg，3 次 / 日。既往有研究[1]报道秋水仙碱治疗痛风可能会引起痛风患者 CA72-4 明显升高。嘱患者停服秋水仙碱，不停服降血压药。1 周后来我院复查 CA72-4，其水平已明显下降至 10.45 U/mL（参考值 0~6 U/mL）。因此基本可判定，CA72-4 水平升高与该患者服用抗痛风药物秋水仙碱有关。

病例三：核医学科将原标本进行复查，检测结果无疑，遂将样本送至第三方检验机构复测，结果显示 CA72-4 300 U/mL。结果与我院检测相符。高度怀疑痛风患者服用药物影响 CA72-4 检测结果，为进一步验证是否为药物影响，让抗痛风治疗患者在其身体可耐受下，停止抗痛风药物（别嘌醇和秋水仙碱）治疗 10 天，于 2021 年 2 月复查 CA72-4 2.03 U/mL，结果正常，说明使用抗痛风治疗药物致使体内 CA72-4 异常升高。CA72-4 检测结果汇总如表 9.8 所示。

表 9.8　CA72-4 检测结果汇总

项目	健康体检	急性发作治疗 3 天	停药 3 个月	急性发作 3 天	停药 10 天
CA72-4（0~6.9 U/mL）	3.02	102.3	4.32	300	2.03

病例四：检验科将原标本进行复查，检测结果无疑，遂将结果送外单位不同的检测系统复查，结果显示 CA72-4 > 300 U/mL，其余肿瘤标志物结果均正常。建议患者行胃肠镜及胸腹部 CT 检查，并于 1 个月后复查 CA72-4。患者胃肠镜及胸腹部 CT 检查均未见异常，考虑可能为非胃肠道肿瘤因素导致的 CA72-4 异常增高。遂再次询问患者病史，患者自述 3 月 6 日右足大踇趾关节红肿疼痛难忍，自行判断为痛风症，服用秋水仙碱治疗，服用 3 天后疼痛缓解停药来院体检，期间无其他药物史。1 个月后患者复查 CA72-4 结果正常，综合分析可能是秋水仙碱药物引起的 CA72-4 升高。

案例分析与专家点评

CA72-4 在健康人和良性肿瘤患者血清中的含量很低，在胃癌、结直肠癌和胰腺癌患者中可大量表达，是一种广谱肿瘤标志物[2]。根据文献报道，引起非肿瘤患者人群血清 CA72-4 检测结果异常升高的原因，主要有以下 4 个方面。①服用某些特定药物：如抗痛风药物（秋水仙碱、别嘌醇），复方苦参注射液，非甾体类药物（如布洛芬等）[3]。

②服用某些特定营养滋补品：如灵芝孢子粉、螺旋藻、金蝉花等[4]。③良性病：如消化道方面炎症（胃炎、胆汁反流、肠炎等），痛风，胰腺炎，良性妇科疾病，系统性硬化症，家族性地中海热等[5]。④特殊人群：如孕妇人群、老年人群、透析人群、肝功能肾功能异常人群、痛风患者等[6]。

综上所述，当痛风患者发现CA72-4异常升高，尤其是不伴有其他肿瘤标志物升高时，临床应积极回顾患者病史及用药史，选择固定的实验室复查或动态观察其变化趋势，同时结合影像学检查、胃肠内镜等项目，明确其升高的真实原因。

参考文献

[1] Zhao B, Zhang M, Xie J, et a1. An abnormal elevation of serum CA72-4 due to taking colchicine[J]. Clin Chem Lab Med, 2017, 56(1): e13–e15.

[2] 朱燕忠，管爱军，崔剑，等．CEA、CA724.PG及胃泌素-17联合检测与胃疾病的相关性分析[J]．中国医药指南，2013，11(6)：481–483.

[3] Bing Z, Zhang M, Jing X, et al. An abnormal elevation of serum CA72-4 due to taking colchicine[J]. Clinical Chemistry and Laboratory Medicine, 2017, 56(1):e13.

[4] Yan L, He M, Fan X, et al. An abnormal elevation of serum CA72-4 by ganoderma lucidum spore powder[J]. Annals of Clinical & Laboratory Science, 2013, 43(3):337.

[5] Filella X, Molina R, Jo J, et al. Tumor associated glycoprotein (TAG-72) levels in patients with non-malignant and malignant disease. Bull Cancer, 1992; 79: 271–277.

[6] 王晓东．痛风合并糖类抗原724升高的临床特征分析[J]．中华风湿病学杂志，2017，21(4)：262–264.

（李　芸　山东中医药大学附属医院）

（李　林，张青菊　陕西省肿瘤医院）

（曹花香，刘江丽，杜贵永　云南省曲靖市第二人民医院）

（潘　锋　黔江中心医院）

案例九　服用多重维生素导致的CA72-4异常升高

基本信息

戴某某，男，61岁，就诊于北京某医院门诊。

病史简述

2020年11月24日，因上腹部不适就诊，行胃肠道相关肿瘤标志物检验，血清CA72-4 69.8 U/mL（化学发光方法，参考范围0~6.90 U/mL），其他肿瘤标志物包括CEA、CA19-9等检测结果均正常。

案例随访

2020年11月26日，行胃镜和肠镜检查。胃镜检查结果显示：糜烂出血性胃窦炎；肠镜检查结果显示：结肠多发息肉，病理结果证实为腺瘤样息肉。腹部超声结果大致正常。综合以上检查结果，未发现明确胃肠道占位性病变。

检测系统和检测方法影响的可能：采用电化学发光方法，反应体系为生物素和链霉亲和素系统；该患者其他检验项目，如 CEA、CA19-9 等检测结果均正常。因此，基本排除检测方法本身的影响因素。

其他可能的影响因素：有文献[1]报道，服用奥美拉唑或螺旋藻、灵芝孢子粉/虫草类保健品可导致 CA72-4 异常增高，但一般升高不超过 2~3 倍。有研究在对螺旋藻的溶解液进行检测时，没有发现 CA72-4 的异常变化，表明不是营养品成分本身引起 CA72-4 的升高，可能是保健品体内细胞相关作用导致细胞 CA72-4 过度表达，具体机理尚不明确[2]。灵芝孢子粉/虫草类保健品为天然或人工培植的真菌类食品，含超氧化物歧化酶（SOD）、虫草素等多种能调节人体免疫系统功能的生物活性物质。具备抗氧化功能的 SOD 等生物活性物质可能直接影响了 CA72-4 测定过程中的氧化还原反应和抗原抗体的结合过程；也可能是通过促使机体体液免疫系统分泌了大量与 CA72-4 有相同抗原位点的免疫蛋白，交叉反应造成测定结果明显偏高[3]。

经询问，患者未服用包括奥美拉唑等在内的任何药物，未服用螺旋藻、灵芝孢子粉/虫草类保健品。但服用了一种多重维生素（含维生素 B_1、维生素 B_6、维生素 B_{12}、维生素 E 和钙等）。建议停服多重维生素至少 1 个月以上后，复查 CA72-4。

患者停服多重维生素后，于 2021 年 6 月 21 日复查血清 CA72-4，结果为 2.17 U/mL。2022 年 9 月 26 日，患者再次复查血清 CA72-4，结果为 2.83 U/mL。基本判定是由于服用多重维生素导致的 CA72-4 假性增高。

案例分析与专家点评

对于胃肠道等消化道肿瘤，特别是胃癌患者，CA72-4 具有相对较高的器官特异性。一般不推荐将肿瘤标志物作为无症状健康人群的常规体检项目。当无症状健康人群体检时出现肿瘤标志物检验结果异常时，应结合患者临床症状和其他检查结果谨慎解读，进行综合判断。

强调动态监测：不应把肿瘤标志物检测结果异常升高简单认为是肿瘤的发生。健康体检者和肿瘤患者出现血清 CA72-4 结果异常升高时，应详细询问是否服用了灵芝孢子粉、冬虫夏草、金蝉花以及蛹虫草和螺旋藻、多重维生素等保健品。对于正在服用以上保健品的，一般建议停服至少 1 个月后再复查 CA72-4。

参考文献

[1] Liang Y, He M, Fan X, et al. An abnormal elevation of serum CA72-4 by ganoderma lucidum spore powder[J]. Ann Clin Lab Sci, 2013, 43(3): 337–340.

[2] 潘志文, 张毅敏, 王明丽, 等. 服用营养滋补品致 CA72-4 异常升高 5 例并文献分析 [J]. 浙江医学, 2016, 38(12): 1022–1023.

[3] 李志友, 孙丽华. 胃癌术后患者食用野生榛蘑致血清 CA72-4 非病理性升高一例 [J]. 中华检验医学杂志, 2011, 34(2): 180–181.

（王憨杰，崔 巍 中国医学科学院肿瘤医院）

案例十　服用冬虫夏草和蚂蟥素引起 CA72-4 异常升高

基本信息

刘某，男，58 岁，院外常规体检发现 CA72-4 单独升高后来院复查。发生于沈阳某医院。

病史简述

2021 年 5 月 24 日，患者于院外某体检中心进行常规体检，检测 CEA、AFP、CA19-9、CA125、CA72-4、PSA、fPSA 等肿瘤标志物，其中 CA72-4 结果明显升高（200.59 U/mL，参考区间 0~6.9 U/mL），其余指标均在正常范围内，其他检查未发现异常。

2021 年 5 月 29 日，患者来院复查 CA72-4，检测结果显示 CA72-4 > 300 U/mL，该结果与院外体检结果基本一致。因 CA72-4 是胃肠道肿瘤的重要标志物之一，患者进行了 B 超、CT 等多项相关检查，均未发现异常结果。临床提出质询。

案例随访

检验科将原标本进行复查，检测结果无疑。查阅操作说明书和文献，考虑干扰因素，患者提供用药情况如下：2020 年 1 月，患者开始服用中药冬虫夏草；2021 年 5 月，患者开始服用中药蚂蟥素。临床多个案例显示，服用虫草及含有虫草成分的制品会引起 CA72-4 升高 [1, 2]。因此，告知患者 CA72-4 升高可能是因为药物干扰，建议患者继续停止服用（5 月 24 日体检发现 CA72-4 升高后已暂停使用）冬虫夏草和蚂蟥素并定期来院复查。

2021 年 6 月 3 日，停药 9 天，患者来院复查 CA72-4，检测结果显示 CA72-4 82.63 U/mL。6 月 18 日，停药 24 天，来院复查 CA72-4，检测结果显示 CA72-4 5.65 U/mL。

案例分析与专家点评

本案例患者停药后 9 天，CA72-4 检测结果由 > 300 U/mL 下降至 82.63 U/mL；停药后 24 天，CA72-4 检测结果由 > 300 U/mL 下降至 5.65 U/mL，高度怀疑该患者 CA72-4 单独升高为药物干扰所致。虽然尚无相关文献证实虫草及虫草成分对于 CA72-4 检测过程的具体影响，但已有多个临床病例报道提示，服用虫草及含有虫草成分的制品会引起 CA72-4 一过性升高 [1, 2]。本案例中患者服用的冬虫夏草中含有虫草，蚂蟥素含有的成分之一蛹虫草也是虫体与草结合组成的复合体。

长期服用营养保健品或者药物，在老年人或者慢性疾病人群中较为普遍。而药物对检测项目的影响评估是远远不够的，临床需警惕药物对检测结果的干扰。对于怀疑有药物干扰的结果，建议患者停药后动态监测，由于不同检测平台之间可能存在差异，动态监测时最好选择固定的检测系统，以便更好地对结果进行分析。

检验科对于患者结果的整体认识是比较有限的，当临床发现异常结果时，建议主动联系检验科，首先要排除实验室误差，其次从分析前、分析中、分析后排除生理状态、标本采集、标本状态、保存条件、药物、检测平台等带来的干扰。因此，临床医技之间的沟通至关重要，相互信任、有效沟通、及时反馈，才能更好地服务患者。

参考文献

[1] Yan L, He M, Fan X, et al. An abnormal elevation of serum CA72-4 by ganoderma lucidum spore powder[J]. Annals of Clinical & Laboratory Science, 2013, 43(3):337-340.

[2] 李志友, 孙丽华. 胃癌术后患者食用野生榛蘑致血清CA72-4非病理性升高一例[J]. 中华检验医学杂志, 2011, 34(2): 180-181.

（张　晋　中国医科大学附属盛京医院）

案例十一　灵芝孢子治疗过程中的 CA72-4 异常波动

基本信息

张某某，男，72岁，胰腺癌腹腔转移。发生于上海某医院。

病史简述

2020年10月7日，CT检查示胰腺体部占位，侵犯脾动脉。10月19日行剖腹探查术，术后病理示浸润性中低分化腺癌，部分为黏液腺癌，倾向胰腺来源。

2020年11月30日、2021年1月6日、2月4日、3月4日、3月30日、4月27日、5月27日、6月22日分别行经皮动脉插管化疗（TAC）手术（吉西他滨 1.6 g+ 白蛋白紫杉醇 200 mg），术前均检测血清肿瘤标志物，术后口服替吉奥化疗及中草药治疗。

治疗期间，疾病控制稳定。血清肿瘤标志物检测结果显示：CA72-4不规律波动，结果与临床不符。

案例随访

8周期治疗期间，临床病症趋于稳定。血清肿瘤标志物 CEA、CA125、CA50 在第3周期后呈下降趋势，指标之间趋势变化相一致（图9.11A）；而 CA72-4 水平出现异常波动，阴阳性反复（图9.11B）。

文献提示灵芝孢子可能与 CA72-4 的异常升高有关[1]。该病例在8周期治疗期间，均服用含灵芝成分的中草药治疗，第1~6周期的灵芝处方剂量为21天，第7~8周期为14天。

在与服用灵芝间隔时间最久的第4~8周期化疗日，CA72-4 水平恢复正常水平，并与其他肿瘤标志物水平相一致。

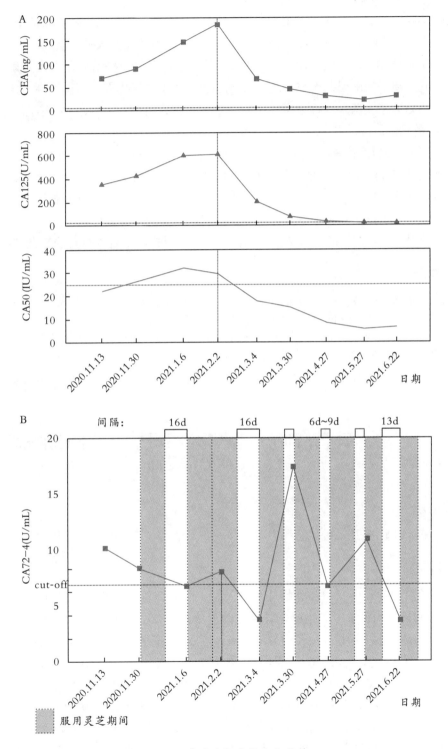

图 9.11 血清肿瘤标志物变化趋势

案例分析与专家点评

CA19-9、CA72-4、CEA、CA125、CA50 等血清肿瘤标志物为胰腺癌常用辅助诊断、预后评估及疗效监测指标。本案例中 CEA、CA125、CA50 的血清水平与临床治疗效果相符，指标之间的趋势变化一致；而 CA72-4 水平的阴阳性反复，提示存在干扰因素。有文献报道，灵芝孢子粉能引起个别胃癌、直肠癌患者的 CA72-4 检测结果增高 [2]。灵芝孢子的主要成分灵芝多糖是一种分子结构复杂的糖蛋白，可能与 CA72-4 的结构类似，干扰 CA72-4 的检测。

本案例常规服用中草药治疗，也含有灵芝成分，同时发现在灵芝停药 16 天的第 4 周期化疗日与停药 13 天的第 8 周期化疗日，CA72-4 检测受灵芝成分影响可能性最低，检测结果恢复正常水平，并与 CEA、CA125、CA50 的血清水平变化及临床相符。

因此，在实际工作中如遇上述情况，对临床病史的采集分析尤为重要，必要时应当咨询患者用药史与饮食情况，结合临床做出判断，对检测报告进行备注与合理解释。

参考文献

[1] Yan L, He M, Fan X, et al. An abnormal elevation of serum CA72-4 by ganoderma lucidum spore powder[J]. Annals of Clinical & Laboratory Science, 2013, 43(3):337.

[2] 颜兵，何志华，秦志丰，等. 灵芝孢子粉引起胃肠道肿瘤患者 CA72-4 升高 3 例并文献分析 [J]. 中国中西医结合杂志，2012, 32(10): 1426-1427.

（王砚春，卢仁泉　复旦大学附属肿瘤医院）

案例十二　质子泵抑制剂类药物治疗导致十二指肠肿瘤患者 CA72-4 异常升高

病史信息

何某，男，45 岁，因"发现十二指肠肿物"来浙江某医院消化内科住院治疗。

病史简述

患者因"发现十二指肠肿物 2 个月"。入院后完善相关检查，排除禁忌后于 2020 年 3 月 19 日行内镜下十二指肠球部神经内分泌肿瘤杂交 ESD 切除术，术后病理提示：（十二指肠球部前壁活检）神经内分泌肿瘤，1 级。免疫组化结果：CK（AE1/AE3）（＋），Syn（＋），CgA（＋），CD56（个别＋），Ki-67（＜2%＋），P53（－），CD117（－）。术后无腹痛腹胀、发热等不适，术后予禁食、胃肠减压、肠外营养、头孢呋辛 2 g q12 h 静滴抗感染治疗。住院期间检验结果：2020 年 3 月 21 日，CA72-4 29.4 U/mL；3 月 23 日，CA72-4 17.4 U/mL。患者一般状况良好，未诉有明显不适。予带药出院。

出院医嘱：肠内营养粉剂（安素）50 g 口服，4 次/日，7 听。头孢呋辛酯片（达力新）0.25 g 口服，2 次/日，1 盒。③硫糖铝混悬液（迪先）10 mL 口服，3 次/日，4 瓶。铝碳酸镁咀嚼片（达喜）1 g 嚼服，3 次/日，5 盒。雷贝拉唑钠肠溶片（波利特，属质子泵抑制剂类药物，PPI）10 mg 口服，2 次 / 日，4 盒。PPI+ 黏膜保护剂服药 2 个月，出院带药服用完后再次至门诊配药。

2020 年 5 月 2 日，常规术后复诊，检测 CA72-4 > 250 U/mL。其他检查未见异常。临床医生反映，此次 CA72-4 检测结果与临床表现和治疗预期不一致，前来质询。

案例随访

实验室对患者的标本进行复测，结果仍为 CA72-4 > 250 U/mL。检查标本正常，没有黄疸、溶血、脂血，排除是标本因素影响检测结果；仪器状态正常，无异常报警，肿瘤标志物质控均在控，且未发生趋势性漂移或偏倚，当日其他标本均正常。询问患者病史后得知，患者 2020 年 3 月 24 日出院后一直服用 PPI 药物。考虑该患者可能为服用药物后引起的肿瘤标志物异常增高[1]，建议停药后复测。患者于当日停药。

2020 年 5 月 5 日，复查 CA72-4，检测结果 CA72-4 124.3 U/mL；5 月 8 日，复查 CA72-4 72.8 U/mL；5 月 15 日，复查 CA72-4 31.1 U/mL。

案例分析与专家点评

本案例为一例典型的服用药物后引起肿瘤标志物增高，此类肿瘤标志物的异常增高在停药后可迅速恢复。

临床工作中，患者服用中药及保健品类药物也可引起某些肿瘤标志物异常增高[2]。可能的一种原因是这类药物具有与某些肿瘤标志物类似的结构，干扰了肿瘤标志物的检测；也有可能是这类药物与体内细胞相关作用后导致细胞表达了过多的肿瘤标志物缘故。

因此肿瘤标志物水平表现出与患者临床表现不相符的异常增高时，应仔细判读，尤其是对曾服用过中药及保健品类药物的病例，不应把检测值升高简单认为是肿瘤的发生或恶化。

参考文献

[1] 尹作花 . PG Ⅰ /PG Ⅱ、G-17/PG Ⅰ联合 GPDA、CEA、CA72-4 在胃癌筛查及诊断中的应用 [D].
　　山东大学 , 2012. DOI:10.7666/d.Y2185284.
[2] 颜兵，何志华，秦志丰，等 . 灵芝孢子粉引起胃肠道肿瘤患者 CA72-4 升高 3 例并文献分析 [J].
　　中国中西医结合杂志 , 2012, 32(10): 1426–1427.

（方永明　浙江大学医学院附属第二医院）

案例十三　CA72-4 体检结果异常升高——是胃癌吗？

基本信息

患者，女性，58 岁，于贵州遵义某三甲医院进行健康体检。

病史简述

3 年前患者因卵巢巨大囊肿，在我院行子宫及其附件全切除手术。入院时，查妇科肿瘤标志物，结果均正常。胸部 CT 结果提示：右下肺有 5 mm 结节，需每隔 1 年进行复查。

该患者由于近期体重减轻明显、头晕头痛、失眠多梦、食欲减退，于 2021 年 4 月 27 日来院进行健康体检，在体检科空腹抽血行女性肿瘤标志物、常规生化检测以及胸部 CT、心电图检测。胸部 CT 平扫显示：双肺少量纤维化，右肺下叶少量结节（最大者直径约 8 mm）。心电图结果无异常。女性肿瘤标志物结果提示：Cyfra21-1 4.15 ng/mL，CA72-4 > 300 U/mL（超过了仪器检测上限）。血生化结果提示：甘油三酯（TG）5.25 mmol/L，总胆固醇（TC）7.85 mmol/L。

案例随访

该患者体检当日检查 CA72-4，结果异常升高（> 300 U/mL）（表 9.13.1）。该患者于次日重新采血复查肿瘤标志物，CA72-4 结果仍然异常，结果见表 9.13.2。

表 9.13.1　肿瘤标志物检测结果

序号	代号	项目名称	结果	提示	单位	参考范围
1	NSE	神经元烯醇酶	15.590		ng/mL	< 16.3
2	Cyfra21-1	细胞角蛋白 19 片段	4.150	↑	ng/mL	< 3.3
3	CA72-4	糖类抗原 72-4	> 300.00	↑↑	U/mL	< 6.9
4	CEA	癌胚抗原	4.140		μg/L	非吸烟 < 3.0 吸烟 < 5.0
5	CA19-9	糖类抗原 19-9	24.30		U/mL	< 25
6	CA15-3	糖类抗原 15-3	17.80		U/mL	< 31
7	CA125	糖类抗原 125	26.0		U/mL	< 35
8	Fer	铁蛋白	221.4		μg/L	11.0~306.8
9	AFP	甲胎蛋白	2.00		ng/mL	< 9.0
10	β-HCG	人绒毛膜促性腺激素 -β	3.630		MU/mL	< 5.0
11	SCC	鳞状上皮细胞癌抗原	0.7		ng/mL	< 1.5

表 9.13.2　CA72-4 复测结果

序号	代号	项目名称	结果	提示	参考范围
1	CA72-4	糖类抗原 72-4	253.60 U/mL	↑↑	< 6.9 U/mL

为了进一步明确是否有胃癌的发生，该患者于当日在消化内科胃镜中心行无痛胃肠镜、^{14}C 呼气试验检测。胃肠镜结果提示：慢性非萎缩性胃炎和胃体多发息肉；^{14}C 呼气试验阴性。通过问诊，发现该病患有长期的中药材保健品食用史，结合辅助检查，建议定期随诊。该患者 3 个月后又复查了肿瘤标志物，CA72-4 轻度升高，结果见表 9.13.3。

表 9.13.3　肿瘤标志物检测结果

序号	代号	项目名称	结果	提示	单位	参考范围
1	NSE	神经元烯醇酶	16.12		ng/mL	< 16.3
2	Cyfra21-1	细胞角蛋白 19 片段	2.70		ng/mL	< 3.3
3	CA72-4	糖类抗原 72-4	31.0	↑	U/mL	< 6.9
4	CEA	癌胚抗原	3.50		ug/L	非吸烟< 3.0 吸烟< 5.0
5	SCC	鳞状上皮细胞癌抗原	1.0		ng/mL	< 1.5
6	HE4	人附睾蛋白 4	47.0		pmol/L	< 70

案例分析与专家点评

CA72-4 是一种由 CC49 和 B72.3 两株单抗识别的黏蛋白样高分子量糖蛋白[1]。正常人血清中 CA72-4 含量较低，在胃癌患者中有较高的阳性检出率，在其他类型消化道恶性肿瘤患者中有一定阳性检出率。肿瘤标志物本身特异性不强，有时候非肿瘤人群的检测结果也会升高，甚至有一过性异常升高。据报道，临床上很多因素会引起健康人肿瘤标志物异常升高，CA72-4 是其中最敏感、受检测干扰因素影响最多的一个指标。

CA72-4 是目前体检套餐中常见的一个肿瘤标志物，也是所有肿瘤标志物中"最不靠谱、最调皮"的一个标志物。常见的引起健康人 CA72-4 单项升高的原因有以下几种。①服用某些特定药物：服药后升高，停药后 CA72-4 恢复正常，如抗痛风药物（秋水仙碱、别嘌醇），非甾体类药物（如布洛芬、双氯芬酸钠等），激素类。②服用中草药、中成药：由于药物组方复杂，特别是当含有动物源成分入药时，可能会引起 CA72-4 一过性升高（如冬虫夏草、红金消结胶囊、暖宫丸）[2]。③服用保健食品：如灵芝孢子粉、金蝉花、螺旋藻等滋补品，而停用这些药物或保健食品后复测 CA72-4 就会降到正常水平[3]。④特殊人群的 CA72-4 结果可能也会高于正常人：如孕妇、老年人、透析患者、肝肾功能异常人群、痛风患者等[4]。

综上分析，本案例中患者 CA72-4 明显升高，Cyfra21-1 轻微升高，其他肿瘤标志物正常。而患者 CT 提示肺部有纤维化小结节，未提示有恶性改变，考虑主要于肺部其他疾病引起 Cyfra21-1 的轻度改变。Cyfra21-1 被视为非小细胞肺癌的首选监测标志物，主要用于恶性肿瘤患者的动态监测及辅助诊断[5]。因此，本例患者应定期动态监测 Cyfra21-1 的水平变化情况。同时，该患者消化道辅助检查提示胃有良性病变，胃肠道良性病可引起 CA72-4 升高，但程度是略高于正常水平；而该例患者具有长期中药保健品食用史，近期食欲、睡眠不佳，在体检前无其他药物使用及疾病史，因此考虑引起 CA72-4 一过性升高的主要因素可能是由于长期食用保健品干扰引起。因此，需要动态观测 CA72-4 指标水平的变化，以辅助临床疾病诊断。

那么，体检时发现 CA72-4 升高怎么办？首先，应仔细分析是否有文中提到的各种引起 CA72-4 结果偏高的因素；其次，对比往年是否测过 CA72-4 这个指标，对比一下变化趋势；并同时检测其他消化道肿瘤标志物（如 CA19-9、CA242、CA50、CEA、PGⅠ、PGⅡ等）。如果其他指标正常，只有 CA72-4 单项升高，基本确认是良性病或上述药物干扰等引起的 CA72-4 高。

肿瘤标志物最大的意义是动态监测，根据指标的高低变化情况来反映病情的变化。肿瘤标志物都是辅助诊断指标，不能用于肿瘤的确诊。CA72-4 是目前体检套餐中常见的一个肿瘤标志物，可用于对恶性肿瘤患者进行动态监测以辅助判断疾病进程或治疗效果，但不能作为恶性肿瘤早期诊断或确诊的依据。因此，建议动态监测，定期进行复查，根据指标的高低变化情况来反映病情的变化。其次，要科学看待肿瘤标志物，其水平异常不等于得了癌症！

参考文献

[1] 糖类抗原 72-4 定量测定试剂盒（电化学发光）说明书 .

[2] 渠文涛 . 服用虫草致 CA72-4 异常升高一例分析 [A]. 中国抗癌协会肿瘤标志专业委员会 . 2021 年中国肿瘤标志物学术大会暨第十五届肿瘤标志物青年科学家论坛论文集 [C]. 中国抗癌协会肿瘤标志专业委员会 , 2021:2.

[3] 潘志文，张毅敏，王明丽，等 . 服用营养滋补品致 CA72-4 异常升高 5 例并文献分析 [J]. 浙江医学，2016, 12:1022–1023.

[4] 吕杨 . 肺肿瘤患者血浆中肿瘤标志物升高的研究进展 [J]. 海南医学 , 2012, 23(23): 114–118.

[5] 非小细胞肺癌相关抗原 21-1 定量测定试剂盒（电化学发光）说明书 .

（骆诗露　遵义医科大学附属医院）

案例十四　服用吡嗪酰胺导致过敏性皮炎引起 SCC 异常升高

基本信息

丁某某，男，84 岁，2021 年 3 月就诊于绍兴某医院，被确诊为肺结核。2021 年 6 月门诊拟"肺结核，糖尿病肾病"再次收治入院。

病史简述

患者既往有肺恶性肿瘤及肠恶性肿瘤手术史，患 2 型糖尿病 20 余年，患 2 型糖尿病性肾病。现一直服用抗结核药物，门冬胰岛素针早晚注射。住院期间，患者查肿瘤标志物 SCC 结果为 33.4 ng/mL（图 9.14.1），正常参考区间 0~1.5 ng/mL。患者在 2021 年 3 月住院

	检验项目	结果	提示	参考区间	单位	检测仪器与方法
1	★甲胎蛋白	1.98		0-13.40	ng/ml	雅培化学发光法
2	★癌胚抗原	8.49	↑	0-5.00	ng/ml	雅培化学发光法
3	铁蛋白	182.00		21.80-274.66	ng/ml	雅培化学发光法
4	★糖类抗原125	28.00		0-35.00	U/ml	雅培化学发光法
5	★糖类抗原153	7.60		0-31.30	U/ml	雅培化学发光法
6	★糖类抗原199	11.07		0-37.00	U/ml	雅培化学发光法
7	鳞状上皮细胞癌抗原	33.40	↑	0-1.50	ng/ml	雅培化学发光法
8	细胞角蛋白19片段	7.30	↑	0.00-2.08	ng/ml	雅培化学发光法
9	★总前列腺特异性抗原	2.58		0-4.00	ng/ml	雅培化学发光法
10	游离前列腺特异性抗原	1.78	↑	0-0.93	ng/ml	雅培化学发光法
11	游离/总前列腺特异性抗原	68.99		>25%	%	计算法
12	糖类抗原72-4	1.47		0-6.90	U/ml	罗氏电化学发光法
13	降钙素	0.50		0.00-9.52	pg/ml	电化学发光法
14	神经元特异性烯醇化酶	23.73		0-25.00	ng/ml	罗氏电化学发光法

图 9.14.1　患者 6 月份肿瘤标志物结果

时 SCC 结果为 1.5 ng/mL。其余检查结果未见明显异常。医生前来确认结果的准确性。

案例随访

患者 SCC 结果突然升高，引起患者和医生的疑惑，需要我们认真分析。我们调取了当日的质控数据，并未发现失控。同时调出原样本，检查样本状态，对样本进行复检，同时做对倍稀释检测，排除了检测错误及嗜异性抗体的干扰。

考虑到患者曾经有恶性肿瘤病史，我们首先需要排除患者是由于肿瘤复发引起的 SCC 异常升高。比较患者 3 个月前的肿瘤标志物报告（图 9.14.2），CA125、CA19-9、CEA 和 Fer 的结果均明显降低，Cyfra21-1 和 SCC 结果升高。但患者胸部 CT 报告提示，右肺慢性感染性病变，结核空洞形成考虑，并没有找到肺恶性肿瘤复发的证据。

	检验项目	结果	提示	参考区间	单位	检测仪器与方法
1	★甲胎蛋白	2.00		0-13.4	ng/mL	雅培化学发光法
2	★癌胚抗原	9.24	↑	0-5	ng/mL	雅培化学发光法
3	铁蛋白	353.84	↑	21.80-274.66	ng/mL	雅培化学发光法
4	★糖类抗原125	41.60	↑	0-35.0	U/mL	雅培化学发光法
5	★糖类抗原153	8.60		0-31.30	U/mL	雅培化学发光法
6	★糖类抗原199	81.75	↑	0-37.0	U/mL	雅培化学发光法
7	鳞状上皮细胞癌抗原	1.50		0-1.5	ng/ml	雅培化学发光法
8	细胞角蛋白19片段	3.10	↑	0.00-2.08	ng/ml	雅培化学发光法
9	★总前列腺特异性抗原	0.70		0-4.0	ng/mL	雅培化学发光法
10	游离前列腺特异性抗原	0.28		0-0.930	ng/mL	雅培化学发光法
11	游离/总前列腺特异性抗原	40.00		>25%	%	计算法
12	糖类抗原72-4	2.65		0.00-6.90	U/ml	罗氏电化学发光法
13	降钙素	0.57		0.00-9.52	pg/ml	电化学发光法
14	神经元特异性烯醇化酶	9.24		0.00-25.00	ng/ml	罗氏电化学发光法

图 9.14.2 患者 3 月份肿瘤标志物结果

由于患者患有糖尿病肾病，我们又查看了患者的肝肾功能。如果肝肾功能恶化，也可能造成 SCC 的升高。患者肝功能正常，肾功能报告显示尿素氮结果为 12.53 mmol/L，肌酐结果为 139.4 μmol/L，有轻微升高。但患者 3 个月前的肾功能指标尿素氮的结果为 10.38 mmol/L，肌酐结果为 123.0 μmol/L，与本次结果差异不大，而当时的 SCC 结果正常。因此，引起 SCC 结果异常升高的一定还有其他原因。

再次翻看患者病历，我们发现了一个值得注意的症状——四肢皮疹伴瘙痒。患者 3 个月前进行抗结核治疗后痰中结核分枝杆菌依然阳性，于是加用吡嗪酰胺进行抗结核治疗，随后出现四肢皮疹伴瘙痒症状。临床考虑药物性皮炎，患者此次就诊也是寻求对皮疹的治疗。

我们立即联系了主管医生，建议完善肺癌相关检查。同时告知患者由于存在严重的皮疹，非常可能引起 SCC 升高，嘱患者皮疹控制后再次抽血复检。患者停用抗结核药物，予地塞米松、氯雷他定、葡萄糖酸钙抗过敏，复方甘草酸苷护肝、抗过敏治疗。皮疹得到控制后，患者再次复检 SCC，结果降为 10.91 ng/mL（图 9.14.3）。由此，导致 SCC 异常升高的原因浮出水面——吡嗪酰胺诱发的药物性皮疹。

	检验项目	结果	提示	参考区间	单位	检测仪器与方法
1	★癌胚抗原	6.68	↑	0-5.00	ng/ml	雅培化学发光法
2	铁蛋白	98.70		21.80-274.66	ng/ml	雅培化学发光法
3	鳞状上皮细胞癌抗原	10.91	↑	0-1.50	ng/ml	雅培化学发光法
4	细胞角蛋白19片段	3.20	↑	0-2.08	ng/ml	雅培化学发光法

图 9.14.3 患者治疗后肿瘤标志物结果

案例分析与专家点评

SCC 作为一种肿瘤标志物，与各种器官的鳞状细胞癌相关。SCC 主要应用于鳞状细胞起源的癌症（包括宫颈癌、头颈部癌、食管癌、肺癌、泌尿生殖道和肛管部位的鳞癌）。SCC 在部分良性疾病中（如良性肺病、皮肤病、慢性肾病等）也会引起异常升高。本案例中，患者由于服用吡嗪酰胺导致过敏性皮炎，皮肤系统不良反应在吡嗪酰胺的药物不良反应中最为常见[1]。有研究报道，SCC 升高见于多种皮肤疾病，如红皮病、银屑病、湿疹、泛发性神经性皮炎、天疱疮等，且与皮肤病的皮损面积、角化异常和脱屑程度相关，经治疗后 SCC 值降低[2]。当然，一些肺部良性疾病如支气管炎症、肺炎、肺气肿等也会引起 SCC 的异常升高[3]。本案例中，患者在 3 个月前确诊肺结核时 SCC 结果为正常，因此可以排除因活动性肺结核导致的 SCC 升高。同时，我们在采集过程中应避免混入唾液、汗液和其他体液（如采集或检测过程中大声说话、打喷嚏或咳嗽），防止因皮肤中的鳞状细胞进入样本而导致结果的假阳性偏高。

虽然 SCC 在肿瘤的监测中有很大的临床意义，但在应用 SCC 进行诊断、鉴别诊断、病情监测及预后判断时，一定要注意其他因素引起的浓度升高。SCC 不是特异性肿瘤标志物，肾功能衰竭和皮肤疾病是造成假阳性结果最常见的原因。另外一些肺部良性疾病、肝病积液患者 SCC 也会明显升高。这就需要我们会分析、甄别其中原因。当出现令临床医生疑惑的检测结果时，能及时与临床沟通，分析原因，为临床医生的诊断和治疗提供一定帮助。

参考文献

[1] 李阳，巴雪，菅凌燕. 吡嗪酰胺药物不良反应临床使用的分析 [J]. 中国临床药理学杂志，2020(4): 453–455.

[2] 廖勇梅，熊霞. 鳞状细胞癌抗原在皮肤良性病变患者血清中的表达 [J]. 医学研究生学报，2015, (6): 622–624.

[3] 甘洁民，缪应新，施泓. 鳞状细胞癌相关抗原在肺部恶性和良性疾病中的变化 [J]. 检验医学，2013, 28(6): 527–529.

（李烨佳　绍兴文理学院附属医院）

案例十五　中药干扰引起 CA19-9 升高

基本信息

董某某，男性，59 岁，甲状腺癌术后，就诊于浙江某医院。

病史简述

2022 年 6 月 29 日，患者来浙江某医院行甲状腺癌术后复查，抽血查肿瘤标志物。CA19-9 原倍结果为 > 700 U/mL，检验人员进行结果审核时对患者检测结果历史回顾发现，既往无 CA19-9 升高史，遂行仪器自动 10 倍稀释后结果为 285.18 U/mL，回收率明显异常。疑标本有干扰物质存在。

案例随访

当日对该标本用原检测系统进行了系列稀释复查，结果见表9.15.1。该标本同时外送换系统进行复查，结果见表9.15.2。

不同系统检测均出现回收率明显异常的情况。尝试用PEG沉降法去除大分子物质干扰，同时选取5例其他患者标本做比对试验，结果见表9.15.3。

该患者标本经PEG处理后CA19-9明显下降，而同样方式处理的其他5例样本处理后检测结果无明显差异。基本确认该标本存在大分子干扰物质。询问病史及用药史：该患者因肠息肉于2014—2020年期间反复行息肉摘除术共计5次。2021年11月因甲状腺癌切除右侧甲状腺。目前服用药物：铁皮石斛、三七、灵芝孢子、善存片、硝苯地平、替米沙坦、盐酸二甲双胍片、易善复（多烯磷脂酰胆碱）、优甲乐。因为中药导致某些肿瘤标志物出现假阳性屡见报道，疑该患者是因为服用多种中药而导致CA19-9升高，嘱停用中药后复查。

停用中药9天后于7月8日重新抽血复查，同时经系列处理后检测结果如表9.15.4所示。

表9.15.1 不同倍数稀释后CA19-9检测结果（U/mL）

项目	稀释倍数	结果
CA19-9	2	538.56
CA19-9	4	385.32
CA19-9	8	291.52
CA19-9	10	285.18
CA19-9	20	304.8

表9.15.2 不同检测系统CA19-9检测结果（U/mL）

	原倍	10倍稀释
系统A	48.67	30.21
系统B	308.85	21.36

表9.15.3 PEG处理后CA19-9检测结果（U/mL）

	患者标本	比对样本				
		标本1	标本2	标本3	标本4	标本5
系统A	48.67	452.82	472.99	320.73	121.25	> 700
系统B	308.85	422.02	556.44	435.14	150.62	836.46

表9.15.4 停用中药后CA19-9检测结果（U/mL）

	原倍	10倍稀释	20倍稀释	HBT管处理后	PEG沉降后
本院系统	> 700	312.93	307.64	5.47	4.84
系统A	35.59	28.72	30.82	29.73	24.54
系统B	254.3	22.43	23.37	21.54	22.51

注：HBT管为嗜异性阻断试管；PEG为聚乙二醇

案例分析与专家点评

该病例 6 月 29 日标本不同检测系统经稀释后均出现回收率不佳的情况，经 PEG 沉降后数值明显下降。此种情况通常是标本内存在大分子物质干扰。据报道中药有可能导致肿瘤标志物假阳性的情况。该病例停用中药 9 天后重抽复查，外送至系统 A 和 B 上原倍血清检测均出现数值较 6 月 29 日有所下降的情况，我院原倍血清检测结果虽然仍然 > 700 U/mL，但是发光值明显有下降，相对发光单位（RLU）值从 967 569 下降至 7005 846），说明有可能停药导致干扰减小，但是停药时间太短，所以干扰没有完全清除。

停药 9 天后的血清仍然存在稀释后回收率不佳的情况，所以干扰依然存在。为此采用了 PEG 沉降法，去除大分子物质干扰后，三个检测系统均出现数值明显下降的情况，再次证实了干扰物质存在的可能。同时于 7 月 8 日用嗜异性阻断试管（HBT）处理重抽的复查标本，处理后结果与 PEG 沉降后结果非常接近，故干扰物质应该是大分子的嗜异性抗体，而且该干扰的出现有可能是服用中药导致。只是停药时间太短，干扰依然存在，后将继续随访关注。

该病例还提示不同检测系统的抗干扰能力不同。可能与各系统所使用的抗体来源不同有关。

（张毅敏，徐笑红　中国科学院大学附属肿瘤医院）

案例十六　药物引起的肿瘤标志物异常升高

基本信息

刘某某，女，67 岁，服用药物导致肿瘤标志物升高。发生于贵州某医院。

病史简述

2019 年 3 月 26 日患者参加健康体检。肿瘤标志物检查结果：CEA 6.56 ng/mL ↑（0~5），AFP 8.11 ng/mL（0~6.3）↑，CA19-9 310.92 U/mL ↑（0~37），CA125 4.85 U/mL（0~35）。完善腹部 + 胸部 CT，请肿瘤科会诊，协助诊治后排除肿瘤可能。

案例随访

检验科将原标本进行复查，并同时再次采血进行复查，检测结果无疑。据患者自述，由于秋冬季节天气原因，长期服用感康（复方氨酚烷胺片）以预防感冒。体检至复查期间，进行了认真排查，胃肠道、肝脏、食管、乳腺、妇科等均无肿瘤发现。

停药一段时间后，2019 年 7 月 11 日到我院复查肿瘤标志物，检查结果：CEA 4.54 ng/mL（0~5），AFP 3.80 ng/mL（0~6.3），CA19-9 35.49 U/mL（0~37），CA125 14.60 U/mL（0~35），CA15-3 19.10 U/mL（0~32.4），CA72-4 12.01 U/mL（0~6.9）↑；NSE 1.73 ng/mL（0~16.3）。在此之间除停用药物（感康）外无任何针对性治疗。

案例分析与专家点评

　　肿瘤标志物是在恶性肿瘤发生和发展过程中，由肿瘤细胞合成分泌或由机体对肿瘤细胞反应而产生和（或）升高一类化学物质，存在于血液、体液、细胞或组织中[1]。应当指出的是肿瘤标志物的升高并不意味着体内就发生了肿瘤，因为在一些正常人或者良性疾病的人群中肿瘤标志物也可能会升高[2]。影响肿瘤标志物检测的因素包括分析前、分析中和分析后。美国国家临床生化学会（National Academy of Clinical Biochemistry，NACB）和欧洲肿瘤标志物专家组（European Group on Tumor Marker，EGTM）制定出了比较详细的规定和临床应用指南，我国在原卫生部标准化委员会和检验学会的领导下成立了肿瘤标志物专家委员会，也正在制定适合我国的相关规定[3]。

　　CA19-9、CA72-4作为消化道肿瘤评估与监测的标志物。其中CA19-9（又称胃肠癌相关抗原），是一类主要存在于胃、肠和胰腺上皮，与腺癌有关的糖脂类抗原。但在消化道如成人的胰脏、肝脏和胃内含量最高[4]。血清CA19-9为黏蛋白型糖类蛋白的肿瘤标志物，是细胞膜上糖脂质，其对胃癌的判断具有一定价值[5]。关于CA72-4肿瘤标志物在胃癌早期诊断中的应用越来越广泛，这对患者临床疗效和预后生活质量的提升以及病死率的降低具有重要意义[6]。CA72-4为高相对分子质量的糖蛋白抗原，属于胃肠道肿瘤标志物，不会存在于良性肿瘤或正常组织中[7]。本案例中该患者血清CA19-9、CA72-4同时升高，且经过认真排查未发现相关肿瘤。分析其由于长时间服用感康，刺激胃肠道系统，影响了肿瘤标志物的体内代谢，造成血液循环中CA19-9、CA72-4升高。停药一段时间后肿瘤标志物体在内代谢恢复正常。目前暂无相关文献报道，分析原因为复方氨酚烷胺类药物引起的CA19-9、CA72-4一过性升高或为此类药物对化学发光检测方法的干扰；在今后的检测中应考虑排除此类药物的影响并对此类患者随访。联合多种肿瘤标志物检测能提高肿瘤检测的灵敏度及特异性[8]。随着对肿瘤标志物的深入研究，其对肿瘤辅助诊断、预后判断、疗效观察、复发检测特异性和灵敏度越来越高，将来与影像学检查和临床检查，成为肿瘤无创诊断，判断预后、疗效、复发的重要指标，为恶性肿瘤早期诊断、早期治疗、降低死亡率提供一种新方法。但影响其分泌代谢的因素众多，因此我们在实际工作中应结合病史、症状，以及B超、CT等影像学检查乃至活检等来进行判断。

参考文献

[1] Faria SC, Sagebiel T, Patnana M, et al. Tumor markers: myths and facts unfolded. Abdominal radiology[J]. Abdom Radiol, 2019, 44(4): 1575–600.

[2] Mérida de la, Torre FJ, Moreno Campoy EE, et al. Diagnostic role of tumor markers[J]. Medicina clinica, 2019, 152(5): 185–7.

[3] 吴健民. 肿瘤标志物检测的影响因素和应用原则 [J]. 中华检验医学杂志, 2004, 6: 42–46.

[4] 刘少列, 郑卫军. 肿瘤标志物 CEA、CA19-9 对胃癌的诊断价值 [J]. 现代医院, 2011, 11(11): 59–60.

[5] Gunassekaran GR, Priya DK, Gayathri R, et al. In vitro and in vivo studies on antitumor effects of gossypol on human stomach adenocarcinoma（AGS）cell line and MNNG induced experimental gastric cancer[J]. Biochemical and Biophysical Research communications, 2011, 26(4): 618–621.

[6] 贺庆伟, 张正国, 张晋军. 血清肿瘤标志物联合检测在老年胃癌诊断中的应用 [J]. 中国当代医药, 2013, 21(33): 167–169.

[7] 幸茂浑, 陈典. 联合检测肿瘤标志物对胃癌进行早期诊断的临床研究 [J]. 河北医药, 2011, 23(2): 618–621.

[8] 龙卫国. 影响肿瘤标志物检测的因素分析 [J]. 中华病理学杂志, 2020, 7: 93–95.

（彭再林　贵州医科大第二附属医院）

案例十七　一例前列腺肿瘤标志物转阴原因分析

基本信息

患者，男，77 岁。发生于湖南省湘雅常德医院。

病史简述

主诉：骨痛半年余，加重伴乏力，气促 1 月余。外院血常规提示三系减少，为求进一步诊治，遂就诊于我院。

查体：体温 37℃，脉搏 88 次 / 分，呼吸 20 次 / 分，血压 148/77 mmHg。慢性病容，贫血貌，双下肢可见散在出血点及瘀斑，浅表淋巴结未触及。胸骨无压痛。双肺呼吸音低，可闻及湿性啰音。肝脾肋下未触及，双下肢无浮肿。

诊疗经过：入院后完善骨髓形态学、流式细胞、活检综合诊断为多发性骨髓瘤。住院期间患者反复发生尿潴留，解肉眼血尿；肿瘤标志物 PSA 升高，影像学提示前列腺增生，可疑前列腺癌，请结合 PSA 检查结果。2021 年 4 月 21 日，肿瘤标志物 12 项联合检测结果见表 9.17.1；6 月 22 日 PSA 检测结果见表 9.17.2。

表 9.17.1　12 项肿瘤标志物联合检测结果

序号	代号	检验项目	结果	参考值
1	PGⅠ（ng/mL）	胃蛋白酶原Ⅰ	223.00	≥ 30.0
2	PGⅡ（ng/mL）	胃蛋白酶原Ⅱ	14.92	
3	PGⅠ/Ⅱ	PGⅠ/Ⅱ	14.95	≥ 3.0
4	CA199（U/mL）	糖类抗原 19-9	11.05	0~35.0
5	AFP（ng/mL）	甲胎蛋白	2.76	0~20.0
6	tPSA（ng/mL）	总前列腺特异性抗原	22.18 ↑	0~4.0
7	fPSA（ng/mL）	游离前列腺特异性抗原	2.31 ↑	0~1.0
8	fPSA/tPSA	fPSA/tPSA	0.10	≥ 0.1
9	NSE（ng/mL）	神经元特异性烯醇化酶	12.36	0~13.0
10	Cyfra21-1（ng/mL）	细胞角蛋白 19 片段	3.2	0~3.3
11	CA125（U/mL）	糖类抗原 125	19.95	0~35.0
12	CEA（ng/mL）	癌胚抗原	3.16	0~5.0
13	ProGRP（ng/mL）	胃泌素释放肽前体	0.05	0~0.1

表 9.17.2　前列腺特异性抗原检测结果

序号	代号	检验项目	结果	参考值
1	tPSA（ng/mL）	总前列腺特异性抗原	1.18	0~4.0
2	fPSA（ng/mL）	游离前列腺特异性抗原	0.28	0~1.0
3	fPSA/tPSA	fPSA/tPSA	0.24	≥ 0.1

当时主管医生联系我科，说该患者 4 月 21 日和 6 月 22 日的前列腺肿瘤标志物检测，是否结果有问题。该患者高度可疑前列腺癌，且暂时未做治疗。为何两次结果相差甚远？

案例随访

鉴于临床提出对结果的质疑，于是重新找出 6 月 22 日患者检测样本，进行复测，结果无差异，当日质控均在控。那么是什么原因造成两次结果相差甚远，于是把患者这段时间的诊疗经过详细看了一遍。终于有了发现。

患者因前列腺增生，反复尿潴留，解肉眼血尿伴有血凝块，前列腺肿瘤标志物升高于 2021 年 5 月 7 日曾邀请泌尿外科会诊，当时暂时予留置导尿管引流配合服用坦洛新缓释片 + 非那雄胺。

案例分析与专家点评

从该案例来说，两次 PSA 检测结果相差甚远的原因可以从以下两个方面解释。①药物因素：5α- 还原酶抑制剂非那雄胺是治疗前列腺增生（BPH）常用药物，可降低发生急性尿潴留的危险。治疗早期可引起 PSA 水平迅速降低。非那雄胺在治疗过程中，其作为一种还原酶抑制剂，具有一定的特异性，可导致前列腺腺体失去雄激素的支持，腺体细胞萎缩，进而达到较好的治疗效果；同时可阻断睾酮向双氢睾酮的转化，降低双氢睾酮在组织及血清中的浓度水平；对于雄激素受体无亲和力，对睾酮的分泌无较大影响，可缩小前列腺体积，抑制 PSA 的表达，进而在一定程度上恢复机体的激素平衡，改善前列腺功能，达到较好的治疗效果[1]。研究发现，BPH 患者和男性脱发者分别接受非那雄胺 5 mg /d 和 1 mg/d 治疗 1 年后，PSA 水平均降低 50%[2]。非那雄胺治疗期间 PSA 水平仍然较高时，患者罹患前列腺癌的可能会更大[3]。②急性尿滞留是 BPH 的严重并发症之一，可使 BPH 患者 PSA 显著升高，平均升高约 2.6 倍，最高达 7.5 倍，经尿液引流，尿滞留缓解后，血清 PSA 值平均下降 50% 以上[4]。

该案例由于患者放弃治疗，未进一步做前列腺穿刺确诊是否还合并前列腺癌，也是该案例不足之处。tPSA 主要分为 fPSA 和 cPSA。PSA 是由前列腺上皮细胞分泌的一种单链糖蛋白，血 PSA 浓度的升高源于损伤或疾病造成的前列腺结构异常。其在前列腺癌的诊断、治疗、预后方面具有重要意义。但由于其为前列腺组织特异性而非前列腺癌特异性标志物，在 BPH、前列腺炎、急性尿潴留等良性疾病中也会升高。所以合理利用PSA，在前列腺疾病的诊断中尤为重要。

参考文献

[1] 管斯斯, 张文娟, 刘玮, 等. 非那雄胺对老年良性前列腺增生合并原发性高血压患者炎症因子影响及临床疗效 [J]. 重庆医学, 2018, 47(35): 4543–4545.

[2] D'Amico AV, Roehrborn CG. Effect of 1mg/day finasteride on concentr ations of serum prostate-specific antigen in men with androgenic a lopecia: a randomised controlled trial[J]. Lancet Oncol, 2007, 8(1): 21.

[3] Etzioni; 叶雄俊摘译. 非那雄胺对 PSA 的长期影响: 一项来自前列腺癌预防试验的研究结果 [J]. 中华泌尿外科杂志, 2006, 27(1): 69.

[4] 华立新, 吴宏飞, 睦元庚, 等. 急性尿潴留对血清前列腺特异性抗原的影响 [A]. 中华男科学, 2002, 8(2): 134–135.

（向立化　湘雅常德医院）

案例十八　免疫制剂治疗后引起 Tg 异常升高

基本信息

单某某, 男, 76 岁, 进食梗阻感 9 个月, 胸中段食管鳞癌进展化疗后（cT4bN0M0 ⅣA 期）。发生于某医院。

病史简述

2020 年 11 月, 患者行胃镜检查, 活检病理示食管鳞状细胞癌。12 月, 行胸腹部 CT 检查, 提示食管癌并侵犯后纵隔, 给予 TP 方案化疗 2 周期。

2021 年 1 月患者来我院行计划放疗, 疗效不佳。5 月、6 月分别予免疫制剂卡瑞利珠单抗 200 mg d0+ 紫杉醇（白蛋白结合型）200 mg d1 治疗。7 月 14 日入院, 患者对化疗药物较敏感, 不能耐受, 给予卡瑞丽珠单抗 + 阿帕替尼治疗。

2021 年 8 月 2 日来院完善相关检查, 结果显示: Tg 大于上限 500 ng/mL, 10 倍稀释后为 2140.00 ng/mL ↑, 结果与临床不符且与前几次结果相差甚远, 受到临床质询。

案例随访

检验科将原标本和本人另一份血液样本进行复查, 检测结果无疑。送至外院不同检测系统复查, 结果显示大于检测上限。同时将本样本进行回收试验（表 9.18）, 结果可靠。

表 9.18　样本回收试验结果

	原倍	1:2	1:4	1:8	1:10
Tg（ng/mL）	> 500	> 500	499	261	214.00

案例分析与专家点评

本案例血液标本 Tg 检测结果异常升高, 主要考虑以下推论。有报道称在所有免疫检查点抑制剂治疗中, PD-1 抑制剂最易引起甲状腺功能障碍。Kurimoto 等证实接受免疫抑制剂治疗后, Tg 升高是甲状腺功能失调的预警标志物, 其改变会早于甲状腺激素水平的改变[1]。经查询病史，该患者长期进行免疫制剂卡瑞利珠单抗（人源化抗 PD-1 单克隆抗体）治疗，该药物可使免疫系统过度激活，损伤正常甲状腺组织，后续可能会引起甲状腺功能的改变。

考虑电化学发光法测定 Tg 可受抗 TgAb 的影响。本案例 TgAb 处于正常参考范围，有报道 TgAb 对 Tg 测定的干扰无规律，不能直接反映其浓度 - 效应关系。结果已采用 Tg 回收试验（例如 Elecsys Tg II 验证试验）初步排除来自 TgAb 的干扰。

免疫制剂在肿瘤治疗中大量应用，临床医生应对甲状腺功能及相关指标进行监测，对于药物的应用及患者的管理需要加强多学科合作。

参考文献

[1] Kurimoto C, Hidefumi Inaba, Hiroyuki Ariyasu, et al. Predictive and sensitive biomarkers for thyroid dysfunctions during treatment with immune-checkpoint inhibitors[J]. Cancer Sci, 2020, 111(5): 1468–1477.

（张伟伟 山东省肿瘤医院）

案例十九 服用头孢菌素类抗生素引起 PIVKA- II 检测结果升高

基本信息

朱某某，男，60 岁，2015 年 7 月出现右上腹阵发性胀痛不适，于陕西某医院就诊。B 超及 CT 检查确诊为原发性肝癌。

病史简述

2015 年 7 月至 2016 年 6 月，在腹腔镜科进行 5 次肝动脉插管化疗栓塞（TACE）术，术后恢复良好，并坚持定期（每 3 个月）随访复查。

2016 年 6 月 21 日，收入肝胆外科 / 放疗科，接受切除手术治疗。术前 PIVKA- II 值为 2570 mAU/mL，术后疾病控制稳定。手术治疗后，PIVKA- II 复查结果如表 9.19 所示。

表 9.19 患者 PIVKA- II 复查结果

	5 天	2 周	6 周	14 周
PIVKA- II（mAU/mL）	358	38	13	16

2016 年 10 月 25 日来院复诊，临床诊断：原发性肝癌术后（未复发）。血清 PIVKA- II 检测结果为 3821 mAU/mL，结果与临床不符，受到临床电话质询。

案例随访

收到临床质询后，检验科随即对仪器设备和试剂进行检查，并将血清样本吸出再次离心后复查，结果为 PIVKA- II 3820 mAU/mL。

查阅病历未发现患者合并有肝炎、肝硬化、胆管癌以及其他相关肝胆疾病。复诊磁共振检查结果未发现复发病灶。

与患者沟通了解到，患者未服用华法林等抗凝药物，但在抽血前 1 天（10 月 24 日），因疑似感冒咽痛自行从药店购入头孢克肟口服。随即令患者停药 3 天后再次抽血复查，复查后 PIVKA–Ⅱ结果恢复正常为 18 mAU/mL。

案例分析与专家点评

本案例中，我们首先排除了仪器设备、试剂及样本类型错误对检测结果的影响，确认检测结果无误，证实患者血清 PIVKA–Ⅱ水平确实很高。血清 PIVKA–Ⅱ水平升高受多种因素的影响，维生素 K 循环过程中的任一环节障碍，如羧化酶活性降低、维生素 K 减少或缺乏等均可导致 PIVKA–Ⅱ表达增高。除肝细胞癌以外，酒精性肝硬化、阻塞性黄疸、肝内胆汁淤积、胆管癌等疾病由于维生素 K 摄取不足或在肠道中的吸收受到抑制，导致体内维生素 K 缺乏、PIVKA–Ⅱ表达增高。但在本案例中，未发现患者合并有肝硬化、胆管癌等其他肝胆疾病，磁共振检查结果也未提示原发性肝癌复发。

为了进一步探寻原因，了解到患者近期服用头孢克肟后，在患者停药后重新对其进行抽血复查，血清 PIVKA–Ⅱ水平明显下降并恢复正常，提示我们，血清 PIVKA–Ⅱ水平异常升高与患者服用头孢菌素类抗生素有关。

头孢菌素是临床上常用的一类广谱抗生素，种类繁多。随着头孢菌素的广泛使用，少数患者可出现血液系统毒性反应。凝血功能障碍和出血是头孢菌素血液学毒性反应中最严重的，主要由于干扰了维生素 K 的代谢，引起低凝血酶原血症和依赖维生素 K 的凝血因子活性降低[1, 2]。头孢菌素引起维生素 K 缺乏的机制有两种方式：①拉氧头孢、头孢哌酮、头孢孟多等头孢菌素化学结构中均含有甲基硫化四氮唑（N-MTZ）侧链，此侧链基团可直接抑制肝脏微粒体羧化酶或维生素 K 氧化还原酶，导致维生素 K 合成不足。②影响肠道合成维生素 K。头孢菌素类抗菌药物尤其是第 3 代头孢主要通过胆道系统代谢，可以抑制或杀死肠道菌群，主要是大肠杆菌和类杆菌（这种生物体都是合成维生素的重要因素），从而影响了维生素 K 的吸收，导致人体内维生素 K 缺乏。头孢菌素类抗菌药物引起维生素 K 缺乏进而导致血清 PIVKA–Ⅱ表达升高[3, 4]。

实际工作中，遇到 PIVKA–Ⅱ异常升高与临床不符的情况，要考虑到头孢菌素类抗生素引起的假性增高的可能。同时还应做好与临床和患者的沟通，以便全面掌握与检测结果相关的各种可能性。

参考文献

[1] 赵冰封，黄学桂，陈红波 . 头孢孟多致凝血功能异常 1 例 [J]. 安徽医药，2020, 24(10): 2087-2090.

[2] 覃万文 . 头孢菌素类药物的血液毒性分析 [J]. 内科，2018, 13(3): 149–151.

[3] 吕敬龙，陈永平，肖青，等 . 头孢吡肟致凝血功能异常 1 例并文献复习 [J]. 检验医学与临床，2016, 13(13): 1902–1903.

[4] 杨玉萍，王鹏皓，杨丽慧，等 . 头孢哌酮 / 舒巴坦诱发维生素 K 依赖性凝血因子缺乏症 1 例报告并文献复习 [J]. 中风与神经疾病杂志，2016, 33(008):743–744.

（邢瑞青，徐 蓓，刘家云 空军军医大学西京医院）

案例二十　华法林引起的 PIVKA-Ⅱ升高案例

基本信息

张某某，男，73 岁。发生于福建某医院。

病史信息

2018 年 9 月 8 日，因体检发现慢性房颤，故长期遵医嘱口服华法林治疗。

2019 年 10 月 29 日，到我院体检中心进行防癌体检。上午，抽血检查结果显示：乙肝两对半中 HBcAb 阳性，其余均为阴性；谷丙转氨酶（ALT）21 U/L（参考范围 7~40 U/L），谷草转氨酶（AST）32 U/L（参考范围 5~35 U/L），AFP 1.1 ng/mL（参考范围 ≤ 7 ng/mL），PIVKA-Ⅱ 150 mAU/mL（参考范围 < 40 mAU/mL）。

案例随访

检验科将原标本进行复查，检测结果无疑。

查体：未见肝掌、蜘蛛痣；腹平软，未见胃肠型及蠕动波，腹壁浅静脉无曲张，腹肌软，无压痛、无反跳痛，肝脾肋下未及。肝区无叩击痛，移动性浊音阴性。肠鸣音正常。腹部彩超及磁共振示：未见异常。临床诊断：心律失常。检验科马上通过体检中心与该患者联系，嘱其继续口服华法林治疗的同时补充维生素 K，并定期复查相关项目。

2020 年 1 月 20 日抽血复查结果：PIVKA-Ⅱ 36 mAU/mL，恢复正常。

案例分析与专家点评

维生素 K 缺乏或拮抗剂Ⅱ诱导的异常蛋白（protein induced by vitamin K absence or antagonist-Ⅱ，PIVKA-Ⅱ），又称脱-γ-羧基凝血酶原 (des-γ-carboxy-prothrombin, DCP)，是失去活性的异常凝血酶原。PIVKA-Ⅱ作为一个成熟且较新颖的肿瘤标志物 [1]，与 AFP 等项目相互补充 [2]，在肝细胞癌的诊断、疗效、预后等方面均具有重要意义 [3]。

本病例为心律失常患者，并不是一名肝病患者，但 PIVKA-Ⅱ却异常升高。分析原因如下：华法林适用于肺栓塞、房颤复律前以及复律后的治疗等。该患者患有慢性房颤，需要长期使用华法林，以达到改善症状、减少血栓栓塞并发症的治疗目的 [4]。华法林属于香豆素类药物之一，是维生素 K 拮抗剂，在肝脏抑制维生素 K 由环氧化物向氢醌型转化，从而阻止维生素 K 的反复利用，影响含有谷氨酸残基凝血因子的羧化作用使这些因子停留于无凝血活性的前体阶段，即合成异常的凝血酶原，从而影响凝血过程。由于 PIVKA-Ⅱ是失去活性的异常凝血酶原，因而使用华法林可引起维生素 K 缺乏而导致 PIVKA-Ⅱ等相关凝血功能指标异常升高。建议临床给予补充维生素 K，并定期复查相关项目，尤其是国际标准化比值（INR），以避免大出血。

在今后，若出现 PIVKA-Ⅱ的异常升高，除了考虑可能是肝细胞癌外，还要排除以下几种影响因素：使用维生素 K 拮抗剂（如华法林等）[5]；饥饿、呕吐、腹泻；营养不良；

胆汁缺乏、胆道梗阻性等疾病；急性肝衰竭和酒精性肝疾病等肝病[6]；对肝脏有毒性的药物（如部分化疗药等）；部分头孢类抗生素（如头孢哌酮）等。及时与临床充分沟通交流，可有助于临床的诊治。

参考文献

[1] 中华预防医学会肝胆胰疾病预防与控制专业委员会，中国研究型医院学会肝病专业委员会，中华医学会肝病学分会，等. 原发性肝癌的分层筛查与监测指南 (2020 版)[J]. 中华肝脏病杂志，2021, 29 (1): 25–40.

[2]Tao Y, Wang Z. Interpretation of essential points of the updates of EASL clinical practice guidelines for management of hepatocellular carcinoma(2018)[J]. Chinese Journal of General Sugery, 2018, 27(7): 813–817.

[3] 中华人民共和国国家卫生健康委员会医政医管局. 原发性肝癌诊疗规范 (2019 年版)[J]. 中国实用外科杂志，2020, 40(2): 121–138.

[4] 罗潇，陈玲. 持续性心房颤动患者使用华法林抗凝治疗稳定性影响因素的临床研究 [J]. 临床心血管病杂志，2022, 38(1): 44–48.

[5]Toyoda H, Kumada T, Osaki Y, et al. Novel method to measure serum levels of des-gamma-carboxy prothrombin for hepatocellular carcinoma in patients taking warfarin: a preliminary report[J]. Cancer Science, 2012, 103(5): 921–925.

[6]Kang K, Ji H, Kang S, et al. The influence of alcoholic liver disease on serum PIVKA-II levels in patients without hepatocellular carcinoma[J]. Gut and Liver, 2015, 9(2): 224–230.

（高嫣妮　福建省肿瘤医院）

案例二十一　口服抗凝剂华法林引起异常凝血酶原（DCP）异常升高

基本信息

朱某某，男，62 岁，健康体检。发生于福建某医院健康体检中心。

病史简述

2021 年 7 月 18 日进行定期"健康体检"。心电图检查结果显示：频速型心房纤颤，偶发室性早搏。全腹彩超检查结果显示：非均匀性脂肪肝。

2021 年 7 月 19 日患者"肝癌三联检"检测，检测结果显示：AFP-L 2.155 ng/mL，甲胎蛋白异质体（AFP-L3）＜ 0.6 ng/mL，甲胎蛋白异质体比率＜ 5%，DCP 5925 ng/mL，DCP 异常升高，与临床不符。

案例随访

检验科将 7 月 20 日原标本进行复查，检测结果无疑。2021 年 7 月 22 日患者重新抽血复查 DCP 4555 ng/mL，其检测值仍然超出正常范围 100 倍。电话询问患者病史，患者诉 2009 年诊断为持续性房颤，长期口服抗凝药华法林以恢复窦性心律、控制快速心室率、防止血栓形成预防脑卒中。

案例分析与专家点评

本例患者健康体检，经检查发现 DCP 异常升高，且经彩超检查未发现患者存在肝脏肿瘤，2 天后重新抽血复查 DCP 无显著差异。

血清 DCP，即维生素 K 缺乏或拮抗剂 Ⅱ 诱导的蛋白，在肝脏合成后释放入血，生物学上不具凝血酶活性[1]。用于原发性肝细胞癌的诊断价值优于 AFP，可作为临床诊断原发性肝细胞癌的肿瘤标志物，其与 AFP 的联合检测可大大提高原发性肝细胞癌的诊断灵敏度和特异度[2]。用于高危人群的筛查、肝癌的辅助诊断、监测治疗效果、作为预后和复发的预测工具。

华法林为香豆素类口服抗凝血药，适用于预防和治疗血栓栓塞性疾病。其作用机制是竞争性拮抗维生素 K 的作用，通过抑制肝脏环氧化还原酶阻断维生素 K 环氧化物转变为氢醌形式，致使凝血因子的 γ-羧化作用产生障碍，阻止维生素 K 的反复利用[3]，并与维生素 K 竞争羧化酶，干扰维生素 K 依赖性凝血因子的羧化，使其无法活化，产生无凝血活性凝血因子前体 PIVKA-Ⅱ（又称 DCP），而达到抗凝的目的[4]。

本例患者曾发生脑梗死，经治疗后长期口服华法林抑制血栓再形成，血清 DCP 异常升高是由于维生素 K 缺乏产生无凝血活性的凝血因子前体所致。因此，口服抗凝剂、胆酸缺乏、肠道菌群紊乱等情况均可使 DCP 增高，此类人群不适宜选择 DCP 作为原发性肝细胞癌的肿瘤标志物。

参考文献

[1] Inagaki Y, Tang W, Makuuchi M, et al. Clinical and molecular insights into the hepatocellular carcinoma tumour maker des-gamma-car-boxyprothrombin[J]. Liver International, 2011, 31(1): 22–35.

[2] 张军能，张焕棕，陈李好，等. 异常凝血酶原 (PIVKA-II) 在原发性肝癌临床诊断中的应用 [J]. 齐齐哈尔医学院学报，2018, 39(2): 192–195.

[3] 杨宝峰. 药理学 [M]. 北京：人民卫生出版社, 2008.

[4] 侯文权，周凌云，侯文锋，等. 口服华法林患者综合监测临床研究 [J]. 实用医技杂志, 2010, 17(7): 618–620.

（陈　勇　福州市第一医院）

案例二十二　阿莫西林过敏引发药疹致肿瘤标志物 SCC 异常

基本信息

钟某某，女，30 岁，体检发现鳞状上皮细胞癌抗原（Squamous cell carcinoma antigen，SCC）升高。发生于上海某医院。

病史简述

现病史：患者行幽门螺杆菌根除治疗（泮托拉唑、胶体果胶铋胶囊、四环素、阿莫西林）第 4 日于颜面部出现大面积丘疹就诊于消化科，考虑阿莫西林过敏，同时当日患者体检 SCC 9.1 ng/mL。停用阿莫西林后药疹消退，同时随访 SCC；余无特殊异常。实验室检查：肝、肾功能、血糖、血脂正常，免疫球蛋白 IgA、IgM、IgG、IgE 正常。辅助检查：患者肺部 CT 示左肺下叶结节；B 超示肝血管瘤、乳腺小叶增生。余食管、头颈部、鼻咽部、宫颈、子宫及其附件影像学检查均未见异常。

案例随访

患者发生药疹时 SCC 9.1 ng/mL，药疹消失后随访 SCC 指标（图 9.22）：第 9 日、第 20 日和第 43 日 SCC 分别为 5.2 ng/mL、5.8 ng/mL 和 5.9 ng/mL，较前下降，但仍高于正常范围；第 81 日 SCC 降至正常 2.0；第 386 日 SCC 为 0.9 ng/mL。

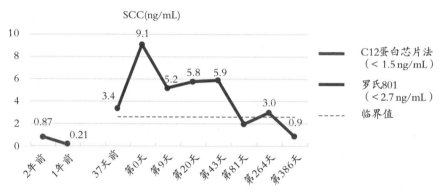

图 9.22 患者 SCC 随时间变化情况

案例分析与专家点评

SCC 作为一种肿瘤标志物，在食管、肺、头颈、肛门和子宫颈的鳞状细胞癌患者血清中可检测到高水平的 SCC，血清 SCC 水平的高低与鳞状细胞癌的分化程度有关。少数良性疾病，如皮肤炎、肾功能衰竭、肝病、子宫疾病、肺部感染、肺结核、支气管囊肿、肺部嗜酸细胞浸润、成人呼吸窘迫综合征、睡眠呼吸暂停综合征、结节病、血液透析和非肿瘤胸腔积液也能导致 SCC 水平升高[1]。

本病例系药疹引起 SCC 升高，据报道，药疹患者中 SCC 升高可达 41.9%~50%，平均 SCC 水平为 0.9~3.65（最小值至最大值，0.2~28.3）ng/mL[2]。此外，湿疹、银屑病、红皮病及大疱性疾病患者 SCC 表达均明显升高，其阳性率均在 70% 以上，湿疹患者、银屑病患者和红皮病患者在治疗 1~2 周病情好转后 SCC 水平明显下降，提示 SCC 与这些皮肤疾病密切相关。药疹使 SCC 升高的机制尚不清楚，是否与药疹皮屑污染样本有关？据报道，SCC 反应性决定簇能从皮肤微粒、唾液和其他体液中自然脱离，被 SCC 污染的样本、一次性用具或仪器可导致 SCC 检测值的假性升高[3]。

总之，在临床工作中对于合并皮肤疾病的 SCC 升高，应采取谨慎又合理的态度。应注重该指标的复查，并根据复查情况决定是否需进一步筛查肿瘤，从而避免不必要的医疗浪费和侵入性检查给患者造成的痛苦。

参考文献

[1] 张蓉, 甘洁民, 陈微雅, 等. 非肿瘤患者血浆鳞状上皮细胞癌抗原升高的研究进展 [J]. 检验医学,

2019, 34(6): 567–570.

[2] 吴嘉宁，温伟为，王玉. 常见皮肤病患者鳞状细胞癌抗原测定结果分析 [J]. 世界临床医学，2015, 9(5): 19–20.

[3] 陆云，李鼎，刘兴党. 血清鳞状细胞癌抗原检测假阳性的结果分析 [J]. 标记免疫分析与临床，2013, 20(5): 360–362.

（钟 霓，吴文娟 上海市东方医院）

案例二十三 TC 方案化疗后引起 SCC 水平降低

基本信息

刘某某，女，56 岁，宫颈鳞癌 Ⅱ B 期，发生于湖南某医院。

病史简述

2018 年 3 月，入院检查，病理结果显示：中 – 低分化鳞癌。4 月，入院治疗，予以放疗，期间予以多西他赛治疗 4 疗程。6 月、7 月入院治疗，行 TC 方案化疗一周期，化疗过程顺利。

2020 年 5 月，入院复查，考虑复发，行 TC 方案化疗一周期，SCC 检测结果为 3.8 μg/L。6 月、7 月、8 月、9 月、10 月，入院行 TC 方案化疗一周期，SCC 检测结果分别为 1.7 μg/L、8 μg/L、0.8 μg/L、0.1 μg/L、0.2 μg/L。

2021 年 9 月，入院复查，考虑宫颈鳞癌 Ⅱ B 期化疗后复发，行 TC 方案化疗一周期，SCC 检测结果 17.1 μg/L。11 月、12 月，入院治疗，行 TC 方案化疗一周期，SCC 检测结果分别为 4.3 μg/L、3.1 μg/L。

2022 年 1 月，入院治疗，行 TC 方案化疗一周期，SCC 检测结果为 2.5 μg/L。

案例随访

自患者 2018 年 3 月入院至 2022 年，期间共计住院 14 次，收集每次入院后 SCC 指标检查数据结合治疗方案，整理如图 9.23 所示。

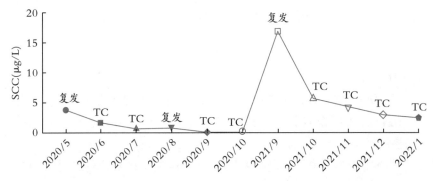

图 9.23 SCC 指标检查数据。TC 为患者行 TC 化疗方案

案例分析与专家点评

肿瘤标志物是用于肿瘤患者辅助诊断及预后监测的重要指标，肿瘤标志物明显升高或治疗后未见下降常预示预后不良，血清 SCC 是宫颈癌患者最常用的肿瘤标志物[1]。SCC 主要存在于宫颈、肺和口腔等鳞状上皮细胞的细胞质中，是宫颈鳞癌的首选肿瘤标志物，其增高的程度与肿瘤的恶性程度相关[2]。SCC 为宫颈鳞状细胞癌诊断、疗效及预后判定的重要标志物，在宫颈鳞状细胞癌患者中呈现高表达状态，与细胞癌变、浸润、进展具有密切联系[3]。SCC 正常范围在 0~1.5 μg/L。在本案例中，患者入院宫颈癌复发转移时，SCC 水平明显升高，经过 TC 方案化疗后，患者 SCC 水平下降。以上提示，患者高水平的 SCC 表达可能影响了肿瘤的发生与发展，这主要是由于 SCC 水平升高标志着肿瘤血管网异常增生、鳞状上皮细胞异常调控、癌细胞分化成熟障碍，提示病情存在进展。其可能的机制为 SCC 是癌细胞异常凋亡时产生的糖蛋白，能反映鳞状上皮细胞的异常分裂和分化过程，其水平与临床分期、肿瘤大小、组织分化、宫旁浸润及淋巴结转移等相关。

参考文献

[1] 李小琴，宋楠昊，石永军，等 . 外周血 NLR、PLR、SCC、CA125 和 Cyfra21-1 在早期宫颈鳞癌诊断中的价值 [J]. 检验医学与临床，2022, 19(10): 1302–1305.

[2] Kubik S, Moszynska-Zielinska M, Fijuth J, et al. Assessment of the relationship between serum squamous cell carcinoma antigen (SCC-Ag) concentration in patients with locally advanced squamous cell carcinoma of the uterine cervix and the risk of relapse[J]. Prz Menopauzalny, 2019, 18(1): 23–26.

[3] 高志洪，钱丽萍 . TSGF、SCC-Ag、CA125 水平对宫颈癌病情及预后的评估价值 [J]. 中国现代医生，2021, 59(27): 13–16, 33.

（唐发清，邓红玉，吴　瑶　湖南省肿瘤医院）

案例二十四　细胞生物治疗后引起 CA19-9、CEA 异常升高

基本信息

席某某，女，58 岁，直肠癌术后肺转移术后。发生于浙江某医院。

病史简述

2013 年 6 月患者行直肠癌根治术，病理报告显示高 – 中分化腺癌。

2014 年 3 月发现左肺转移，行肺楔形切除术，病理报告显示左下肺高 – 中分化腺癌。4—7 月，行 FOLFOX 方案全身化疗。2014 年 8 月至 2015 年 4 月，DC-CIK 细胞生物免疫治疗，疾病控制稳定。

2015 年 5 月 25 日来院复查，检测结果显示：CA19-9 ＞ 1200 U/mL，CEA 59.75 ng/mL，CA125 96.9 U/mL，Cyfra21-1 22.06 ng/mL，结果与临床不符且与前一次结果相差甚远，受到临床质询。

案例随访

检验科将原标本进行复查，检测结果无疑，遂将结果送外单位不同的检测系统复查，结果显示：CA19–9 106.5 U/mL，CEA 1.26 ng/mL，CA125 137.2 U/mL，Cyfra21–1 120.79 ng/mL。CA19–9 和 CEA 结果相差很大。怀疑干扰物质影响，行 1：2 倍比稀释，检测结果见表 9.24。

表 9.24　样本稀释实验检测结果

	原倍	1：2	1：4	1：8	1：10
CA19–9（U/mL）	>1200	1882.16	731.04	573.54	283.08
CEA（ng/mL）	63.31	11.74	4.40	1.54	1.52
CA125（U/mL）	102.4	96.2	99.2	103.1	98.17

注：结果已乘稀释倍数

案例分析与专家点评

本案例血液标本稀释后，检测结果不升反降，高度怀疑血液中可能存在干扰物质，原因可能是：干扰物质随着标本的稀释，对标本检测结果的影响会随之减少，稀释后的结果更接近患者的真实结果。经查询病史，该患者正在进行 DC-CIK 生物免疫治疗，而 DC 生物制剂中存在大量的 CD3 单克隆抗体，这些抗体与本实验室的检测试剂可能存在交叉反应，是引起检测结果与临床不符的主要原因。查询 2016—2018 年检测结果，CA19–9 处于 60~80 U/mL，进一步证明本案 CA19–9 的升高与 DC-CIK 生物免疫治疗相关。

被检血清中存在的干扰物质如为抗体类物质我们称之为"嗜异性抗体（HAMA）"可以与试剂中免疫球蛋白（如鼠单抗）发生反应，干扰体外免疫检测，使检测结果出现异常。

在实际工作中如遇上述情况，应请求外院不同的检测仪器进行检测，因为不同的检测平台的方法学可能不一致，试剂的抗原或抗体反应位点也可能不一样，所得检测结果也有所不同，这是寻找问题的佐证之一。也可以请求试剂厂家支持，寻找中和试剂进行中和试验，常用阻断剂法，但不一定能找到对应的阻断剂。稀释法则是一种简单的初筛试验，含有嗜异性抗体的标本稀释后结果常不成比例，不升反降，值得借鉴。

生物制剂在医学诊断和治疗中大量应用，圈养宠物者也越来越多，患者体内有可能含 HAMA，应引起我们高度重视，故关注临床病史的采集分析很重要。

（徐笑红　中国科学院大学附属肿瘤医院）

第十章

生理状况对肿瘤标志物检测结果的影响

案例一　月经期CA19-9异常升高

基本信息

患者，女，29岁，既往体健，常规体检肿瘤标志物显示CA19-9 246 U/mL（参考值0~37 U/mL）。

病史简述

患者于2020年底进行常规体检，结果提示CA19-9 246 U/mL，高于正常参考区间6倍多，但同时检测其他几项肿瘤标志物包括CEA、AFP、CA15-3、SCC均为阴性。体检其他项目如血常规、肝功能及肾功能，以及上腹部B超（肝、胆、胰、脾）及妇科B超均未见异常。

案例随访

为排除胰腺及胆管病变可能，患者进一步行上腹部增强CT检查，结果提示胆囊大小正常，壁未见明显增厚；肝内外胆管及其走行区未见明显增厚性病变。胰腺形态、大小尚可，未见明显占位性病变。胰管未见明显扩张。腹膜后未见明显肿大淋巴结影。为排除下消化道疾病，行肠镜，结果显示：盲升结肠、横结肠、降结肠、乙状结肠及直肠肠黏膜光整、红润，未见充血水肿，未见明显肿块及息肉。距肛门40 cm反复检查，未见异常。

排除了患者方面可能导致CA19-9异常升高的疾病因素，还需进一步核查标本操作及检验环节是否存在不当。检查仪器状态及质控结果均无异常，重新采集标本，复查后，结果为251 U/mL，仍异常增高。

继续追问病史、家族史及个人情况，得知该患者抽血当天为月经期第2天。查阅相关资料，发现确实有文献报道[1]，月经周期各阶段（月经前期、行经中、月经中期）CA19-9水平会产生波动，且以行经中CA19-9水平最高。为验证这一结果，嘱患者月经结束后再次复查CA19-9，结果为23 U/mL（参考值0~37 U/mL）。

案例分析与专家点评

CA19-9是一种最早发现于结直肠癌细胞的糖蛋白和黏蛋白家族成员。后期研究发现，正常人体内，CA19-9广泛存在于具有分泌功能的正常腺上皮细胞中，以胰腺和胆管细胞以及胃、结肠、子宫内膜和唾液上皮细胞为著。因此，绝大部分正常人在血清中可以检测到少量 CA19-9。当各种原因导致 CA19-9 释放入血增加或者降解减少时，CA19-9 检测值就会出现升高。

CA19-9 升高主要见于消化道恶性肿瘤，如胰腺癌、结肠癌、肝癌等，以及肺癌、卵巢癌等。但也常见于多种良性疾病包括消化系统疾病如胰腺炎、肝硬化、胆结石等，妇科疾病如卵巢内膜异位症、输卵管卵巢脓肿、盆腹腔结核及子宫肌瘤等，内分泌疾病包括甲状腺结节性增生、糖尿病、甲状腺功能亢进症等，以及良性肺部疾病如肺纤维化、支气管扩张等。此外，有研究发现人群中存在大量无症状的 CA19-9 升高案例，仅少部分经长期随访可被诊断恶性肿瘤，大部分均无法查出任何器质性的疾病，且部分案例 CA19-9 持续增高。

本案例中，月经期 CA19-9 的升高可能与内分泌系统良性病变时异常升高的原因类似，均与体内激素的变化和血浆脂质及脂蛋白的代谢不同有关，同时在月经期间子宫内膜的脱落也有可能引起血清中的 CA19-9 含量升高。

CA19-9 作为非特异性肿瘤筛查指标，其单项升高，尤其是低水平升高的情况，除了排除恶性肿瘤的可能，也要想到多种良性疾病以及生理性状态的影响因素，同时也要动态随访检测，联合影像学等其他检测综合考虑，争取及早发现病灶。

参考文献

[1] 陈国强, 李琦, 徐岚, 等. 月经周期对女性 CA125、CA15-3、CEA 测定的影响探讨 [J]. 放射免疫学杂志, 2010, 23(1): 86–87.

（李　林，张青菊　陕西省肿瘤医院）

案例二　一例血清 PSA 正常的前列腺癌患者的特殊案例分析

基本信息

黎某某，男，66 岁，体重 82 kg，身高 170 cm，体重指数 28.4 kg/m^2，前列腺癌（T2N0M0）。发生于遵义某医院。

病史简述

2021 年 7 月 7 日患者因背部脂肪瘤术后出现排尿困难，遂查 PSA 提示: tPSA 3.81 μg/L，fPSA 1.21 μg/L，fPS/tPSA 0.318；前列腺 MRI 平扫 + 增强提示前列腺右叶周围带异常信号灶，疑似前列腺癌结节。7 月 21 日行超声引导下经会阴前列腺穿刺活检术，术后病理结果提示：（右侧）前列腺癌，（左侧）前列腺增生，未见肿瘤。患者入院前查 tPSA、fPS/tPSA 正常，但前列腺 MRI 平扫 + 增强提示前列腺右叶周围带异常信号灶，疑似前列腺癌结节，但检验结果与前列腺 MRI 提示结果不符，最终病理结果与 MRI 检查结果一致。

案例随访

患者行超声引导下经会阴前列腺穿刺活检术，术后 1 个月再次返院就诊于泌尿外科，拟行前列腺癌根治术。复查 PSA 提示：tPSA 3.56 μg/L，fPSA 1.35 μg/L，fPSA/tPSA 0.379。目前患者精神、饮食可，可耐受手术。

案例分析与专家点评

前列腺癌（Prostate cancer，PCa）作为泌尿系统最常见的肿瘤之一，严重威胁着老年男性的生命健康和生活质量。2019 年美国癌症协会的数据显示，前列腺癌新发确诊数位居男性肿瘤中第一位，死亡病例数位居第二位。自 1970 年 Ablin 等发现 PSA 以来，PSA 已经成为前列腺癌的临床诊断、治疗和随访中最重要的肿瘤标志物[1]。有研究表明当 PSA ≥ 10 ng/mL 时，前列腺癌的发生率明显升高，血清 PSA 水平 > 20 ng/mL 时，前列腺癌检出率为 73.6%，当 tPSA > 50 ng/mL 时，前列腺癌检出率接近 100%，当血清 tPSA 水平 < 4 ng/mL 时前列腺癌检出率为 18.1%[2-3]。临床上，血清 PSA 值通常与多种因素有关，比如前列腺炎症、尿潴留、射精，服用抗雄激素药物，导尿、尿道膀胱镜检及直肠指检等操作，因此在查 PSA 时需避开这些影响因素且需复查一次。

有国外学者报道体重指数（BMI）可以影响血清 PSA 浓度[4-6]。体重指数较高的男性循环血浆容量较大，血液稀释可降低 PSA 浓度，同时，肥胖男性雄激素水平下降，雌激素水平上升，也可影响血清 PSA 水平使其降低。在此案例中，患者体重指数增加可能为其血清 PSA 检测偏低的原因。该案例中患者血清学检测结果，尽管 tPSA、fPS/tPSA 均未见明显异常，但影像学（前列腺 MRI）提示前列腺癌结节可能，且最终穿刺结果提示前列腺导管腺癌（罕见的前列腺癌分子亚型，约占前列腺腺癌的 0.8%）。对于 PSA 检测结果正常但影像学提示仍有占位性病变时，我们需进一步行前列腺穿刺活检以明确诊断。

目前，PSA 已经成为前列腺癌临床筛查的肿瘤标志物，对于 PSA 处于灰区或正常的患者，我们不能掉以轻心，需结合患者定期的复检、影像学检查来决定是否需穿刺明确诊断，确保检查不遗漏。

参考文献

[1]Ablin RJ, Soanes WA, Bronson P, et al. Precipitating antigens of the normal human prostate[J]. J Reprod Fertil, 1970, 22(3): 573–4.

[2] 李鸣，那彦群. 不同水平前列腺特异抗原的前列腺癌诊断率 [J]. 中华医学杂志，2008(1): 16–18.

[3]Hampel N, Oefelein MG, Seftel AD, et al.The accuracy of the increased prostate specific antigen level (greater than or equal to 20ng/mL) in predicting prostate cancer: is biopsy always required?[J]. The Journal of Urology, 2002, 168(5): 1990–1993.

[4]Fowke JH, Signorello LB, Chang SS, et al. Effects of obesity and height on prostate-specific antigen (PSA) and percentage of free PSA levels among African-American and Caucasian men[J]. Cancer, 2006, 107:2 361–2367.

[5]Seo DH, Yoon S, Choi JH, et al. The Correlation between Body Mass Index and Routine Parameters in Men Over Fifty[J]. World J. Mens Health, 2017, 35: 178.

[6]Harrison S, Tilling K, Turner EL, et al. Investigating the prostate specific antigen, body mass index and age relationship: Is an age-BMI-adjusted PSA model clinically useful?[J]. Cancer Causes Control, 2016, 27: 1465–1474.

（ 韩昵薇　遵义医科大学附属医院 ）

案例三 淋巴结细针穿刺液的 TgAb 异常升高是诊断 甲状腺乳头状癌转移的重要指标

基本信息

刘某，女，30岁，"颈部肿块"。发生于徐州某医院。

病史简述

2022年6月1日患者自己发现右侧颈部有明显肿块。6月6日就诊于徐州某三级甲等医院普外科。当日做超声检查及穿刺细胞学检查以确定肿块性质。

案例随访

超声结果显示：甲状腺右侧叶下部探及等回声结节，大小约 0.3 cm×0.2 cm×0.2 cm，边缘稍模糊，纵横比＜1，未示明确钙化，结节内血流信号不明显，超声弹性成像质地中等（3分），TI-RADS 3类。右侧颈部 Ⅲ 区探及囊实性结节，大小约 3.1 cm×1.2 cm×2.1 cm，界清，实性部分内示多枚点状中强回声，实性部分内示血流信号。考虑为异常淋巴结，建议细针穿刺细胞学检查。

细针穿刺细胞学检查：吸取棕褐色液体 3 mL，涂片见大量陈旧性血细胞、吞噬细胞及少数成团腺上皮细胞，考虑为甲状腺乳头状癌转移可能，参见图 10.3。建议将穿刺液送检做甲状腺球蛋白或甲状腺球蛋白抗体检测。

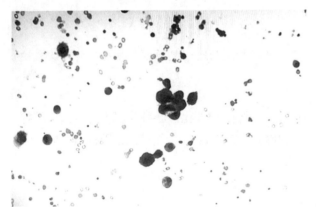

图 10.3 肿瘤穿刺细胞学涂片。自然干燥固定，刘氏染色，×400。红色箭头为可疑肿瘤细胞；蓝色箭头为吞噬细胞

甲状腺球蛋白及甲状腺球蛋白抗体检测结果示：Tg 43.85 μg/L（参考区间 1.4~78.0 μg/L），TgAb＞4000 U/mL（参考区间 0.0~115.0 U/mL）。

案例分析与专家点评

在分化型甲状腺癌的早期和整个随访过程中，对肿大的局部淋巴结的临床评估是困难的。甲状腺乳头状癌是最常见的分化型甲状腺癌，部分病例起病隐匿，在甲状腺内结节较小、超声难以诊断的时候就可出现颈部淋巴结转移。甲状腺癌转移的淋巴结常会出现囊性变，在细针穿刺时可抽取到棕褐色的液体，这也是甲状腺癌淋巴结转移特征性的表现之一，往往预示甲状腺乳头状癌的转移。但抽出的液体中常含有陈旧性血细胞、吞噬细胞，而转移的甲状腺癌细胞数量少，造成细胞学诊断的困难，这也是本例细胞学未能明确做出甲状腺乳头状癌淋巴结转移结论的原因。

有文献[1]报道淋巴结穿刺吸取的囊液或冲洗液中测定 Tg 可提高细胞学诊断性能，灵敏度和特异性高达 100%。本例患者穿刺的囊液检测 Tg 在正常参考区间内，未出现文献报道的明显增高的现象。但我们发现囊液中 Tg 抗体异常升高。查阅文献[2]，发现 TgAb 阳性是甲状腺乳头状癌的独立危险因素，TgAb 阳性和甲状腺乳头状癌之间以及 TgAb 与淋巴结转移之间均存在正相关的关系。此外，有研究[3]显示，高值 TgAb 可能会干扰 FNA-Tg 的测定，这可能是造成本例 Tg 未出现明显升高的原因。

参考文献

[1] Torres MR, Nóbrega Neto SH, Rosas RJ, et al. Thyroglobulin in the washout fluid of lymphnode biopsy: what is its role in the follow-up of differentiated thyroid carcinoma?[J]. Thyroid, 2014, 24(1): 7–18.

[2] Min Y, Huang Y, Wei M, et al. Preoperatively Predicting the Central Lymph Node Metastasis for Papillary Thyroid Cancer Patients With Hashimoto's Thyroiditis[J]. Front Endocrinol (Lausanne), 2021, 12: 713475.

[3] Shin HJ, Lee HS, Kim EK, et al. A Study on Serum Antithyroglobulin Antibodies Interference in Thyroglobulin Measurement in Fine-Needle Aspiration for Diagnosing Lymph Node Metastasis in Postoperative Patients[J]. PLoS One, 2015, 10(6): e0131096.

（赵　利　徐州市肿瘤医院）

案例四　血小板增多引起 NSE 升高的案例

基本信息

赵某某，男，55 岁，因"气短"入院，肿瘤标志物无明显异常。发生于沈阳某医院。

病史简述

以活动后气短 1 周入院，初步诊断：冠状动脉粥样硬化性心脏病，不稳定型心绞痛，高血压病 3 级。患者肿瘤标志物 NSE 轻度升高（42.35 ng/mL），其余肿瘤标志物无明显异常改变。

案例随访

胸部 CT 检查提示：纵隔淋巴结增大。腹部彩超检查提示：前列腺钙化灶，肝胆胰脾双肾、双侧输尿管、膀胱未见异常。胸腰椎正侧位片：胸椎、腰椎未见异常。其他异常结果：血细胞分析显示血小板计数 574×10^9/L。标本无溶血、脂血、黄疸等干扰因素。患者经治疗 5 天后查血细胞分析结果显示，血小板在正常参考范围之内为 280×10^9/L，复测 NSE 结果在正常范围之内（15.6 ng/mL）。血小板升高可能释放大量 NSE，导致 NSE 轻度升高。

案例分析与专家点评

NSE 参与糖酵解，使癌肿组织糖酵解作用增强，细胞增殖周期加快，细胞内的 NSE 释放入血液增加，导致此酶在血清中含量增高。NSE 是小细胞肺癌、神经母细胞瘤最敏感、最特异的肿瘤标志物[1]。准确、可靠的 NSE 检测结果对于临床诊断、治疗及预后的观察有着十分重要的意义。检验结果的精确程度受其检测方法的影响外，标本自身的影响也是不能忽视的重要因素。

在影响 NSE 测定的相关注意事项中提到应避免标本溶血，因为红细胞与血小板中有 NSE 同工酶存在，易产生假阳性结果。本例患者可排除肺癌等相关肿瘤疾病，标本虽不溶血，但血小板浓度明显偏高，其中的 NSE 同工酶便释放到细胞外，在血清 NSE 检测时可出现部分交叉免疫反应现象，引起血清 NSE 偏高[2]，血小板恢复正常后复查 NSE 结果正常。

对于肿瘤标志物的检测，尤其是结果处于临界范围，或者比参考范围稍高时，有时会引起患者的争议和不安，或临床质疑检验结果不准确，此时检验人员应积极寻找原因，除了要保证检验结果的准确性外，也要对患者的相关检查进行综合分析，同时排除一些诸如类风湿因子、嗜异性抗体、补体、溶菌酶等少见因素的干扰，特别要留意一些项目的检测注意事项，为患者和临床医护提供准确的检验结果以及合理的结果解释。

参考文献

[1] 武春梅．溶血和标本保存条件对血清 NSE 检验结果的影响 [J]．国际检验医学杂志，2013，34(19):2591–2593.

[2] Planche V, Brochet C, Bakkouch A, et al. Importance of hemolysis on neuron-specific enolase measurement [J]. Ann Biol Clin (Paris), 2010, 68(2):239–242.

（万　楠　北部战区总医院）

案例五　血小板异常导致 NSE 升高一例

基本信息

患者，女，42 岁，咳嗽、咯痰伴气喘半月余。发生于江苏南京某医院。

病史简述

患者半月余前受凉后出现咳嗽，咯中等量黄脓痰，伴轻度活动后气喘，自行口服"感冒药（具体不详）"后症状无明显好转，2021 年 8 月 19 日至南京某医院就诊予"头孢地尼、化痰药"口服，患者仍有咳嗽，咯痰减少，为少量黄白黏痰，活动后仍有气喘，患者为求进一步诊疗，拟诊"社区获得性肺炎"收入院。辅助检查：C 反应蛋白 18.09 mg/L、白细胞总数 8.21×10^9/L、中性粒细胞 82.20%、淋巴细胞 11.40%、血红蛋白 127 g/L、红细胞计数 4.25×10^{12}/L、血小板计数 351×10^9/L↑。

2021 年 8 月 31 日，凝血 5 项：D– 二聚体 0.10 μg/mL，血浆凝血酶原时间 15.40 s、血浆纤维蛋白原 4.37 g/L。NSE 25.33 ng/mL↑，临床请求 MDT 会诊，分析 NSE 指标异常原因。

案例随访

2021 年 9 月 2 日，患者呼吸道病原体抗体检测：副流感病毒Ⅰ、Ⅱ、Ⅲ型 IgM 抗体弱阳性。总 IgE 测定 397.00 U/mL↑。胸部 CT：两肺未见异常结节，弥漫性密度增高，两肺"马赛克"征，两下肺条索灶；两侧腋窝稍大淋巴结可见，两肺小结节；纵隔内多发结节影，考虑增大淋巴结可能大。结合肿瘤标志物 CEA 2.77 ng/mL，CA19-9 9.68 U/mL，CA72-4 0.62 U/mL，CA50 7.87 U/mL，CA242 3.60 U/mL，Cyfra 21-1 1.75 ng/mL，SCC 0.57 ng/mL 均未见异常。患者当前诊断考虑社区获得性肺炎，排除肺癌可能。

案例分析与专家点评

NSE 是小细胞肺癌和神经母细胞瘤的主要肿瘤标志物。小细胞肺癌患者血清 NSE 明显增高，其灵敏度达 80%，特异性达 80%~90%，而非小细胞肺癌 NSE 并无明显增高，可作为小细胞肺癌和非小细胞肺癌的鉴别诊断指标。NSE 是目前公认的小细胞肺癌高特异性和高灵敏度的肿瘤标志物。

本例患者 NSE 升高幅度不大，对照患者的 CT 及检验结果、临床症状，更加符合病毒感染所导致的社区获得性肺炎，不符合肺癌的相关指征，故暂不考虑肺癌因素导致血清 NSE 轻度升高。

早期研究报道 NSE 同时存在于正常红细胞和血小板中，血液标本溶血及放置时间过长均可引起 NSE 测定结果偏高[1]。本例患者的标本虽然未出现溶血，但患者的血小板总数为 351×10^9/L，推测患者血液离体后有较多的血小板释放出部分 NSE 到血清中，故导致 NSE 轻度升高现象。

肿瘤标志物的结果稍稍偏高，有时会引起患者的争议与不安，或临床质疑检验结果不准，此时我们也要积极寻找原因，结合患者所有的检查情况进行分析与思考，会显得事半功倍。

参考文献

[1] 姜慧芬, 张毅敏, 单绿虎, 等. 神经元特异性烯醇化酶测定标本影响因素的解决办法 [J]. 中国医药导报, 2006, 3(33):157.

（高天翼　南京市第一医院）

案例六　CA125 异常升高所带来的意外惊喜

基本信息

张某某，女，34 岁，北京某医院本院职工健康体检。

病史简述

2019 年 3 月 8 日，体检科行健康体检结果显示 CA125 46.3 U/mL，腹部盆腔 B 超显示未见明显异常。既往体健，否认相关病史。2018 年 3 月 8 日体检科行健康体检结果显示 CA125 7.9 U/mL。

案例随访

将原标本进行复查（西门子 ADVIA Centaur XP 化学发光仪），检测结果无误，同一标本再用本实验室罗氏 601 电化学发光仪和贝克曼 DXI800 化学发光仪不同的检测系统复测，结果分别示 CA125 38.5.2 U/mL、CA125 40.8 U/mL，结果均高于正常上限。嘱其 1 个月后复查 CA125 及盆腔超声。2019 年 4 月 8 日复查结果显示 CA125 62.6 U/mL。盆腔超声可见到胚芽和原始心管搏动，提示早孕 8 周，余未见明显异常。

孕期监测：2019 年 5 月 8 日孕 12 周复查结果显示 CA125 68.3 U/mL；2019 年 8 月 6 日孕 24 周复查结果显示 CA125 62.4 U/mL；2019 年 11 月 2 日孕 36 周复查结果显示 CA125 56.2 U/mL。

产后监测：产后 40 天复查结果显示 CA125 32.2 U/mL 产后 3 个月复查结果显示 CA125 11.3 U/mL。

案例分析与专家点评

本案例单位职工体检检出 CA125 升高，一年前体检 CA125 正常且本次体检腹部与盆腔 B 超显示一切正常。1 个月后复查 CA125 继续升高，超声提示早孕。孕期及产后监测 CA125 结果进一步证明本案 CA125 升高与妊娠相关。

超声检查对妊娠有一定的时间限制，停经时间过短时超声容易造成漏诊。通常情况下，对于月经周期规律的女性，在停经平均 6 周时可见到胚芽和原始心管搏动。

CA125 虽然是卵巢癌的特异性抗原标志物，但在子宫内膜癌、宫颈癌、乳腺癌、胃肠道肿瘤、子宫肌腺症、盆腔或腹腔结核、盆腔炎等疾病影响下也可出现水平升高。

怀孕期间由于胚胎的正常生长发育和体内各项激素水平的急剧变化，妊娠早期有可能会出现体内 CA125 的检测值升高，是正常的生理现象，如果没有其他异常则不具有太大的临床意义，后续产检时注意复查即可。如果 CA125 呈现逐渐升高趋势，大于正常两倍以上，甚至是几十倍升高，则需要进一步排查相关的器质性疾病。目前，关于妊娠期 CA125 的来源以及种类仍处于研究和讨论阶段。有研究结果显示，健康非妊娠期女性的 CA125 一般由子宫内膜、输卵管、卵巢和腹膜的体腔上皮分泌 [1]，而卵巢癌患者的 CA125 更多来自癌组织 [2]，孕期 CA125 的来源可能与二者均有所区别。妊娠期 CA125 被认为是由蜕膜细胞及羊膜细胞产生的 [3]，且有研究证实妊娠期女性 CA125 的相对分子质量与健康非妊娠期女性及卵巢癌患者不同 [4]。因此，不同组织来源的 CA125 可能具有不同的结构或功能，未来需要采用更具特异性和精确性的检测手段进行区分。

参考文献

[1] JACOBS I. Screening for ovarian cancer by CA-125 measurement[J]. Lancet, 1988, 1(8590): 889.

[2] GUO N，PENG Z. Does serum CA125 have clinical value for follow-up monitoring of postoperative patients with epithelial ovarian cancer? Results of a 12-year study[J]. J Ovarian Res, 2017, 10(1): 14.

[3] SARANDAKOU A, PROTONOTARIOU E, RIZOS D. Tumor markers in biological fluids associated with pregnancy[J]. Crit Rev Clin Lab Sci, 2007, 44(2): 151–178.

[4] HAN S N, LOTGERINK A, GZIRI M M, et al. Physiologic variations of serum tumor markers in gynecological malignancies during pregnancy: a systematic review[J]. BMC Med, 2012, 10: 86.

（韩 醒，宋春丽 北京中医药大学房山医院）

案例七　一例异常妊娠者致 CA125 异常升高

基本信息

周某某，女，30 岁，来自天津某医院体检人群。

病史简述

2017 年 9 月 22 日，来院体检的周某某检测肿瘤相关抗原，其中 CA125 > 1000.0 U/mL，稀释复检后 CA125 为 1693.5 U/mL（CA125 本年龄段参考范围 < 35.0 U/mL），而检测的其他肿瘤相关指标 AFP、CEA、CA19-9 和 CA15-3 均正常。向体检医生询问病史，周某某身体无任何不适，B 超检查子宫附件均未见肿物。那究竟是什么原因导致周某某CA125 如此高呢？

案例随访

首先我们核查当日仪器状态良好，室内高低水平质控均在控，样本采样质量及送检核收正常，检测结果应该没有问题。考虑问题还是出在周某某自身。经了解，周某某自述月经推迟 3 天，而 B 超检查子宫腔里没有孕囊，检测 β-HCG 为 5.00 mU/mL（参考范围 < 5 mU/mL）。9 月 26 日周某某有明显出血，再次抽血复查，此时 β-HCG < 1.20 mU/mL，CA125 461.2 U/mL，数值明显降低，10 月 7 日复检 β-HCG < 1.20 mU/mL，CA125 49.6 U/mL（表 10.7.1）。

表 10.7.1　周某某首次异常妊娠检测结果

检测日期	CA125	参考范围（U/mL）	β-HCG	参考范围（mU/mL）
2017/9/22	> 1000.0 1693.5（复检）	0~35.00	5.00	0~5.00
2017/9/26	461.2	0~35.00	< 1.20	0~5.00
2017/10/7	49.6	0~35.00	< 1.20	0~5.00

2018 年 6 月 16 日，周某某再次考虑可能为妊娠，来医院妇产科做身体检查和准备，检查项目中 β-HCG 383.89 mU/mL，CA125 758.2 U/mL；AFP、CEA 和 CA19-9 均正常。6 月 20 日 β-HCG 1569.75 mU/mL，CA125 > 1000.0 U/mL；6 月 23 日去另一家医院检测β-HCG 4822.82 mU/mL，CA125 > 1000.0 U/mL（表 10.7.2）；7 月 23 日 B 超检查显示胚胎停育，随后行清宫手术。

表 10.7.2　周某某第二次异常妊娠检测结果

检测日期	检测平台	CA125	参考范围（U/mL）	β-HCG	参考范围（mU/mL）
2018/6/16	A	758.2	0~35.00	383.89	0~5.00
2018/6/20	A	>1000.0	0~35.00	1569.75	0~5.00
2018/6/23	B	>1000.0	0~35.00	4822.82	0~5.00

2019 年周某某又一次怀孕，前期未做各项检查，只在孕周 15 周时检测 CA125 22.5 U/mL。同年胎儿健康出生。

案例分析与专家点评

CA125 一直被用作卵巢癌的辅助诊断指标，在肺癌患者血清中含量也会明显升高。一些妇科良性疾病如卵巢良性肿瘤、子宫内膜异位症、子宫腺肌病等也可升高[1]。CA125 还被发现存在于胎儿绒毛膜、羊水和母体蜕膜中。研究发现在孕早期、有阴道流血并即将流产的女性血清 CA125 水平明显升高[2]。本案例中周某某没有肿瘤病史，两次 CA125 明显升高均发生在异常妊娠过程中。在国内外的报道中，流产、异常妊娠确实能引起 CA125 的升高，最高可达 500.0 U/mL 以上，但像周某某 CA125 > 1000.0 U/mL 则很少见。CA125 尽管明显升高，也不能代表卵巢癌、肺癌等肿瘤的发生。临床检验只是辅助诊断，对于检验结果的异常，必须结合病史做出合理判断。

参考文献

[1] 张欣，吴令英．盆腔良性肿物伴血清 CA125 水平升高的临床意义 [J]．中华妇产科杂志，2005，4(3)：178–182．

[2] Fiegler P, Katz M, Kaminski K, et al. Clinical value of a single serum CA-125 level in women with symptoms of imminent abortion during the first trimester of pregnancy[J]. J Reprod Med, 2003, 48(12): 982–988.

（杨　静，吴　雁　天津市泰达医院）

案例八　妊娠引起 AFP 升高

基本信息

患者，女，29 岁。体检时发现 AFP 异常升高，为 25 ng/mL（参考值 0~20 ng/mL）。既往体健。

病史简述

患者常规体检，结果显示：AFP 25 ng/mL（参考值 0~20 ng/mL），余 CEA、CA19–9、CA125，血常规、肝功能、肾功能、甲状腺功能均正常。上腹部彩色多普勒超声检查提示上腹部脏器未见明显异常回声灶。

案例随访

针对此次检验结果，首先询问患者既往肝脏相关疾病史及家族史，均未见异常。遂建议其进行乙肝相关检查，回报结果为阴性。结合腹部 B 超结果考虑肝脏病变所致 AFP 升高可能性不大。

考虑到 AFP 异常升高还可能与妇科疾病相关，遂建议患者进一步行妇科 B 超检查，并询问相关病史情况。患者述平素生理周期不规律，30~60 天不等，近期有同房史，此次检查距末次月经已有 68 天，因为周期不规律，也未注意。故建议患者进一步查 HCG 除外妊娠状态。

正如所料，该患者 HCG 结果阳性，B 超结果也验证了这一结果，该女性患者已怀孕约 10 周。建议其随着孕周的增加，定期随访 AFP 结果。1 个月后再次复查 AFP，确实较前增高，已升至 43 ng/mL（参考值 0~20 ng/mL）。

案例分析与专家点评

AFP 最早于 1956 年在胎儿血清中被发现，故被称为甲种胎儿球蛋白，简称甲胎蛋白，随后发现其正常来源主要为卵黄囊和胎肝。在胎儿发育早期，其肝细胞内粗面内质网核糖颗粒和卵黄囊可合成一种血清糖蛋白，即甲胎蛋白。胎儿出生后 AFP 大幅下降，至周岁末接近成人水平。

正常成年人血清 AFP 水平一般在 20 ng/mL 以下。AFP 异常升高最常见的原因为原发性肝癌，且常常 > 300 ng/mL，其原理与肝干细胞分化并异型增生有关。肝脏活动性炎症过程中，由于肝干细胞的分化、肝细胞的再生可导致血清 AFP 升高。成年人的肝脏存在多能肝干细胞，肝脏受到损害时，这些干细胞可分化成肝细胞和胆管细胞，其子代细胞（卵圆细胞）有合成 AFP 的作用。肝炎患者血清 AFP 升高反映其肝细胞的再生能力，对重型肝炎患者来说，血清 AFP 越高说明肝细胞再生能力越强，是预后良好的指标；若血清 AFP 不高，则提示预后不良。但因肝细胞再生而引起的血清 AFP 升高，一般不超过 400 ng/mL，而且会随肝功能的恢复而逐渐下降至正常水平以下。

此外，受胎儿发育影响，母体血液中的 AFP 也可处于高水平状态，一般在妊娠 12~15 周达到高峰，之后逐渐下降。由于 AFP 会随着孕周变化，且易受孕妇年龄、体质等因素的影响，目前推荐使用每个孕周的中位数倍数（multiples of the median, MoM，实际测量值除以当地正常孕妇相应孕周的中位数值，然后校正种族、是否吸烟等因素得到的 AFP MoM）来评价 AFP 水平以排除生理波动和实验室间差异的影响。当 AFP 水平大于 2.0~2.5 MoM 被视为异常升高，需要高度关注胎儿发育情况。当 AFP 超过 9 MoM 时，在排除胎儿腹壁缺损畸形或先天性无脑畸形后，应高度怀疑母体的生殖细胞肿瘤[1]。

因此，当发现 AFP 异常升高时，可根据其升高程度，并结合影像学检查（B 超、CT 或 MRI）做出初步判断。对于女性患者，尤其是育龄期女性，在没有肝脏疾病时，应关注是否妊娠状态或妇科生殖系统病变。

参考文献

[1] 赖华, 刘艳秋, 刘淮. 南昌地区妊娠 14 ~ 20 周妇女血清甲胎蛋白和游离绒毛膜促性腺激素的 MOM 值测定及临床应用 [J]. 中国妇幼保健, 2011, 26(24): 3714–3716.

（张青菊，李　林，南永刚，吴培元　陕西省肿瘤医院）

案例九　妊娠引起肿瘤标志物 AFP 异常升高案例分析

基本信息

秦某某，女，25 岁，体检发现 AFP 升高。发生于上海某医院。

病史简述

患者单位组织体检发现 AFP 460.0 ng/mL ↑，AFP-L3 37.5 ng/mL ↑，AFP-L3% 8.2%，遂

就诊于我院门诊。否认高血压、冠心病、肝肾功能不全等慢性病史。否认乙肝、丙肝等传染病史。妊娠 5 月余。实验室检查未见异常。甲状腺 B 超示甲状腺结节；腹部 B 超未见异常。

案例随访

390 天后（分娩后）患者再次体检，AFP 1.7 ng/mL、AFP-L3 < 0.6 ng/mL，降至正常范围（表 10.9）。

表 10.9　妊娠前后肿瘤标志物结果

肿瘤标志物	妊娠期	分娩后	参考区间	单位
AFP	460.0 ↑	1.7	≤ 7.0	ng/mL
AFP-L3	37.5 ↑	< 0.6	≤ 1.0	ng/mL
AFP-L3%	8.2	< 5.0	≤ 10.0	%
β–HCG	78 567.0 ↑	0.26	≤ 5.3	U/mL

案例分析与专家点评

本例患者 AFP 升高为妊娠引起，分娩结束后 AFP 降至正常。AFP 是一种糖蛋白，正常情况下体内含量较少，这种蛋白主要来自正在发育的肝细胞或肿瘤原始细胞。在成人中，约 80% 肝癌患者血清 AFP 升高[1]，生殖细胞肿瘤如畸胎瘤 AFP 阳性率约为 50%，其他肠胃管肿瘤如胰腺癌或肺癌及急慢性肝炎、肝硬化等患者 AFP 亦可出现不同程度的升高。AFP 升高也可见于孕妇[2]，胎儿出生约两周后 AFP 从血液中消失。妊娠期 AFP 主要在胎儿肝脏中合成，胎儿的肝细胞没有发育（分化）完全，分泌的 AFP 量很大，所以孕妇的 AFP 呈阳性。在胎儿 13 周后逐渐升高，也是孕妇胎儿肝脏逐渐发育重要标记。在妊娠 30 周以后维持高峰，出生时血浆中 AFP 浓度为高峰期的 1% 左右，在周岁时接近成人水平（低于 30 ng/mL）。孕妇在分娩 1 年后体内的 AFP 就会恢复正常。

该患者肝胆胰脾肾未见异常，无恶性肿瘤证据。患者 AFP 升高系妊娠引起。因此，在妊娠期发现 AFP 升高无须焦虑，很大可能是一种正常的生理反应，应在专业医生指导下随访。

参考文献

[1] 谈艳芳，刘利洪，袁成良 . AFP、AFP-L3/AFP、PIVKA–Ⅱ联合检测对原发性肝癌的诊断价值 [J]. 检验医学与临床，2021, 18(20): 2970–2972.
[2] 万晓华，文江平，宋新，等 . 7647 名正常单胎妊娠孕中期孕妇 AFP 和 β–hCG 及 uE3 水平分析 [J]. 中华检验医学杂志 , 2013, 36(7): 656–658.

（钟　霓，吴文娟　上海市东方医院南院）

案例十　月经期采血对 CA125 检测的影响

基本信息

刘某某，24 岁，2020 年 6 月 2 日查体发现 CA125 升高，无明显临床症状，遂至医院就诊。

病史简述

2020 年 6 月 2 日，查体发现 CA125 110 U/mL（0~35 U/mL），无明显临床症状。于 2020 年 6 月 13 日再次抽血复查，CA125 检测结果为 23.5 U/mL。

案例随访

经沟通，发现 2020 年 6 月 2 日采血时为患者月经第 3 天，且无明显临床症状，考虑 CA125 升高可能是受月经期的影响。嘱其复查，11 天后复查结果为 23.5 U/mL，在参考区间范围内。我们同时进行了文献查阅，发现 Crosby 报道月经期血清 CA125 水平显著升高[1]。Kafali 等[2] 对输卵管结扎行腹腔镜手术的患者（一组）和不孕症患者（二组）在月经期和非月经期进行血清 CA125 测定。在第一组中，月经期 CA125 平均浓度比非月经期平均浓度高 18.2%（$P < 0.001$）。第二组与第一组表现出相似的模式，差异为 22%（$P < 0.001$）；月经周期中血清 CA125 浓度的周期性变化与子宫内膜有关。

案例分析与专家点评

CA125 抗原是一个高分子量的糖蛋白，表达于副中肾管和间皮来源的器官。健康人的卵巢上皮表面不表达 CA125，但在上皮来源的非黏液性卵巢肿瘤中 CA125 表达升高[1]。CA125 升高可见于卵巢癌患者外，还可见于子宫内膜癌、乳腺癌、胃肠道癌和其他恶性肿瘤[3]；CA125 升高也可见于多种妇科良性疾病，如卵巢囊肿、子宫内膜病、宫颈炎及子宫肌瘤等，也可见于急慢性胰腺炎、胃肠道疾病、肾功能衰竭、自身免疫病等[3]；引起 CA125 升高的生理性因素包括月经期、妊娠早期。CA125 受月经周期影响，不同月经周期存在较大差异，这可能与女性月经周期中雌激素的波动和血浆脂质及脂蛋白的代谢而导致 CA125 的水平出现明显变化。因此，需避免在月经期间采血检查 CA125。

参考文献

[1] Crosby DA, Glover LE, Martyn F, et al. CA-125 measured during menstruation can be misleading. Ir Med J, 2018, 111(4):738.

[2] Kafali Hasan, Artunc Hulya, Erdem Meral. Evaluation of factors that may be responsible for cyclic change of CA125 levels during menstrual cycle. Arch Gynecol Obstet, 2007, 275(3):175–177.

[3] 张东蠡，胡艳君，张德亭，等. 正常孕龄妇女月经周期血清 CA125、CA15-3 和 CA19-9 的变化 [J]. 放射免疫学杂志，2012, 25(6):690–690.

（郑桂喜，张　义　山东齐鲁医院）

案例十一　CA125、CA19–9 升高疑云

基本信息

杨某某，女，29 岁，原发性痛经。

病史简述

2016 年 1 月 2 日，患者月经首日腹痛，自行服药后腹痛仍持续，遂入院诊治。1 月

4 日检查，CEA 2 ng/mL，CA125 112 U/mL（↑），CA19-9 44 U/mL（↑）。1月 11 日复查，CEA 3 ng/mL，CA125 48 U/mL（↑），CA19-9 38 U/mL（↑）。因 CA125、CA19-9 增高原因不明，出院医嘱建议患者行全身 PET-CT 检查排除肿瘤。患者对此精神压力巨大，向检验科提出疑义。

案例随访

检验科对标本进行复查，复测结果一致。为排除生理期以及血清消除半衰期对肿瘤标志物检测结果的影响，叮嘱患者于月经结束后 8 天以上抽血复查（CA125 消除半衰期约为 5 天，CA19-9 消除半衰期为 4~8 天）。而后，患者两次复查结果均正常（表 10.11）。

表 10.11　患者历次肿瘤标志物检测结果表

日期	2016/1/5	2016/1/11	2016/3/18	2016/4/16
月经周期	第 5 天	第 11 天	第 18 天	第 17 天
CA125（U/mL）	112（↑）	48（↑）	14	13
CA19-9（U/mL）	44（↑）	38（↑）	18	15
CEA（ng/mL）	2	3	2	2

正常值：CA125 < 35 U/mL；CA19-9 < 27 U/mL；CEA < 6.5 ng/mL

案例分析与专家点评

本案例中，详细查阅患者病历信息，其 B 超、CT 结果显示未见囊实性腹腔肿瘤；肠镜提示未见肠道息肉或者肿瘤；CEA 正常，提示存在腺体分泌类相关肿瘤的可能性并不大；肝肾功能正常，肿瘤标志物分解代谢受阻积蓄导致升高的可能排除；同时 CA125、CA19-9 升高幅度不大。综合考虑，判断因恶性肿瘤导致 CA125、CA19-9 升高的可能性不大。患者有痛经史，住院时刚好处于生理期，考虑可能是生理期导致的 CA125、CA19-9 暂时性升高。患者之后在非生理期的复查结果正常，也进一步证实了此案例 CA125、CA19-9 的升高是生理期导致的。

血清 CA125 主要用于上皮性卵巢癌的辅助诊断，在某些良性疾病如子宫内膜异位症、子宫肌瘤、慢性盆腔炎、腹膜炎、卵巢囊肿、胰腺炎、肝炎、肝硬化等疾病中，血清 CA125 也可有不同程度的升高，但阳性的占比较低[1]。在月经期也同样发现 CA125 存在升高[2,3]，这可能是因为月经期脱落坏死的子宫内膜释放的 CA125 通过子宫内膜基底层血管断端入血所致，在内膜修复后，CA125 水平又逐渐下降，恢复正常水平[4]。

血清 CA19-9 常用于胰腺、胆管等恶性肿瘤的辅助诊断，在某些良性疾病如肝炎、胰腺炎、胆管炎、胆囊炎、肝硬化、糖尿病、良性肺部疾病、子宫内膜异位症中，血清 CA19-9 也有不同程度的升高[5,6]。在不同的生理状态下，如 CA19-9 在女性月经期比月经后期有明显升高[3]，因此抽血检测 CA19-9 应尽量避开月经期。

肿瘤标志物是肿瘤辅助诊断、预后判断、疗效观察、复发检测的重要指标，在临床应用中，医生更关注肿瘤标志物对恶性肿瘤的提示作用，而忽视其在良性疾病中或生理状态下的变化，因此检验科应该与临床进行更多的信息沟通和学术交流，形成知识互补，从而更好地为患者服务。

参考文献

[1] WS/T 459—2018 常用血清肿瘤标志物检测的临床应用和质量管理 .

[2] 刘海伦，陈丹丹，龙常春，等 . 育龄女性月经周期外周血炎性压力的变化 [J]. 中国妇幼保健，2018, 33(4)：751-755.

[3] 蒋长斌，崔邦平，代文莉，等 . 女性经期对糖类抗原 CA125、CA15-3、CA19-9、CA72-4 检测结果的影响[C]. 中国中药杂志2015专集: 基层医疗机构从业人员科技论文写作培训会议论文集，2016: 1528.

[4] 余广琼 . 探讨生理期对糖类抗原 CA125 测定的影响 [J]. 国际检验医学杂志 , 2015, 36(6): 852+862.

[5] 刘梦奇，郭文治，张水军，等 . 癌抗原 19-9 在肝脏疾病中的基础研究进展 [J]. 中华实验外科杂志，2016，33(10)：2432-2434.

[6] 姜何 . 血清 CYFRA21-1、CA19-9、CEA 水平与 2 型糖尿病微血管病变相关性分析 [D]. 中国医科大学，2020.

（曾　灏，林丽文，翚　缨　贵港市人民医院）

案例十二　人类嗜 T 细胞病毒（HTLV）相关指标辅助诊断成人 T 淋巴细胞瘤

基本信息

林某某，女，44 岁，2019 年 5 月收治入福州某医院血液科。

病史简述

因全身皮肤皮疹 6 个月，10 天前中上腹痛伴腹胀，门诊血常规检查显示：白细胞 65.54×10^9/L，淋巴细胞绝对数 41.89×10^9/L，以"白细胞增多原因待查"收治入院。

2019 年 5 月 12 日骨髓常规提示淋巴瘤细胞占 61%。5 月 14 日人类嗜 T 细胞病毒（HTLV）-1 抗体 8.64 S/CO（阳性）。5 月 20 日 HTLV-RNA 检测阳性。

案例随访

结合临床症状、血清学、外周血象及骨髓检查结果，明确"成人 T 淋巴细胞白血病"诊断，行 CP 化疗方案并行抗病毒治疗后，皮疹较前消退，脾脏明显缩小，治疗有效。出院时，医生对患者及家属进行健康宣讲，交待预防措施，嘱定期随访，建议家属筛查血常规及 HTLV 抗体。

案例分析与专家点评

成人 T 细胞白血病（ATLL）是一种常见的 T 细胞恶性肿瘤，其致病原为人类嗜 T 细胞病毒 1 型（HTLV-1），其中 2%~5% 可发展为 ATLL[1]。HTLV-1 主要通过病毒蛋白协同调控病毒的转录和感染细胞的增殖而促进白血病的发生 [2]。HTLV-1 感染通常是无症状的，但受染者发展为成人 T 淋巴细胞白血病的概率为 1/20，$CD4^+$ T 细胞的恶性增生可呈急性或慢性。ATLL 白细胞计数显著增高，皮肤损害和全身浅表淋巴结肿大[3]，也可见斑点、丘疹样小结和剥脱性皮炎等皮肤损伤。ATLL 与 T 细胞慢性淋巴细胞白血病、皮肤 T 细胞淋巴瘤较难鉴别，要依据 HTLV 抗体及 HTLV-RNA 辅助诊断，因此 HTLV 检测在 ATLL 的诊断中起重要作用[4]。本案例中，患者入院"淋巴瘤"待排。最终依据血清 HTLV-1 抗体及 HTLV-RNA 结果，诊断为"成人 T 淋巴细胞白血病"。行 CP 方案，同时进行抗病毒治疗，病情得到控制，症状缓解。

ATLL 呈家族聚集性，其传播途径可通过血液及性接触[5]，也可通过胎盘、产道或哺乳等途径垂直传播。确诊 HTLV 感染的患者家属，应做好健康宣教工作，动员家属进行 HTLV 抗体检测，避免与患者的体液尤其是血液或精液等接触，避免病毒传播。

该病毒呈区域性流行，主要流行于日本西南部、非洲、加勒比海地区和南美洲。我国感染 HTLV 的人群主要集中在福建沿海和广东某些地区[5]。HTLV 目前不能治愈，无预防性疫苗，在高流行地区进行 HTLV 检测是目前预防 HTLV 相关疾病的唯一方法。日常应加强 HTLV 相关卫生知识的宣传，对供血者可行 HTLV 抗体检测，保证血源的安全。

参考文献

[1] 谢姣，揭盛华. 病毒感染与肿瘤发生的分子机制 [J]. 中国病毒病杂志，2021, 11(1):74-80.

[2] 陈梦云，宋早文，方金勇，等. 人类 T 淋巴细胞白血病 1 型病毒的感染复制及致病机制研究进展 [J]. 浙江师范大学学报（自然科学版），2017, 40(3): 324-330.

[3] 赵铁军，张熠玲，邹丰，等. 成人 T 细胞白血病治疗进展 [J]. 浙江师范大学学报（自然科学版），2020, 43(2):191-198.

[4] 凡琳琳. 人类白血病病毒 I 型致成人 T 细胞白血病 / 淋巴瘤的研究进展 [J]. 国际病理科学与临床杂志，2010, 30(4):337-341.

[5] 刘忠，李玲. HTLV 与血液安全 [J]. 中国输血杂志，2017, 30(3):221-223.

（张晓琍，陈思妍，曹颖平　福建医科大学附属协和医院）

案例十三　巨幼细胞贫血引起 CA15-3 异常升高

基本信息

张某某，男，85 岁，主因"言语不利伴口角歪斜 2 天"于神经内科住院。

病史简述

既往高血压病史 20 年，脑梗死病史 2 年，近 1 年出现反应迟钝，时轻时重。胃癌病史 10 余年，已行胃大部切除手术，肺钙化病史 30 余年。入院查体：体温 36.5℃，脉搏 68 次 / 分，呼吸 18 次 / 分，血压 120/62 mmHg。意识清楚，言语欠流利，查体欠合作。双肺呼吸音低，未闻及明显干湿性啰音，心律齐。双下肢轻度凹陷性水肿。

由于既往恶性肿瘤史，查肿瘤标志物：AFP 1.34 ng/L，CEA 1.04 ng/L，CA125 26.18 ng/L，CA15-3 69.82 ng/L，CA19-9 5.72 ng/L。CA15-3 显著升高，查血常规：白细胞计数 2.73×10^9/L，红细胞计数 0.91×10^{12}/L，血红蛋白 43 g/L，血细胞比容 12.8%，平均红细胞体积 140.7fL，

平均红细胞血红蛋白含量 47.3 pg，血小板计数 80×10^9/L，中性粒细胞计数 1.66×10^9/L，红细胞体积分布宽度（SD）73.1fL，网织红细胞计数 0.0210×10^{12}/L，高荧光强度网织红细胞比率 4.20%，中荧光强度网织红细胞比率 10.7%，低荧光强度网织红细胞比率 85.1%，未成熟网织红细胞指数 14.9%。检验科对红细胞形态进行分级报告，镜检可见大红细胞，可见中性粒细胞多分叶核现象。巨幼细胞贫血待除外，建议完善贫血三项等检查。

案例随访

临床诊断巨幼细胞贫血，给予叶酸片 5 mg（粒），3 粒 / 日，维生素 B_{12} 肌注 1 支，隔日 1 次补充造血原料，动态监测血常规。临床对 CA15-3 异常升高提出疑问，与检验科沟通。检验科通过查阅文献，认为 CA15-3 升高与患者严重贫血相关，建议动态监测 CA15-3 数值。3 个月后患者复查血常规结果：血红蛋白 63 g/L，红细胞计数 1.50×10^{12}/L，平均红细胞体积 119.3 fL，平均红细胞血红蛋白含量 42.0 pg，血小板计数 101×10^9/L。复查 CA15-3 36 ng/L，基本恢复正常。

案例分析与专家点评

CA15-3 是一种乳腺癌相关糖类抗原，分子量 300~500 kDa，为诊断转移性乳腺癌的首选指标，可比临床及影像学诊断早 48 个月发现转移和复发癌灶 [1]。但 CA15-3 不仅存在于乳腺细胞上皮中，还存在于肺、胃、胆囊、淋巴结、结肠、直肠和胰腺的上皮细胞黏膜表面。故在胃癌、淋巴癌、结直肠癌、肺癌、卵巢癌、宫颈癌、子宫内膜癌等恶性肿瘤 CA15-3 均可见异常升高。肾病综合征、肾炎、糖尿病肾病、肝硬化腹水等良性疾病患者，CA15-3 水平也会升高。

此外，CA15-3 在多种造血细胞中也有表达，在红细胞分化过程中持续表达该蛋白，但在成熟红细胞中却无表达 [2]。国内外文献均有报道 [3, 4]，巨幼细胞贫血患者、骨髓增生异常综合征患者血清 CA15-3 显著升高，并与贫血程度密切相关。本案例 CA15-3 显著升高并非由于胃癌复发，而是自身巨幼细胞贫血引发。

在临床工作中，CA15-3 在乳腺癌早期灵敏度较低，约为 15%~35%，不应作为乳腺癌早期筛查指标。本案例是一老年男性患者，CA15-3 异常升高，应着重考虑其病理生理因素可能对肿瘤标志物的影响。

参考文献

[1] 王兰兰 , 吴健民 . 临床免疫学与检验 [M]. 北京 : 人民卫生出版社 , 2008.

[2] A Symeonidis, A Kouraklis-Symeonidis, D Apostolopoulos, et al. Increased serum CA-15.3 levels in patients with megaloblastic anemia due to vitamin B_{12} deficiency[J]. Oncology, 2004, 67:359–367.

[3] 严匡华 , 张天生 . 血清糖类抗原 15-3 检测在巨幼细胞贫血病程中的意义 [J]. 检验医学 , 2019, 34(12): 1111–1113.

[4] Y Adachi, T Kikumori, N Miyajima, et al. Postoperative elevation of CA15-3 due to pernicious anemia in a patient without evidence of breast cancer recurrence[J]. Surgical Case Reports, 2015, 1: 126–128.

（贾天红　河北大学附属医院）

第十一章
良性疾病对肿瘤标志物检测结果的影响

案例一　心力衰竭引起 CA125 异常升高

基本信息

程某某，女，92 岁，血压升高 10 余年、心力衰竭。发生于上海某医院。

病史简述

2011 年患者被诊断为慢性胃炎，2012 年 9 月体检肿瘤标志物 CA125、NSE 及 CA72-4 均在正常范围内。2018 年被诊断患有糖尿病。2021 年患者因胸闷不能平躺，且伴双下肢水肿，入院治疗。期间肿瘤标志物检测结果显示：CA125 116.4 U/mL，NSE 20.3 ng/mL，检测结果与临床不符，该结果需要进一步确认。

案例随访

检验科将原标本进行复查，检测结果无疑。入院后的影像学及其他检查结果提示未发现恶性肿瘤，且该患者有高血压史 10 年，原发性高血压 3 级，房颤病史多年，临床以"心力衰竭"收治入院。对患者进一步动态检查，发现 CA125 及 NSE 的检测结果随治疗后病情好转而呈现下降趋势，该患者的具体检测结果见表 11.1。

表 11.1　患者不同时间肿瘤指标检测结果

	2012/9/14	2021/6/17	2021/7/5
CA125（U/mL）	16.31	116.4	76.42
NSE（ng/mL）	13.5	20.3	10.2
CA72-4（U/mL）	40.66	1.73	7.61

注：CA125 参考值为 0~35 U/mL，NSE 参考值为 0~16.3 μg/L，CA72-4 参考值为 0~8.2 U/mL

案例分析与专家点评

本案例中患者重新检测后 CA125 结果无误，根据《WST459-2018：常用血清肿瘤标志物检测的临床应用和质量管理》指南，CA125 除了作为卵巢癌的辅助诊断指标外，还作为肺癌、胰腺癌、结直肠癌等其他恶性肿瘤的辅助诊断指标，临床其他检测也未发现恶性肿瘤异常，随后的动态检测结果提示 CA125 水平显著下降，基本可以排除恶性肿瘤可能。

该患者以"心力衰竭"收治入院，患有高血压多年。文献表明，CA125 除了与恶性肿瘤相关外，还与心力衰竭患者的血流动力、临床严重程度密切相关。目前针对这一现象，有研究认为，当心力衰竭时，容量扩张、刺激心包膜间皮细胞或浆膜分泌糖原量增加可能导致 CA125 水平增加，也可能与心力衰竭患者体内存在神经内分泌系统信号通路活化、信号肽的增加及炎性因子释放有关[1-3]。

除了恶性肿瘤及心力衰竭外，还有其他疾病或状态如肾衰竭、肝脏疾病、慢性阻塞性肺病、浆膜腔积液、子宫内膜异位症、妊娠、排卵期高峰等导致 CA125 表达水平升高。另外，还要注意某些药物如利尿剂的使用、与嗜异性抗体的交叉反应也可能导致 CA125 水平升高。当该指标用于恶性肿瘤的诊断及监测时，应注意上述可能性，以更好地提高临床诊疗效率。

参考文献

[1] Duman C, Ercan E, Tengiz I, et al. Elevated serum CA125 levels in mitral stenotic patients with heart failure [J]. Cardiology, 2003, 100(1): 7–10.

[2] Núñez J, Bayés-Genís A, Revuelta-López E, et al. Clinical Role of CA125 in Worsening Heart Failure: A BIOSTAT-CHF Study Subanalysis [J]. JACC Heart Fail, 2020, 8(5):386–397.

[3] 吴华芹，张并璇，李雨濛，等 . 慢性心力衰竭病人血清 CA125 水平与心功能的相关性研究 [J]. 中西医结合心脑血管病杂志，2020, 18(18): 2955–2958.

（周　琳，吴洪坤　上海长征医院）

案例二　HE4 异常增高，是肿瘤吗？

基本信息

患者，女，33 岁，右侧附件囊实性占位 10 月余。发生于山东某医院。

病史简述

2020 年 8 月 11 日，妇科彩超示右附件区 4.5 cm×3.6 cm 囊实性占位，查肿瘤标志物显示 CA125 58.5 U/mL（参考范围：< 47 U/mL），β–HCG 1.27 mU/mL。

2021 年 6 月 24 日，阴道超声显示：右附件区 4.5 cm×2.4 cm×3.5 cm 分隔状囊性占位，囊液较清亮，查肿瘤标志物显示 CA125 89.2 U/mL，β–HCG 0.89 mU/mL；

2021 年 7 月 1 日，肿瘤标志物检测结果显示 HE4 > 1500 pmol/L（参考范围：< 60.5 pmol/L），CA125 210 U/mL，其余肿瘤标志物结果无异常。

临床考虑该患者附件区为非肿瘤性占位病变，因占位病变无手术指征可继续观察，但对异常增高的 HE4 无法解释，遂咨询实验室。

案例随访

1 年多前患者因"晨起双侧眼睑水肿"就诊于当地医院，查血肌酐增高达 700 μmol/L

以上，尿常规示蛋白尿 3+，无呕心呕吐、手脚麻木，无肉眼血尿，无尿频、尿急、尿痛，无皮疹关节痛等不适，行肾穿活检诊断为"尿毒症"，于当地医院行左侧股静脉置入进行血液透析治疗。

2021 年 7 月 1 日，患者于我院检查肾功能结果为：尿素 9.5 mmol/L，肌酐 688 μmol/L，估算肾小球滤过率（eGFR） 6.21 mL/（min·1.73 m^2），血清胱抑素 C 5.94 mg/L，符合尿毒症的诊断。

专家点评

HE4 是一种新型卵巢癌特异性肿瘤标志物，由 *WFDC2* 基因编码，分子量 25 kDa 左右，主要在上皮性卵巢癌、子宫内膜癌中过量表达，且其过量表达与卵巢癌细胞的增殖、浸润和转移密切相关。此外，HE4 在肺癌和胃癌中也有一定阳性率。对于卵巢癌，HE4 的特异性和灵敏度均高于 CA125，临床上通常将二者联合检测，推导出 ROMA 指数，用于卵巢癌的风险评估 [1, 2]。

临床实践及研究发现，血清 CA125 和 HE4 水平可受诸多非肿瘤因素的影响而出现升高，如肾功能不全。慢性肾脏疾病（CKD）患者血清 CA125 升高，但其升高程度与肾功能受损程度的变化并不一致；HE4 在 CKD 患者的升高幅度更为明显，且随 CKD 分期的增加，患者 HE4 的血清水平进一步增高，与 eGFR 水平呈现出明显的负相关关系。我们收集了 729 例 CKD 患者（排除相关肿瘤等），分析血清 CA125 和 HE4 水平在不同 CKD 分期中的变化，结果显示血清 HE4 水平在女性 CKD 2 期患者中的阳性率（高于参考范围为阳性结果）已高达到 66.2%，在 CKD 4 期和 5 期患者中的阳性率均为 100%；同时血清 HE4 的中位水平在 CKD 4 期患者增高为 394 pmol/L、在 CKD 5 期患者已高达 1332 pmol/L，提示 HE4 受肾功能的影响更为灵敏和显著。本例患者血清 HE4 异常升高的主要原因，考虑是因其肾功能明显低下所致。

实际上，血清肿瘤标志物水平可受炎症、感染、良性疾病及肝、肾功能不全等诸多非恶性疾病因素的影响 [3]。肾功能不全除了可导致血清 HE4 和 CA125 的假性升高外，也可对 ProGRP、CEA、Cyfra21–1 等肿瘤标志物的血清水平造成干扰，而对 AFP、CA19–9、CA72–4、CA15–3、NSE 等肿瘤标志物的血清水平无明显影响 [4]。临床在应用这些指标对相关疾病进行诊断和监测时，应注意结合患者病史考虑相关的假阳性问题，合理进行结果解释避免过度诊疗。

值得思考的是，CKD 患者恶性肿瘤的总发病率高于一般人群，对于伴发恶行肿瘤的 CKD 患者，上述部分肿瘤标志物因肿瘤特异性明显降低而使其临床应用受限。因此，对于受肾功能影响的肿瘤标志物，建立适用于 CKD 患者人群的参考范围，或许可有效提高其临床应用价值。

参考文献

[1] 李留霞，张兰兰，李秀芳，等．六种肿瘤相关抗原自身抗体联合 CA125 检测对卵巢癌早期诊断的价值 [J]．郑州大学学报（医学版），2013, 48(2):238–242.

[2] Olsen M, Lof P, Stiekema A, et al. The diagnostic accuracy of human epididymis protein 4(HE4) for discriminating between benign and malignant pelvic masses: a systematic review and meta-analysis[J]. Acta Obstet Gynecol Scand, 2021, 100(10): 1788–1799.

[3] 俞俊男，柳彩侠，赵南，等．慢性肾脏病患者血清肿瘤标志物水平的改变及危险因素分析 [J]. 临床肾脏病杂志，2020, 20(8): 637–642.

[4] 苗强，刘玲，蔡蓓，等．慢性肾脏病患者肾功能不全对血清 CA125 和 HE4 水平的影响 [J]. 国际检验医学杂志，2022, 43(8): 897–901.

（牛　倩　四川大学华西医院）

案例三　自身免疫性疾病引起的肿瘤标志物升高

基本信息

吴某某，女，47 岁，自身免疫性疾病导致肿瘤标志物检测升高。发生于贵州某医院。

病史简述

患者于 2020 年 10 月无明显诱因出现面部散在红斑，伴瘙痒，阳光照射后加重，伴轻度脱发等症状来我院皮肤科门诊就医。2020 年 10 月 29 日抗核抗体谱化验结果见表 11.3.1。

2020 年 12 月 9 日，主因"面颊红斑 1 年，加重伴头痛 10 天"入院。化验结果见表 11.3.2。

表 11.3.1　抗核抗体化验结果

抗核抗体谱	抗 Ro–52 抗体 （免疫印迹法）	抗 RNP/Sm 抗体 （免疫印迹法）	间接免疫荧光法 （IFA）
2020 年 10 月 29 日	强阳性（+++）	阳性（+）	阴性
2020 年 12 月 9 日	强阳性（+++）	阳性可疑（+）	弱阳性（胞浆颗粒型 + 核颗粒型，滴度 1∶100）
2021 年 4 月 8 日	强阳性（+++）	..	弱阳性（核颗粒型，滴度 1∶100）
2021 年 5 月 13 日	强阳性（+++）		阳性（胞浆颗粒型 + 核颗粒型，滴度 1∶320）

表 11.3.2　肿瘤标志物检查结果

日期	CA125 ng/mL （0~35）	CA19–9 U/mL （0~37）	AFP ng/mL （0~8.10）	NSE ng/mL （0~16.3）	CA72–4 U/mL （0~6.9）	Cyfra21–1 ng/mL （0~3.30）
2020/12/10	41.4	54.83	0.01	110.10	10.00	11.67
2021/3/1	43.9	161.1	1.00	23.67	7.22	8.98
2021/5/11	50.7	155.31	1.50	17.95	6.12	10.49

结合病史、CT 等检查分析排除肿瘤。诊断：①系统性红斑狼疮；②皮肌炎；③肺部感染。诊疗计划（用药）：抗感染及口服硫酸羟氯喹片免疫抑制剂治疗，病情好转后出院。患者于 2021 年 3 月再次入院，肿瘤标志物检查结果见表 11.3.2。

既往明确诊断。诊疗计划（用药）：暂予泼尼松 + 羟氯喹调节免疫。

2021 年 4 月 8 日抗核抗体谱检查结果见表 11.3.1；5 月 11 日再次检测肿瘤标志物结果见表 11.3.2；5 月 13 日抗核抗体谱检查结果见表 11.3.1。

案例随访

患者在 2 次入院期间医生均对其肿瘤标志物和自身抗体谱进行复查，诊断为：系统性红斑狼疮；狼疮性骨关节炎；皮肌炎；双肺间质性肺炎。

案例分析与专家点评

患者为自身免疫系统疾病，为多系统受累结缔组织病，可侵犯全身各个器官，长期服用免疫抑制剂进行治疗，自身免疫力低下导致内源性的功能问题[1]。系统性红斑狼疮（SLE）主要的病理改变为炎症反应和血管异常，而且病情进展及治疗过程中由于免疫细胞功能失调、自身抗体产生及免疫抑制剂等药物的应用，导致感染、肺间质病变及肝功能异常等的发生率明显上升。CA125 是一种在细胞黏附、增殖和凋亡中发挥作用的大分子糖蛋白，有研究显示在类风湿关节炎及 SLE 患者中当肺组织受到炎症刺激时可使其Ⅱ型肺泡上皮增生并分泌 CA125 进入血循环，气道机械应力增加及肺循环血管阻力增加导致气道间皮细胞活性增加，从而致间皮细胞释放 CA125 增加，使血清 CA125 的水平发生异常[2]。研究发现当机体发生感染时相关炎性因子分泌增多，炎性细胞中发挥黏附作用的肿瘤相关抗原表达增多，导致血液中 CA19-9、CEA 的水平异常，而且在巨噬细胞和中性粒细胞等炎性细胞表面也可出现 CEA 相关抗原 CD66b 表达增多，导致血清 CEA 异常。有文献报道 AFP 在 SLE 患者血清中水平有所异常。本案例中 AFP 并未出现异常，是否未达到肝功能损伤，需要修复时才会导致 AFP 增高？我们将进一步追踪，SLE 患者中存在血清 CA125、CA15-3、CA19-9、CEA、AFP 等肿瘤标志物的异常者。SLE 患者 CA125、CA19-9 异常的发生率与疾病活动度有关[3]。

由于肿瘤标志物也可见于比如胃肠道的炎症、肝炎、肺炎及支气管哮喘等疾病，应该继续追踪，定期做 CT、B 超等结合临床随访。

参考文献

[1] 郭强，顾月英，黄文群，等. 系统性红斑狼疮患者 525 例肺部病变的调查 [J]. 中华风湿病学杂志，2004, 8(6): 363–366.

[2] Choi MY, Flood K, Bernatsky S, et al. A review on SLE and malignancy[J]. Best Pract Res Clin Rheumatol, 2017, 31(3): 373–396.

[3] 张敏敏，周玮. 系统性红斑狼疮患者血清肿瘤标志物水平变化及其意义 [J]. 山东医药杂志，2019, 59(27): 26–28.

（闭　珏　贵州医科大第二附属医院）

案例四　一例肾功能不全患者 CA125 异常升高的案例分析

基本信息

刘某某，女，52 岁，间断性双下肢水肿 20 年，急性加重 2 个月。发生于沈阳某医院。

病史简述

患者 20 年前无明显诱因出现双下肢水肿，未就医，自行不规律服用利尿剂（具体用药不详），水肿呈间断性好转、加重。患者 2 个月前因"右肢活动不便 3 天，加重伴言语不清 7 h"于辽宁省某医院就诊，予利尿剂口服（具体用药不详），患者双下肢水肿缓解，出院停用利尿剂后水肿逐渐加重，无颜面水肿，无胸闷气短，无心悸，无恶心呕吐，可平躺，无夜间憋醒，遂就诊。

患者病来无发热畏寒，无头痛头晕，无咳嗽咯痰，无腹痛腹泻，饮食睡眠尚可，二便正常。诊断：肾病综合征，高血压 3 级极高危，陈旧性脑梗死，肾功能不全。血肌酐 103.3 μmol/L，估算肾小球滤过率 55.46 mL/（min·1.73m²），24 h 蛋白尿 7.89 g。尿常规：尿蛋白 +3，肾功能示总蛋白 45.9 g/L、白蛋白 15.5 g。CA125 307.2 U/mL（参考区间 0~35 U/mL），临床进一步通过妇科超声等检查排除妇科肿瘤发生可能，怀疑检测结果准确性，咨询检验科。

案例随访

接到临床反馈后，首先找到该患者标本。患者当天同一时间还有其他项目检测，我们把同一时间采集的其他两管标本都重新检测 CA125，结果分别为 304.1 U/mL，300.1 U/mL，301.5 U/mL，结果一致。结果见表 11.4.1。

表 11.4.1　同一时间采集不同项目标本检测 CA125 结果（U/mL）

项目	肝功标本 1	甲功标本 2	原始标本 3
CA125	304.1	300.1	301.5

随后我们又联系不同检测平台进行检测，在雅培平台检测结果为 311.85 U/mL，在西门子平台是 295.12 U/mL，三个平台检测结果一致性良好。说明 CA125 检测结果没有干扰，结果见表 11.4.2。

表 11.4.2　不同检测平台检测 CA125 结果

项目	雅培平台	西门子平台	罗氏平台（正在使用）
CA125（U/mL）	311.85	295.12	301.5

询问医生，通过系列检查，患者也排除肿瘤的发生可能，同时患者也无特殊用药史，无饲养宠物史及其他可能的干扰情况发生。

案例分析与专家点评

我们首先采用患者当天同一时间不同项目的检测标本重新复测 CA125，结果一致，说明检测系统重复性良好，并且查看 CA125 质控良好，近期试剂批号也无变化，说明检测系统良好。同时我们在雅培、西门子平台复查患者的标本，结果一致性良好，进一步说明 CA125 检测异常不是干扰产生的，可能就是患者本身 CA125 异常增高。

文献[1, 2]报道，肾功能不全的患者 CA125 有增高的案例发生，但大部分是相对增高，不像本例患者明显增高。CA125 是一种小分子量糖蛋白，分布于心包、胸膜、子宫内膜等间皮组织。当该部位发生炎症或受到炎性因子刺激时，会分泌 CA125，导致血清 CA125 升高。崔杰等 [3] 和俞小芳等 [4] 研究认为肾功能不全的患者因白蛋白水平降低及浆膜腔积液、体液渗出和潴留会导致体内 CA125 升高，因此在面对肾功能不全患者时，应谨慎决策。

参考文献

[1] 高静，李培华，田亚平，等. 慢性肾脏病患者血清 CA125 和 CA19–9 水平的相关因素分析 [J]. 解放军医学杂志，2009, 34(2):227–229

[2] 徐光标，陈德君，蔡红方. 肾病综合征患者血清 CA125 水平变化 [J]. 中国中西医结合肾病杂志，2010, 11(6):519–520.

[3] 崔杰，董勤，瞿玲玲. 肾病综合征血清 CA125 升高的影响因素分析 [J]. 武警医学，2009, 20(12):1077–1079.

[4] 俞小芳，徐夏莲，叶志斌，等. 慢性肾脏病患者血清肿瘤标志物的表达及其相关因素分析 [J]. 中国实用内科志，2006, 26(20):1617 –1620.

（李　强　中国医科大学附属盛京医院）

案例五　血清 CA125 水平升高的巨大子宫肌瘤案例

基本信息

患者，女，46 岁，绝经，30 天前逐渐开始的大量腹胀。发生于郑州某医院。

病史简述

患者有呼吸困难和行走困难。无胃肠道、妇科或泌尿系统症状。有高血压病史。其一级亲属无卵巢癌和乳腺癌家族史。

2017 年 5 月 8 日，入院查体：体温 36.3 ℃，脉搏 80 次 / 分，呼吸 23 次 / 分，血压 117/78 mmHg。患者腹部膨隆。5 月 9 日，实验室检查：血液分析显示血红蛋白为 13.9 g/dL，WBC 8.28×10^9 /L 和 Plt 226×10^9/L；CA125 水平 260.9 U/mL ↑（正常范围 0~35 U/mL），其他肿瘤标志物均在正常范围内。5 月 10 日，腹部和骨盆 MRI 显示：一个巨大的盆腹肿块，大小约为 22 cm × 15 cm × 12 cm。

临床初步诊断：卵巢癌。建议行子宫全切除术和双侧输卵管 – 卵巢切除术。

2017 年 5 月 12 日，患者接受了子宫全切除术和双侧输卵管 – 卵巢切除术。肿瘤重达 6.7 kg，肿瘤壁厚，分叶状有实性和囊性区域。患者无术中或术后并发症。5 月 14 日，术后病理检查提示：子宫肌瘤。

案例随访

手术后第 5 天，患者出院回家。2017 年 8 月 15 日，患者手术后 3 个月，CA125 降至 16.5 U/mL，恢复正常范围。连续随访，患者无任何异常症状，CA125 水平复查也保持在正常范围。

案例分析与专家点评

绝经后女性异常子宫出血需要进行妇科检查。出血原因可能是肿瘤或其他疾病引起。盆腔检查最基本的方法是经阴道超声（TVUS）检查，据报道 TVUS 检测子宫内膜异常的灵敏度为 97%，特异性为 74%。如果检测有异常，需进行活检[1]。

子宫肿瘤最常见的症状是异常子宫出血，需要鉴别子宫内膜癌、子宫内膜增生、子宫内膜息肉等。子宫平滑肌瘤（也称为肌瘤）是女性最常见的良性子宫肿瘤，其通常会导致严重的症状，如异常出血、盆腔疼痛、盆腔肿块、不孕症、贫血、大块症状和产科并发症等。目前对这一良性肿瘤发展的确切病理生理学机制尚不完全清楚[2]。子宫切除术是治疗平滑肌瘤的金标准，对于育有子女，无须再孕的妇女，手术是最佳选择，可以防止其复发。本例患者接受了手术，主要原因为患者为绝经后，且术前未能排除恶性肿瘤[3]。

CA125 抗原多用作卵巢癌的相对特异性标志物。文献显示，盆腔肿瘤加高水平 CA125 常怀疑妇科恶性肿瘤，但在鉴别诊断中应考虑到女性其他良性疾病，如子宫内膜异位症和盆腔炎性等疾病发生时 CA125 也会升高[4]。少数子宫肌瘤患者也有 CA125 异常升高，主要原因是子宫腺肌病和肿瘤共存会升高患者 CA125 水平，大型平滑肌瘤可能通过腹膜刺激等间接机制导致 CA125 升高。

参考文献

[1] Imai A, Ichigo S, Takagi H, et al. Pelvic tumors with normal-appearing shapes of ovaries and uterus presenting as an emergency (review)[J]. Oncol Lett, 2012, 4(1): 10–14.

[2] Dunneram Y, Greenwood DC, Cade JE. Diet, menopause and the risk of ovarian, endometrial and breast cancer[J]. Proc Nutr Soc, 2019, 78(3): 438–448.

[3] Wu Y, Sun W, Liu H, et al. Age at menopause and risk of developing endometrial cancer: a meta-analysis[J]. Biomed Res Int, 2019, 2019: 8584130.

[4] Kotsopoulos J. Menopausal hormones: definitive evidence for breast cancer[J]. Lancet, 2019, 394(10204):1116–1118.

（秦东春，陈奎生，韦　娜　郑州大学第一附属医院）

案例六　结核性胸膜炎引起血清 CA125 异常升高

基本信息

患者，男，21 岁，体检发现肺部阴影 2 个月。发生于广西某医院。

病史简述

患者自述 2 个月前体检，胸片检查示肺部阴影，近 3 天来患者自觉右侧胸痛，伴有气促，无发热、畏寒，无咳嗽、咯痰等不适。2021 年 10 月 28 日血常规正常，CRP 103.50 mg/L，ChE 3688 U/L，CA125 957 U/mL，CEA、CA15–3、CA19–9、AFP 均正常。10 月 29 日胸部 B 超示右侧胸腔少量积液；CT 示肺部感染，右侧胸腔少量积液；胸腔镜示胸膜粘连。

案例随访

因肿瘤标志物仅 CA125 异常增高，患者无过敏史等其他疾病、无服用药物病史。复查 CA125 为 959 U/mL，胸腔积液 Rivalta 试验弱阳性，结核分枝杆菌复合群 DNA、痰液查抗酸杆菌涂片、RF、ASO、自身免疫 12 项结果均阴性。胸腔积液细胞学检查提示：未见恶性细胞。胸腔镜及病理检查结果：（右侧壁层胸膜）镜下可见凝固性坏死伴中性粒细胞浸润，并见肉芽肿及朗汉斯巨细胞，形态上倾向于结核病。（膈肌新生物）镜下可见干酪样坏死，并见肉芽肿及朗汉斯巨细胞，形态上符合结核病。

结合病史及实验室检查结果，患者确诊为结核性胸膜炎。抗结核治疗两周后，复查肿瘤标志物：CA125 121 U/mL，而 CEA、CA15-3、CA19-9、AFP 均正常。治疗前后结果对比见表 11.6。

表 11.6　患者肿瘤标志物的检测结果

	2021/10/28（治疗前）	2021/11/10（治疗后）
CEA（ng/mL）	1.58	2.09
CA125（U/mL）	959	121
CA15-3（U/mL）	10.82	11.36
CA19-9（U/mL）	2	2

案例解析与专家点评

本例患者因体检发现肺部阴影而入院，检查中仅 CA125 异常升高为主要特点，经复查后结果一致，排除检测误差和样本类型的干扰。后经抗结核治疗后，CA125 明显降低，表明 CA125 水平与结核关系密切。

CA125 存在于胚胎体腔上皮来源的组织，如间皮细胞（包括胸膜、腹膜、心包膜），米勒管上皮（包括输卵管、子宫内膜及宫颈内膜）及支气管黏膜上皮。当受到炎症因子刺激、月经期、早期妊娠和剖宫产时会轻度升高。影响 CA125 检测的因素有：严重溶血、脂血或严重浑浊的标本；血清中嗜异性抗体或类风湿因子[1]；暴发性肝衰竭、肾衰竭；服用二甲双胍类药物[2]。

当结核分枝杆菌侵入胸膜时，因受到结核分枝杆菌引起的变态反应损害，间皮细胞会分泌 CA125 释放到胸腔积液，并进入体循环，导致血清中 CA125 水平明显升高，如系统抗结核治疗后，支气管上皮组织修复，则血清中的 CA125 浓度下降甚至恢复正常。因此，血清 CA125 水平测定对结核性胸膜炎的诊断及抗结核治疗效果有一定意义，也可作为观察结核活动的指标。

炎性胸腔积液患者的血清和胸腔积液中 CA125 水平增加不显著，而结核性、癌性胸腔积液的血清 CA125 水平则显著升高；结核性胸腔积液患者治疗后与治疗前比较，CA125 显著下降。除了结核性胸膜炎外，在某些肿瘤、肝病、自身免疫病、心脏疾病、炎症、肾病等疾病中也会引起 CA125 异常增高[3]。笔者认为，CA125 的特异性和灵敏度不高，其诊断价值有一定的局限性，应结合多项指标联合检测。

本案例提示，青年男性单独 CA125 升高时，可能与结核关系密切。需结合其他生化指标、影像学、胸腔镜及病理检查等手段进一步明确病因。

参考文献

[1] Warade J. Retrospective Approach to Evaluate Interferences in Immunoassay[J]. EJIFCC, 2017, 28(3): 224–232.

[2] 侯沃霖，张丹丹，陆蔚，等. 二甲双胍对 2 型糖尿病患者 CA125 水平的影响及其相关因素 [J]. 中华医学杂志，2014, 94(18): 1380–1383.

[3] 仵倩红，鄢乐，张燕. CA125 在结核性胸膜炎的诊断及治疗效果中的临床价值[J]. 临床肺科杂志，2018(1): 3.

（蒋金坊，罗晓成　广西医科大学医学第四人民医院）

案例七　子宫腺肌病治疗后 CA125 异常升高

基本信息

刘某某，女，33 岁，异常子宫出血、子宫腺肌病。发生于广西某医院。

病史简述

2019 年 1 月 22 日，患者因"不规则阴道流血 2 周"入院就诊。入院检查 CA125 108 U/mL↑，CA15–3 16 U/mL，超声提示子宫腺肌病，遂进行醋酸亮丙瑞林缓释微球注射治疗。2 月 20 日第二次注射醋酸亮丙瑞林缓释微球，复查肿瘤标志物，CA125 4892 U/mL↑，CA15–3 136 U/mL↑。前后仅间隔 1 个月，CA125 结果差异如此巨大，且影像学未有肿瘤相关提示，受到临床质询。

案例随访

检验科将样本进行复查，复查结果与前次结果一致。充分与临床沟通后，主管医生继续行皮下注射醋酸亮丙瑞林缓释微球治疗，同时监测肿瘤标志物浓度变化，妇科超声监测用药后宫体大小。宫体大小和肿瘤标志物检测随访数据及变化趋势见表 11.7 和图 11.7。

表 11.7　宫体大小和肿瘤标志物随访数据

	1/22	2/20	2/27	3/4	3/19	4/19	5/18	6/15
亮丙瑞林缓释微球	+	+	–	–	–	+	+	+
宫体大小（cm³）	1313.6	1187.5	–	–	–	754.3	663.2	726.8
CA125（U/mL）	108	4892	2258	1164	308	44	34	29
CA15–3（U/mL）	16	137	78	53	47	21	20	21

注：＋进行注射治疗，－未检测或未注射。正常值：CA125 < 35 U/mL，CA15–3 < 25 U/mL

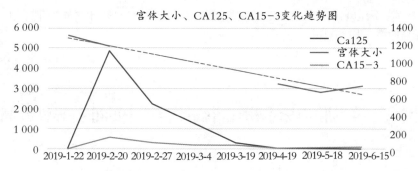

图 11.7 宫体大小、肿瘤标志物变化趋势图

案例分析与专家点评

CA125 是一种体腔上皮细胞分泌的高分子糖蛋白表面抗原，其血清水平变化与子宫内膜发育密切相关。在生理情况下，子宫内膜有较强的分泌 CA125 的能力，但其分泌的 CA125 几乎不能通过腹膜屏障，只有微量自腹膜腔进入血液循环，因此正常水平不超过 35 U/mL。异位的子宫内膜分泌 CA125 的能力是正常子宫内膜的 2~4 倍，当子宫内膜异位种植时，盆腔腹膜屏障被损伤，大量 CA125 抗原进入血循环，外周血 CA125 水平明显增高 [1, 2]。当出现卵巢子宫内膜异位囊肿伴（或不伴）囊肿破裂时，会导致 CA125 的异常升高 [3]，升高幅度可达 2000~9537 U/mL，原因可能是子宫内膜异位病灶种植部位的膜层被破坏，含有高浓度肿瘤标志物的囊肿液进入血循环，从而导致血中的肿瘤标志物浓度迅速升高。

本案例中，患者的肿瘤标志物明显高于正常，考虑两个可能：①子宫恶性肿瘤疾病；②子宫腺肌瘤部分坏死入血导致 CA125 异常升高。前后间隔仅 1 个月，因肿瘤生长导致同一个 CA125 指标升高如此巨大的可能性并不高；同时盆腔 MR 平扫 + 增强检查结果未显示相关恶性肿瘤存在的证据；患者于 1 个月前行亮丙瑞林缓释微球皮下注射治疗子宫肌瘤。综合以上因素，初步判断患者 CA125 异常升高可能为亮丙瑞林皮下注射治疗后子宫腺肌瘤肿物部分坏死入血所致。

由图 11.7 可见，第一次醋酸亮丙瑞林缓释微球注射治疗后，CA125、CA15-3 开始升高，于治疗 1 个月后到达峰值，然后下降，随着醋酸亮丙瑞林缓释微球注射治疗的继续进行，宫体也随之慢慢缩小，CA125、CA15-3 也恢复正常值，同时患者的临床症状也逐渐好转。患者的随访情况印证了判断，因此本案例 CA125 异常升高为子宫腺肌瘤经醋酸亮丙瑞林缓释微球注射治疗后部分坏死凋亡，肌瘤中高浓度的 CA125 通过被肌瘤损伤的盆腔腹膜屏障入血所致。随着治疗的进行，病情好转，肌瘤缩小吸收，损伤的盆腔腹膜屏障被修复，CA125 随即恢复正常。

参考文献

[1] 李蕴微，刘玉婷，王姝，等 . 子宫腺肌病患者的血清 CA125 水平及其影响因素分析 [J]. 中华妇产科杂志，2019, 54(2): 117–120.

[2] 黄蓉，王玲，邓宇傲，等 . 子宫内膜异位症患者子宫内膜 PDGF、LN 表达及其与血清 CA125 水平相关性研究 [J]. 实用妇产科杂志，2016, 32(2): 113–116.

[3] 徐迎雪, 温岩, 贾桂凤, 等. 卵巢巧克力囊肿破裂伴 CA125 及 CA199 水平异常升高 1 例报道 [J]. 中国实验诊断学, 2017, 21(4): 714–715.

（曾　灏，张林芝，翚　缨　贵港市人民医院）

案例八　警惕肿瘤标志物在肾病综合征中的非特异性升高

基本信息

程某某，女，65 岁，肾病综合征（Ⅲ期膜性肾病伴急性肾小管损伤）。发生于广州某医院。

病史简述

2021 年 5 月诊断肾病综合征，行肾脏穿刺活检术，病理结果显示：Ⅲ期膜性肾病伴急性肾小管损伤。8 月来院复查，查肿瘤标志物：CA125 689.0 U/mL，CA15–3 47.2 U/mL，Cyfra21–1 5.16 ng/mL，CEA 1.8 ng/mL，CA19–9 25.6 U/mL。

案例随访

检验科将原标本进行复查，结果无疑。患者 CA125 升高明显，CA15–3、Cyfra21–1 轻度升高，CEA、CA19–9 未见异常，查妇科超声、胸部 CT、胃肠镜等未提示肿瘤相关性疾病及其他引起 CA125 明显升高的良性疾病，查血肌酐 124 μmol/L。追问病史，患者近期未行生物素治疗且未圈养宠物，查血 IgG 4.74 g/L，IgA、IgM 未见异常。综上可判断，本次肿瘤标志物异常可能与"肾病综合征"相关。

案例分析与专家点评

在日常工作中，CA125 明显升高多见于妇科肿瘤、消化道肿瘤、肺癌、某些良性妇科病变、异常妊娠、反复流产、心功能衰竭、肾功能衰竭等，且多数伴有其他肿瘤标志物升高，本案例 CA125 明显升高，且未见上述所提及疾病，也可排除其他影响检测的因素，属少见。

已有不少研究表明，肾病综合征患者中可见部分肿瘤标志物升高，如 CA125、CA15–3、CA19–9、Cyfra21–1、CEA 等，并与不同病理类型相关。且 CA125、CA15–3、Cyfra21–1 水平在不同蛋白尿组间差异存在统计学差异，其血清水平均与尿蛋白尿量呈正相关、与血清白蛋白量呈负相关[1, 2]。肾病综合征引起个别肿瘤标志物升高，可能的原因有：①肾病综合征患者因肾小球及基底膜损伤导致血流动力学改变、组织缺氧，进而引起各器官损伤；②个别患者伴有腹水、水肿等，可刺激或损伤相关组织，引起肿瘤标志物的分泌；③患者体内紊乱的代谢状态亦可影响肿瘤标志物的分泌及代谢等。

一般我们认为肿瘤标志物具有特异性高、灵敏度高等特点。但在实际工作中，我们发现不少良性疾病也会使肿瘤标志物水平升高，且在个别案例中，某些良性疾病可让肿瘤标志物水平有大幅度升高。因此，在运用肿瘤标志物进行辅助诊断时，应多结合临床及其他检验检查[3]。本案例给予我们的启示是：某些肿瘤标志物在肾病综合征患者中，特别是有大量蛋白尿及低蛋白血症存在时，可存在非特应性升高，若应用其进行辅助诊断，须谨慎结合临床进行考虑。进行鉴别诊断时，可结合多项检查结果且随着肾病综合征的治疗进展中，动态观察肿瘤标志物数值变化情况。

参考文献

[1] 俞小芳, 林静, 徐夏莲, 等. 尿蛋白和血清白蛋白水平对血清肿瘤标志物水平的影响 [J]. 复旦学报, 2006, 33(3): 305.

[2] 任颖, 张平安, 牛志立. 肾病综合征患者血清中常见肿瘤标志物的检测结果 [J]. 职业与健康, 2017, 33(13): 1754–1757, 1761.

[3] 杜金龙, 袁勇, 陈凤茹. 肾病综合征患者常见肿瘤标志物血清水平检测分析 [J]. 标记免疫分析与临床, 2020, 27(4): 595–597.

（段朝晖，罗　华　中山大学孙逸仙纪念医院）

案例九　子宫内膜异位症对 CA125 检测结果的影响

基本信息

龙某某，女，29 岁，右下腹部胀痛入院，临床诊断为子宫内膜异位症。发生于广州某医院。

病史简述

患者近 2 个月出现月经失调，8 月份行经约 20 天。

2021 年 6 月，出现右下腹部胀痛，伴大便异常，见黏液。外院行普通肠镜未见异常。自诉肠镜检查后出现左下腹部疼痛。

2021 年 9 月，再次腹痛难忍，外院查肿瘤标志物显示 CA125 163.6 U/mL。B 超显示：子宫大小正常，未见占位病变，左侧附件区实性占位(52 mm × 32 mm × 55 mm)，性质待定，考虑为输卵管占位或卵巢囊腺瘤。10 月，CA125 645.7 U/mL，在气管插管全麻下行"腹腔镜下腹腔粘连松解术 + 左侧输卵管切除术"和"盆腔子宫膜异位病灶电灼术 + 右侧输卵管系膜囊肿电灼术"。

临床诊断：①左输卵管积水；②盆腔子宫内膜异位症（Ⅰ期 2 分）；③腹腔粘连；④右侧输卵管系膜囊肿。

案例随访

患者入院后查 CA125 645.7 U/mL。发现结果异常，于是检验科医生查看该患者病例资料并建议监测 CA125。患者在治疗随访过程中的血清 CA125 水平连续监测线性图（图 11.9），可以看到血清 CA125 水平在术后持续下降，最后出院随访检测 CA125 27.7 U/mL。

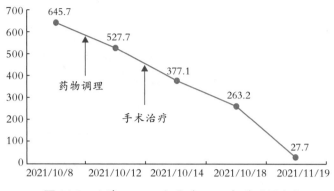

图 11.9 血清 CA125 水平（U/mL）随时间变化

案例分析与专家点评

CA125 测定作为一种肿瘤相关抗原，对卵巢上皮性癌有一定的诊断价值。血清 CA125 水平明显升高被认为患有卵巢癌可能性很大 [1, 2]；其实不然，非恶性肿瘤，如子宫内膜异位症也会导致 CA125 结果升高。在子宫内膜异位症患者，CA125 值可升高，且随内膜异位症期别的增加，阳性率也上升，其灵敏度和特异性都很高，因此对于子宫内膜异位症的诊断有一定的帮助，同时可以监测子宫内膜异位症的疗效 [3]。

该患者 CA125 结果明显升高的原因是子宫内膜异位到输卵管、卵巢和盆腔，导致囊肿，并非卵巢恶性肿瘤导致。子宫内膜细胞异位在盆腔会引起痛经，甚至非经期时腹部胀痛；子宫内膜细胞异位到输卵管，局部会有粘连，可引起不孕；子宫内膜细胞异位在膀胱，会出现便秘、排便异常等症状；子宫内膜细胞异位在卵巢，会引起卵巢巧克力囊肿。

CA125 升高容易给临床带来误诊。那么做好正确诊断应该需要从几方面入手：一是从临床角度判断患者病史、症状和体征；二是从检验学角度、组织病理学结果来诊断；三是从影像学角度，做腹部超声、阴道彩超、腹腔镜检查发现异常病变。该患者进行了左侧输卵管切除术和盆腔子宫膜异位病灶电灼术 + 右侧输卵管系膜囊肿电灼术后，血清 CA125 水平稳定下降，说明左侧输卵管积水已消除，输卵管通畅，且子宫内膜异位症在电灼术后得到有效治疗 [4, 5]。

患者在 CA125 异常升高情况下，结合以下几种情况，具有以上 1 种或多种症状可以临床诊断子宫内膜异位症：①痛经；②慢性盆腔痛；③性交痛或性交后疼痛；④与月经周期相关的胃肠道症状，尤其是排便痛，以及与月经周期相关的泌尿系统症状，尤其是血尿或尿痛；⑤合并以上至少 1 种症状的不孕。

参考文献

[1] 程洪艳, 刘亚南, 叶雪, 等. 血清人附睾分泌蛋白 4(HE4) 和 CA125 在卵巢癌患者手术及化疗前后的变化 [J]. 中国妇产科临床杂志, 2011, 12(3): 4.

[2] 宋晓翠, 滕洪涛, 张建海, 等. 联合检测血清 HE4 和 CA125 在卵巢癌早期诊断及病情监测中的价值 [J]. 实用医学杂志, 2012, 28(14): 3.

[3] 窦蓉, 孙晨光, 刘瑛. 血清抗子宫内膜抗体及 CA125 对子宫内膜异位症的临床应用探讨 [J]. 现

代检验医学杂志, 2003, 18(6): 2.

[4] 戚瑞珍, 李亚里, 关峥. CA125 在子宫内膜异位症中的临床意义 [J]. 中国妇幼保健, 2007, 22(26): 2.

[5] 施君, 狄文. 血清 CA125 在子宫内膜异位症诊断中的临床意义 [J]. 广东医学, 2008, 29(5): 3.

（苏　镜，赵可伟　广州中医药大学第三附属医院）

案例十　结核杆菌感染干扰 CA125 检测

基本信息

任某某，女，66 岁，腹胀。发生于江苏某医院。

病史简述

患者 2 个月前无诱因出现腹胀，偶有发热。近期腹胀、腹痛加重，常感倦怠，遂来医院就诊。经检查发现肿瘤标志物 CA125 检测结果为 130 U/mL（参考范围 0~35 U/mL），但 CT 检查结果未见异常。进一步腹腔镜探查术检查可见腹膜存在灰白色结节，结合组织病理学检查，临床初步诊断结核性腹膜炎可能。临床医生寻求对 CA125 检测结果异常升高的解释。

案例随访

检验科工作人员利用样本库保留的患者血样复测 CA125，复测结果为 126 U/mL，与初次检测结果一致。为避免采样错误，由临床医生与患者沟通后，征得患者同意，再次采集血样重新检测，CA125 检测结果为 123 U/mL，检测结果未见显著变化。工作人员结合文献资料，推测结核性腹膜炎影响了 CA125 检测，造成结果假性升高。将文献资料 [1-3] 与检测结果反馈临床医生。患者经四联抗结核药物治疗 5 周后，医嘱采集血样检测 CA125 40 U/mL。此结果支持文献记载，医生表示认同并医嘱继续抗结核规范治疗，同时监测 CA125。

案例分析与专家点评

CA125 常用于卵巢肿瘤的辅助诊断与疗效评估，虽诊断灵敏度高，但特异性差，宫颈癌与胰腺癌患者也可升高。同时，痰菌阳性、阴性结核患者以及肺部感染患者，血清 CA125 水平也可异常升高，最高可升高 10 倍以上。本案例即为结核杆菌干扰 CA125 检测，造成检测结果异常升高。

日常工作中发现 CA125 异常升高，应排除肿瘤外其他疾病造成的异常升高。肿瘤标志物升高并不代表肿瘤发生，特别是单个肿瘤标志物的异常结果。肿瘤标志物的临床价值应定义为辅助诊断、疗效评估与治疗监测。

参考文献

[1] 单国栋, 金恩芸, 杨铭, 等. CA125 与腺苷脱氨酶在结核性腹膜炎患者中的临床意义 [J]. 中华内科杂志, 2006, 45(11): 2.

[2] 陈伟忠 , 谢渭芬 , 林勇 , 等 . 血清及腹水 CA125 对结核性腹膜炎的诊断价值 [J]. 中国实用内科杂志 , 2002, 22(11): 2.

[3] 黄海 , 罗艺 , 甘辉 . 血清 - 腹水白蛋白梯度和腹水 ADA、CA125 在结核性腹膜炎诊治中的临床价值 [J]. 临床消化病杂志 , 2014(3): 4.

（陈克平　东南大学附属中大医院）

案例十一　"盆腔肿物性质待查"——CA125 的鉴别诊断价值探讨

基本信息

张某某 , 女 , 51 岁 , 腹胀 3 周余 , 发生于福建某医院。

病史简述

患者缘于 3 周前无明显诱因出现腹胀、发热、体重减轻等症状。48 岁时已绝经。就诊于当地医院。全腹 CT 显示：双侧附件区片状、结节影；腹水；腹膜及大网膜增厚。肺部 CT：双侧胸腔少量积液。血液学检查：CA125 446.7 U/mL ↑，CRP 105.14 mg/L ↑，红细胞沉降率 54 mm/h ↑。结核感染 T 细胞斑点试验（T.SPOT.TB）：阳性。腹水细胞学：未见肿瘤细胞。

在当地医院行腹腔穿刺引流术，予"比阿培南"抗感染、保肝等治疗后转诊我院，门诊拟"盆腔肿物性质待查，考虑卵巢恶性肿瘤或盆腔结核可能"，收入院。

案例随访

入院后妇科查体：双附件区未及明显肿块。完善各项检查。全身 PET-CT：①腹盆腔腹膜广泛增厚伴腹盆腔积液；②双侧盆腔、腹膜后多发淋巴结；③双肺微小结节；④双侧胸腔积液。考虑：盆腔结核或者转移瘤（卵巢来源）。血液学检查：CA125 141.1 U/mL ↑，HE4 30.50 pmol/L，NSE 15.1 ng/mL ↑，SCC 0.7 ng/mL，CRP 23.2 mg/L ↑，PCT 0.22 ng/mL ↑，D–D 31.86 μg/mL ↑，结核抗体阴性。穿刺病理结果显示：右锁骨上淋巴结肉芽肿性炎；腹膜肉芽肿性炎；抗酸染色阴性；结核分枝杆菌复合群 DNA 未检出。

经妇科、影像科、检验科、病理科等多学科综合会诊，考虑诊断"慢性肉芽肿性炎"，不建议手术探查。

遂转回当地医院接受"乙胺吡嗪利福异烟片"抗结核试验性治疗，1 个月后腹胀症状改善，体温恢复正常，复查腹部彩超示：盆腔肿块消失，血清 CA125 24.40 U/mL。出院诊断："盆腔结核"。

案例分析与专家点评

卵巢癌发病率居妇科三大恶性肿瘤第 3 位，CA125 是临床上最常用、最重要的卵巢癌肿瘤标志物，在 80%~90% 的上皮性卵巢癌中升高明显[1]。但 CA125 来源于胚胎发育期的体腔上皮细胞，在米勒管来源的组织中（如胸膜、心包、腹膜、子宫内膜、生殖道和羊膜等间皮组织细胞表面）都能大量存在，当这些部位发生恶性变或受到炎症刺激时，血清中 CA125 的水平将显著升高。

本案例中，盆腔结核是肺外结核的一种，发病率极低，主要表现腹胀腹痛、盆腔包块、合并胸腹腔积液、CA125 水平升高等，在临床上极易误诊为卵巢癌[2]。此时实验室可建议临床连续、动态监测该指标变化（注意应采用相同方法学）；并补充应用 HE4、ROMA 风险指数等新型肿瘤标志物，以提高鉴别诊断的准确性；同时结合病史、临床症状、影像学、病理学及病原学检查结果等综合考虑[3]。

参考文献

[1] 中国医师协会检验医师分会妇科肿瘤检验医学专家委员会 . 妇科肿瘤标志物应用专家共识 [J]. 山东大学学报（医学版）. 2018, 56(10): 3–8.

[2] 谢幸 , 孔北华 , 段涛 . 妇产科学 [M]. 9 版 . 北京 : 人民卫生出版社 , 2018.

[3] Deborah KA, Ronald DA, Jamie NB, et al. NCCN Guidelines® for Ovarian Cancer Including Fallopian Tube Cancer and Primary Peritoneal Cancer, Version1, 2021[S]. Natl Compr Cancer Netw, 2021.

（郑瑜宏，陈　燕　福建省肿瘤医院）

案例十二　肾病综合征引起 HE4 和 CA125 异常升高

基本信息

孟某某，女，67 岁，双下肢水肿伴泡沫尿 11 年。发生于上海某医院。

病史简述

2011 年患者无明显诱因出现双下肢浮肿、泡沫尿入院治疗。2015 年患者再次双下肢水肿，泡沫尿增多，入院治疗，但程度较 2011 年时要轻。

2021 年患者因劳累再次复发入院治疗，期间检测肿瘤标志物 HE4、CA125、Cyfra21–1、Fer 结果异常，B 超及其他检测结果未见异常，考虑到该患者为女性，临床提出疑问。

案例随访

检验科将原标本进行复查，检测结果无疑。其他结果显示，患者存在肾病综合征、膜性肾病等肾脏疾病。在随后的治疗过程中，该患者动态检测上述肿瘤标志物，结果发现患者肿瘤标志物并未出现升高，而是随着肾脏疾病的治疗效果好转，呈现进行性下降趋势。具体检测结果如表 11.12 所示。

表 11.2　肿瘤标志物检测结果

项目	2022/1/12	2022/1/27	2022/2/15	2022/3/4
HE4（pmol/L）	473.2	449.0	299.3	269.1
CA125（U/mL）	627.40	490.5	188.90	77.16

续表

项目	2022/1/12	2022/1/27	2022/2/15	2022/3/4
Cyfra21-1（μg/L）	6.99	8.21	7.54	7.14
Fer（μg/L）	577.4	525.5	445.0	438.70

注：HE4 正常值＜ 140 pmol/L，CA125 正常值 0~35 U/mL，Cyfra21-1 正常值 0~3.3 μg/L，Fer 正常值 16~300 μg/L

案例分析与专家点评

在本案例中，患者血清中 HE4、CA125、Cyfra21-1 及 Fer 等多种肿瘤标志物异常升高，经其他检查排除肿瘤可能，但该患者慢性肾病长达 10 年且反复发作，随着肾病的治疗效果好转，肿瘤标志物呈现一定的下降趋势，提示本案中的肿瘤标志物异常升高可能与肾功能受损程度相关。

肾病综合征等慢性肾脏疾病对血清肿瘤标志物影响较大，一方面可能是由于肾脏清除能力下降而导致某些小分子肿瘤标志物升高，另一方面，晚期尿毒症状态干扰肿瘤标志物的代谢过程、生产过程，导致其血清水平异常[1-2]。

研究显示，当肾功能出现异常时，HE4、Cyfra21-1、SCC 及 CEA 水平明显升高[3, 4]，在本病例中，同样发现 HE4、CA125、Cyfra21-1、Fer 显著升高，且与肾病严重程度呈现一定相关性，但在本病例中，患者 CEA、SCC 等并未出现显著升高，CA72-4 水平存在时而升高、时而正常的趋势，这也提示，在不同个体中，肾脏病与不同肿瘤标志物间的关联可能并不一致，要针对不同个体动态分析肿瘤标志物的检测结果。

参考文献

[1] 古晓燕，龚德华. 慢性肾脏病患者血清肿瘤标志物检测的意义 [J]. 中国血液净化，2020, 19(10): 699-702.

[2] 倪兆慧，杨帆. 慢性肾脏病患者常见肿瘤标志物检测的意义 [J]. 上海医学，2021, 44(09): 633-636.

[3] 任颖，张平安，牛志立. 肾病综合征患者血清中常见肿瘤标志物的检测结果 [J]. 职业与健康，2017, 33(13): 1754-1757, 1761.

[4] 杜金龙，袁勇，陈凤茹. 肾病综合征患者常见肿瘤标志物血清水平检测分析 [J]. 标记免疫分析与临床，2020, 27(04): 595-597.

（周　琳，吴洪坤　上海长征医院）

案例十三　输尿管梗阻引起 HE4 异常升高

基本信息

孙某某，女，71 岁，因"右侧腰痛伴发热无尿 1 天"入院。发生于上海某医院。

病史简述

患者自述来医院就诊前 1 天无明显诱因出现右侧腰痛伴发热，体温最高 39.6 ℃，12 h

内无小便，于急诊就诊后行 CT 检查，报告如下：右肾小结石，输尿管近端结石，梗阻点以上轻度积水，右侧腹膜后少许渗出；左肾多发结石，部分铸型；胆囊多发结石；脂肪肝，肝内低密度灶；左侧肾上腺增粗；右侧附件区囊实样影。

急诊予以膀胱镜下右侧输尿管支架管置入，同时予以抗炎补液等对症支持治疗后，患者症状缓解，随后收入病房，继续予以抗炎治疗。在入院后，针对 CT 检查结果，加做了妇科超声（经阴道）检查，结果如下：子宫未见明显异常；双卵巢未见明显异常；右卵巢旁囊性回声，输卵管系膜囊肿可能，随访。同时发现以下指标出现明显增高：HE4 1484 pmol/L ↑，IL-6 60.58 pg/mL ↑，PCT > 100 ng/mL ↑。因该患者 CA125 结果未见异常（8.71 U/mL），且影像学未见恶性肿瘤证据，受到临床质询。

案例随访

检验科将原标本进行复查，检验结果无疑，因此建议临床次日重新抽血复查，患者出院前的部分随访结果如表 11.13 所示。

表 11.13　患者出院前部分随访结果

	入院当日	第 2 日	第 3 日	第 4 日	第 5 日	第 8 日
HE4（pmol/L）	1484	433.4	229.2	167.5	151.9	118.6
CA125（U/mL）	8.71	/	12.38	/	11.94	9.28
ROMA（%）	74.82	/	35.52	/	25.91	18.36
肌酐（μmol/L）	230	136	113	101	103	95
eGFR-EPI [mL/（min·1.73m^2）]	17.75	33.51	42.21	48.08	47.26	51.78

案例分析与专家点评

HE4 属于一种蛋白酶抑制剂，与精子成熟的关系极为密切，最早从附睾远端上皮细胞中被发现，生理情况下能够表达于肾脏远曲小管、上呼吸道、乳腺上皮、生殖系统等组织中，在移行细胞癌、肺癌、卵巢癌、子宫内膜癌、乳腺癌等恶性肿瘤中均具有显著较高的表达。在卵巢癌的诊断中，HE4 的灵敏度与特异性尤其高，2010 年美国食品与药品管理局（FDA）已批准 HE4 用于诊断及监测晚期卵巢上皮癌和复发的卵巢癌。Moore[1] 还在一项多中心前瞻性研究中提出了 ROMA 指数，旨在联合检测 HE4 与 CA125 血清水平并结合绝经状态，预测盆腔包块患者中卵巢恶性肿瘤的发病风险。绝经前，ROMA 指数高于 11.4%；绝经后，ROMA 指数高于 29.9%，提示患者罹患卵巢恶性肿瘤的可能。

该案例 HE4 异常升高十几倍，但 CA125 却呈低水平，首次 ROMA 指数（74.82%）结果提示卵巢恶性肿瘤高风险，但影像检查结果提示的是囊肿，故临床对 HE4 结果产生疑问。观察随访后发现，在输尿管支架置入导尿治疗后，该患者的肾功能相关指标呈明显好转，HE4 结果在次日即下降了近 2/3，ROMA 指数也随之下降（18.36%），在此期间 CA125 水平始终维持在较低值范围内。因此，该案例首诊的 ROMA 指数异常增高的主要原因是 HE4 异常升高，故而推测 HE4 的异常升高并非由卵巢恶性肿瘤引起，可能与输尿管结石有关。

近年来，相关研究表明[2, 3]，HE4 与肾功能损伤、肾纤维化等的关系极为密切。肾功能滤过和重吸收功能在受到损伤的情况下受到影响。HE4 是一种分泌型糖蛋白，分子量为 13 kDa，是一种小分子物质，编码基因为乳清酸性蛋白，随着肾功能的损害程度的加重，其水平会逐渐升高。本例患者因输尿管梗阻导致肾功能一过性衰竭，随着梗阻的解除，患者肾功能和肾小球滤过率均逐日恢复正常，HE4 水平亦逐日下降，直至出院时接近正常水平。因此，考虑本案例 HE4 异常增高并非由卵巢恶性肿瘤引起，而是与输尿管梗阻导致的肾功能受损有关。今后在临床中遇到类似案例，对 HE4 的结果分析时应结合 CA125 血清水平及患者肾功能进行综合分析和鉴别诊断。

参考文献

[1] Moore RG, Jabre-Raughley M, Brown AK, el al. Comparison of a novel multipIe marker assay vs. the risk of malignancy index for the prediction of epitheIial ovarian cancer in palients with a peIvic mass[J]. Am J Obstet Gynecol, 2010, 203(3): 228.

[2] BÉLA NJ, BÉLA N, LIBOR F, et al. Human Epididymis Protein 4: A novel serum inflammatory biomarker in cystic fibrosis [J]. Chest, 2016, 150(3): 661–672.

[3] WANG JL, ZHAO HY, XU FF, et al. Human epididymis protein 4(HE4) protects against cystic pulmonary fibrosis associated-inflammation through inhibition of NF-κB and MAPK singnaling[J]. Genes & Genomics, 2019, 41(9): 1045–1053.

（李运改，许　静　上海交通大学医学院附属第六人民医院）

案例十四　慢性肾功能衰竭患者 HE4、ProGRP 结果异常升高

基本信息

马某某，女，28 岁，尿中泡沫增多，不明原因乏力、腹痛半月。发生于河北某医院。

病史简述

2019 年 2 月，患者无明显诱因自觉尿中泡沫增多，无尿频、尿急、尿痛，无尿量减少，无肉眼血尿，患者未予重视未诊治。

2020 年 12 月，患者出现乏力，伴胸闷喘憋、夜间不能平卧、咳嗽、咯痰，无发热寒战，就诊于山东某医院，查血红蛋白 40 g/L，血肌酐 2036 μmol/L，血清钾离子 7.45 mmol/L，尿常规：蛋白 4+，潜血 3+，经患者同意行深静脉置管开始血液净化治疗，并给予抗感染、利尿、输血等治疗，患者病情好转后出院。

2021 年 3 月开始于肾病科规律血液透析治疗，半月前患者无明显诱因出现乏力、腹痛，无发热，无腹泻。

案例随访

患者自诉月经延后两个月未至，否认近期性生活史，同时伴有腹痛，临床完善检查，

检测结果提示：UREA 10.59 mmol/L ↑，CREA 644 µmol/L ↑。慢性肾功能衰竭诊断明确，继续透析治疗。肿瘤标志物提示 HE4 > 1500 pmol/L ↑，ProGRP 192 pg/mL ↑。肾病科考虑到患者月经不规律且肿瘤标志物异常升高，其中 HE4 升高幅度大，请肺病科、妇科会诊。会诊意见：建议完善胸腹部 CT、妇科彩超从而进一步诊断。患者经一系列影像学检查，结果均未见明显异常。临床认为该患者年龄较小，各项影像学检查也未见明显异常，考虑检验结果不符合临床，对检验科结果提出质疑。

案例分析与专家点评

　　HE4 首先在附睾远端上皮中发现，它是蛋白酶抑制剂家族的成员，具有免疫调节作用及抑制细胞增殖作用，其在卵巢癌、子宫内膜癌、肺癌等多种恶性肿瘤组织中均有表达。

　　胃泌素释放肽（GRP）是羧基末端肽类物质，能够促进胃泌素分泌。研究发现小细胞肺癌患者肿瘤细胞可合成和释放 GRP，由于 GRP 可被肽链端解酶快速降解，半衰期短，不利于临床检测。作为 GRP 的前体，胃泌素释放肽前体（ProGRP）在血清中水平稳定，故一般用 ProGRP 作为小细胞肺癌的肿瘤标志物，进行早期诊断、疗效判断和复发监测。

　　检验科在收到临床质疑后考虑到，肿瘤标志物除了在确诊肿瘤的患者中升高外，还受到其他包括炎症、感染和肝肾功能不全在内的诸多非恶性疾病的影响。肾脏作为人体主要的排泄器官，其功能受损会影响许多血清蛋白的浓度，其中也包括肿瘤标志物。该患者肾功能受损严重，慢性肾功能衰竭诊断明确，是否为肾功能不全造成的呢？经过查询资料，有研究检测肾功能不全不同分期患者血清 HE4 水平，发现肾功不全各组血清 HE4 水平均高于正常对照组，且其增高程度与肾功损害程度正相关 [1, 2]。也有研究发现 ProGRP 在慢性肾脏疾病患者中明显升高，且肾损伤越严重，指标水平越高 [3]。

　　回顾该患者，UREA 10.59 mmol/L ↑，CREA 644 µmol/L ↑，肾损伤诊断明确，立即与临床沟通，考虑该患者应为肾损伤导致的 HE4 与 ProGRP 水平的升高。本案例中患者 HE4 与 ProGRP 水平异常升高，临床结合会诊意见加做了诸多影像学检查未找到原因，最终通过与检验人员的沟通找到了患者 HE4 与 ProGRP 水平异常升高是由肾损伤引起的。在实际工作中，经常会碰到临床认为检验结果不符合临床就质疑实验室结果准确性的事件，检验人员在受到质疑后不应一味地复查，而是应该全面掌握检测项目的临床意义，帮助临床解决问题，发挥检验人员的价值。综上所述，肿瘤标志物异常结果在诊断前临床应排除其他疾病导致的假阳性，避免误诊。

参考文献

[1] 吕艳文, 杨力, 张玫, 等. 妇科良性疾病并慢性肾功能不全患者人附睾蛋白 4 水平变化及意义 [J]. 中华实用诊断与治疗杂志, 2015, 29(4): 415–416.

[2] 凡瞿明, 卢小岚, 王强, 等. 人附睾蛋白 4 评价慢性肾脏病患者肾功能的价值 [J]. 临床检验杂志, 2016, 34(1): 38–39, 69.

[3] 朱琼, 凌芸. PROGRP、CYFRA21-1、RBP、Urea、Cr 联合检测在肾功能不全患者中的应用价值 [J]. 国际检验医学杂志, 2020, 41(24): 3003–3006.

（张　冰　河北省沧州中西医结合医院）

案例十五 CA19-9 明显升高的 IgG4 相关性胆胰疾病

基本信息

患者，男，67 岁，因"尿黄、间断尿黄 1 年余，近期 1 个月加重"就诊。发生于天津某医院。

病史简述

2021 年 4 月 27 日入院后首次检查：皮肤巩膜重度黄染，腹部平坦，无压痛反跳痛。肝肋缘下未触及，右上腹部深压痛，Murphy 征阴性，肝区无明显叩击痛。实验室检查：血尿粪常规未见明显异常。肝功能：TBil 173.5 μmol/L，DBil 125.8 μmol/L，ALT 88 U/L，AST 117 U/L。肿瘤标志物：AFP 5.8 ng/mL，CEA 6.8 ng/mL，CA19-9 1050 U/mL。影像学检查：磁共振胰胆管造影（MRCP）+ 单脏器薄层扫描提示肝内胆管扩张，肝门部胆管狭窄。全腹及盆腔 CT 增强扫描提示：胰腺尾部萎缩，胰腺周围包膜增厚，呈腊肠样改变。经肝胆胰外科专家会诊，并进一步完善相关检查，测定 IgG4 12.9 g/L，考虑 IgG4 相关自身免疫性胆胰疾病。

4 月 29 日至 5 月 3 日予甲强龙 40 mg 静脉滴注治疗，1 次 / 天。5 月 4 日改为醋酸甲泼尼龙片 20 mg 口服，1 次 / 天，同时予保肝、抑酸、补钙等治疗。随后，患者黄疸及 IgG4 水平显著下降。7 月 5 日醋酸甲泼尼龙片规律减量。

案例随访

我们回顾了患者的临床表现，发现 IgG4 相关硬化性胆管炎常表现为梗阻性黄疸，辅助检查可见胆管占位性病变，肝内外胆管和周围组织瘤块样增生 / 胆管狭窄。而 IgG4 相关自身免疫性胰腺炎则多表现为一种慢性胰腺炎，无痛性梗阻性黄疸、乏力及体重下降。典型影像学 CT 或 MRI 检查可见胰腺弥漫性肿大伴延迟强化，有时可出现胰周低密度环，胆管造影提示长段主胰管不规则狭窄，不伴有远端扩张。

表 11.15 经糖皮质激素治理后各检验指标的动态变化

入院时间	ALT （U/L）	AST （U/L）	TBIL （μmol/L）	DBIL （μmol/L）	IgG4 （g/L）	CEA （ng/mL）	CA19-9 （U/L）
4/27	88	117	173.5	125.8	未测	6.80	1050
4/29	92	108	154.2	100.5	12.9	7.21	1215
5/4	54	48	82.3	56.9	8.2	3.01	634
6/3	45	50	38.7	26.5	5.4	2.54	52.8
7/5	38	25	29.3	17.6	1.8	2.02	28.2

注：各指标参考范围 ALT 9~50 U/L，AST 15~40 U/L，TBil 0~26 μmol/L，DBil 0~4 μmol/L，IgG4 0.03~2.01 g/L，CEA 0~5 ng/mL，CA19-9 0~25 U/L

案例分析与专家点评

IgG4 相关性疾病（IgG4-RD）是一种累积多系统的纤维炎症性病变，最常受累器官包括胰腺、胆道、甲状腺及唾液腺。其中，胆胰系统常表现为 IgG4 相关硬化性胆管炎及自身免疫性胰腺炎。而其发病机制尚未完全阐明，且发病率低，与胰腺癌、胆管癌、原发性硬化性胆管炎等疾病影像学特征十分相似，导致临床工作中易误诊误治。

血清中的肿瘤标志物 CA19-9 属于胃肠道肿瘤相关抗原，其升高多见于消化道肿瘤，有助于胰腺癌、大肠癌及直肠癌的诊断。除外消化道肿瘤，在胆结石、胆管炎等良性疾病中亦可见 CA19-9 升高，但一般数值不超过 500 U/mL。本例患者 CA19-9 明显升高，超过 1000 U/mL，且数值水平随糖皮质激素治疗而下降。

有相关文献报道，CA19-9 在胆管癌和 IgG4 相关胆管炎中的阳性率分别为 81.5% 和 42.9%，但其数值在胆管癌中更高；胰腺癌患者 CA19-9 水平显著高于自身免疫性胰腺炎（AIP）患者 [1, 2]。本案例 CA19-9 水平明显升高，需高度怀疑胆管癌和胰腺癌的可能 [3]。本例患者病情是一个慢行进展且入院症状较轻，同时合并胰腺的影像学表现，需考虑到 IgG4-RD，同时患者对糖皮质激素治疗有效，也支持 IgG4-RD 的诊断。

总之，由于 CA19-9 升高可见于 IgG4-RD，对 CA19-9 水平明显升高的梗阻性黄疸患者，如果存在无法解释的胰腺、胆管等消化道肿瘤表现依据时，需考虑 IgG4-RD 的怀疑与诊断，避免漏诊误诊。

参考文献

[1] Akahoshi K, Kanno A, Miwata T, et al. Cholangiocarcinoma Resembling IgG4-related Sclerosing Cholangitis. Internal medicine[J]. Tokyo, 2023, 1144-22.

[2] Chang MC, Liang PC, Jan S, et al. Increase diagnostic accuracy in differentiating focal type autoimmune pancreatitis from pancreatic cancer with combined serum IgG4 and CA19-9 levels. Pancreatology: official journal of the International Association of Pancreatology[J].Pancreatology, 2014;14(5): 366-72.

[3] Singh S, Tang SJ, Sreenarasimhaiah J, et al. The clinical utility and limitations of serum carbohydrate antigen (CA19-9) as a diagnostic tool for pancreatic cancer and cholangiocarcinoma[J]. Digestive diseases and sciences, 2011;56(8):2491-6.

（张爱民　天津市南开医院）

案例十六　糖尿病患者血糖控制不佳引起 CA19-9 异常升高

基本信息

金某某，男，67 岁，糖尿病患者。发生于上海某医院。

病史简述

2022 年 1 月 3 日，患者在本院体检，肿瘤标志物 AFP、CEA、CA125、CA15-3 都正常，唯独 CA19-9 结果为 56.33 U/mL（正常参考值为 < 37U/mL），引起了该患者恐慌。患者当天重新做了全面检查，包括血尿常规、肝功、肾功、彩超、MRI、CT、肠镜、胃镜，并且重新检测了肿瘤标志物 AFP、CEA、CA19-9、CA50、CA242 等。检查结果除了 CA19-9 为 54.87 U/mL 之外，其他无异常，排除了肝脏疾病、胆囊炎、胆石症、胰腺炎、

腹部肿瘤等疾病。

2022 年 1 月 5 日，该患者来到检验科，怀疑检测结果不可靠，与临床不符，要求检验科对此解释。

案例随访

工作人员将前后两次标本（1 周内保留）进行复查，复测结果如下：第 1 次 CA19-9 结果为 55.02 U/mL，第 2 次 CA19-9 结果为 55.69 U/mL。两次复测与以往结果符合。

再次调阅该患者其他检测指标发现：空腹血糖 12.6 mmol/L、糖化血红蛋白 9.5%。据此，考虑到该患者 CA19-9 指标异常，或许与其血糖控制不佳有关。建议该患者，改挂内分泌科专家号，在专家的指导下进行正规的糖尿病治疗。

2022 年 1 月 8 日，患者被收入内分泌病房。1 月 10 日，再次检测空腹血糖、糖化血红蛋白和肿瘤标志物，结果显示：空腹血糖 11.3 mmol/L，糖化血红蛋白 9.2%，AFP 1.93 ng/mL，CEA 4.47 ng/mL，CA19-9 55.94 U/mL。

2022 年 2 月 21 日，患者在我院门诊抽血，复查空腹血糖、糖化血红蛋白和肿瘤标志物，结果显示：空腹血糖 7.9 mmol/L，糖化血红蛋白 6.6 %，AFP 1.88 ng/mL，CEA 4.30 ng/mL，CA19-9 25.88 U/mL。

案例分析与专家点评

本例患者在血糖控制不佳的情况下，CA19-9 检测结果为 55.94 U/mL。经正规治疗，血糖控制后，CA19-9 结果为 25.88 U/mL。证明本案 CA19-9 的升高与血糖控制不佳相关。

CA19-9 是迄今报道的对胰腺癌灵敏度最高的肿瘤标志物（灵敏度达到 70% ~ 87%）。但在非癌疾病（慢性胰腺炎、胆石症、肝硬化、糖尿病、肾功能不全等）中也会呈现升高[1]。有学者认为，糖尿病是慢性胰腺炎的一个独立风险因素[2]。长期高血糖使胰腺组织的正常细胞被脂肪细胞或纤维结缔组织替代。淀粉样物质沉积于胰岛内形成玻璃样变，致组织破坏、细胞变性坏死。而血糖控制不佳所导致的高血糖状态，又可能使这种病理改变进一步加重，致使有核细胞内的一些糖蛋白成分包括 CA19-9 释放入血。当糖尿病患者血糖得到良好控制后，血清 CA19-9 的表达也随之降低，这在血糖得到长期良好控制后趋势更为明显[3]。在实际工作中应注意患者的血糖指标，如遇 CA19-9 升高可能与血糖控制不佳（HbA1c ≥ 7.5%）有关。

参考文献

[1] Safi F, Rocher R, Beger H G. The clinical revelance of tumor maker CA19-9 in the diagnosing and monitoring of pancreatic carcinoma[J]. Bull Cancer Paris, 1990, 77(1): 83-91.

[2] Malka D, Hammel P, Sauvanet A, et al. Risk factors for diabetes meilitus in chronic pancreatitis[J]. Gastroenterology, 2000, 119(5): 1324-1332.

[3] Muniraj T, Chari S T. Diabetes and pancreaticcancer[J]. Minerva Gastroenterol Dietol, 2012, 58(4): 331-345.

（阮豪骥　上海市浦东新区公利医院）

案例十七　肾积水导致患者血清 CA19-9 水平异常升高

基本信息

李某，女，56 岁，因腰部疼痛数月就诊。发生于上海某医院。

病史简述

2016 年 5 月，患者进行乳腺癌根治术。

2020 年 7 月，患者腰部疼痛就诊，查体发现患者右侧肾区叩击痛。超声显示右肾大量积水。排泄性尿路造影发现右侧肾盂与输尿管交界处有结石。胸腹部 CT 显示：未见乳腺癌复发，右侧肾脏见囊状病变。肾脏核素显像结果显示右侧肾脏功能丧失。血清 CA19-9 水平升高，为 2428 U/mL，其余肿瘤标志物未见异常。

2020 年 8 月，患者进行右肾切除术。病理结果显示肾积水、肾盂肾炎，未见纤维化。10 月，血清 CA19-9 下降至 473 U/mL。

案例随访

2021 年 2 月，术后 6 个月，患者血清 CA19-9 恢复正常（19 U/mL），见表 11.17。

表 11.17　患者血清学指标检测结果（U/mL）

	2020/7	2020/10	2020/12	2021/2
CA19-9	2428	473	174	19

案例分析与专家点评

CA19-9 是胰腺癌和胃肠道癌的肿瘤标志物，又称胃肠道相关抗原[1]。CA19-9 对胰腺癌有较高的灵敏度和较好的特异性，其阳性率在 85%~95%，且随手术病灶切除与病情好转而降低。除了恶性肿瘤之外，其他非肿瘤性疾病也会引起 CA19-9 出现不同程度的增高，例如胆石症、肝硬化、慢性胰腺炎、结直肠炎、肾功能不全以及糖尿病等也会引起 CA19-9 升高[2]。

目前，有少数病例显示良性泌尿系统疾病与 CA19-9 血清学水平的异常升高相关。有研究表明，尿路感染、蛋白尿、血尿素氮升高、尿路闭塞与肾积水患者 CA19-9 水平可能会异常升高[3]。在本病例中，在肾积水的肾小管上皮细胞和肾盂中，免疫组化 CA19-9 表达显著增加。上尿路结石阻塞导致的上皮细胞增加可能是 CA19-9 水平升高的原因。随后，在肾切除术后，患者血清学水平 CA19-9 水平在半年后恢复到了正常范围。基于以上分析，当临床上将血清 CA19-9 水平检测用于筛查恶性疾病时，发现水平较高时，应及时进一步检查，排除原因，确保诊断结果准确可信。对于针对性治疗后 CA19-9 数值未见明显变化的患者，进一步的检查必不可少，从而安全排除恶性疾病。

本案例中，我们可以深刻认识到全面记录病史的重要性。对于血清肿瘤标志物检测结果异常的情况，应结合病史等多方面因素同时考虑到个体差异（年龄、性别、基因）的情况，得到全面权威的结论，从而缓解患者紧张情绪并给临床提供科学可信的依据。

参考文献

[1] Lee T, Teng TZJ, Shelat VG. Carbohydrate antigen 19–9—tumor marker: Past, present, and future[J]. World J Gastrointest Surg, 2020, 12(12): 468–90.

[2] Bertino G, Ardiri AM, Boemi P, et al. Meaning of elevated CA 19–9 serum levels in chronic hepatitis and HCV-related cirrhosis[J]. Minerva Gastroenterol Dietol, 2007, 53(4): 305–9.

[3] Kutlu O, Celik O, Koksal IT, et al. Serum carbohydrate antigen 19-9 levels in patients with unilateral hydronephrosis due to urinary lithiasis[J]. Minerva Urol Nefrol, 2012, 64(3): 217–21.

（孙子久　上海市第十人民医院）

案例十八　肝内胆管结石引起的 CA19–9 异常升高

基本信息

郑某某，男，70 岁，反复中上腹痛伴发热 2 月余。发生于福建某医院。

病史简述

患者于入院前 2 个多月无明显诱因出现中上腹痛，为剑突下阵发性绞痛，伴畏冷、发热。就诊当地医院，查上腹部 MRI+ 磁共振胰胆管造影（MRCP）显示：右肝内胆管多发结石并胆管炎（胆管癌待排）；胆源性肝硬化并门静脉高压、脾大；胆肠吻合术后。血液检测：CA19–9 874.71 U/mL ↑，AFP 1.88 ng/mL，CEA 1.46 ng/mL，CA125 10.37 U/mL，TBA 7.1 μmol/L ↑，DBil 7.7 μmol/L ↑。予抗感染、补液、退热等治疗后，症状缓解，复查 CA19–9 51.26 U/mL ↑，CA242 8.87 U/mL。其后 1 月余，腹痛、发热反复发作，期间复查 CA19–9 20.78 U/mL。

既往史：23 年前曾因胆石症行"胆囊切除 +T 管引流术"及"胆肠吻合术"。个人史、家族史无特殊。今为进一步治疗，转诊至我院，门诊以"肝内外胆管结石伴胆管炎（胆管癌待排除）"收入院。

案例随访

入院后查肝脏 MRI：肝内及肝门部胆管不规则扩张，管腔内多发结石，并胆管炎症，肝Ⅵ段胆管周围炎；胆总管上段节段性狭窄，末端狭窄，为炎性病变所致可能，合并肿瘤性病变待排；胆囊缺如。血液检测：CA19–9 16.78 U/mL，AFP 3.32 ng/mL，CEA 3.06 ng/mL，CA125 9.70 U/mL。

肝胆胰外科于 2021 年 9 月 30 日行剖腹探查术，术中见：肝脏呈胆汁性肝硬化改变，胆肠吻合口内多发结石，尾状叶胆管内大量结石，未见肿瘤性病变，遂行"胆肠吻合口切开取石术 + 胆道镜下胆管取石术"。术后患者恢复顺利，予出院。

案例分析与专家点评

CA19–9 正常在人胰腺、胆管、胃和结肠上皮细胞中均有表达，上述部位的肿瘤患者血清 CA19–9 可明显增高[1]。对存在胆管细胞癌（cholangiocarcinoma，CCA）危险因素的人群，CA19-9 ≥ 37 U/mL 联合影像学诊断 CCA 的特异性可达 92.7%，灵敏度为 50%[1]。但 CA19-9 经肝脏代谢和胆汁排泄，因此在肝功能不全、肝内外胆管阻塞时 CA19-9 可能会升高，即胆汁淤积会降低 CA19-9 在诊断胰胆恶性肿瘤中的特异性[2]。例如在本案例中，虽然患者具有男性、高龄、肝内多发胆管结石、既往胆道手术史等多个 CCA 的高危因素，且 CA19-9 显著增高，但动态观察肿瘤标志物可发现，在患者胆道梗阻解除后，CA19-9 进行性下降至正常范围，而且其他消化道肿瘤标志物未见增高，提示肿瘤的可能性小[3]。

因此在排除肝功能不全、胆道阻塞等相关情况前，血清 CA19-9 不宜单独作为鉴别恶性肿瘤与良性疾病的诊断指标[4]，应动态联合观察、谨慎解释，避免不必要的医疗干预。

参考文献

[1] 中国临床肿瘤学会胆道肿瘤专家委员会.CSCO 胆道系统肿瘤诊断治疗专家共识 (2019 年版)[J].临床肿瘤学杂志 , 2019, 24(9): 828–838.

[2] 李春海 . 肿瘤标志学基础与临床 [M]. 北京 : 军事医学科学出版社 , 2007.

[3] Jo JH, Chung MJ, Park JY, et al. High serum CA19–9 levels are associated with an increased risk of cholangiocarcinoma in patients with intrahepatic duct stones: a case-control study. Surgical endoscopy[J]. Surg Endosc, 2013, 27(11):4210–6.

[4] Al BB, Michael ID, Daniel EA, et al. NCCN Guidelines® for Hepatobiliary Cancers, Version 2.2021[J]. Natl Compr Cancer Netw, 2021, 19(5):541–565.

（郑瑜宏，陈　燕　福建省肿瘤医院）

案例十九　胆囊结石伴胆囊炎 CA19–9 异常升高一例

病史信息

史某某，男，55 岁，胆囊结石伴胆囊炎确诊。发生于潍坊市某医院。

病史简述

患者 2021 年 6 月 26 日于南京某医院就诊，行上腹部 CT 平扫示：胆囊多发结石，胆囊颈部结石，胆囊增大；左肾结石，右肾多发囊肿可能；副脾可能；腹膜后大血管周围多发小淋巴结；左侧第 11 肋骨、腰 2 右侧横突结构扭曲，请结合病史。在外未行特殊治疗。

2021 年 7 月 1 日，患者 4 天前无明显原因及诱因出现右上腹疼痛不适，为阵发性钝痛不适，伴反酸、嗳气，伴发热，体温最高达 38℃，无寒战，无恶心、呕吐，无腹泻、腹胀、脓血便等伴随症状。我院急诊以"胆囊结石伴有急性胆囊炎、胆道感染"收入院。患者自发病以来，一般情况可，神志清，精神可，饮食差，睡眠可，大小便正常，体力体重未见明显变化。既往有痛风病史 3 年，口服秋水仙碱治疗，病情控制可。7 月 2 日，入院检测 AFP < 1.30 ng/mL，CEA 1.86 ng/mL，CA19-9 1285.34 U/mL。上腹部 MR 平扫 +MRCP 报告胆囊及胆囊管结石并胆囊炎、胆囊周围炎，请结合临床。7 月 3 日，再次检测 CA19-9 8587.24 U/mL，一昼夜增加 6.68 倍，临床对增加幅度提出质询。

案例随访

检验科在复查确认无误后，将两天标本送外院不同平台检测，结果分别为 526.6 U/mL 和 4307.0 U/mL，增长更高达 8.12 倍，通知临床重新采血复查。

患者在 2021 年 7 月 4 日一早手术前抽血复查 CA19-9 11 002.46 U/mL，进一步升高但升高幅度收窄（一昼夜增长 1.28 倍）。术中冰冻病理诊断报告为急性化脓性胆囊炎，伴腺体肌层异位，部分腺体轻度不典型增生。

7 月 6 日，术后 2 天复查上腹部 CT 平扫报告胆囊术后，腹腔引流术后。

7 月 8 日，术后 4 天复查 CA19-9 1230.94 U/mL。

7 月 23 日，术后 20 天门诊复查 CA19-9 29.00 U/mL。

案例分析与专家点评

CA19-9 主要见于胰腺癌及胃肠道的恶性肿瘤，另外，在胆囊癌、胆管癌以及结直肠癌中也会升高。

一般认为 CA19-9 是胰腺癌中最有效的肿瘤标志物，在胰腺癌中作为生物标志物、预测因子和启动因子发挥作用，其灵敏度约为 80%，CA19-9 的正常基线水平与长期生存率相关。作为一种启动因子，CA19-9 可用于评估胰腺癌的生物学特性[1]。CA19-9 还可作为胰腺癌复发的检测指标[2]。

另有文献报道，良性胆道疾病中，急性胆管炎患者血清中的 CA19-9 会显著升高，所以显著升高的 CA19-9 水平并不一定是胰胆管恶性肿瘤的证据[3]。也有观点认为异常的血清 CA19-9 水平可能是系统故障的指标，而不是肿瘤生物标志物[4]。

此病例结合血液指标检测以及上腹部 MR 平扫 +MRCP 和术中病理报告确诊为胆囊结石伴胆囊炎。较罕见的是病例 CA19-9 浓度极度升高，最高检测值达 11 002.46 U/mL；增长快，一昼夜增长 6.68 倍（1285.34~8587.24 U/mL）。行胆囊切除术后 CA19-9 迅速下降（术后 4 天降至 1230.94 U/mL，20 天降至 29.00 U/mL），在急性胆囊炎成功治疗后，患者的 CA19-9 水平迅速恢复正常。

急性胆囊炎 CA19-9 极度升高病例曾有报道，但对于升高幅度的描述未查到相关文献，希望此案例能为大家日常工作提供一些参考。

参考文献

[1] Luo G, Jin K, Deng S, et al. Roles of CA19-9 in pancreatic cancer: Biomarker, predictor and promoter [J]. BiochimBiophys Acta Rev Cancer, 2021, 1875(2):188409.

[2] Azizian A, Rühlmann F, Krause T, et al. CA19-9 for detecting recurrence of pancreatic cancer [J]. Sci Rep, 2020,10(1): 1332.

[3] Albert MB, Steinberg WM, Henry JP, et al. Elevated serum levels of tumor marker CA19-9 in acute cholangitis[J]. Dig Dis Sci, 1988, 33(10):223-5.

[4] Zeng P, Li H, Chen Y, et al. Serum CA199 levels are significantly increased in patients suffering from liver, lung, and other diseases[J]. Prog Mol Biol Transl Sci, 2019, 162:253-264.

（高　颖，徐春欣　潍坊市人民医院）

案例二十　重肾畸形并 CA19-9 异常升高案例

基本信息

患者，女，24 岁，因腹痛于 2016 年 4 月 7 日在当地县医院行肿瘤标志物检查、彩超及 CT 检查，初步诊断：卵巢肿瘤。其中 CA19-9 ＞ 1000.0 U/mL。该院妇科以卵巢肿瘤拟安排手术治疗。患者家属为进一步明确诊断，拒绝手术并转入某大学附属医院治疗。

病史简述

2016 年 4 月 9 日，入院实验室检查：血清肿瘤标志物检查 CA19-9 1967.0 U/mL。行增强 CT 检查，明确盆腔内囊性包块非卵巢肿瘤而为扩张的输尿管，综合各项检查修正诊断为：左肾重肾畸形。

2016 年 4 月 10 日，多学科会诊。为明确其 CA19-9 升高原因，排除胰腺、肠道、妇科等疾病，建议行彩超、PET-CT 及胃镜、肠镜等各项检查，但均未见异常。建议暂时治疗其重肾畸形，术后密切随诊，必要时可至上级医院就诊。4 月 13 日，行腹腔镜下左侧上半肾及其输尿管切除术。4 月 15 日，术后病理结果显示：左肾残存组织慢性炎症，呈囊状，仅见黏膜及肌层，左输尿管扩张、慢性炎症。

案例随访

2016 年 6 月 20 日，术后 2 个月复诊，查 CA19-9 78.30 U/mL，下降明显。7 月 25 日，术后 3 个月复诊，查 CA19-9 33.97 U/mL，降至正常。10 月 24 日，术后 6 个月复诊，查 CA19-9 20.5 U/mL，为正常范围。

案例分析与专家点评

CA19-9 是一种黏蛋白类肿瘤标志物[1]，是迄今报道的对胰腺癌灵敏度最高的标志物，正常人血清含量甚微，其正常参考值＜ 30 U/mL。

临床上常将 CA19-9 作为联合指标用于胰腺肿瘤、胃肠道肿瘤、胆管癌、卵巢癌、肺癌等多种肿瘤的辅助诊断[2]。关于 CA19-9 在泌尿系统疾病中明显升高罕有报道，本案例重肾畸形患者血清 CA19-9 值出现了异常升高。究其原因可能如下：①部分重肾畸形的患者确实与 CA19-9 有一定的相关性，但此类病例在入院时肿瘤标志物检查属于非常规项目，积累资料较少，今后可收集更多的病例去验证；②本例患者畸形的输尿管全程扩张，向下一直延伸到附件旁，因此当地医院曾误认为卵巢肿瘤，可能扩张的输尿管压迫卵巢，刺激其分泌 CA19-9，术后当压力解除后，CA19-9 逐渐恢复正常；③部分感染性疾病亦会引起 CA19-9 升高，此患者术后经过系统抗感染治疗，感染控制后 CA19-9 明显下降。

对于此类罕见病例，需要积累更多的病例去总结、分析，进一步研究 CA19-9 升高的原因。

参考文献

[1] 甘绍军. 肿瘤标志物 CA19-9 检测的临床应用价值 [J]. 中国社区医师 (医学专业). 2010,

12(32): 156.

[2] 熊会玲, 范彦, 胡美, 等. 血清 CA19-9 对良恶性胆道疾病的意义 [J]. 临床消化病杂志, 2013, 25(6): 327–329.

（陈奎生, 韦　娜, 秦东春　郑州大学第一附属医院）

案例二十一　黄色肉芽肿性阑尾炎伴 CA19-9 升高案例

基本信息

患者, 女, 76 岁, 有房颤、脑梗死、高脂血症和高血压病史。2017 年 3 月 1 日, 因右下腹痛持续约 1 个月, 在当地医院就诊, CT 检查后, 初步诊断: 盲肠肿瘤。2017 年 3 月 5 日转诊到某大学附属医院。

病史简述

2017 年 3 月 5 日, 入院查体: 右下腹部有轻微压痛。3 月 6 日, 实验室检查: WBC 8.6×10^9/L, CRP 17.73 mg/dL ↑, CA19-9 87.8 U/mL ↑, CEA 2.4 ng/mL。结肠镜检查显示 Bauhin 瓣膜肿胀和回肠末端肿物。取活组织进行病理检查。

2017 年 3 月 8 日, 活检标本常规病理学检查: 未发现恶性肿瘤。影像学检查: ①腹部增强 CT 检测到盲肠部分高密度占位性病灶（90 mm×70 mm）, 伴有一些外周淋巴结肿大; ②磁共振成像（MRI）显示占位（60 mm×40 mm）, 盲肠附近的阑尾壁增厚。初步诊断: 根据影像学检查结果和升高的肿瘤标志物, 诊断为疑似盲肠癌。3 月 9 日, MDT 建议行腹腔镜辅助回盲部切除术。3 月 11 日, 手术记录: 患者行腹部手术。术中, 在回肠末端观察到炎症。进行了腹腔镜辅助回盲部切除术和 D3 淋巴结切除术。切除的标本在阑尾根部附近呈现淡黄色变化。3 月 12 日, 术后常规病理检查: 镜下可见阑尾根部至回盲部边界不清的结节性病变, 由纤维细胞、泡沫组织细胞、异物巨细胞和炎性细胞浸润形成。未见 Michaelis-Gutmann 小体或恶性肿瘤。病理报告显示: 黄色肉芽肿性炎症。临床最终诊断: 黄色肉芽肿性炎症。

案例随访

2017 年 4 月 15 日, 术后 1 个月复查, 检查血清 CA19-9 水平降至 22.7 U/mL。

2019 年 1 月 10 日, 术后 20 个月复诊, 血清 CA19-9 水平降至 12.57 U/mL。患者自觉身体良好。

病案分析与专家点评

黄色肉芽肿性炎症（XI）是一种罕见的慢性炎症性疾病, 最常见于肾脏和胆囊[1-3]。Oberling 于 1935 年首次描述了腹膜后黄色肉芽肿。随后, 陆续有 XI 在其他器官如肺、胰腺、肝脏、卵巢、膀胱和眼眶等的报道。消化道黄色肉芽肿病于 1955 年由 Schwarzmann 首次报道，但黄色肉芽肿性阑尾炎（XA）很少见。

XA 是由一种不寻常的阑尾炎愈合模式引起的[4-8]。发病机制包括阻塞（如粪便和纤维化）、出血、炎症、局部缺氧、脂质转运缺陷、免疫障碍、低毒力生物感染、对特定感染因子的反应和淋巴阻塞等。XA 的经典病理表现为大量载脂巨噬细胞（泡沫细胞）、丰富的含铁血黄素和多核巨细胞、混有胆固醇裂隙和混合炎症细胞浸润等，最典型的特征是细胞类型的多态性和充满中性脂肪、胆固醇和胆固醇酯的泡沫细胞的存在。应与软斑病、克罗恩病、结核性结肠炎和恶性肿瘤等进行鉴别。

事实上，将 XI 与癌症区分开具有挑战性[9-11]。由于术前不能排除恶性肿瘤，本案进行了手术探查。手术广泛切除是 XI 诊断和治愈的基础。之前有报道黄色肉芽肿性胆囊炎病例血清 CA19-9 的水平升高，而手术后下降病例。有关 XA 和 CA19-9 之间关系的研究未见报道。XA 手术治疗是合理的，但需要进行与癌症类似的长期随访。

参考文献

[1] Ito S, Takahashi Y, Yamada T, et al. Xanthogranulomatous appendicitis with elevated tumor marker misdiagnosed as cecal cancer: a case report[J]. J Surg Case Rep, 2021, 2021(7): rjab274.

[2] Altay C, Yavuz E, Egeli T, et al. Xanthogranulomatous appendicitis causing an endometrial abscess: radiological findings[J]. WienKlin Wochenschr, 2015, 127(23–24): 970–973.

[3] OberlingC. Retroperitoneal xanthogranuloma[J]. Am J Cancer,1935, 23:477.

[4] Munichor M, Kerner H, Cohen H, et al. Xanthogranulomatous appendicitis—an incidental finding of localized pathology[J]. Ultrastruct Pathol, 2000, 24(1):33–39.

[5] Kochhar G, Saha S, Andley M, et al. Xanthogranulomatous appendicitis with a fulminant course: report of a case[J]. J Clin DiagnRes, 2014, 8(12): ND01–2.

[6] Malaguarnera G, Latteri S, Madeddu R, et al. High carbohydrate 19–9 antigen serum levels in patients with nonmelanoma skin cancer and primary occult cancer[J]. Biomedicines, 2020, 8(8):265.

[7] 邱智泉, 于勇, 罗祥基, 等. 胆囊癌与黄色肉芽肿性胆囊炎的鉴别诊断及手术治疗策略 [J]. 中华肝胆外科杂志, 2017, 23(5):336–338.

[8] 杨麦青, 邓晓玲. 黄色肉芽肿性肾盂肾炎病理分析 [J]. 中外健康文摘, 2010, 7(1):95–95.

[9] 许增祥, 陈亚红, 刘海艳, 等. 黄色肉芽肿性子宫内膜炎一例 [J]. 中华妇产科杂志, 2020, 55(8):562–564.

[10] 彭裕连, 谷加丽, 王玉蕾, 等. 慢性肉芽肿病临床特点及预后分析 [J]. 医学信息, 2020, 33(1): 190–192.

[11] 陈月华, 陆健. 黄色肉芽肿性输卵管炎影像表现 [C]. 2016:1–1.

（韦　娜，陈奎生，秦东春　郑州大学第一附属医院）

案例二十二　胆囊结石伴急性胆囊炎 CA19-9 超常升高一例

基本信息

患者，男，38 岁，右上腹痛 3 天，临床诊断为胆囊结石伴急性胆囊炎。发生于南昌某医院。

病史简述

患者 3 天前无明显诱因下出现右上腹胀痛不适，呈阵发性疼痛，无放射痛，休息无明显缓解，不伴发热、恶心呕吐。精神状态良好，食纳差，大小便正常。

查体：皮肤巩膜无黄染，腹平，右上腹腹肌稍紧，右上腹及剑突下压痛明显，无反跳痛，肝脾肋下未及，胆囊触痛阳性，Muphy 征阳性，肝区叩痛阴性。

入院时白细胞计数 $10.96 \times 10^9/L$，中性粒细胞百分比 82.8%。肿瘤标志物：CA19-9 510.85 U/mL（参考值 0~37 U/mL），甲胎蛋白、癌胚抗原、铁蛋白正常。血清淀粉酶正常，尿淀粉酶 525.97 U/L（参考值 0~490 U/L）。肾功能、血脂无明显异常。肝功能示：总胆红素 62.30 μmol/L（参考值 2~22 μmol/L），直接胆红素 24.97 μmol/L（参考值 0~8 μmol/L），间接胆红素 37.33 μmol/L（参考值 2~19 μmol/L），转氨酶正常。彩超示：胆囊颈部结石并胆囊炎，胆囊高张，胆汁内胆泥沉积，胆汁淤积。腹部 MRI+MRCP 示：胆囊颈部结石伴胆囊炎（胆囊内积脓可能），少量胸水和腹水。腹部增强 MRI 示：胆囊颈部结石嵌顿，胆囊炎；余脏器未见明显强化，腹膜后淋巴结无肿大。

案例随访

入院后 2 天复查 CA19-9 197 292 U/mL，尿淀粉酶 1040.80 U/L。入院后 4 天复查 CA19-9 591 205 U/mL，尿淀粉酶 1325.67 U/L。入院后 7 天行手术治疗。病理结果显示：胆囊炎；胆囊颈旁找到淋巴结 1 枚，呈增生反应。

术后 2 天复查 CA19-9 943.8 U/mL，尿淀粉酶 565.77 U/L。术后 2 个月余复查 CA19-9 正常。

案例分析和点评专家

CA19-9 是一种黏蛋白型糖类蛋白肿瘤标志物，为细胞膜上的糖脂质，在正常人胰腺、胆管细胞、胃、结肠和唾液腺上皮细胞均可表达。它是由单克隆抗体 116 NS19-9 识别的抗原成分，即涎酸化的 Lewis A 血型抗原，血清正常值 < 37 U/mL。胰腺癌、肝胆系癌、胃癌、结直肠癌中的 CA19-9 水平分别为正常均值的 683、535、279、115 倍。而阳性率以胰腺癌为最高，是迄今报道的对胰腺癌灵敏度最高的标志物，是目前临床上有诊断价值也是应用最多的一种肿瘤相关抗原。

本例患者 CA19-9 异常升高，最高达 59 万 U/mL，该考虑胆囊癌、胰腺癌或其他消化系统肿瘤可能。但短期内 CA19-9 急骤升高，再加上患者白细胞及中性粒细胞增高，还有腹部影像学未发现肿瘤，故考虑为炎症感染所致。患者行腹腔镜下胆囊切除结合腹腔引流术，手术病理提示胆囊炎，并且术后 2 个多月复查 CA19-9 正常，也证实了术前的诊断。通过对此病例的回顾，进一步理解了在临床工作中不仅要关注肿瘤标志物（如 CA19-9）值是否升高，高多少，还应动态观察其变化过程，才能更好地诊断疾病。

（王　燕，谭丽玲　南昌大学第二附属医院）

案例二十三 肺隔离症引起 CA19-9 异常升高的焦虑

基本信息

杨某某，女，32 岁，CA19-9 升高半月余。发生于浙江某医院。

病史简述

患者因外院检查，发现 CA19-9 持续升高（2019 年 10 月 18 日 CA19-9 > 444 U/mL，10 月 28 日 CA19-9 3029.5 U/mL），胆总管下端（胰头）CT 平扫 + 增强显示：胆总管下端（胰头）未见明显异常。胃镜示胃炎伴糜烂，肠镜无特殊。消化内科医生建议行 PET-CT 检查，待检查结果回报再次就诊。

2019 年 11 月 11 日，就诊于本院放射科，医生意见：外院胸部 CT 提示左下肺隔离症考虑；腹部增强 CT 未见明显异常，建议定期随访。

2019 年 11 月 13 日，胸部 CT 示：左下肺隔离症考虑。胃镜示胃炎伴糜烂，肠镜无特殊。颅脑 CT 显示：鞍区占位病变，拉克囊肿考虑。子宫及双附件 B 超、肝胆胰脾、支气管镜均未见明显异常。肿瘤科医生认为该患者 CA19-9 结果异常增高不是由消化系统的疾病引起，打电话前来问询可能的原因。

案例随访

我们分析患者 CA19-9 增高结果可靠。患者消化系统方面的检查已非常完善，提示均为正常。患者唯一的诊断是肺隔离症，因肺隔离症无须手术，无法获取术后随访结果来证实，为此我们查阅文献，证实肺隔离症确实可引起 CA19-9 增高。

案例分析与专家点评

肺隔离症（Pulmonary Sequestration，PS）属于先天性发育异常，约占全部先天性肺发育畸形的 0.15%~1.8%。呼吸道腺体的柱状上皮可以合成和分泌 CA19-9，可能是肺隔离症患者的慢性炎症促使 CA19-9 进入血液，使得血清水平升高[1-3]。

CA19-9 是消化系统的肿瘤标志物，它的增高常提示消化系统的恶性肿瘤。本例患者 CA19-9 增高为肺隔离症所引起。CA19-9 可作为肺隔离症的一个辅助诊断指标。

本例患者在发现 CA19-9 增高后非常焦虑，1 周内分别在三个科室就诊，寻求治疗方案。临床医生在碰到检验结果异常时，可及时与检验科讨论解决方案。肺隔离症病例罕见，医生和检验人员对该疾病认知有限，如遇类似案例，值得同行借鉴。

参考文献

[1] DONG J, CAI Y, CHEN R, et al. A case report and a short literature review of pulmonary sequestration showing elevated serum levels of carbohydrate antigen 19–9[J]. J Nippon Med Sch, 2015, 82(4): 211–215.

[2] AMBIRU S, NAKAMURA S, FUKASAWA M, et al. Intralobar pulmonary sequestration associated with marked elevation of serum carbohydrate antigen 19–9[J]. Ann Thorac Surg, 2009, 88 (6): 2010–2011.

[3] 韩超晓，黄大元. 血 CA–199 等肿瘤标志物水平显著增高的叶内型肺隔离症 1 例 [J]. 临床肺科杂志, 2019, 24(7): 1349–1351.

（方永明 浙江大学医学院附属第二医院）

案例二十四　糖尿病促进肾癌患者 CA19-9 升高

基本信息

原某某，男，50 岁，糖尿病。发生于哈尔滨某医院。

病史简述

2020 年 11 月 9 日健康体检，发现除血糖高以外，CA19-9 和 Cyfra21-1 升高，腹部超声无异常，胃肠镜检查正常。

2021 年 1 月 6 日，复查 CA19-9 和 Cyfra21-1，结果进一步升高，胰腺超声无异常回声，而肾脏 CT 和 MRI 示右肾不规则肿块影像，可见不均匀强化，考虑右肾肿瘤。

2021 年 1 月 20 日，行"机器人辅助腹腔镜右肾部分切除术"，病理结果显示：右侧透明细胞性肾细胞癌（Ⅰ期）伴出血及囊性变，肾切缘未见肿瘤。术后 CA19-9 明显降低，两个月后 CA19-9 又回升，此后一直保持在较高水平。而 Cyfra21-1 术后逐渐降低，半年后降至正常。

案例随访

患者根据升高的血清 CA19-9 和 Cyfra21-1，通过影像学检查确诊为肾透明细胞癌，切除后 CA19-9 明显降低，而后又有起伏，并保持在较高水平。同时发现，该患者空腹血糖一直在 10 mmol/L 左右。

表 11.24　肿瘤标志物检测结果

项目	2020/11/9	2021/1/6	2021/1/21	2021/3/3	2021/4/24	2021/7/20
CA19-9（ng/mL）	52.45 ↑	78.69 ↑	36.85 ↑	51.16 ↑	73.08 ↑	50.32 ↑
Cyfra21-1（ng/mL）	3.97 ↑	4.58 ↑	4.24 ↑	4.11 ↑	4.13 ↑	2.41
Glu（mmol/L）	10.3 ↑	11.9 ↑	9.1 ↑	13.3 ↑	14.1 ↑	13.1 ↑

案例分析与专家点评

CA19-9 表达升高在胰腺癌和胆管癌中最常见，其次为肝癌，再次是肠癌和胃癌。Cyfra21-1 表达于各种上皮细胞，包括尿路上皮，是非小细胞肺癌、膀胱癌的标志物。但除肾盂尿路上皮癌病例外 [1]，鲜有报道 CA19-9 在肾癌患者血清中明显升高。该患者无肾积水，可以排除肾脏高压引起的 CA19-9 升高。术后患者 CA19-9 再次持续升高，检查后未见转移和复发，且 CA19-9 与其血糖变化趋势一致，因此考虑其升高可能与血糖有一定的关系。

该糖尿病患者血糖控制不佳，11 月 9 日的空腹血糖达到 10.3 mmol/L。糖尿病患者胰腺中的脂肪细胞和纤维结缔组织会使胰腺组织受到损伤，胰岛细胞又受高血糖的"高糖毒性"刺激和影响，从而使胰腺中 CA19-9 释放更多。患者手术前进行血糖控制，减轻了胰腺的损伤，CA19-9 值也有所降低。出院后随着血糖再次升高，CA19-9 也显著升高。由此我们高度怀疑患者 CA19-9 升高是由于高血糖所致的胰腺损伤引起。本例患者

Cyfra21–1 升高在术后逐渐降至正常，推测可能是由肾脏肿瘤本身引起。

参考文献

[1] Yin Guolin, Zhang Miaomiao, Zhao Bing, et al. High serum levels of CA 19–9 and CYFRA21–1 caused by renal pelvis urothelial carcinoma: a report of two cases. Journal of International Medical Research, 2021, 49(3): 1–6.

（梁 欢，苏亚娟 哈尔滨医科大学附属肿瘤医院）

案例二十五 泌尿道急性感染导致 PSA 异常升高

基本信息

吉某，男，67 岁，患者来我院健康体检。发生于重庆某医院。

病史简述

2022 年 4 月，患者进行健康体检，检测结果显示 PSA 8.787 ng/mL（参考范围 0~4 ng/mL），fPSA 1.29 ng/mL（参考范围 0~0.5 ng/mL），fPSA/tPSA 0.15（参考范围 0.25~1.0）。翻阅体检资料，前列腺 B 超显示未见前列腺肥大、增生、感染等问题；查找患者此前的检查记录，PSA 均在正常范围内；因此，检验人员怀疑检测结果与其实际情况有出入，开始查找原因。

案例随访

查看当天 PSA 质控结果在控，且当日检测所有 PSA 结果未见大量 PSA 异常升高现象，当日体检 PSA 结果绝大多数处于正常范围。检验科将标本重新离心后在西门子平台对原标本进行复查，复查结果与之前基本一致。电话与体检者本人取得联系，发现该患者 4 天前因为尿路感染在服用左氧氟沙星药物治疗，建议患者尿路感染治愈 7 天以后，来我院复查。2022 年 5 月初，患者遵医嘱复查，结果见表 11.25。

表 11.25 患者检测的 PSA 结果（ng/mL）

	4 个月检测	原血复查	5 个月复查
PSA	8.787	8.5	3.2
fPSA	1.29	1.32	1.09
fPSA/tPSA	0.15	0.16	0.34

案例分析与专家点评

PSA 是前列腺组织中一种主要由前列腺上皮细胞合成的，具有丝氨酸蛋白酶活性的单链糖蛋白，大量存在于精液中，参与精液的液化过程。在血液中的 PSA 是游离态 PSA 与复合态 PSA 的总和，也称为总 PSA（tPSA）。fPSA（游离 PSA）是指血液中以未结合的形式存在的 PSA 为游离 PSA，占血液中总 PSA 的 5%~40%。

本案例中 tPSA、fPSA 和 fPSA/tPSA 作为前列腺癌筛查常用指标，在检测时应注意：其结果受很多因素影响，前列腺本身的一些良性疾病如前列腺增生、前列腺肥大、前列腺炎甚至尿路感染等均有可能引起 PSA 相关指标升高。前列腺相关的一些诊疗方式如前列腺按摩、肛肠指检等也会造成 PSA 的一过性增高，在检测前应排除这些疾病以及诊疗手段的干扰，尽量先采血再进行相关诊疗。如果已经完成肛肠指检等诊疗项目，需要等 3 天以后再进行 PSA 检测。

本案例考虑尿路感染引起 PSA 一过性升高，该猜想已得到随访结果证实。实际诊疗过程中，尤其是健康体检人群，对于一些常见病症，患者可能有自主用药行为，体检前应进行充分了解，并详细告知可能对结果产生的影响，避免患者因为干扰因素导致的检测结果阳性，引起不必要的恐慌。

（吴立翔，王亚丽，郭变琴　重庆大学附属肿瘤医院）

案例二十六　tPSA 异常升高——良性还是恶性？

基本信息

刘某某，男，70 岁，患有前列腺增生症、糖尿病。发生于山西某医院。

病史简述

患者于 2020 年底出现尿频、尿急。2021 年 4 月突发尿潴留，于当地医院留置导尿，对症支持治疗。5 月 28 日于山西省肿瘤医院就诊。入院后完善各项检查。肛门指诊：前列腺Ⅲ度肿大，质软，无压痛结节及肿物。双侧腹股沟区未触及肿大淋巴结。彩超提示：前列腺体积增大失常态，大小 6.07 cm×4.70 cm×6.01 cm，腺体回声不均匀。CT 提示：前列腺增大，密度不均匀，双侧外周带异常强化，增强后其内见片状低密度影，边界欠清。病理结果显示：前列腺增生。7 月 13 日，行内镜下经尿道前列腺电切术。肿瘤标志物检测结果见表 11.26。

表 11.26　肿瘤标志物检测结果

项目	实测值（2021/5/31）	实测值（2021/7/2）	参考值	单位
CEA	2.67	0.96	< 3	μg/L
tPSA	33.22	20.90	< 4	ng/mL
fPSA	2.67	1.82		ng/mL
fPSA/tPSA	8.04	8.71	> 16	%
p2PSA	12.76	17.91		pg/mL
PHI	27.54	44.99	< 36	

案例分析与专家点评

前列腺癌是男性最常见的前列腺上皮恶性肿瘤。目前，临床对前列腺癌的初步诊断和筛查主要依赖 PSA。然而 PSA 只具有器官特异性，PSA 升高不等于前列腺癌，大约 2/3 PSA 升高的筛查人群会出现假阳性；在 20%~25% 的前列腺癌病例，PSA 水平不超过 4.0 μg/L[1]，PSA 水平为 2~10 μg/L 的病例仍有 1/4 的活检呈阳性[2]。

血清 PSA 是器官特异性抗原，其影响因素较多，比如良性前列腺增生、慢性前列腺炎、前列腺操作、直肠指检、射精等都可能使 PSA 水平升高[3]。本例患者 PSA 异常升高可能是急性尿潴留后留置导尿管引起。有研究发现，急性尿潴留会引起 PSA 的显著上升[4]。正常情况下，前列腺上皮细胞与血液系统之间存在一个生理屏障，限制了 PSA 进入血液循环，使前列腺液中的 PSA 浓度与血清浓度相差约 100 万倍。急性尿潴留使膀胱内压力升高，前列腺血管受挤压充血水肿，产生炎症，或出现微小梗死灶，导致生理屏障被破坏，PSA 大量释放入血，从而使血清 PSA 浓度异常。其次，本例患者前列腺体积增大失常态也可能是导致 PSA 异常升高的原因之一。血清 PSA 水平与前列腺体积呈正相关[5]。因此，无论血清 tPSA 水平为 2~10 ng/mL 或是 10 ng/mL < tPSA < 50 ng/mL，患者不一定就是前列腺癌，应结合其他检查共同做出诊断。

参考文献

[1] Salagierski M, Schalken JA. Molecular diagnosis of prostate cancer: PCA3 and TMPRSS2: ERG gene fusion[J]. The Journal of Urology, 2012, 187: 795–801.

[2] Jin W, Fei X, Wang X, et al. Detection and Prognosis of Prostate Cancer Using Blood-Based Biomarkers[J]. Mediat Inflamm, 2020, 2020: 8730608.

[3] Cary KC, Cowan JE, Sanford M, et al. Predictors of pathologic progression on biopsy among men on active surveillance for localized prostate cancer: the value of the pattern of surveillance biopsies[J]. Eur Urol, 2014, 66:337–342.

[4] 黄炎松，陈少错，林宝东，等.前列腺增生合并急性尿潴留时血清前列腺特异性抗原浓度变化[J]. 中华实验外科杂志, 2013, 30: 1187–1188.

[5] 李培军，张祥华，郭利君，等. 血清 PSA 与良性前列腺增生临床病理的相关性研究 [J]. 中华泌尿外科杂志, 2006, 27: 421–423.

（王　艳　山西省肿瘤医院）

案例二十七　老年多囊肾合并双侧隐睾症患者 PSA 检测异常一例

基本信息

患者，男性，58 岁，主因"腰酸背痛 40 年余"入院。发生于泰州某医院。

病史简述

患者 40 余年前在外院体检时，超声检查结果提示多囊肾。彼时患者仅自觉腰酸背痛，无尿急、尿痛、血尿、腹胀等症状，故未予重视，未进一步诊疗。近 1 个月患者自觉腰酸背痛症状加重，遂到本院泌尿外科就诊，彩超检查提示多囊肾（右侧最大为 62 mm × 51 mm，左侧最大为 69 mm × 51 mm）。

案例随访

体格检查：患者腹部平坦对称，无膨隆及凹陷，无腹壁静脉曲张。未见胃肠型及蠕动波。腹部柔软，无腹肌紧张，无压痛、反跳痛，未触及包块。肝脾肋下未触及。胆囊未触及，无压痛。双肾区平坦无隆起，伴轻压痛及叩击痛，未触及包块。输尿管行经区无压痛；膀胱区不充盈，无压痛。直肠指检可触及前列腺。阴茎短小，双侧睾丸及附睾未触及。

实验室检查：tPSA 0.00 ng/mL（参考区间 < 4 ng/mL），fPSA 0.00 ng/mL，黄体生成素 0.30 U/L（参考区间 1.24~8.62 U/L），睾酮 0.96 nmol/L（参考区间 6.07~27.196 nmol/L），尿素氮 9.59 mmol/L，肌酐 146.1 μmol/L，尿酸 450 μmol/L；染色体核型分析：G 显带，计数 20 个分裂相，核型分析 5 个，未发现染色体数目或结构异常。

患者否认前列腺手术史，且经直肠指检可触及其前列腺，但该患者阴茎外观短小，阴囊中双侧睾丸及附睾未触及。随后对其行腹部 CT 检查，见多发囊状低密度无强化影，双侧肾盂、肾盏受压变形等，与前期肾脏彩超检查结果吻合，符合多囊肾影像学特征，结合肾功能异常，临床诊断为多囊肾。与此同时，影像学检查结果也确认了该患者前列腺尚存且有钙化点，并查见双侧隐睾位于腹股沟管内。染色体核型分析显示该患者染色体数目和结构未见异常，排除由于染色体异常而导致的隐睾症。

治疗与转归：对症治疗肾囊性病并发症，治疗措施包括低盐饮食、降压，使用镇痛药，避免使用肾毒性药物等。该患者双侧隐睾位于腹股沟管内，对其行开放手术，其鞘突已经闭合，直接切除萎缩睾丸，去除恶变风险。

案例分析与专家点评

PSA 主要是以未结合的"游离"形式 PSA（fPSA）和蛋白质（最常见为 α-1-抗胰凝乳蛋白酶）结合形式 PSA（cPSA）存在[1]。血清总 PSA（tPSA）可作为前列腺癌筛查的工具，fPSA/tPSA 比值可用于辅助区分良、恶性前列腺疾病[2]。以往主要研究 PSA 升高与前列腺疾病的相关性，鲜有关注非前列腺疾病所致 PSA 异常降低的情况，本文介绍一例由于双侧隐睾导致外周血 PSA 水平极低的病例。

隐睾症是泌尿生殖系统常见的先天性畸形，亦称为睾丸未降或睾丸下降不全。临床多表现为单侧睾丸未降，尤其以右侧为主，双侧少见（约 15%）。早产儿发病率较高（约 30%），健康新生儿亦可发病（约 3%）。隐睾症患者因睾丸长期停留于腹腔内或腹股沟管里，导致睾丸发育异常，易造成男性不育。此外，由于睾丸发育内环境温度异常，睾丸间质细胞发生恶变率远高于正常位置睾丸[3-5]。

PSA 是一种分子量为 33 kDa 的糖蛋白，合成于前列腺上皮细胞内并由其分泌，其主要作用为液化精液[6]。研究表明，cPSA 比例与男性前列腺癌（Prostate cancer，PC）罹患率正相关。与良性前列腺增生患者（BPH）fPSA 比例相比，PC 患者相对较低。该患者血清学检测结果显示 tPSA 与 fPSA 均为 0 ng/mL，提示外周血中浓度极低。性激素检查显示黄体生成素（Luteinizing hormone，LH）0.30 U/L（参考区间 1.24~8.62 U/L），睾酮（testosterone，T）0.96 nmol/L（参考区间 6.07~27.196 nmol/L），明显低于生物参考区间下限。LH 是一种糖蛋白类促性腺激素，由腺垂体细胞分泌，主要作用为促进性腺细胞将胆固醇转化为性激素。睾酮亦称睾丸酮，主要由男性睾丸或女性卵巢分泌，肾上腺亦可分泌少量睾酮[7]。睾酮在人体内可被降解为二氢睾酮，后者可促进前列腺上皮细胞分化与增殖，诱导其合成、分泌 PSA[8]。廖凯等[9]发现，低浓度的睾酮可促进前列腺上皮细胞增殖，但当睾酮浓度达到一定水平时，就不再促进前列腺上皮细胞增殖，但仍可以诱导 PSA 产生和分泌。有研究显示，切除患者双侧睾丸后，血清中 PSA 浓度显著降低。应用雄激素拮抗剂（如非那雄胺等），可使前列腺增生或前列腺癌患者血清 PSA 表达水平明显降低[10]。多囊肾与 PSA 合成分泌并未见明显相关性。

　　本例患者自诉自幼年起即已知生殖器异常，但囿于当地医疗条件及家庭经济因素，未予以足够重视，也未进行相关治疗。综合前述检查结果可推断，该患者由于垂体前叶 LH 分泌异常，无法有效促进睾丸间质细胞合成并释放睾酮；且双侧睾丸长期位于腹股沟管内，睾丸萎缩，功能受损，睾酮合成能力下降，由此共同导致外周血中睾酮水平明显低于常人，从而无法有效刺激前列腺上皮细胞合成并分泌 PSA，导致外周血中 PSA 浓度异常。目前尚无特效药物能治愈囊肿本身，仅对症治疗肾囊性病并发症，如疼痛等。由于该患者双侧隐睾位于腹股沟管内，对其行开放手术，其鞘突已经闭合，直接切除萎缩睾丸，去除恶变风险。

参考文献

[1] 庞亚彤. 110 名男性体检者血清前列腺特异性抗原检测结果分析 [J]. 饮食保健, 2021, 4(14): 262.

[2] 杨华旺, 姚庆祥, 刘春雨. 前列腺特异性抗原筛查与前列腺癌 [J]. 医学综述, 2012, 18(3): 374–376.

[3] Hutson JM, Hasthorpe S, Heyns CF. Anatomical and functional aspects of testicular descent and eryptoehidism[J]. Endocr Rev, 1997, 18(2): 259–280.

[4] 王浩, 付伟. 激素治疗婴幼儿隐睾症对血清性激素影响 [J]. 智慧健康, 2019, 5(22): 161–162.

[5] Longui CA. Cryptorchidism: diagnosis and treatment[J]. Arq Bras Endocrinol Metabol, 2005, 49(1): 165–171.

[6] Jeffrey T, Stacy L. PSA and beyond: the past, present, and future of investigative biomarkers for prostate cancer[J]. SCI WORLD J, 2010, 10: 1919–1931.

[7] 马晓炳, 刘秀, 于慧春, 等. 垂体促性腺激素水平变化及对老年病的影响 [J]. 中华老年多器官疾病杂志, 2021, 21(3): 236–240.

[8] 张东东, 刘永强. 前列腺特异性抗原、睾酮和 D 二聚体水平在前列腺癌诊断中的价值分析 [J]. 中国肿瘤临床与康复, 2020, 27(11): 1366–1368.

[9] 廖凯, 董文瑞, 雷超, 等. 血清睾酮和前列腺特异性抗原水平对早期前列腺癌的诊断价值 [J]. 中国肿瘤临床与康复, 2019, 26(9): 1096–1099.

[10] 徐世田, 陈祥东. 血清前列腺特异性抗原浓度的影响因素 [J]. 中国男科学杂志, 2012, 26(5): 64–68.

（周小斌　南京医科大学附属泰州人民医院）

案例二十八　细菌性感染引起前列腺肿瘤标志物异常升高一例

基本信息

　　患者，男，57 岁，糖尿病史 20 年，以现发热、尿频、尿急、尿痛 1 周，加重 1 天。

发生于河北某医院。

病史简述

患者 1 周前出现发热、尿频、尿急、尿痛，于当地社区医院诊断为泌尿道感染，给予头孢菌素静脉输液，应用 2 天后症状稍有缓解；1 天前症状加重，体温高达 39.5 ℃，遂于 2022 年 6 月 14 日入院。入院后肿瘤标志物筛查，发现前列腺肿瘤标志物异常升高，tPSA 68.20 ng/mL，fPSA 12.40 ng/mL，fPSA/tPSA 比值 0.18。患者患有前列腺肿瘤，抑或是急性炎症？

患者血常规白细胞计数 13.78×10^9/L、N 87.8%、L 4.2%；血红蛋白 133 g/L，血小板计数 144×10^9/L。尿液常规检测：尿蛋白（++），红细胞计数 22.00/μL、白细胞计数 834.00/μL。经新冠病毒核酸检测阴性收入肾脏病科。

治疗：首先以环丙沙星、苯唑西林钠启动抗感染经验治疗，同时予以补液、降糖及对症治疗。6 月 15 日患者突发尿潴留，无法排尿，立即予以留置导尿。由于患者诉尿道口疼痛、要求拔除，于 6 月 17 日予以拔除导尿管，同时留取中段尿标本送检细菌培养。6 月 19 日回报尿中检出肺炎克雷伯菌（Kpn），对常用抗菌药物敏感。6 月 22 日再次留置导尿。

患者自入院应用抗生素后未再发热。6 月 24 日再次出现寒战、发热，抗生素改为哌拉西林他唑巴坦联合莫西沙星抗感染治疗。同日复查 CT 显示：左肺下叶基底段空洞病变体积缩小，双肺部分小结节较前体积缩小。腹部及盆腔 CT 结果同前无变化。6 月 24 日送检血液细菌培养，6 月 26 日回报有 Kpn 生长，药敏结果：除环丙沙星耐药、左氧氟沙星中介外，对其他抗菌药结果与尿中检出的 Kpn 基本一致。改用头孢哌酮钠舒巴坦，之后患者体温逐渐下降。患者诉说尿路疼痛影响睡眠，6 月 27 日予以拔除导尿管，施以膀胱造瘘管。7 月 4 日患者体温正常，仍诉间断性尿道口疼痛。尿液常规检查阴性。尿培养：无细菌生长。

继续应用头孢哌酮钠舒巴坦钠抗感染。7 月 5 日后无尿道疼痛感觉。7 月 8 日 MR 腹部检测提示肝脏左叶 S3 段低密度影变小（由 2.6 cm 减小至 1.5 cm）；7 月 11 日胸部 CT 显示：左肺下叶空洞闭合。对其前列腺进行动态观察。治疗后连续 3 次 B 超检查显示：其体积仍然增大，变化不明显；但 6 月 24 日血清肿瘤标志物明显下降，TPSA 由 68.20 ng/mL 降至 13.5 ng/mL。至此，患者无发热、无疼痛，精神状态及食欲良好，二便正常。7 月 16 日准予出院。

7 月 22 日，患者又出现尿频、尿急、尿痛，再次入院。尿培养阴性。根据病史，使用抗菌药物比阿培南，间隔 6 h，静滴。治疗 2 周后出院。

案例随访

8 月 25 日 B 超复检：前列腺大小 5.0 cm × 5.7 cm × 4.7 cm，形态不规则，表面不光滑，内部回声不均匀。9 月 7 日复查：tPSA 1.24 ng/mL，fPSA 0.18 ng/mL，同时拔除膀胱造瘘管；9 月 14 日 B 超复检：前列腺大小 5.5 cm × 4.1 cm × 3.1 cm，形态饱满，界清，

实质回声不均。10 月 17 日 B 超复检前列腺体积 4.6 cm × 3.4 cm × 3.5 cm。复检：tPSA 1.8 ng/mL，fPSA 0.21 ng/mL。结果显示，患者前列腺体积逐渐减小，趋于正常，肿瘤标志物降至正常范围。

案例分析与专家点评

纵观病程，其患有 20 年的糖尿病史，以发热、尿频、尿急、尿痛入院。检查示：肾盂肾炎、前列腺炎、肝脏脓肿、肺空洞及多发性小结节等病变。检验示：非特异性炎症指标升高，存在泌尿系感染，感染菌株为 Kpn，药敏结果提示该菌为社区感染菌。应用敏感药物治疗，患者肾盂肾炎得以控制，而且肺空洞减小到闭合；肝脓肿明显减少；尿道疼痛消失。前列腺大小治疗月余变化不大，但 tPSA 和 fTPSA 大幅度降低。直到再次住院，以碳青霉烯抗菌药物比阿培南重启抗菌治疗，收到了良好的效果，患者前列腺体积也日趋减小接近正常，前列腺肿瘤标志物检测结果在正常参考区间。因此，从整个治疗过程来看，可推断：该患者应是一例由 Kpn 引起的肾、肺、肝、前列腺的社区性多部位感染综合征 [1]。由于前列腺结构的特殊性，Kpn 引起前列腺炎需要根据宿主特点，临床需及时选择合适抗菌药物，使用足够的疗程，以获得良好的治疗效果。

参考文献

[1] Wang B, zhang P, Li Y, et al. Klebsiella pneumoniae induced multiple invasive abscesses: A case report and literature review[J]. Medicine, 2019, 98(39): e17362.

（侯天文，周　德　河北省中医院）

案例二十九　AFP 在乙型肝炎肝硬化中指标异常解读

基本信息

张某，男，41 岁，2021 年 1 月 18 日，因乏力、恶心明显，食欲缺乏进行性加重、皮肤黄、眼黄、尿黄，黄疸进行性加深，就诊于山西某医院。

病史简述

患者有乙肝慢性感染史 21 年。乙肝五项检测显示为"大三阳"。彩超及 MRI 提示：肝硬化，肝内多发小结节可能，肝囊肿，脾大。遂以乙型肝炎肝硬化（代偿 1 期）住院。

案例随访

治疗经过：口服恩替卡韦片、水飞蓟宾胶囊改善肝功能，熊脱氧胆酸利胆退黄，静滴复方甘草酸苷注射液保肝降酶，舒肝宁注射液利湿退黄，丁二磺酸腺苷蛋氨酸疏肝利胆及能量液体对症治疗。治疗期间对 AFP、肝功能指标及 HBV-DNA 载量进行动态监测，治疗 2 个月后，患者 AFP 水平明显下降，且肝功能生化指标和 HBV-DNA 载量稳步下降（表 11.29，图 11.29），病情逐步好转。

表 11.29　患者住院治疗期间 AFP 及肝功能指标的动态变化

时间	AFP (ng/mL)	ALT (U/L)	AST (μmol/L)	TBIL (μmol/L)	DBIL (μmol/L)	IBIL (μmol/L)	HBV-DNA (U/mL)	备注
2021/1/22	＞2000	388	147	425.06	205.08	219.98	16900	治疗前
2021/1/28	1372.78	135	98	331.42	178.99	152.43	165	治疗后 6 天
2021/2/7	484.79	39	60	239.06	121.15	117.91	52	治疗后 16 天
2021/2/15	219.85	29	50	165.93	81.97	83.96	＜50	治疗后 24 天
2021/2/26	101.48	20	35	102.64	52.23	50.41	－	治疗后 35 天
2021/3/12	67.21	17	28	78.93	32.08	46.85	＜50	治疗后 49 天
2021/3/22	60.91	17	27	63.68	23.9	39.78	－	治疗后 59 天（出院）

注：AFP 参考值＜8.78 ng/mL；ALT 参考值 9~50 U/L；AST 参考值 15~40 μmol/L；TBil 参考值 5.09~21 μmol/L；DBil 参考值 0~6.8 μmol/L；IBil 参考值 0~14.2 μmol/L；HBV-DNA ＜50 U/mL

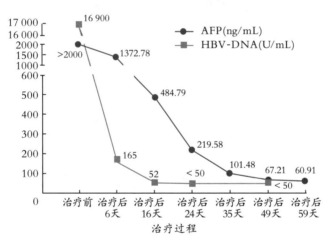

图 11.29　治疗期间 AFP 及 HBV-DNA 动态变化图

案例分析与专家点评

　　AFP 是胚胎期合成的功能性蛋白，由卵黄囊和肝细胞产生。正常成年人 AFP 水平较低，近 70% 的肝癌患者 AFP 水平会出现异常增高，因此临床上常用于原发性肝癌的诊断、疗效及预后评估。研究发现，发生活动性肝炎后肝细胞会进行修复，AFP 会出现不同程度的升高，肝细胞再生活性明显增强，表明慢性乙肝患者 AFP 持续升高与乙肝病毒复制存在某种内在联系[1-3]。因此，AFP 对肝脏炎性反应性病变亦有重要的临床价值。在排除原发性肝癌后，AFP 在实际的临床工作中常用于评估慢性乙肝患者病情严重程度，且对疗效评估有着积极的指导意义。

参考文献

[1] Hsu CS, Liu WL, Chao YC, et al. Adipocytokines and liver fibrosis stages in patients with chronic hepatitis B virus infection [J]. Hepatol Int, 2015, 9(2): 231–242.

[2] 杨乐梅, 黎荣, 刘菲, 等. 血清 GP73 以及 AFP 高表达预测慢性乙型肝炎肝纤维化进程的临床研究 [J]. 标记免疫分析与临床, 2018, 25(9): 1272–1275.

[3] 王利公, 赵珊, 陶慧, 等. 血清 AFP、GP73 和 AFP-L3 联合检测在慢性乙型肝炎诊断中的价值 [J]. 国际检验医学杂志, 2019, 40(21): 2625–2629.

（田保国　山西省肿瘤医院）

案例三十　多发性肝炎性假瘤 AFP 和 AFP-L3 升高案例

基本信息

患者, 男, 68 岁, 因慢性丙型肝炎病毒（HCV）感染和酒精性肝病导致肝功能异常接受药物治疗。有高血压病史, 吸烟史, 长期饮酒史。初步诊断: 丙型肝炎。发生于郑州某医院。

病史简述

2016 年 8 月 12 日, 外院腹部超声检查, 发现肝脏Ⅲ段 26 mm 肿块。入院查体: 体温 36.5℃, 脉搏 82 次 / 分, 呼吸 23 次 / 分, 血压 119/76 mmHg。余阴性。增强 CT 显示: 邻近肝左静脉的肝脏Ⅲ段有 24 mm 肿块, Ⅷ段有 8 mm 肿块。PET-CT 扫描显示, 第Ⅲ段病变出现异常, 标准化摄取值为 10.9, 但第Ⅷ段病变未显示这种摄取模式。

8 月 13 日, 实验室检查: AST 46 U/L ↑, ALT 51 U/L ↑, AKP 210 U/L ↑, γ–GT 27 U/L; 总蛋白、白蛋白和胆红素水平均正常。血清肿瘤标志物: AFP 822.8 ng/mL ↑, AFP-L3 75.2% ↑, PIVKA-Ⅱ、CEA 和 CA19–9 在正常范围内。HBsAg 阴性, 抗 HBs（+）, 抗 HBc（+）, HCV 抗体（+）。血常规指标均正常, CRP 正常。凝血指标均正常。

8 月 13 日, 初步诊断: HCV 感染? 疑似 HCC? 8 月 14 日, MDT: 建议手术治疗, 明确诊断。

8 月 16 日, 患者行肝脏第Ⅷ段腹腔镜左外侧部分切除术和部分肝切除术。术中见切除的标本显示出坚硬的白色结节, 与 HCC 不同。8 月 18 日, 组织常规病理学检查结果: 组织病理学分析表明, 两种肿瘤均由炎性细胞（主要是浆细胞）浸润的纤维组织组成。免疫组织病理学显示: 肿瘤细胞呈弥漫性 CD31 阳性, CD68 和 α–平滑肌肌动蛋白部分阳性, 人血清白蛋白和磷脂酰肌醇蛋白聚糖 3 为阴性, 表明肿瘤细胞含有淋巴细胞和巨噬细胞, 但不含源自肝细胞的细胞。免疫组织化学染色中存在一些 AFP 阳性的肿瘤细胞。根据新犬山分类, 非肿瘤肝组织诊断为 A2F3~4。未检测到包括 HCC 恶性细胞。

最终诊断: 肝脏肝炎性假瘤（IPT）。

案例随访

患者无术后并发症, 术后 7 天出院。8 月 27 日, 术后 1 周复查 AFP 和 AFP-L3, 水平分别降至 13 ng/mL 和 38.9%。

11 月 29 日，术后 3 个月，AFP 和 AFP-L3，恢复正常水平，分别降至 5.5 ng/mL 和 < 0.5%。

8 月 20 日，术后 1 年随访，AFP 和 AFP-L3 分别为 6.5 ng/mL 和 < 0.5%，均在正常范围。

案例分析与专家点评

本例患者有慢性丙型肝炎，血清 AFP 和 AFP-L3 升高，结合影像学表现，术前拟诊断为肝细胞癌（HCC）。以往研究表明[1-5]，在肝脏 IPT 中，炎症标志物 CRP 和 WBC 计数以及肝脏酶学可能会升高，但肿瘤标志物往往正常。

AFP 常作为 HCC 的标志物，但在非恶性肝脏疾病（如急性 / 慢性肝炎和肝硬化）或正常妊娠中也会升高[6]。AFP-L3 是 AFP 的同种异型，对于 HCC 诊断具有更高的灵敏度和特异性[7]。本案例 AFP 水平明显升高，AFP-L3 也异常升高，肝组织免疫组化分析显示一些肿瘤细胞也呈 AFP 阳性，但在肿瘤切除后血清 AFP 水平显著下降至正常水平，表明肿瘤细胞显然产生了 AFP。但病理检查并未发现恶性细胞，最终诊断为肝脏肝炎性假瘤（IPT）。

无创诊断方法将 IPT 与恶性肿瘤区分开较困难，手术是肝脏 IPT 的首选治疗方法。如果患者有慢性肝炎或肝硬化和肝癌疑似病灶，同时肿瘤标志物如 AFP 和 AFP-L3 升高，建议患者手术切除，以明确诊断。肝脏 IPT 可能是与 AFP 和 AFP-L3 水平升高相关的良性肿瘤之一。

参考文献

[1] Masataka Maruno, Katsunori Imai, Yosuke Nakao, et al. Multiple hepatic infammatory pseudotumors with elevated alpha-fetoprotein and alpha-fetoprotein lectin 3 fraction with various PET accumulations: a case report[J]. surg case rep, 2021, 7(1): 107.

[2] Pack G. Total Right hepatic lobectomy[J]. Ann Surg, 1954, 50(5): 253–258.

[3] Faraj W, Ajouz H, Mukherji D, et al. Infammatory pseudo-tumor of the liver: a rare pathological entity[J]. World J Surg Oncol, 2011, 9: 5.

[4] Zhang Y, Lu H, Ji H, et al. Infammatory pseudotumor of the liver: a case report and literature review[J]. Intractable Rare Dis Res, 2015, 4(3): 155–158.

[5] Chang SD, Scali EP, Abrahams Z, et al. Infammatory pseudotumor of the liver: a rare case of recurrence following surgical resection[J]. J Radiol Case Rep, 2014, 8(3): 23–30.

[6] Wong RJ, Ahmed A, Gish RG. Elevated alpha-fetoprotein: diferential diagnosis hepatocellular carcinoma and other disorders[J]. Clin Liver Dis, 2015, 19(2): 309–323.

[7] Endo S, Watanabe Y, Abe Y, et al. Hepatic infammatory pseudotumor associated with primary biliary cholangitis and elevated alpha-fetoprotein lectin 3 fraction mimicking hepatocellular carcinoma[J]. Surg Case Rep, 2018, 4(1): 114.

（秦东春，韦　娜，陈奎生　郑州大学第一附属医院）

案例三十一　伴多个血清肿瘤标志物升高的单纯性肝囊肿案例

基本信息

患者，女，82 岁。近 2 周内食欲不佳，体重减轻 6 kg。当地医院超声检查显示肝囊性占位。无腹痛、发热寒战、恶心、呕吐等症状。于 2016 年 8 月 6 日到郑州某医院就诊，初步诊断：肝囊肿待查。发生于郑州某医院。

病史简述

2018 年 8 月 6 日，入院查体：体温 36.3℃，脉搏 84 次 / 分，呼吸 23 次 / 分，血压 119/80 mmHg。体格检查显示：中等营养状况，并伴有黄疸。生命体征在正常范围内。腹部不对称增大，多在右上腹，无压痛。排便大约每分钟发生 3~4 次。

8 月 7 日，实验室检查：异常凝血酶原（PIVKA- Ⅱ）> 30 000 mAU/mL ↑，CA125 420.0 U/mL ↑，CA19-9 49.50 U/mL ↑。AST 98.0 IU/L ↑，ALT 65.0 IU/L ↑，TBil 60.8 μmol/L ↑，DBil 37.50 μmol/L ↑等水平适度增加。血清凝血酶原时间（PT）35.3 s ↑和 APTT 56.0 s ↑等水平也略有升高，血清白蛋白（ALB）22.90 g/L ↓；前白蛋白（PLAB）16.5 mg/L ↓和胆碱酯酶（CHE）水平 1610 U/L ↓明显偏低。影像学检查：增强 CT 扫描，显示肝脏中有多个圆形囊肿，边界清晰。最大的囊肿位于肝右叶，肝内胆管轻度扩张，大小约 21.0 cm × 13.0 cm × 20.0 cm。在动脉期或静脉期都没有对比度增强。

8 月 8 日，对肝囊肿进行了经皮穿刺、引流，并在囊腔内注射了聚肉桂醇硬化剂。第 1 天排出约 1200 mL 黄绿色液体。

8 月 10 日，引流囊液进行病理细胞学检查，结果发现一些炎症细胞，但未发现细菌、肿瘤细胞或寄生虫。

8 月 10 日，临床诊断：单纯性肝囊肿。

案例随访

2018 年 8 月 18 日，引流 1 周后，患者腹胀、早饱症状逐渐缓解。10 月 20 日，囊肿引流后 2 个月随访，CT 检查发现囊肿大小已明显缩小，从 21.0 cm × 13.0 cm × 20.0 cm 缩小到 8.0 cm × 6.0 cm × 7.0 cm。血清 CA12-5 水平仍略高于正常水平（80.0 U/mL；参考值 < 35 U/mL），但较之前的 420.0 U/mL 水平显著降低（表 11.31.1）。

表 11.31.1　囊肿引流术前后各项参数的差异

	2018/8/7	2018/10/20	参考值
囊肿大小	21.0 cm × 13.0 cm × 20.0 cm	8.0 cm × 6.0 cm × 7.0 cm	
PIVKA-Ⅱ	> 30 000 mAU/mL	18.5 mAU/mL	< 32 mAU/mL
CA125	420 U/mL	80.0 U/mL	< 35 U/mL
CA19-9	51.67 U/mL	13.5 U/mL	< 39 U/mL

案例分析与专家点评

单纯性肝囊肿属于无症状肝脏良性肿瘤。这些囊肿通常含有浆液，不与胆管系统连通 [1]。

PIVKA-Ⅱ，异常凝血酶原，也称为脱 - γ - 羧基凝血酶原（DCP），是一种异常凝血酶原分子，常在恶性肝病患者血清中表达增加 [2]。主要机制是在肝细胞恶变过程中，维生素 K 依赖性羧化酶系统受损，导致 PIVKA-Ⅱ产生。CA125 来源于包括子宫内膜、输卵管、卵巢和腹膜在内的体腔上皮，常用于上皮细胞卵巢癌的诊断[3]。CA19-9 是一种糖蛋白大分子，在消化系统肿瘤或良性肝胆胃肠疾病患者中可升高[4]。

在本例患者 PIVKA-Ⅱ、CA125 和 CA19-9 在肝囊肿减压前升高，减压治疗后显著降低，潜在的机制尚不清楚。有文献报道 CA19-9 升高的单纯性肝囊肿，但未见 PIVKA-Ⅱ或 CA125 升高的肝囊肿病例报道。推测这些肿瘤标志物升高的机制可能如下：巨大肝囊肿压迫肝脏，造成肝细胞损伤，导致大量 PIVKA-Ⅱ分泌；肿瘤相关抗原如 CEA、CA19-9、CA125、CA15-3 等在炎症细胞表达，本例患者的肝囊液中发现了炎症细胞，可能血清 CA19-9 和 CA125 水平升高是炎症所致。

本案是与 PIVKA-Ⅱ、CA125 和 CA19-9 等血清肿瘤标志物水平升高相关的巨大单纯性肝囊肿的案例，案例显示在巨大肝囊肿的良性状态下肿瘤标志物的异常升高的情况。这些标志物水平的显著下降可作为评估治疗效果的指标。

参考文献

[1] Lantinga MA, Drenth JP, Gevers TJ. Diagnostic criteria in renal and hepatic cyst infection[J]. Nephrol Dial Transplant, 2015, 30(5): 744–751.

[2] Park SJ, Jang JY, Jeong SW, et al. Usefulness of AFP, AFP-L3, and PIVKA-II, and their combinations in diagnosing hepatocellular carcinoma[J]. Medicine (Baltimore), 2017, 96(11): e5811.

[3] Zhang M, Cheng S, Jin Y, et al. Roles of CA125 in diagnosis, prediction, and oncogenesis of ovarian cancer[J]. Biochim Biophys Acta Rev Cancer, 2021, 1875(2): 188503.

[4] Engle DD, Tiriac H, Rivera KD, et al. The glycan CA19-9 promotes pancreatitis and pancreatic cancer in mice[J]. Science, 2019, 364(6446): 1156–1162.

（陈奎生，秦东春，韦　娜　郑州大学第一附属医院）

案例三十二　SCC 在天胞疮急性期显著升高

基本信息

张某某，女，52 岁，SCC 升高。发生于山东某医院。

病史简述

1 年前因子宫颈 Ⅰb 期鳞状细胞癌行根治术及腹腔淋巴结切除术，定期复查 SCC 结果，此次复查发现 SCC 升高，临床无复发症状。

表 11.32　SCC 检测结果（ng/mL）

项目	术前	术后 2 个月	术后 4 个月	术后 8 个月	术后 12 个月	参考值
SCC	20.2	1.3	0.7	0.6	3.8	0~1.5

案例随访

该患者因子宫颈鳞状细胞癌术后，辅助化疗，并复查 SCC 监测化疗效果。术后 2~8

个月，SCC 均降低至参考范围内；术后 12 个月临床无复发症状，但 SCC 升高。经查病例，该患者近日患天疱疮，目前为急性期，正在进行药物治疗。嘱患者天疱疮病情平稳后，再复查 SCC。

案例分析与专家点评

SCC 是从子宫颈癌转移病灶中提取到的 TA-4 亚成分鳞状上皮癌抗原，是常用于诊断鳞癌的肿瘤标志物，可作为子宫颈癌、肺癌、头颈部癌的辅助诊断和预后监测指标。

文献表明[1-2]，SCC 在全身性皮肤病和肾衰竭时，会导致假阳性。鉴于此患者临床尚无症状显示子宫颈鳞状细胞癌复发，且患者正处于天疱疮急性期，故建议其急性期过后复查。复查发现 SCC 结果为 0.7 ng/mL，故考虑为天疱疮急性发作造成的假阳性。当患者出现肿瘤标志物检测结果异常，与其临床症状不一致时，应对该结果谨慎解读。

参考文献

[1] Bifulco Giuseppe, Mandato Vincenzo D, Piccoli Roberto. Early invasive vulvar squamous cell carcinoma arising in a woman with vulvar pemphigus vulgaris and systemic lupus erythematosus[J]. BMC Cancer, 2010, 10:324.

[2] 陈筱筱，王美燕，吴贤杰，等. 鳞状细胞癌抗原在各种皮肤病中表达的临床意义 [J]. 中华检验医学杂志，2011(9): 826–827.

（郑桂喜，张 义 山东齐鲁医院）

案例三十三 伴鳞状细胞癌抗原异常升高的大疱性皮肤病案例

基本信息

刘某某，男，61 岁，诊断为大疱性皮肤病急性期。发生于天津市某医院。

病史简述

2021 年 4 月患者于天津市某医院以大疱性皮肤病住院，受累皮肤约占体表总面积的 70%，伴肺及皮肤真菌感染，后因病情恶化转入 ICU。经积极对症治疗后痊愈出院。

案例随访（表 11.33）

住院期间，患者 SCC 水平异常增高（39.05 ng/mL，参考区间 0.5~2.7 ng/mL）。其他肿瘤标志物水平无异常，相关影像学检查也未见肿瘤表现。临床医生因此对伴 SCC 异常增高的大疱性皮肤病是否伴发肿瘤而存疑，咨询检验科。

表 11.33 回顾性分析患者治疗期间 WBC、CRP 随住院天数的动态变化表

住院天数	WBC（109/L）	CRP（mg/L）
1	23.52	287.87
2	26.83	320.00
3	20.32	318.43

续表

住院天数	WBC（10^9/L）	CRP（mg/L）
4	20.00	284.93
5	12.63	301.95
6	9.09	139.22
7	5.28	92.46
8	3.81	51.61

患者出院3个月后随访，WBC 为 3.75×10^9/L，CRP < 8 mg/L，SCC 1.2 ng/mL。故 WBC、CRP、SCC 水平均恢复正常。

案例分析与专家点评

大疱性皮肤病属于自身免疫疾病。本案例中，随着糖皮质激素等免疫抑制剂及其他药物的介入治疗，患者临床症状得到改善，WBC、CRP 也呈逐渐降低趋势，提示 WBC、CRP 可能与大疱性皮肤病的活动性相关。患者3个月后随访，SCCA 也在正常范围，提示大疱性皮肤病可能是引起 SCCA 异常增高的主要原因。

SCCA 是一种与鳞状细胞癌、子宫颈癌、食管癌等恶性肿瘤发生发展密切相关的肿瘤标志物[1]。但临床上许多良性皮肤病变患者的血清 SCCA 水平亦会明显升高，如湿疹、泛发性神经性皮炎、天疱疮、大疱性类天疱疮等[2]。文献报道，大疱性皮肤病可伴发鳞状细胞癌，且预后较差[3]。因此，临床过程中伴 SCCA 升高的大疱性皮肤病患者不能简单排除或肯定癌症的发生，需要结合其他指标审慎分析。监控 WBC、CRP 和 SCCA 等检查指标在临床治疗过程中的动态变化，可能对伴 SCCA 水平异常升高的良性皮肤病变的治疗及预后有较大意义。

参考文献

[1] 陈筱筱，王美燕，吴贤杰，等. 鳞状细胞癌抗原在各种皮肤病中表达的临床意义 [J]. 中华检验医学杂志，2011(9): 826–827.

[2] 熊戌霞，蔡梦珊，吴文钦. 血清鳞状细胞癌抗原在常见皮肤病中的检测价值 [J]. 医学信息，2021, 34(17): 181–183.

[3] Cho JH, Kim NJ, Ko SM, et al. A case report of paraneoplastic pemphigus associated with esophageal squamous cell carcinoma[J]. Cancer Res Treat, 2013, 45(1): 70–73.

（李宏峰　天津市中医药研究院附属医院）

案例三十四　良性皮肤性疾病引起血清 SCC 异常升高

基本信息

范某某，男，71岁，双肺多发性结节。有高血压病史，反复腰骶、双下肢红斑丘疹伴瘙痒8年。发生于广州某医院。

病史简述

8 年前无明显诱因下出现腰骶部、双小腿、足背部红斑、丘疹、斑丘疹，部分融合成斑块，伴明显瘙痒，严重时渗出糜烂，反复于广州某中医诊所就诊，诊断为"湿疹"。予抗组胺药物、中药治疗后皮疹可部分消退，瘙痒明显缓解，但反复发作。

2 个月前患者食用芒果后出现全身红斑丘疹，瘙痒加重，严重时渗出明显。主要分布于四肢及背部，中药及抗组胺治疗后无明显缓解。

2021 年 1 月 7 日来广州某医院就诊，完善相关检查，其中肿瘤标志物系列结果显示：SCC 58.7 ng/mL，其余肿瘤标志物结果均正常。SCC 结果异常升高，是皮肤良性疾病（湿疹）引起还是 SCC 相关性癌症（肺癌）引起？

案例随访

完善胸部正侧位 CT 片，影像结果仍显示为双肺多发性结节，慢性肺间质性增生改变。患者暂予美能（复方甘草酸苷）抗炎、硫代硫酸钠止痒、开思亭（依巴斯汀）加苯海拉明抗组胺，多虑平（多塞平）镇静，外用肤必润加奥深（复方氟米松）乳膏包封治疗。2021 年 1 月 11 日，患者皮疹较前明显消退，无明显瘙痒，复查肿瘤标志物 SCC 8.05 ng/mL，数值较前明显下降，予出院治疗，皮肤科门诊随诊，动态复查肿瘤标准物 SCC。2021 年 1 月 23 日复查肿瘤标准物 SCC 2.34 ng/mL，SCC 已恢复至正常水平（SCC 参考范围 0~2.7 ng/mL）。

案例分析与专家点评

本案例中通过排除其他疾病（肺部疾病）引起的 SCC 升高，发现 SCC 异常升高由皮肤良性疾病（湿疹）引起，并通过治疗后 SCC 水平的下降，可以了解 SCC 在疗效监测和预后判断上的作用。

有研究表明[1, 2]，SCC 在湿疹、银屑病、红皮病及大疱性疾病患者中均明显升高，其阳性率在 70% 以上，湿疹患者、银屑病患者和红皮病患者在治疗 1~2 周病情好转后SCC 水平明显下降，提示 SCC 与这些皮肤病明显相关。但在感染性皮肤疾病、结缔组织疾病、血管炎和荨麻疹中无明显变化。

SCC 值升高可能与常见皮肤病的皮损面积、角化异常和脱屑程度有关，可以作为皮肤病诊断和疗效评价的一项参考依据。

SCC 作为一种肿瘤标志物，除在宫颈鳞癌、皮肤鳞癌、肺鳞癌等鳞状细胞起源的肿瘤患者中升高外，还在一些非肿瘤患者中也可升高，如肾病、皮肤病、肝病和一些良性肺部疾病[3~5]。所以在日常工作中如碰到 SCC 升高的情况，在判断 SCC 是否由肿瘤疾病引起时，需要排除上述良性疾病。

参考文献

[1] 张 蓉，甘洁民，陈微雅，等 . 非肿瘤患者血浆鳞状细胞癌抗原升高的研究进展 [J]. 检验医学，2019, 34(6): 567–570.
[2] 李云珠，赵邑，李邻峰，等 . 鳞状细胞癌抗原在几种皮肤病中的检测 [J]. 中国皮肤性病学杂志，

2010, 24(22): 1100–1103.

[3] 廖勇梅，熊霞. 鳞状细胞癌抗原在皮肤良性病变患者血清中的表达 [J]. 医学研究生学报，2015,
28(6):622–624.

[4] 毕波，甄莉. 鳞状细胞癌抗原在几种常见皮肤病血清中的检测及意义 [J]. 山西医科大学学报，
2014, 45(1): 59–61.

[5] 陈筱筱，王美燕，吴贤杰，等. 鳞状细胞癌抗原在各种皮肤病中表达的临床意义 [J]. 中华检验医学杂志，2011, 34(9): 826–828.

（段朝晖，熊戌霞　中山大学孙逸仙纪念医院）

案例三十五　湿疹干扰鳞状细胞癌抗原检测一例

基本信息

肖某某，女，35 岁，于南昌某医院进行健康体检。

病史简述

肖某某于 2020 年 12 月健康体检，肿瘤标志物联合检测（新产业 Maglumi 4000 检测）SCC 22.4 ng/mL，参考范围 0~2.5 ng/mL，其余检测结果均无异常。联系妇科医生，行妇科常规检查、内诊、阴道分泌物检测、腹部彩超、宫颈癌筛查（TCT+ HPV），结果均显示阴性，胸部 CT 亦未见明显异常。

同时，当天质控在控，仪器正常运行，原血复测后亦高于正常范围。重新抽血排除干扰，复测结果仍高于正常范围。换罗氏全自动电化学发光检测仪检测 SCCA，结果同上。

案例随访

肖某某精神状态良好、自诉无明显不适，睡眠食欲可，妇科医生表示基本排查因妇科疾病引起 SCCA 升高，且头、颈、鼻、咽喉等部位可做排除性检查。因其自觉被皮肤瘙痒困扰，故前往皮肤科就诊，确诊为湿疹，怀疑 SCCA 水平检测升高与湿疹发病相关。故医生嘱其服用抗湿疹药物治疗，缓解后停药 1 周再进行复查，重新检测 SCC 1.2 ng/mL，结果处于正常范围。

案例分析与专家点评

SCC 能够诱导细胞毒性 T 淋巴细胞的活性，引起机体对肿瘤细胞的免疫应答，SCC 广泛存在于不同器官的正常组织中以及恶性病变的上皮细胞中，在正常组织中含量极低，而在鳞状细胞癌组织中表达量明显升高，这有助于所有鳞状上皮细胞起源肿瘤的诊断和监测 [1-3]。SCC 升高常见于宫颈癌、皮肤癌、口腔癌和食管癌等。同时，SCC 常受唾液、汗液和呼吸道分泌物的干扰，容易被污染，导致结果出现假阳性 [4]。

不过近年来，在临床工作中也发现有些良性病变中，SCC 表达也有增高，如肺部疾病、肾功能衰竭以及多种非鳞状细胞癌皮肤病等 [5]。有文献报道，皮肤疾病对 SCC 的表达存在一定的影响，在一项研究中表明，80% 的湿疹患者 SCC 水平超过 2.5 ng/mL 的

临界值[6]，另一项研究也表明 63.63% 的湿疹患者 SCC 水平显著高于正常值[5]，且在湿疹患者中，影响血清 SCC 水平的是疾病的程度，而不是湿疹的类型，可能是由于湿疹等引起的炎症刺激了表皮细胞抗原的表达，从而引起 SCC 表达的升高，由此可以发现，炎症性皮肤病或带有炎症成分的过度角化性皮肤病的存在，在一定程度上会干扰 SCC 作为宫颈鳞状细胞癌肿瘤标志物的临床价值。

因此在平常的检测工作中，如果发现 SCC 异常升高，排除自身因素和外界因素的干扰后，SCC 的升高除了考虑与恶性肿瘤相关外，还要考虑某些皮肤因素的影响，从而减轻患者不必要的心理负担。

参考文献

[1] 马矗矗, 刘艳, 尹佳锋, 等. 皮肤科住院患者血清铁蛋白及鳞状上皮细胞癌抗原的检测 [J]. 中国皮肤性病学杂志, 2015, 29(10): 1023–1025, 1028.

[2] 熊戍霞, 蔡梦珊, 吴文钦. 血清鳞状细胞癌抗原在常见皮肤病中的检测价值 [J]. 医学信息, 2021, 34(17): 181-183.

[3] IZUHARA K, YAMAGUCHI Y, OHTA S, et al. Squamous Cell Carcinoma Antigen 2 (SCCA2, SERPINB4): An Emerging Biomarker for Skin Inflammatory Diseases [J]. Int J Mol Sci, 2018, 19(4):1102

[4] 陆云, 李鼎, 刘兴党. 血清鳞状细胞癌抗原检测假阳性的结果分析 [J]. 标记免疫分析与临床, 2013, 20(5): 360–362.

[5] 毕波, 甄莉. 鳞状细胞癌抗原在几种常见皮肤病血清中的检测及意义 [J]. 山西医科大学学报, 2014, 45(1): 59–60.

[6] Duk JM, Van Voorst Vader PC, Ten Hoor Ka, et al. Elevated levels of squamous cell carcinoma antigen in patients with a benign disease of the skin [J]. Cancer, 1989, 64(8): 1652–1656.

（卢佳慧 南昌大学第一附属医院）

案例三十六 银屑病引起 SCC 显著升高

基本信息

张某某, 女, 56 岁, 确诊弥漫大 B 细胞淋巴瘤半年。发生于上海某医院。

病史简述

2000 年 9 月确诊为系统性红斑狼疮，接受规律激素治疗 20 余年。10 月患者出现头痛、记忆减退，认知功能明显下降，行颅脑 CT、MRI 检查提示颅内占位性病变。11 月行机器人辅助下颅内肿块穿刺活检，病理示恶性弥漫大 B 细胞淋巴瘤。考虑为弥漫大 B 细胞淋巴瘤累及中枢神经系统。

2021 年 1 月至 6 月分别予 3 个疗程 R-HDMTX+OP 方案和 3 个疗程 R-HDMTX+OP+泽布替尼方案化疗。期间，2021 年 1 月左乳结节穿刺病理显示：浸润性癌。

2021 年 7 月为进一步治疗收入血液科病房，入院后完善实验室检测。7 月 21 日肿瘤标志物检测结果如表 11.36.1 所示：SCC 52.70 ng/mL（0.5~2.7 ng/mL）显著升高。

表 11.36.1　7 月 21 日肿瘤标志物检测结果

项目	检测值	参考区间	项目	检测值	参考区间
AFP	2.05	0~7 ng/mL	CA15-3	6.14	0~25 U/mL
CEA	1.93	0~4.7 ng/mL	NSE	10.1	0~16.3 ng/mL
CA19-9	6.58	0~27 U/mL	SCC	52.7	0.5~2.7 ng/mL
CA50	5.52	0~25 U/mL	CA72-4	1.95	0~6.9 U/mL
CA125	14.3	0~35 U/mL	Cyfra21-1	2.27	0~3.3 ng/mL
CA242	1.54	0~20 U/mL			

案例随访

　　检验科复查原标本，同时为排除标本被污染的可能，使用该患者另一管血清检测 SCC，结果均一致。为排除存在干扰物质情况，对该标本进行倍比稀释实验，结果如表 11.36.2 所示。同时用 25% 聚乙二醇（PEG 6000）1:1 沉淀后，检测 SCC 为 48.2 ng/mL。

表 11.36.2　倍比稀释试验

原倍	1:2（仪器自动稀释）	1:5（仪器自动稀释）
52.7 ng/mL	53.9 ng/mL	55.8 ng/mL

注：结果已乘稀释倍数

　　患者血清肌酐水平正常，排除肾功能不全引起的 SCC 升高。患者于 2021 年 7 月行全身 PET-CT，排除肺癌和宫颈癌等鳞状细胞起源的恶性肿瘤引起的 SCC 增高。

　　来到病房与医生及患者沟通，见患者全身皮肤有红色皮疹融合成片，皮疹上有明显白色鳞屑（图 11.36），2015 年曾确诊为"银屑病"，近期瘙痒加重。

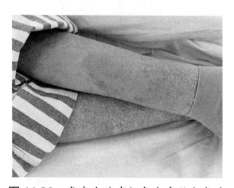

图 11.36　患者皮肤有红色皮疹融合成片

案例分析与专家点评

　　本例患者系血液系统疾病入院，肿瘤标志物联合检测只有 SCC 增高，并且高于参考范围上限约 20 倍。首先怀疑是否存在污染或者干扰物质。血液标本在采集和处理过程中如果受呼吸道分泌物、唾液、汗液污染，可能会造成 SCC 假阳性。其次需排除干扰物质存在的影响，常采用稀释回收试验、更换平台分析比较、PEG 沉淀法等。本案例采用实验室最方便的仪器自动稀释，又用 PEG 沉淀法进一步确认排除干扰。

血清 SCC 在宫颈鳞状细胞癌、肺鳞状细胞癌患者中会有升高，浓度随着病情的加重而升高，在食管癌、鼻咽癌、膀胱癌等也有不同程度的阳性率[1]。该患者于 2021 年 7 月行全身 PET-CT，排除肺癌和宫颈癌等鳞状细胞起源的肿瘤引起的 SCC 增高。在良性疾病中，慢性肾衰竭、血液透析也可引起 SCC 水平增加，并且与血清肌酐浓度存在显著关联。本例患者血清肌酐水平正常，排除肾功能不全引起的 SCC 升高。皮肤病患者如湿疹、银屑病、红皮病也可见 SCC 升高，但是结缔组织病，如 SLE 则不会引起 SCC 水平升高[2]。

检验科人员遇到检验结果与临床诊断不符时，应及时与医生和患者沟通。通过与患者沟通发现其有 7 年"银屑病"病史，目前全身皮肤症状非常明显。银屑病会引起 SCC 不同程度增高，与皮损面积、脱屑程度有关[3]。该患者的全身皮肤受累，皮损受累面积广。近期瘙痒加重，故引起 SCC 显著升高。随着治疗好转，2021 年 9 月 8 日该患者血清 SCC 水平降至 11.10 ng/mL。

本例患者 SCC 水平升高是否与乳腺癌有关？乳腺鳞状细胞癌是一种罕见的乳腺癌组织学类型。继续随访，患者于 2021 年 11 月行单侧根治性乳房切除术，术前（2021 年 10 月 SCC 11.6 ng/mL）和术后（2022 年 1 月 SCC 9.58 ng/mL）SCC 水平无特别明显下降，故不予考虑。

参考文献

[1] Yang D, Wang J, Zhang L. Serum SCCA levels in patients suffering cancers or other diseases[J]. Prog Mol Biol Transl Sci, 2019, 162: 165–175.

[2] 张蓉，甘洁民，陈微雅，等 . 非肿瘤患者血浆鳞状上皮细胞癌抗原升高的研究进展 [J]. 检验医学，2019, 34(6): 567–570.

[3] Sun Z, Shi X, Wang Y, et al. Serum Squamous Cell Carcinoma Antigen in Psoriasis: A Potential Quantitative Biomarker for Disease Severity[J]. Dermatology, 2018, 234(3–4): 120–126.

（杨　爽　上海交通大学医学院附属仁济医院）

案例三十七　慢性肾功能衰竭患者 ProGRP 异常升高

基本信息

李某，男，45 岁，肾移植术后，偶然发现肺部结节。发生于山东某医院。

病史简述

2017 年 9 月 20 日患者行肾脏移植术，术后恢复良好。2017 年 10 月 10 日出院，并按医嘱每月进行肾功能的复查，结果如表 11.37 所示。

表 11.37　每月肾功能复查

	2017/10	2017/11	2017/12	2018/1	2018/2	2018/3	2018/4
肌酐（CREA）(57~97 μmol/L)	181	160	107	1 05	82	94	87
尿素（Urea）(3.1~8.0 mmol/L)	11.6	10.5	6.6	8.9	8.79	7.94	7.20
胱抑素 C（CysC）(0.55~1.20 mg/L)	2.14	2.2	2.19	2.2	1.72	1.75	1.66
β_2微球蛋白（β_2-MG）(1.00~3.00 mg/L)	5.18	5.4	9.51	4.03	3.52	4.18	3.76

2018 年 4 月 14 日，体检发现左肺叶上部 0.6 cm×0.8 cm 实性结节，ProGRP 40.2 pg/mL（0~69.2 pg/mL），处于正常范围，医生建议对肺结节继续随访观察。

2019 年 2 月 12 日，患者因肾衰竭入院，CREA 449 μmol/L，复查肿瘤标志物 ProGRP 220.89 pg/mL，CT 示结节大小没有变化，医生高度怀疑肺部肿物为恶性，待肾功能好转采取治疗措施。

2019 年 10 月 3 日，患者肾功能好转，CREA 120 μmol/L，血液 ProGRP 68.2 pg/mL 且其他肿瘤标志物指标皆正常。复查肺部 CT 显示结节消失，考虑为炎性肿物。

患者质疑检验结果，要求复检血液标本。我科按照临床及患者要求复查肾功能和 ProGRP，结果均与之前相符。

案例随访

实验室对 2019 年 10 月 3 日标本进行复检，排除了样本类型错误以及溶血干扰，并将血清样本吸出后再次离心复查，结果差异不大。次日重新采集血液进行检测，与前日结果仍然偏差不大。

案例分析与专家点评

慢性肾衰竭（CRF）是各种慢性肾脏疾病不断发展的结果，以肾功能受损和代谢物保留，机体内环境失衡为主要表现[1]。临床上通常会根据 CRF 患者的病情进展来进行分期，不同分期的 CRF 患者肾功能损伤程度也不同。ProGRP 是小细胞肺癌（SCLC）的相关肿瘤标志物，血清 ProGRP 检测有助于 SCLC 的早期诊断、疗效监测及预后评估等，ProGRP 与 NSE 等肿瘤标志物的联合检测可显著提高小细胞肺癌的诊断效率[2]。ProGRP 主要通过肾脏进行代谢，本例患者血清中的 ProGRP 升高应与肾脏排泄和代谢功能受损有关。并且当患者出现蛋白质丢失，肝脏等代偿性合成某些蛋白质增加亦有可能影响血清 ProGRP 水平[3, 4]。

有研究结果显示[3]，ProGRP 水平与 CREA、Urea、CysC 水平呈正相关，提示血清 ProGRP 水平与患者肾功能减退显著相关。而在肾功能不全的不同时期，血清 ProGRP 水平也存在差异，且与血清 CREA、Urea、CysC 的升高呈正比，因此 ProGRP 水平升高时，应排除慢性肾功能疾病的影响。

本案例中患者 2019 年 2 月检查结果异常升高，应结合患者肾功能情况综合分析，待肾功能缓解时复查 ProGRP 结果。

参考文献

[1] Hofmann JN, Schwartz K, Chow WH, et al. The asociation betwen chronic renal failure and renalcel carcinoma may difer betwen black and white Americans [J]. Cancer Causes Control, 2013, 24 (1):167–174.

[2] 康淑霞，朱安友 . 胃泌素释放肽前体实验室检测及临床应用进展 [J]. 中华全科医学，2012, 10(01): I88–190.

[3] 何华，胡蓉，黄俊云，等 . 肾功能对血清 ProGRP 的影响分析 [J]. 实验与检验医学，2017, 35(6): 845–846.

[4] Nisman B, Nechushtan H, Blran H, et al. New ARCHlTECT plasma pro-gastrin-releasing peptide assay for diagnosing and monitoring smal-cell lung cancer[J]. Br J Cancer, 2016, 114(4): 469–476.

（冯　鹭　山东大学第二医院）

案例三十八　SCC 异常升高，是肿瘤吗？

基本信息

患者，女，26 岁，躯干红斑、丘疱疹、脓疱伴瘙痒 6 个月，加重 10 天。发生于四川某医院。

病史简述

2021 年 1 月，患者无明显诱因躯干出现散在红斑、丘疱疹、脓疱，伴瘙痒、疼痛，无发热、咳嗽、咯痰。至我院皮肤科门诊就诊，经治疗后病情好转。

2021 年 6 月，患者躯干出现新发红斑、丘疹、脓疱，颈部、四肢片状红斑、针尖至豌豆大水疱、脓疱，少许渗液，伴瘙痒、疼痛，无发热、咳嗽，无关节肿痛等不适。为求进一步诊治，门诊以"急性嗜中性皮病？"收入院。

入院后患者进行了皮肤疾病相关的检查，同时也进行了血清肿瘤标志物的筛查，结果如表 11.38 所示，血清 SCC 结果远超过参考值上限，其余指标均未见明显异常，如此高的 SCC 水平引起了我们的关注。

表 11.38　血清肿瘤标志物的筛查

项目名称	结果	参考值	单位
AFP	1.18	＜ 7	ng/mL
CEA	0.92	＜ 5	ng/mL
CA15–3	14.90	＜ 24	U/mL
CA19–9	16.70	＜ 30	U/mL
CA125	8.88	＜ 47	U/mL
CA72–4	2.30	＜ 6.5	U/mL
Cyfra21–1	1.24	＜ 3	ng/mL
IL–6	12.00	＜ 7.00	pg/mL
SCC	29.40	＜ 2.7	ng/mL
ProGRP	25.50	＜ 65.7	pg/mL

案例随访

回顾病历，患者入院后在 2021 年 6 月 28 日进行了 CT 胸部平扫：心肺未见异常。

2021 年 6 月 30 日，妇科彩超检查：膀胱、子宫、附件区、盆腔未见明显异常。腹部彩超显示：肝脏实性结节，考虑血管瘤可能，同时胆囊壁隆起样病变。

入院后经过积极有效治疗，患者一般情况可，皮肤瘙痒、口干较前缓解，原有红斑明显变暗，脓疱消退，躯干、四肢部分皮肤恢复正常，可见较多脱屑，无新发红斑、脓疱。经过皮肤组织病理检查，最终出院诊断为角层下脓皮病，出院前复查血清 SCC 2.1 ng/mL。

案例分析与专家点评

本案例特点：①年轻女性，因躯干红斑、丘疱疹、脓疱就诊，起病急，病程长；②血清肿瘤标志物 SCC 异常升高，其余指标均为阴性，提示可能存在肿瘤，但需进一步排除假阳性影响因素；③胸部 CT、腹部彩超及妇科彩超结果均未见明显异常，排除肿瘤可能；④皮肤病变经有效治疗缓解后复查血清 SCC，结果恢复正常。

SCC 是从子宫颈鳞状细胞癌组织中分离出来的肿瘤相关抗原（TA）-4 的亚单位，存在于子宫颈、肺、食管、头颈部等鳞状细胞癌的胞浆内，是一种检测鳞状细胞癌的肿瘤标志物，特异性较高，但灵敏度较低。血清 SCC 在某些良性疾病，如肝炎、肝硬化、肺炎、肺结核、肾功能衰竭等情况下可有不同程度的升高，其中以鳞屑疹为特征（银屑病、天疱疮、脓皮病、丘疹）的全身性皮肤病变，可引起 SCC 显著升高，偶有 Cyfra21-1 升高 [1-2]。因此对于单 SCC 指标异常升高的皮肤疾病患者，建议皮肤病变治愈后复查，避免误诊误治。

参考文献

[1] 毕波, 甄莉. 鳞状细胞癌抗原在几种常见皮肤病血清中的检测及意义 [J]. 山西医科大学学报, 2014, 45(1): 59–60.

[2] Sun Z, Shi X, Wang Y, et al. Serum Squamous Cell Carcinoma Antigen in Psoriasis: A Potential Quantitative Biomarker for Disease Severity[J]. Dermatology, 2018, 234(3~4): 120–126.

（苗　强　四川大学华西医院）

案例三十九　肾功能异常引起肿瘤标志物异常升高

基本信息

卢某某，男，75 岁，冠状动脉粥样硬化性心脏病、高血压。发生于上海某医院。

病史简述

患者既往高血压病史 10 年，口服多种降压药物治疗，血压控制不佳，在 160~180/90~100 mmHg 波动。另有高脂血症、冠状动脉粥样硬化性心脏病，2017 年行冠状动脉造影。

2021 年肿瘤标志物检查结果显示：CEA 5.23 ng/mL（< 4.7 ng/mL），Ctn 20 pg/mL（0~9.52 pg/mL），Cyfra21-1 5.8 ng/mL（< 3.3 ng/mL），HE4 237 pmol/L（31.82~105.1 pmol/L），SCC 4.62 ng/mL（< 2.5 ng/mL）。B 超、影像学检查结果均未见异常；结果与临床不符，受到临床质询。

案例随访

检验科将原标本进行复查，检测结果无疑；结合患者其他检测结果，发现其尿蛋白及尿微量白蛋白等均异常升高，提示存在肾脏损伤；回顾其 2017 年及 2021 年尿液蛋白及肿瘤标志物检测结果如表 11.39 所示。

表 11.39 患者 2017 年及 2021 年尿液蛋白及肿瘤标志物检测结果

指标	2017	2021	指标	2017	2021
尿微量蛋白（mg/L）	178	320	SCCA（ng/mL）	5.05	4.62
尿免疫球蛋白 IgG（ng/24 h）	10.6	19.7	CEA（ng/mL）	3.57	5.23
尿转铁蛋白（mg/L）	5.9	12	Ctn（ng/L）	7.33	20
尿 β 微球蛋白（mg/L）	0.32	0.441	Cyfra21-1（ng/mL）	2.9	5.8
尿常规蛋白（g/L）	++	+++	HE4（pmol/L）	111.6	237

案例分析与专家点评

本例患者肿瘤标志物异常升高，经其他检查排除肿瘤可能，但该患者有高血压病史 10 年且长期控制不佳，2017 年尿液检测显示尿蛋白及尿微量白蛋白等均异常升高，提示患者出现肾功能损伤，但此时肿瘤标志物仅 SCCA 及 HE4 轻微升高；至 2021 年，随着病情进展，患者尿蛋白等进一步升高且出现多肿瘤标志物异常升高，提示本案中的肿瘤标志物异常升高可能与肾功能受损程度相关。

高血压是引发肾脏病的一个重要原因，可导致高血压肾病。高血压使得血管内血液压力增高，导致蛋白漏出至尿液里，蛋白一旦漏出会对肾脏的滤网系统造成破坏。高血压长久控制不佳，造成的结构破坏难以逆转，就会逐渐出现肾功能损害，甚至慢性肾衰竭，其最后严重的阶段为尿毒症。

肾功能损伤时常引起体内多种物质的异常代谢，如蛋白丢失、排泄障碍等，这些都会影响肿瘤标志物的表达。研究显示肾功能不全时 Cyfra21-1、SCC 及 Ctn 水平可有明显升高[1]；且各期慢性肾脏病（CKD）对血清肿瘤标志物水平也具有影响，结果显示 CKD 3~5 期患者血清 CEA 明显高于健康对照组及 CKD 1~2 期患者；CKD 2~5 期患者血清 HE4 水平明显高于健康对照组及 CKD 1~2 期患者[2, 3]。

参考文献

[1] 林少唯，游含宇 . 慢性肾功能衰竭患者血清 ProGRP、CYFRA21-1、SCCA 及 Cr 水平分析 [J]. 福建医药杂志，2018, 40(5): 98–99.

[2] 徐夏莲. 慢性肾脏疾病患者中血清肿瘤标志物水平的变化 [J]. 复旦学报：医学版, 2007, 34(1): 150–150.

[3] 马瑞宣, 王萍, 赵娜. 血清肿瘤标志物在慢性肾脏病患者检测中的影响研究 [J]. 临床医药文献电子杂志, 2017(5): 919–919.

（姚懿雯　同济大学附属同济医院）

案例四十　肿瘤标志物 CA72-4 与痛风的"爱恨情仇"

基本信息

案例 1：葛某某，男，71 岁，肿瘤标志物升高。发生于杭州某医院。

案例 2：何某某，男，40 岁，3 天前无明显诱因出现左膝盖关节疼痛，伴红肿，无破溃。发生于杭州某医院。

病史简述

案例 1：2021 年 6 月 19 日患者因关节疼痛至浙江某医院就诊，无恶寒发热，查肿瘤标志物提示 CA72-4 430 U/mL。患者有高血压 10 余年，阿尔茨海默病 2 年余，痛风性关节炎 10 余年，目前在服用秋水仙碱片。

案例 2：患者 3 天前无明显诱因出现左膝关节疼痛，伴红肿，无破溃，尿酸检查为 597.1 μmol/L。完善相关检查后诊断为"急性痛风"。

案例随访

案例 1：对患者的血清样本、仪器状态进行了检查，患者血清无黄疸、溶血、脂血，室内质控、仪器状态都无问题。为进一步查找病因，鉴于医院已开通了临床病历查询功能，于是打开患者病历，全面浏览相关信息。

病程记录显示：2021 年 6 月 19 日患者因关节疼痛至浙江省立同德医院就诊，无恶寒发热，查肿瘤标志物提示 CA72-4 430 U/mL。6 月 21 日患者停药 2 天，杭州市肿瘤医院复查 CA72-4 141.50 U/mL。7 月 5 日患者再次服用秋水仙碱片后，医院复查 CA72-4 > 300 U/mL。其中，CA72-4 明显升高，但是患者胃镜及相关辅助检查都为阴性。

不是肿瘤引起？我们猜测：一是患者长期患有痛风，与长时间服用秋水仙碱有没有关系？二是由于其他疾病的影响，其机制会是什么？

案例 2：为了进一步探究秋水仙碱药物对 CA72-4 会不会带来影响，于是对患者服药前后的 CA72-4 进行对比检查。

2021 年 7 月 6 日，患者未治疗时空腹检查 CA72-4 2.41 U/mL。7 月 7 日，患者服用 1 片秋水仙碱后 CA72-4 53.09 U/mL。证明服用秋水仙碱后，该患者 CA72-4 结果明显升高。7 月 12 日，患者停药 3 天后复查 CA72-4 3.47 U/mL，结果恢复正常值。

根据上述两个案例，查询了相关文献资料。痛风是一种炎症性疾病，因此 CA72-4 可能在炎症反应中起着未知但非常重要的作用，部分痛风患者的血清 CA72-4 水平会异常明显升高，最高甚至达到 500 U/mL；同时，文献中也阐述了可能的机制是：CA72-4 是一种具有泛癌组织分布的高分子量黏蛋白，会引起免疫反应，从而导致炎症[1]。有研究显示除了肿瘤细胞外，炎症细胞也可以产生肿瘤标志物，所以其可能的机制为尿酸盐沉积、痛风石形成通过某种机制促进局部细胞 CA72-4 高表达和释放[2]。口服秋水仙碱会刺激胃肠道，一系列炎性刺激会导致 CA72-4 升高；秋水仙碱或其代谢产物干扰了 CA72-4 的检测条件致其升高。罗桢敏等[3]还认为，秋水仙碱致 CA72-4 升高与该药在抑制细胞有丝分裂时改变了体内某些蛋白质抗原的特征，或其在体内的某种代谢产物与 CA72-4 抗原结合位点结构相似的化学成分有关。但具体机制尚待定论，需进一步研究发现。

案例分析与专家点评

肿瘤标志物 CA72-4 也称胃癌抗原，是检测胃癌和其他消化道肿瘤、卵巢肿瘤的指标，然而其特异性较低。另外，多种良性疾病患者的 CA72-4 水平也可升高，可见于孕妇、胃肠道或心脏良性疾病、肝脏疾病、肺部疾病、良性妇科疾病等[4]。还有服用灵芝孢子粉、幽门螺杆菌感染引起 CA72-4 异常升高也经常见诸于报道[5]。

尽管痛风患者 CA72-4 升高的机制尚不清楚，但是部分痛风患者中血清 CA72-4 水平升高，特别是服用秋水仙碱片后，却是明显的事实存在；而且临床随访也发现，待痛风急性发作炎性风暴过去，药物停止后再次复查 CA72-4，其常常可降至正常。基于此，我们认为，CA72-4 升高并不代表一定患有肿瘤，特别是在对这些患者经过胃镜、肠镜、腹部增强 CT 等检查未发现肿瘤等其他疾病时，更可能考虑这种升高是一种良性升高。

因此，作为检验医师，当发现检验结果与临床症状不相符合时，必须充分认识到临床检验全程质量控制的重要性，尤其是鉴于检验前因素的无法把控性，更应考量检验结果的重要影响性。当发现检验结果异常增高时，不能简单地"就事论事"发出报告，而是需要进行"小综合"和"大综合"分析，将检验医学各个专业组的检验结果与影像学、病理学等诊断综合起来分析研判，积极与临床沟通，寻出真相、找准病因。

另一方面，也要求检验医师必须进一步丰富自己的临床知识，做到心中有数，并可根据自己的专业知识适当地为临床医生给出相关建议，以便完善相关检查，避免误诊漏诊。

参考文献

[1] ZHANG Y, ZHANG M, BAI X, et al. Increased serum CA72-4 Levels in patients suffering goutvs cancers[J]. Prog Mol Biol Transl Sci, 2019, 162: 177-186.

[2] 王晓东. 通风合并糖类抗原 CA72-4 升高的临床特征分析 [J]. 中华风湿病学杂志, 2017, 21(4): 262-264.

[3] 罗桢敏，陈琦军，丁峰，等. 秋水仙碱与痛风患者 CA72-4 的相关性 [J]. 中国乡村医药, 2016, 23 (10): 22-23.

[4] 韩莉. 影像学检查在壶腹周围癌诊断中的应用价值 [J]. 中国临床实用医学, 2010, 4(9): 110-111.

[5] 庞绍春，姚晓芬，李小芬，等. 胰液与血液的 CA19-9 测定对胰头区恶性肿瘤手术疗效分析 [J]. 吉林医学, 2016, 37(8): 1952-1954.

（曹圆圆，江明凤 杭州市肿瘤医院）

案例四十一 痛风患者 CA72-4 异常升高

基本信息

王某某，男，53岁，左足疼痛20余年，加重40余天。发生于山东某医院。

病史简述

患者于20多年前无明显诱因出现足趾疼痛，疼痛部位位于第一跖趾关节，伴局部肿胀及红肿，无晨僵，无关节畸形，血尿酸明显升高，未规范诊治；其后间断发作，每年5~6次，均未规范诊治；近40天再次出现左足、右膝、双踝关节肿痛，就诊于当地诊所，予以间断输液治疗（具体用药不详）及地塞米松，效果不佳，为求进一步治疗于山东某医院就诊。

入院检查发现肿瘤标志物 CA72-4 456 U/mL，其他肿瘤标志物结果无明显异常。白细胞计数 13.65×10^9/L，中性粒细胞计数 9.58×10^9/L，超敏C反应蛋白（全血）41.14 mg/L，IL-6 18 ng/mL，葡萄糖 6.42 mmol/L，HbA1c（NGSP单位）6.6%。HLA-B$_{27}$、布鲁杆菌凝集试验、外周血细胞形态、抗环瓜氨酸肽抗体、血免疫固定电泳、尿常规+沉渣、粪便常规+隐血、降钙素原结果均正常。

案例随访

CA72-4作为肿瘤标志物在胃癌、食管癌、卵巢癌中大量表达，同时在多种良性疾病患者的血清中也可见升高。单一肿瘤标志物结果明显升高，不太符合常规。经与临床沟通，临床医生反馈患者影像学检查均为阴性，没有发现有肿瘤。

我们对患者的标本进行核查，标本正常，没有黄疸、溶血、脂血，排除标本因素影响检测结果；仪器状态正常，无异常报警，肿瘤标志物质控均在控，且未发生趋势性漂移或偏倚，当日其他标本均正常。将标本重新离心后复查，结果一致；猜测是不同检测系统之间的差异，更换为科室另一不同品牌仪器检测后，CA72-4结果出入不大；为排除嗜异性抗体影响，标本分别手工稀释2倍、4倍、8倍、16倍后再检测，结果见表11.41。

表 11.41 **标本手工稀释 CA72-4 检测结果（U/mL）**

	1:2	1:4	1:8	1:16
456	219	105.5	53.9	30.6
	438	422	431.2	489.6

嗜异性抗体干扰存在的情况下，稀释结果通常不呈线性。试验结果呈线性，证明不存在嗜异性抗体干扰。排除了各种原因，检验科的检测结果没有问题。为了进一步查找原因，进行文献检索，文献提到部分痛风患者的 CA72-4 水平会明显升高[1]，也有学者认为秋水仙碱会导致 CA72-4 明显升高[2]。与临床医生沟通，仔细询问患者用药情况，该患者2年多前开始间断加用非布司他及秋水仙碱，这次发作也自行服用秋水仙碱。综合分析，我们向临床反馈，可能是痛风和降尿酸药物导致 CA72-4 升高，建议患者在痛

风症状缓解，尿酸结果降至正常，停止服用降尿酸药物后复查 CA72-4。患者 1 个月后复查 CA72-4 117 U/mL，明显下降，验证了之前是由于痛风服药导致该患者 CA72-4 结果明显升高的猜想。

案例分析与专家点评

CA72-4 是一种常见的肿瘤标志物，动态观察血清中 CA72-4 的水平，可以对肿瘤的病情监测、疗效评价和复发提供重要的临床信息；但在一些良性疾病中 CA72-4 也会升高，该病例就是痛风急性发作，服用秋水仙碱后 CA72-4 升高。痛风患者 CA72-4 升高的机制尚不明确，有报道痛风患者在急性发作期 CA72-4 水平明显升高，在抗痛风治疗后，CA72-4 水平不降反升，停药后随着药物代谢，CA72-4 水平才慢慢下降[2, 3]。

在实际工作中，当遇到某项检验结果异常升高而又与临床表现不符时，应进一步查找可能的各种影响因素，并积极与临床沟通，寻找真实原因，还原真相。

参考文献

[1] 王秀雯，卞建叶，李婷，等 . 痛风患者血清糖类抗原 72-4 的异常升高 [J]. 第二军医大学学报，2020, 41(9): 1041–1045.

[2] Zhao B, Zhang M, Liang Y, et al. An abnormal elevation of serum CA72–4 rather than other tumor markers can be caused by use of colchicine[J]. INT J BIOL MARKER, 2019, 34(3): 318–321.

[3] 周圆，曹晓娟，邵俞海，等 . 秋水仙碱引起痛风患者 CA72-4 升高 2 例并文献复习 [J]. 检验医学与临床，2018, 15(17): 2680–2681.

（王小玲，毛海婷　山东大学第二医院）

案例四十二　胆囊结石、胆囊炎致 CA72-4 异常升高一例

基本信息

吴某，女，57 岁，胆囊结石。发生于绍兴某医院。

病史简述

患者 5 年前体检发现胆囊结石、大小约 7 mm，未特殊处理，定期门诊复查 B 超，因最近一次 B 超显示胆囊结石较前增大增多，为进一步治疗收住入院。患者一般情况可，2022 年 5 月 8 日全腹部 CT 增强检查提示：胆囊结石，胆囊炎。

案例随访

5 月 8 日入院后患者检查肿瘤指标女性组合 12 项，其中 CA72-4 > 500 U/mL（参考范围 0~6 U/mL），其他肿瘤指标均正常。否认服用各种保健品情况。

5 月 12 日复查 CA72-4，期间常规抗生素抗感染治疗，做术前准备。结果 CA72-4 482 U/mL，稍有下降但仍明显升高。

5 月 14 日患者行胆囊切除手术，术中情况良好，术后 3 天出院，嘱门诊随访。6 月 13 日门诊复查 CA72-4 3.01 U/mL，结果在正常参考区间内。

案例分析与专家点评

CA72-4 是近几年临床常用的肿瘤标志物，主要用于消化道肿瘤的早期筛查，属于非特异性肿瘤标志物。CA72-4 是组成肿瘤细胞骨架成分的分子结构之一，分子结构中伴有磷酸化的氨基酸序列。随着肿瘤细胞的异常增殖，可利用外分泌的方式释放至血液循环中，使血清检测水平急剧升高。实际工作中，消化道炎症患者 CA72-4 也往往可见轻度升高，常见于胃肠道炎症、胆囊炎、胆囊结石、胆道梗阻患者[1, 2]。本例患者 CA72-4 升高异常明显，而其他消化道肿瘤标志物如 CA242 则均在正常范围内，广谱的肿瘤标志物如 CEA、CA50 也未见异常。在胆囊切除后，患者的 CA72-4 水平从异常增高迅速降至正常，基本可以证实该病例 CA72-4 异常增高与胆囊结石及胆囊炎相关。

参考文献

[1] 李锦洲，盛家和，陈光意. 肿瘤标记物检测在消化系统肿瘤诊断中作用 [J]. 医药论坛杂志，2005(14): 25-26.

[2] 季婷婷，任宗海，李荣洲，等. 肿瘤标记物联合检测诊断消化系肿瘤的意义 [J]. 临床医学，2004(04): 6-7.

（谢科杰，董学君　绍兴市人民医院）

案例四十三　IgG4 相关性肝病致肿瘤标志物升高

基本信息

患者，男性，70 岁，2019 年 5 月 2 日"因尿黄、乏力纳差半月余"入院。

病史简述

患者无发热，血压正常，无自身免疫疾病史和肝病史。初次肝功能及肿瘤标志物检查结果见表 11.43。

表 11.43　患者初次肝功能及肿瘤标志物检查结果

项目	TBil	DBil	ALT	AST	GGT	CEA	AFP	CA19-9
结果	52.1	39.0	1049	674	547	8.8	71.9	575.2
参考区间	≤ 26 μmol/L	≤ 8 μmol/L	0~50 U/L	0~40 U/L	10~60 U/L	≤ 5 ng/mL	≤ 7 ng/mL	≤ 30 U/L

患者肝病自身抗体、病毒性肝炎全套、EB 病毒及巨细胞病毒均为阴性，ANA 核均质型 1∶320 阳性，肝纤维化指标增高，其余检验未见异常。上腹部 CT 平扫＋增强提示：肝硬化；肝多发性囊肿；腹腔及腹膜后多个淋巴结。因患者长期服用他汀类药物，诊断为药物性肝损伤，停用药物后行护肝降酶治疗后，临床症状及各项检验指标好转出院。

因病情复发并进行性加重，患者于 2019 年 9 月、12 月及 2020 年 1 月多次入院。2020 年 9 月查 CT 发现肝肿物，疑为肝外转移癌，做普美显磁共振提示为肝硬化，肝左内叶结节大小约 1.3 cm×1.1 cm×1.4 cm。后进行 PET-CT 检查，诊断意见为良性结节。至 12 月复查普美显磁共振考虑为肝硬化再生结节，较 9 月稍增大，约为 $2.3\ cm \times 1.5\ cm \times 1.4\ cm$。期间患者病情持续进展，出现低蛋白血症，血小板低至 $30 \times 10^9/L$，AFP、CA19–9 居高不下，CA125 升高至 237.2 U/L，出现腹水进入肝硬化失代偿期。因该肿物位置邻近大血管，穿刺难度大，患者病情危重未能进行活检。2020 年 1 月查血清 IgG4 > 3.33 g/L，考虑为 IgG4 相关性肝硬化。2020 年 2 月开始进行糖皮质激素和免疫抑制剂治疗，效果良好。

案例随访

规范用药后，定期监测患者肝功能指标逐渐恢复至正常，血清 IgG4 结果为 0.02 g/L，降至正常，各项肿瘤标志物持续下降，至 2022 年 9 月检验结果：AFP 3.6 ng/mL，CEA 8.7 ng/mL，CA19–9 73.7 U/L，CA125 21.5 U/L。同时患者遵医嘱每 2 个月复查腹部彩超进行监测，至 2022 年 10 月均与前次对比变化不明显，2022 年 11 月复查普美显磁共振提示肝硬化结节较之前无明显变化。

案例分析与专家点评

IgG4 相关性疾病（IgG4–Related Disease，IgG4–RD）是一种较罕见的由免疫介导的慢性炎症伴纤维化疾病，可累及全身多个器官和系统，临床表现复杂[1]。血清 IgG4 水平 > 1.35 g/L 被认为是诊断 IgG4–RD 的参考标准之一 [2, 3]。由于其临床表现缺乏特异性，发病率低，极易被误诊为肿瘤或感染性等疾病。IgG4–RD 出现胰腺受累又被称为自身免疫性胰腺炎（AIP），日本一项关于 AIP 的流行病学调查显示，AIP 的患病率为 10.1/10 万人，年发病率为 3.1/10 万人 [4]。我国人口众多，1gG4–RD 的实际患病人数不容小觑。与常见的自身免疫疾病不同，IgG4–RD 好发于中老年男性，发病年龄 50~70 岁[5]。

IgG4–RD 累及消化系统时最常见的受累器官为胰腺、胆管及肝脏，且常同时受累。疾病谱包括自身免疫性胰腺炎、自身免疫性肝炎、肝硬化等。首发症状以腹痛、乏力、皮肤和巩膜黄染等较为常见。肝硬化患者血清 CA19–9 呈明显高表达，常与病情严重程度呈正相关；AFP 在肝硬化患者体内呈暂时性升高或中低水平升高；CA125 水平也与患者肝硬化的病情关系密切，且与其腹水量呈一定的正相关性。

IgG4–RD 极易误诊或漏诊，其诊断主要依靠血清 IgG4 及病理组织 IgG4 检查。需要医生提高对该病的认识，当一个或多个器官出现占位性病变，但影像学或血清学又不支持肿瘤诊断时，需警惕 IgG4–RD，必要时尽快行病理组织活检，做到早期诊断，防止误诊或漏诊。本例患者多次入院肿瘤标志物异常升高，影像学提示良性但未及早确诊，导致病情持续进展，错过最佳治疗时机，值得重视。

参考文献

[1] 张文, 董凌莉, 朱剑, 等. IgG4 相关性疾病诊治中国专家共识 [J]. 中华内科杂志, 2021, 60(3): 192–206.

[2] Umehara H, Okazaki K, Masaki Y, et al. Comprehensive diagnostic criteria for IgG4–related disease (IgG4–RD), 2011[J]. Modern Rheumatology, 2012, 22(1):21–30.

[3] Umehara H, Okazaki K, Nakamura T, et al. Current approach to the diagnosis of IgG4–related disease-

Combination of comprehensive diagnostic and organ-specific criterial[J]. Modern Rheumatology, 2017, 27(3):381–391.

[4] Masamunea A, Kikuta K, Hamada S, et al. Nationwide epidemiological survey of auto immune pancreatitis in Japan in 2016[J]. Journal of gastroenterology, 2020, 55(4):462–470.

[5] Bledsoe J R, Della-torre E, Rovati L, et al. IgG4–related disease: review of the histopathologic features, differential diagnosis, and therapeutic approach[J]. APMIS: acta pathologica, microbiologica, et immunologica Scandinavica, 2018, 126(6):459–476.

（靳　华　柳州市工人医院）

案例四十四　缺氧后引起 NSE 异常升高

基本信息

患者，女，65 岁，胸闷、乏力、恶心呕吐。发生于陕西某医院。

病史简述

患者于 2019 年 1 月于农村家中因"胸闷、乏力、恶心呕吐"就诊当地医院，对症治疗后好转，遂出院。

半个月后患者出现反应迟钝、理解力减退，就诊于我院，查血常规、肝肾功能、血清酶学检查，均未发现明显异常。脑电图示多发弥漫性慢波活动。脑部 CT 未见明显异常密度影。肿瘤标志物：NSE 28.9 ng/mL（参考值 0~6 ng/mL），余 CEA、CA19–9、Cyfra21–1、SCC、CA72–4 等均正常。

案例随访

针对此次肿瘤标志物 NSE 异常结果，首先排除标本、质控及操作各环节无误后，查阅其临床病历。患者 2 周前出现"胸闷、乏力、恶心呕吐"症状，当地医院"对症"治疗后好转，半月后再次出现神经系统症状，怀疑两次病史之间存在潜在因果关系。后详细询问患者，系家住农村，独自睡土炕，2 周前为夜间睡觉期间发病，自觉不适后唤醒家人后就医。于是考虑 2 周前系因烧土炕不慎致 CO 轻度中毒所致，因当时症状不严重，对症治疗后好转，未予重视。半个月后，患者再次出现神经系统症状，此时行脑部 MRI 示：T2WI 双侧脑室旁及双侧半卵圆中心对称性高信号，考虑脑白质脱髓鞘性病变。结合其 2 周前 CO 轻度中毒病史，考虑 CO 中毒迟发性脑病可能。

经积极高压氧治疗、脑保护治疗及对症治疗后患者好转。1 个月后复查肿瘤标志物 NSE 8.6 ng/mL；2 个月后复查 NSE 5.4 ng/mL，已恢复正常。

案例分析与专家点评

NSE 是参与糖酵解途径的烯醇化酶中的一种，主要作用是催化 α – 磷酸甘油变成烯醇式磷酸丙酮酸。在相关的癌组织中，NSE 使其糖酵解作用增强，细胞增殖周期加快，细胞内的 NSE 释放入血液增加，导致 NSE 在血清中含量升高。因此，NSE 可作为辅助诊断神经母细胞瘤，神经内分泌细胞肿瘤（如嗜铬细胞瘤、甲状腺髓样癌、胰岛细胞瘤等肿瘤）等，尤其是小细胞肺癌的肿瘤标志物，且其值越高，疾病恶性程度越高。

在健康人体中，NSE 特异地存在于神经元、神经纤维和神经内分泌细胞中，与神经元的分化、成熟有关。本案例中，因患者是轻度 CO 中毒，症状较轻，未引起注意。但经过短暂的假愈期后，出现了 CO 中毒性迟发性脑病，导致一系列神经损害及相关精神症状，经详细询问病史，方明确早期 CO 中毒原因。而 NSE 在出现神经症状的同时已出现增高，以提示脑损伤和神经系统损害。

因此，实际临床工作中，当遇到 NSE 异常升高的时候，除了需排除是否有肿瘤性病变的存在之外，也应观察是否有隐匿性神经系统损害的情况。

（李　林，张青菊　陕西省肿瘤医院）

案例四十五　噬血细胞综合征引起的铁蛋白（FER）异常升高

基本信息

简某某，女，18 岁 11 月，噬血细胞综合征，发生于贵阳某三甲医院。

病史简述

2020 年 9 月 21 日患者自述 5 天前饮食后感腹痛，为持续性腹胀，无明显减轻及加重因素，伴发热、寒战，体温热峰 > 39.0 ℃，伴恶心、呕吐。呕吐物为胃内容物，无腹泻及便秘。患者一般情况极差，病情危重，意识深昏迷状，生命体征不平稳。血常规提示三系减少，小细胞低色素，轻度贫血。LDH 剧烈升高，低钠血症，肝肾功能衰竭。上腹部 CT 平扫诊断意见：胆囊炎征兆，胆囊结石，建议超声检查；胰腺稍肿胀，急性胰腺炎待排，结合临床及实验室检查；肝脏密度稍减低；腹腔少许渗出，少量腹水；右侧胸腔少量积液。

案例随访

2020 年 9 月 21 日血细胞分析：WBC 1.95×10^9 /L，Mono% 19.00%，Eos% 0.00%，Neut# 0.97×10^9/L，Lymph# 0.59×10^9/L，Eos# 0.00×10^9/L，Hb 111.00 g/L，HCT 32.30%，MCV 78.00 fL，MCH 26.80 pg，PLT 35.00×10^9/L。

生化分析：ALT 1032.30 U/L，AST 6760.10 U/L，TBil 162.80 mmol/L，DBil 115.40 mmol/L，IBil 47.40 mmol/L，TP 52.41 g/L，ALB 28.90 g/L，GGT 207.32 U/L，ALP 328.00 U/L，TBA 152.20 μmol/L，PA 42.00 mg/L，CHE 3479.00 U/L，UREA 18.13 mmol/L，CREA 308.44 mmol/L，UA 791.80mmol/L，Cysc 5.41 mg/L，Na^+ 123.05 mmol/L，Cl^- 86.86 mmol/L，Ca^{2+} 1.728 mmol/L，HCO_3^- 12.50 mmol/L，AG 23.69 mmol/L，Osm 260.66 OmOsm/L。

凝血分析：PT 20.9 s，APTT 77.0 s，Fib 0.98 g/L，TT 61.1 s。

肿瘤标志物：铁蛋白 243 534.00 ng/mL，降钙素原 26.78 ng/mL，IL-6 687.62 pg/mL。

骨髓检查实验室报告：淋巴细胞比值高，见异型淋巴细胞，占 21%；见吞噬细胞及噬血现象；部分粒细胞颗粒少、分叶障碍；血小板分布少。

其他：甲肝、乙肝、丁肝、戊肝病原学检查阴性；结核分枝杆菌 DNA、EB 病毒 DNA、巨细胞病毒 DNA 均为阴性。血培养结果为无菌生长。

患者入院后考虑病情危重，收治 ICU 行高级生命支持治疗，予以抗感染、消除炎症介质、保肝、降酶、退黄、重要脏器保护、稳定内环境等；并给予新鲜冰冻血浆加冷沉淀输注，纠正凝血功能异常；乙型半胱氨酸雾化吸入化痰，保持呼吸道通畅。

因患者病情进展迅速，出现多脏器功能障碍，家属经商议后要求自请出院。出院诊断：①噬血细胞综合征；②多脏器功能衰竭；③脓毒血症；④中度贫血；⑤低蛋白血症；⑥胰腺炎。

案例分析与专家点评

噬血细胞综合征（hemophagocytic lymphohistiocytosis，HLH）分为原发性（遗传性）和继发性。前者为常染色体隐性遗传或 X 连锁遗传，存在明确基因缺陷或家族史，发病年龄一般较早，多数发生于 1 岁以内。后者可由感染（主要为 EB 病毒感染）、恶性肿瘤、自身免疫疾病、药物、获得性免疫缺陷（如移植）等多种因素引起。继发性噬血细胞综合征可分为感染相关性噬血细胞综合征、肿瘤相关性噬血细胞综合征及巨噬细胞活化综合征。感染相关性噬血细胞综合征，常由病毒引起，但细菌、真菌、立克次体及原虫感染亦可引起。其临床表现为噬血细胞综合征的表现外还存在感染的证据[1]。

噬血细胞综合征目前缺乏特异性诊断方法。现采用国际组织细胞协会制定的 2004 年诊断标准，其中满足以下 8 条中的 5 条可诊断：①发热；②脾大；③血细胞减少，血红蛋白 < 90 g/L（新生儿血红蛋白 < 100 g/L），血小板 < 100×10⁹/L，中性粒细胞 < 1.0×10⁹/L；④高三酰甘油血症和（或）低纤维蛋白原血症：空腹甘油三酯 ≥ 3.0 mmol/L（≥ 2.65 g/L），纤维蛋白原 ≤ 1.5 g/L；⑤骨髓、脾或淋巴结中发现噬血细胞现象而非恶变证据；⑥ NK 细胞活性减低或缺乏；⑦铁蛋白 ≥ 500 μg/L；⑧可溶性 CD25（sIL-2R）≥ 2400 U/mL。

本例患者 18 岁，伴发热，亦可见全血细胞减少现象，中性粒细胞 0.97×10⁹/L，且 PLT 35.00×10⁹/L，明显降低；转氨酶及胆红素升高与文献[2]相符；结合降钙素原、IL-6 检测结果及影像学提示，符合继发性感染相关性噬血细胞综合征。文献[3]报道，血清铁蛋白明显升高，可作为诊断及监测病情的依据。该患者血清铁蛋白检测第一次检测结果 > 2000 ng/mL，依据临床要求，实验室 400 倍稀释后得到的浓度为 243 534.00 ng/mL[4]。

铁蛋白一直被视为疑似噬血细胞综合征病例有效且方便的检测指标。研究发现，铁蛋白 > 500 mg/L 时的灵敏度为 84%[5]。儿科患者铁蛋白越高（如 > 3000 mg/L 或者 > 10 000 mg/L）其对该病的特异性也越高[6]。同时该项检查与疾病的转归密切相关，可作为检测临床疗效的指标。有报道称随着有效治疗的开展，铁蛋白值可急剧下降[7]。

本案例提示，遇到血清铁蛋白异常增高的样本，在排除地中海贫血等铁蛋白异常增高的疾病后，可结合血细胞、凝血及生化指标，进一步加大铁蛋白的检测稀释倍数，临床可获得计算后的稀释浓度，而不单是大于检测上限（> 2000 ng/mL）的提示，为临床诊断噬血细胞综合征及监测病情提供可靠指标。

参考文献

[1] Tothova Z, Berliner N. Hemophagocytic syndrome and critical illness: new insights into diagnosis and management[J]. J Intensive Care Med, 2015, 30:401–412.

[2] 王春玉，彭静，刘为勇，等. 50 例噬血细胞综合征患者的实验室诊断及临床分析 [J]. 检验医学与临床，2019, 18(10) :1362–1365.

[3] 熊梅，吴林，王旖旎. 血清铁蛋白在噬血细胞综合征治疗效果评价中的临床意义 [J]. 临床和实验医学杂志，2011, 10(5):333–334.

[4] 罗氏诊断公司 Roche Diagnostics Gmbh 铁蛋白检测试剂盒说明书.

[5] 金志丽，王旖旎，胡亮钉，等. 血清铁蛋白在成人噬血细胞综合征诊断中的作用 [J]. 临床血液学杂志，2016, 29(9):717–720.

[6] 罗欣，吴耿航，李碧婷，等. 血清铁蛋白在儿童噬血细胞综合征诊断中应用价值 [J]. 中华实用诊断与治疗杂志，2021, 35(4):380–382.

[7] 张婷. 噬血细胞综合征治疗进展 [J]. 医学信息，2019, 32(22):46–48.

（王　焰　贵州医科大学附属医院）

案例四十六　铁蛋白升高一定是肿瘤吗？

基本信息

患者，男，64 岁，吸烟史 40 年，咳嗽伴胸痛半年余。发生于合肥某医院。

病史简述

CT 示右肺占位（7.7 cm×7.4 cm）伴大量胸腔积液，无法手术，遂收入呼吸科，进一步检查确诊。入院后，完善相关检查，支气管活检，病理示：腺癌 T4N3M1（Ⅳ期）。胸腔引流，为恶性胸水，引流液达 2000 mL。肺癌相关基因检测：*ALK* 基因突变。

治疗方案：克唑替尼靶向治疗。治疗后，CT 示肿瘤体积明显缩小 3.6 cm×3.1 cm，疗效评估：部分缓解。继续克唑替尼治疗。入院后及治疗过程中，一直进行肿瘤标志物的监测以评估治疗效果，如表 11.46.1 所示。

表 11.46.1　入院后及治疗过程中肿瘤标志物检测结果

项目	11/6（治疗前）	12/2（治疗后）	12/9	12/13	12/20	12/28	1/6	1/26	3/1	正常区间
SCC	1.94	1.34	/	/	/	/	/	/	/	0.01~2.7 ng/mL
NSE	58.70	23.30	/	21.69	/	18.65	12.58	21.9	/	0~16.3 ng/mL
CEA	7.93	10.04	/	8.32	9.98	13.39	9.15	9.09	8.09	0~6.5 ng/mL
CA125	83	74.23	/	67.67	64.04	99	84.59	56.62	50.25	0~35 U/mL
CA211	8.41	12.74	/	6.59	/	7.38	6.66	10.53	/	0~3.3 ng/mL
ProGRP	70.23	34.69	/	/	/	/	/	/	/	28.3~74.4 pg/mL
HE4	273.2	169	/	204.2	143.8	/	129.4	135	124.5	0~140 pmol/L
Fer	560.5	/	/	3946	1720	1641	932	792	531.6	30~400 ng/mL

案例随访

患者生化结果如表 11.46.2 所示。

表 11.46.2　入院后及治疗过程中生化检测结果

项目	11/6 （治疗前）	12/2 （治疗后）	12/9	12/13	12/20	12/28	1/6	正常区间
ALT	13	39	147	97	55	50	27	0~40 U/L
AST	12	34	101	58	57	145	34	0~40 U/L
ALP	87	120	136	136	136	167	122	40~129 U/L
LDH	216	296	378	333	279	220	154	120~250 U/L

肝功能指标变化趋势与 Fer 的变化趋势一致，如图 11.46 所示。

患者的治疗方案中，靶向药物克唑替尼具有肝毒性，且该患者发生的肝损伤时间与服药副作用发生时间相符，诊断该患者是由于靶向药物导致的肝损伤。

已知的文献报道[1-3]显示，Fer 与肝损伤具有一定的相关性，例如登革热患者发热期 Fer 水平与肝脏损害程度具有一定正相关性，且高铁蛋白血症是登革热合并肝脏损害的危险因素[1]，同样的，慢性肝炎、肝硬化、肝癌患者血清中 Fer 水平与 AST 水平之间存在显著的正性相关系[2]，非酒精性脂肪性肝病（NAFLD）患者血清骨桥蛋白（OPN）、

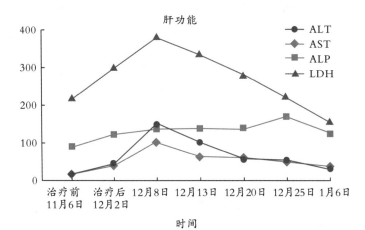

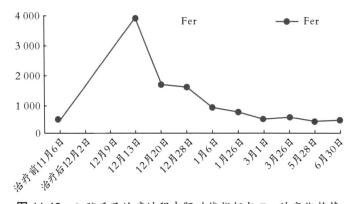

图 11.46　入院后及治疗过程中肝功能指标与 Fer 的变化趋势

血清铁（SF）水平均升高，且与肝纤维化进程相关[3]。

但是该患者在肝损伤治疗肝功能恢复以后，Fer 水平一直维持在 470~600 ng/mL。查阅患者病史后发现，该患者有 20 年痛风病史，同时该患者的生化结果显示其血清尿酸水平是增高的并且长期维持在同一水平。据文献报道，血清 Fer 和尿酸水平与痛风的发生具有相关性[4, 5]。

案例分析与专家点评

血清 Fer 是人们所熟知的常见肿瘤标志物，但它特异性不强，在多种恶性肿瘤（实体瘤和血液病）和良性疾病（自身免疫疾病、高血压、肝损伤）中都有不同程度的升高[6]。尤其对于肿瘤患者来说，当血清 Fer 升高是因为肿瘤的进展还是因为其他原因（比如肝功能不全）所导致的，需要进行鉴别诊断。

通过上述分析，发现患者不仅需要个体化治疗，也需要个体化的解读报告，结合临床特征并联系历史检测结果，综合进行检验报告的解读。对于肿瘤患者，更需要对血清 Fer 的升高进行鉴别诊断，已有报道指出，Fer 与肝损伤具有相关性[7]，而且还可以作为一种急性期蛋白，与 CRP、IL-6、PCT 一起反映机体的炎症状态[8]。对于无肿瘤的其他良性疾病，当 Fer 升高时，也要多方面考虑，比如男性患者容易得痛风，此时血清 Fer 也会有轻度上升[9, 10]。虽然 Fer 的特异性不高，但对于临床医生来说，也可以起到提示作用，考虑患者的其他病因，进行综合诊断。

参考文献

[1] 张祥波，费云霞，何韬，等. 登革热急性发热期血清铁蛋白水平与肝脏损害的相关性分析 [J]. 中华肝脏病杂志, 2021, 29(3):265–270.

[2] 林秋平，甘保波，欧德贵，等. 血清铁蛋白与肝损伤的相关性研究 [J]. 中国处方药, 2022, 20(4):166–168.

[3] 徐静，刘江波，史九波，等. 非酒精性脂肪性肝病患者血清骨桥蛋白、铁蛋白水平及在肝损伤评估中的价值研究 [J]. 中国实验诊断学, 2021, 25(10):1504–1506.

[4] Fatima T, McKinney C, Major TJ, et al. The relationship between ferritin and urate levels and risk of gout. Arthritis Res Ther, 2018, 20(1):179.

[5] Richette P, Latourte A. Hyperferritinaemia and hyperuricaemia - a causal connection? Nat Rev Rheumatol, 2018, 14(11):628–629.

[6] 王兵，刘艳慧，王圆圆，等. 血清铁蛋白在不同疾病中表达水平的回顾性分析 [J]. 标记免疫分析与临床, 2021, 28(7):1115–1120.

[7] 张祥波，费云霞，何韬，等. 登革热急性发热期血清铁蛋白水平与肝脏损害的相关性分析 [J]. 中华肝脏病杂志, 2021, 29(3):265–270.

[8] Chen N, Zhou M, Dong X, et al. Epidemiological and clinical characteristics of 99 cases of 2019 novel coronavirus pneumonia in Wuhan, China: a descriptive study. Lancet, 2020, 395(10223):507–513.

[9] Fatima T, McKinney C, Major TJ, et al. The relationship between ferritin and urate levels and risk of gout. Arthritis Res Ther, 2018, 20(1):179.

[10] Richette P, Latourte A. Hyperferritinaemia and hyperuricaemia—a causal connection? Nat Rev Rheumatol, 2018, 14(11):628–629.

（张　倩　中国科技大学附属第一医院）

案例四十七　CEA 升高也许是糖尿病惹的祸

基本信息

林某某，女，57岁，有2型糖尿病史6年余，无并发症，体检发现CEA升高。发生于福建某医院。

病史简述

患者于2020年体检发现CEA轻度升高，乳腺腹部B超、胸部CT、胃肠镜等多项检查，均无明显阳性发现。2021年体检，CEA检查结果仍然偏高，检查了与去年相同体检项目后，前后对比并无明显变化，最终排除了肿瘤（表11.47）。

案例随访

表 11.47　体检前后 3 年的血糖、尿糖和 CEA 检查结果

项目	参考范围	2020 年	2021 年	2022 年
CEA（ng/mL）	0~5	7.3	8.41	5.2
空腹血（mmol/L）	3.9~6.1	9.77	13.5	6.5
尿糖（mmol/L）	< 2.8 或阴性	28（4+）	微量	微量

案例分析与专家点评

排除了可能引起CEA升高的疾病后，询问患者近期的饮食和药物，未发现可影响CEA的物质，自述患糖尿病6年余，平日服用阿卡波糖，近2年血糖控制不佳，调整药物最后一次体检发现血糖控制接近正常时，CEA也随之降低，推测CEA升高可能与血糖水平有关。有研究表明[1]，血清CEA水平与2型糖尿病、代谢综合征、动脉粥样硬化有关，其中糖尿病较为常见，糖化血红蛋白与CEA之间显著相关。

研究发现[2]，2型糖尿病患者CEA水平增高可能是由于胰腺功能损伤，胰腺正常组织被纤维结缔组织代替，而血糖水平的增高会加重胰腺功能的损伤，影响谷氨酰胺果糖–6–磷酸酰胺转移酶代谢，导致己糖胺生物合成途径活性增加，加快细胞的增殖、侵袭以及肿瘤的进展，从而引起CEA水平的增高。研究发现[3]血糖长期控制不佳可能会通过"糖毒性"作用导致胰腺非癌性损伤而引起肿瘤标志物升高，高血糖会影响自由基的形成，最终导致氧化应激的增加，严重的氧化应激和较高的血糖水平可能导致CEA表达，但2型糖尿病患者CEA水平升高的内在机制仍需进一步研究。

因此对糖尿病患者进行肿瘤标志物的筛查尤为重要，高血糖可引起血清CEA等出现轻度增高，但不一定罹患肿瘤，血糖控制稳定后CEA等水平可很快回落。此外，非肿瘤因素也可导致CEA升高，如吸烟、结肠炎、结肠息肉、胰腺炎、肝硬化、肝炎、肺部良性疾病、心血管疾病等，但阳性患者的占比较低，因此在排除过程中要结合相关检查，同时尽量仔细询问病史。

对于肿瘤标志物持续升高或血糖控制一段时间后肿瘤标志物仍然未明显下降的患者，需综合判断，通过动态监测及密切随访，以避免恶性肿瘤漏诊及误诊。

参考文献

[1] 叶景虹, 钱梦华, 姚文. 2 型糖尿病并发恶性肿瘤的流行病学特征 [J]. 中华糖尿病杂志, 2016, 8(5): 309–312.

[2] Lu J, Wang HT, Zhang XL, et al. HbA1c is Positively associated with serum carcinoembryonic antigen (CEA) in patients with diabetes: a cross-sectional study [J]. Diabetes Therapy, 2018, 9(1): 209–217.

[3] Zayed AA, Beano AM, Amer FN, et al. Serum levels of carcinoembryonic antigen in patients with type 2 diabetes[J]. Endocr Pract, 2016, 22(11): 1310–1318.

（叶 倩 福建省肿瘤医院）

案例四十八　一例肺间质病引起肿瘤标志物升高病例探讨

基本信息

郑某，女，83 岁，乏力、嗜睡、气喘多日。发生于无锡某医院。

病史简述

患者平素健康状况较差，有肺结核病史，2 型糖尿病病史 30 余年，有冠心病、支架植入术后病史。

2022 年 2 月初患者入院检查，白细胞：14.90×10^9/L，中性粒细胞百分比 73.0%，C 反应蛋白 144.10 mg/L，红细胞沉降率 67 mm/h，白介素 77 pg/mL，降钙素原 0.21 ng/mL，CEA 5.56 ng/mL，CA 125 133.70 U/mL，SCC 5.3 ng/mL，ProGRP 154.31 pg/mL。多个肿瘤标志物升高，提示患者有肺部或其他肿瘤。

案例随访

笔者查阅该患者其他检查报告发现胸部 CT 提示肺间质性炎症可能，患者住院期间还多次检查抗核抗体，发现 pANCA、抗 nRNP 抗体、抗 PM-Scl 抗体呈阳性。结合以上检验检查并与临床医生沟通，判断患者系间质病，并非肺部肿瘤，上述肿瘤标志物可能是由肺间质病变导致升高。

继续向前查阅病例信息发现，该患者多次以肺间质病变入院，且多次肿瘤标志物有升高现象。入院不同时间该患者血清样本 CEA、Fer、CA125、CA15-3 及 CA19-9 检测结果见表 11.48.1。

表 11.48.1　患者早期肿瘤标志物检测结果

	2021/9/2	2021/12/20	2022/1/25
CEA（ng/mL）	5.93	4.30	5.78
Fer（ng/mL）	243.7	227.9	543.9
CA125（U/mL）	133.70	55.10	130.70
CA15-3（U/mL）	48.80	34.80	46.30
CA19-9（U/mL）	198.19	140.52	292.56

虽然患者肿瘤标志物长时间升高，但临床症状及影像学诊断均不支持恶性肿瘤，其肿瘤标志物结果也仅有参考价值。随着临床治疗的深入，患者乏力、气喘的症状也得到好转。笔者也收集了该患者住院期间的血清标本，并对本案一开始的指标进行了跟踪检测。入院不同时间该患者血清样本 CEA、CA125、SCC 及 ProGRP 检测结果见表11.48.2。

表 11.48.2　患者肿瘤标志物检测结果

日期	2/15	2/19	2/25
CEA（ng/mL）	5.56	1.25	1.28
CA125（U/mL）	133.70	89.50	58.20
SCC（ng/mL）	5.3	4.1	< 1.5
ProGRP（pg/mL）	154.31	71.65	69.24

案例分析与专家点评

肿瘤标志物虽然在肿瘤普查、诊断、判断预后和转归、评价疗效等方面具有较大实用价值，但不同的标志物灵敏度相差很大，还取决于肿瘤的类型、组织结构、组织学分级、肿瘤的分化、分期等[1]。而且大部分肿瘤标志物并不是恶性肿瘤所特有，特异性并不高，非恶性肿瘤细胞也可以分泌肿瘤标志物，特定组织和器官的正常细胞也有可能合成肿瘤标志物。

本例患者除了肿瘤标志物升高外，并无胸痛、咯血等肺部恶性肿瘤症状，且影像学及抗核抗体检查后诊断肺间质病。经过住院对症治疗后，患者乏力、嗜睡明显好转，也无明显气喘现象，神志清醒，精神状态良好。后期检查肿瘤标志物也呈逐渐降低趋势。证明临床诊断正确，疗效显著。

肺间质病是结缔组织病常见的临床表现，本案例根据其 pANCA、抗 nRNP 抗体、抗 PM-Scl 抗体呈阳性可考虑为结缔组织病相关肺间质病变，其主要病理改变为肺泡、间质和支气管周围组织出现不同程度的炎性细胞浸润和纤维化[2]。所以结缔组织病合并肺间质病变患者肿瘤标志物的升高可能与炎症相关。在治疗过程中，随着炎症被遏制，相关的肿瘤标志物浓度也相应降低。有文献[3]报道，肿瘤标志物上升的原因考虑与疾病发生机制有关：肺泡上皮细胞的持续损伤是引发肺纤维化发生与进展的重点环节，而上述血清肿瘤标志物可引发免疫、凝血纤溶、细胞外基质调节系统功能失衡，诱导成纤维、肌成纤维细胞增殖、分化，加剧氧化应激与上皮细胞凋亡，导致特发性肺纤维化患者肺泡上皮损伤、成纤维细胞灶形成及细胞外基质过度积聚等病理生理改变发现[4-5]。

肺间质病患者血清多数肿瘤标志物呈高水平、高异常率表现，且部分肿瘤标志物与患者肺功能、疾病严重程度具有密切关联，因此综合评估患者病情状态对于诊疗方法的选择具有重要意义，而肿瘤标志物升高机制有望对患者的疾病诊断与控制提供新思路。

参考文献

[1] 时广利, 胡秀玲, 岳思东, 等. 血清肿瘤标志物在肺癌辅助诊断中的应用 [J]. 中华肿瘤杂志,

2005, 27(5):3.

[2] 曾克勤 . 结缔组织病相关肺间质病变患者血清肿瘤标志物的表达特点 [J]. 中国血液流变学杂志 , 2012, (4): 604–606.

[3] 孙启蓉 , 翁帮琼 , 曹辉 . 特发性肺纤维化患者血清肿瘤标志物水平与疾病严重程度关系 [J]. 现代仪器与医疗 , 2017(3).

[4] 裴祥 , 孙铁英 . 特发性肺纤维化生物标志物在临床应用中的研究进展 [J]. 中华结核和呼吸杂志 , 2015, 38(7): 527–532.

[5] 鲁未 , 赵卉 , 魏红 . 血清 KL–6、SP-A、SP-D 及 MMP–7 对特发性肺纤维化的诊断意义及与肺功能的关系 [J]. 安徽医科大学学报 , 2016, 51(6): 868–872.

（殷 剑，王秋波 苏州大学附属无锡九院）

第十二章
检测平台对肿瘤标志物检测结果的影响

案例一　异常的 CA19-9 结果——选择关注还是选择忽略?

基本信息

武某某,男,38 岁,自述于 2018 年 3 月以来,发现便血并伴粪便不成形,持续便血达 3 个月不见好转,后于昆山某医院被诊断为横结肠黏膜腺体重度异型增生,局部癌变。

病史简述

2018 年 6 月 5 日,于南京某医院行结肠癌根治术,术后病理显示横结肠(溃疡性肿块,大小 5.5 cm×4.5 cm×1 cm)中分化腺癌,癌组织浸润至肠壁全层。

2019 年 6 月至 8 月共进行 4 次化疗。12 月 1 日于我院门诊检查提示血清 CA19-9 浓度升高(104.37 U/mL)。12 月 25 日复查肿瘤标志物,血清 CA19-9 浓度持续升高(189.59 U/mL)。

2020 年 1 月 8 日查血清 CA19-9(235.24 U/mL)。

由于患者在上述化疗疗程后 CA19-9 持续升高,临床怀疑肿瘤复发,该患者遂于 2020 年 1 月至 5 月入住我院行 FOLFOX 方案化疗。

2020 年 6 月 10 日至南京另一家三甲医院门诊复查 CA19-9(15.98 U/mL)而中断化疗。由于本院与外院检测结果相差较大,该患者认为我院 CA19-9 检测结果不准确导致误诊,致使其过度治疗,遂与我院发生医疗纠纷。

案例随访

经回顾分析,当时雅培 I2000 状态良好,室内质控在控,满足科室质量目标要求,并排除抽血因素影响。经与患者沟通后,嘱其 6 月 11 日至我科重新抽血复查,CA19-9 结果为(163.45 U/mL),与外院结果无可比性。有文献报道[1],有些个体内存在嗜异性抗体,可与试剂中的标记抗体发生反应,干扰体外检测,但可通过稀释方法减弱或抵消这种反应。为此,我科工作人员将 6 月 11 日的标本进行不同比例稀释后检测,发现结果并无明显变化(表 12.1)。

表 12.1 经不同比例稀释后的 CA19-9 检测结果比较（U/mL）

	原倍	1:2	1:4	1:8	1:16	1:32
检测结果 [a]	163.45	165.10	159.68	168.85	158.51	167.76
偏倚 [b]	/	1.01%	-2.31%	3.30%	-3.02%	2.64%

注：[a] 已乘稀释倍数；[b] 偏倚 ≤ 15%（标准来源：WS/T 420-2013）

　　该病例引起了我们的重点关注，经调查，我院与另一家三甲医院使用不同的检测平台，分别为雅培与罗氏平台。事实上，不同厂家肿瘤标志物检测试剂针对不同抗原表位，尽管体外肿瘤标志物检测已有 30 多年的历史，但至今大部分肿瘤标志物包括 CA19-9 在内仍然没有完整的溯源链，缺乏国际标准，这也直接导致不同检测平台的结果出现差异。为进一步查明原因，我们在取得患者信任后，建议使用不同平台对其随访监测，并做同步比对分析。我们收集 100 例血清标本，浓度覆盖线性范围，于两个平台分别检测，做相关性分析（图 12.1.1）。结果显示，两个平台检测结果并无相关性，检测结果不能互换。同时，我们发现，在随访检测过程中，无论是雅培平台还是罗氏平台，其检测结果均逐渐升高（图 12.1.2）。

　　后该患者于某三甲医院行 PET-CT，怀疑结肠癌复发并转移。2021 年 4 月 12 日，于我院行 3.0T 全腹部磁共振平扫加 CT 增强，胰腺体前下方见椭圆形肿块，与胰腺组织分界欠清，病灶 DWI 呈高信号，ADC 呈低信号，大者约 34 mm × 21 mm，增强扫描呈不均匀强化，结合临床症状、实验室检查、影像学检查，诊断为结肠肿瘤复发。

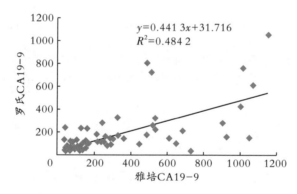

图 12.1.1 雅培平台与罗氏平台数据比对

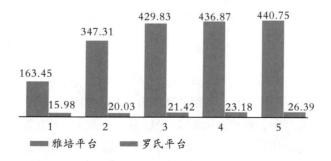

图 12.1.2 患者随访过程中 CA19-9（U/mL）的变化情况

案例分析与专家点评

本案例是一男性结肠癌患者，于化疗后在不同医院的不同平台检测 CA19-9 出现较大差异，引起了我们的关注。

首先，个体内嗜异性抗体引起的体外检测误差可通过稀释检测予以排除，表现为结果不断下降。但本病例稀释后结果差异不大，提示存在其他原因。

国内外有文献报道 [2, 3]，大部分肿瘤标志物的检测没有国际标准，没有参考测量方法及溯源链；不同检测平台的试剂、质控、定标品均存在差异，缺乏参考标准。同时，雅培与罗氏检测平台针对的 CA19-9 的抗原表位也是不同的。基于以上原因，我们收集 100 例标本对两个平台做了比对，发现实际上没有相关性。因此，我们认为，不同品牌、不同方法的仪器所测得的 CA19-9 结果是有差异的，不能单独依靠任何一种仪器的检测结果作为金标准，当然也不能期望通过某个参数或某个百分率进行校正比对。

同时，在随访监测过程中，该患者在两个平台的检测结果均呈现不断上升的趋势，并在后续的影像学检查及手术中，确认了肿瘤的复发及转移。

该病例特殊的 CA19-9 情况，提示我们在对肿瘤标志物进行监测的过程中，要使用同一检测平台动态观察 CA19-9 水平变化情况。本病例中，由于对肿瘤治疗恐惧，患者认为偏高的结果有误，这就同时要求医护人员在治疗肿瘤等恶性疾病中给予患者更多的关怀。同时每份报告都要说明用于分析的方法，不同平台的检测结果并无可比性，也不能相互代替。

参考文献

[1] Bolstad N, Warren DJ, Nustad K. Heterophilic antibody interference in immunometric assays[J]. Best Pract Res Clin Endocrinol Metab, 2013, 27(5): 647–661.

[2] 柯星, 沈立松. 肿瘤标志物检测的溯源性研究进展 [J]. 中华预防医学杂志, 2021, 55(4): 545–550.

[3] Scarà S, Bottoni P, Scatena R. CA 19-9: Biochemical and Clinical Aspects[J]. Adv Exp Med Biol, 2015, 867: 247–260.

（刘　洋　江苏省中医院）

案例二　体检患者 CA19-9 异常升高

基本信息

患者，女，32 岁，2020 年 5 月 26 日于医院体检中心健康查体。

病史简述

内科及外科检查：双肺呼吸音清，未闻及干湿性啰音。心前区无隆起及凹陷，心界无扩大，心率 60 次 / 分，节律规整，各瓣膜听诊区未闻及病理性杂音。腹部平坦，腹软，全腹无压痛，无反跳痛。肝、脾肋下未触及，Murphy 征阴性，肝肾区无叩痛。肠鸣音正常，5 次 / 分。移动性浊音阴性。双下肢无水肿。双下肢足背动脉搏动正常。

辅助检查：乳腺、甲状腺、腹部超声，胸片等未见明显异常。腹部平扫 CT：右肾囊肿 MR 表现，胆囊胆汁淤积。

实验室检查：血常规、凝血常规、乙肝五项、肝功均未见异常。肿瘤标志物 CA19-9 2007.34 U/mL（参考区间 0~37 U/mL），ProGRP 100.13 pg/mL（参考区间 0~36.7 pg/mL）。

2020 年 7 月住院全面检查，CA19-9 2181.6 U/mL、ProGRP 109.2 pg/mL。

案例随访

检验科 CA19-9 初测结果＞1200 U/mL，稀释 10 倍复检结果为 2007.34 U/mL，后续又连续检测 3 次，检测结果均＞1200 U/mL。其 CA19-9 结果异常升高，但与其临床症状和体征严重不符，分析可能是该患者体内存在干扰物质，从而影响到检测系统。为此针对有可能出现的干扰物质进行以下确认试验。

（1）梯度试验：将样本进行原倍、2 倍、4 倍、8 倍、16 倍、32 倍、64 倍、128 倍、256 倍稀释，分别检测 CA19-9 两次，取均值，看所得结果是否呈线性。

结果显示（图 12.2）：$r^2 > 0.95$，b 在 0.97~1.03，结果呈线性。梯度结果虽然呈线性，说明样本中无干扰物质的存在，但患者临床症状不支持。我们还是高度怀疑有干扰物质的存在，进一步做干扰物质的排除。

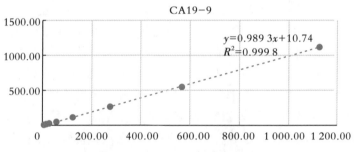

图 12.2　CA19-9 梯度试验结果

（2）其他干扰物质试验：自身抗体、类风湿因子、免疫球蛋白。结果显示，患者体内没有自身抗体、类风湿因子、抗链球菌素 O、免疫球蛋白等物质的干扰（表 12.2.1）。

表 12.2.1　**其他干扰物质试验**

干扰物质	结果	生物参考区间
免疫球蛋白（IgG）	12.9 g/L	7~16 g/L
类风湿因子（RF）	17.6 U/mL	0~20 U/mL
抗链球菌溶血素 O	67.8 U/mL	0~408 U/mL
抗核抗体	阴性	阴性

（3）使用其他检测平台：第二和三种检测平台结果正常（表 12.2.2）。

表 12.2.2　**其他检测平台结果**

检测平台	结果（U/mL）	生物参考区间（U/mL）
B 检测平台	5.8	0~39
C 检测平台	6.9	0~39

（4）嗜异性抗体阻断试验（HBT）：使用嗜异性抗体阻断试剂，对标本中的嗜异性抗体进阻断，特异性黏合剂与嗜异性抗体结合，从而阻断抗体不再与抗原结合造成免疫干扰。通过 HBT 发现其结果明显降低，但仍高于正常参考区（表 12.2.3）。表明患者体内有嗜异性抗体的存在。

表 12.2.3　嗜异性抗体阻断试验

样品编号	结果（U/mL）	生物参考区间（U/mL）
20200917HBT	150.72	0~37

案例分析与专家点评

本例患者属于特殊人群，在正常查体时发现其 CA19-9 异常升高，高度怀疑该患者体内存有干扰物质。虽然梯度试验的结果不支持存在有干扰物质，但检测结果与患者的临床症状和体征不相符。为此，我们进一步检测了免疫球蛋白、RF、自身抗体等常见干扰物检测，结果均为阴性；不同检测平台的结果均在正常生物参考区间内，最后通过 HBT，测得结果为 150.72 U/mL，证明了本案 CA19-9 结果异常升高主要是由嗜异性抗体造成的。

该患者非常特殊，经过 HBT 后 CA19-9 结果为 150.72 U/mL，仍高于本检测平台的正常参考区间（0~37 U/mL），表明患者体内还是存在一定的 CA19-9 抗原，而且该患者 ProGRP 的结果还是高于正常参考区间的数倍。考虑该患者可能为肿瘤发生的高危人群，建议该患者定期做肿瘤标志物检测，以及 B 超、CT 检查，做到早期预防、早期发现。

在肿瘤标志物日常检测中，会遇到类似情况，应建议患者更换检测平台进行确认，不同的检测平台试剂包被的抗原或抗体反应位点不完全相同，最终的检测结果可能会有差异。本室检测平台灵敏度要高于 B 和 C 检测平台，会比其他检测平台多筛选出一部分结果异常升高的患者，这部分患者属于肿瘤发生的高危人群，需要检验人员及时与临床、患者沟通，以免给临床提供不准确的结果而误导临床做出错误的判断，而给患者造成不必要的身体和心理创伤。检验人员可以通过梯度试验、检测免疫球蛋白等常见的干扰物质、嗜异性抗体阻断试验等方法对样本进行鉴别，以期以给临床和患者一个较为满意且合理的答案。

（孙　涛　山东省千佛山医院）

案例三　不同检测系统对 CA19-9 检测差异案例分析

基本信息

周某某，女，31 岁，2020 年 12 月 8 日于重庆医科大学附属第一医院金山医院健康体检中心进行常规体检。

病史简述

周某某进行低剂量 CT、生化、血尿常规、肿瘤标志物等实验室检查。低剂量 CT

检测未见异常，生化及血尿常规均未发现明显异常，肿瘤标志物项目 CEA、AFP、ProGRP、Cyfra21-1 未超出参考区间，仅 CA19-9 检测值＞1200 U/mL 上限（雅培 i-2000），仪器自动稀释复查结果 4898.91 U/mL。周某某于 2021 年 1 月 14 日拿到体检报告后单独复查 CA19-9，在同一检测平台检测，结果仍然超限，仪器自动稀释复查结果 3667.08 U/mL。CT 和超声结果均未发现异常，结果与临床不符，患者质询检验结果不准确。

案例随访

将原标本进行复查，检测结果与第一次检测结果相符，将标本用另一检测系统（罗氏 E602）复查，检测 CA19-9 为 12.5 U/mL。

同一标本两个检测系统结果不符，引起我们的重视，对此标本稀释处理，结果见表 12.3.1。检测结果不升反降，高度怀疑血液中可能存在干扰物质，干扰物质随着标本的稀释，对标本检测结果的影响会随之减少，稀释后的结果更接近患者的真实结果。

表 12.3.1　不同倍数稀释后 CA19-9 检测结果（U/mL）

	原倍	1:2	1:4	1:8	1:16	1:32	1:64
CA19-9	＞1200	＞1200	1016.61	531.08	265.04	135.90	67.27
计算后结果	＞1200	＞1200	4066.44	4248.06	4240.64	4348.80	4305.28

经查阅文献得知，CA19-9 检测方法为化学发光法，属于抗原抗体类反应原理，若血清中存在干扰物质如嗜异性抗体，会造成检测结果假性升高[1]。我们使用嗜异性抗体消除剂聚乙二醇（PEG），通过 PEG 沉淀法消除嗜异性抗体的干扰，再次检测 CA19-9，结果见表 12.3.2。

表 12.3.2　PEG 沉淀法后 CA19-9 检测结果（U/mL）

	标本 1		标本 2		标本 3		本案例标本	
处理方式	原倍	1:4	＞1200	1:4	原倍	1:4	原倍	1:4
未处理	＞1200	1637.81	＞1200	4387.84	679.8	/	＞1200	3667.08
PEG 沉淀后	＞1200	1819.28	相符	4248.06	693.92	/	2.95	2.04
一致性	相符	相符	原倍	相符	相符	/	严重不符	严重不符

案例分析与专家点评

在实际工作中如遇到单个肿瘤标志物项目检测超限时，建议使用不同的检测仪器进行复核，因为不同的检测平台的方法学不同，试剂的抗原或抗体反应位点也可能不同，对干扰物质的抗干扰能力存在差异，这是寻找问题的佐证之一。同时请求试剂厂家支持，寻找中和试剂进行中和试验，但不一定能找到对应的阻断剂。稀释法则是一种简单的初筛试验，含有嗜异性抗体的标本稀释后结果常不成比例，不升反降，通过 PEG 沉淀法可以得到较为真实的结果，值得借鉴。

参考文献

[1] 李阳，莫合塔伯尔·莫敏，龚艳君，等. 嗜异性抗体所致化学发光法检测心肌肌钙蛋白 I 假阳性 1 例 [J]. 中国介入心脏病学杂志，2019, 27(12): 718–720.

（张　磊　重庆医科大学附属第一医院）

案例四　CA19-9 在不同分析系统中的检测差异及应用

基本信息

钟某某，男，52 岁，2006 年 1 月因间断性右上腹疼痛伴呕吐而入院。

病史简述

2006 年 1 月检测肿瘤标志物 CA19-9 152 789 U/mL，CT 检查发现胆囊肿块伴后腹膜淋巴结肿大，左颈部淋巴结活检示：中分化腺癌。临床确诊为转移性胆囊癌。行化疗 5 次，于 2006 年 7 月出院，出院时 CA19-9 5180 U/mL，CT 示胆囊肿块缩小。

2006 年 9 月 9 日，患者遵医嘱于门诊检查 CA19-9 12 148 U/mL。9 月 10 日于外院 A 复查 CA19-9 2107 U/mL。9 月 11 日于外院 B 复查 CA19-9 206 U/mL。

患者对本院结果质疑，要求复核。

案例随访

2006 年 9 月 12 日，检验科检测 CA19-9 16 207 U/mL，复查患者 9 月 9 日的 CA19-9 12 002 U/mL。检验科指出患者院间 CA19-9 巨大差异的原因为 CA19-9 检测系统的不同所致。因为患者 CA19-9 在本院检测系统中的快速上升，临床考虑原化疗方案已无效，决定收其入院并实施新的化疗方案。患者 CA19-9 院间检测结果巨大差异形成原因及 CA19-9 监测情况分别见表 12.4 与图 12.4。

表 12.4　患者 CA19-9 院间检测结果巨大差异形成原因

项目	检测机构	结果（U/mL）	参考区间（U/mL）	方法学 / 仪器
CA19-9	本院	12 148	0~37	化学发光 /i2000sr
CA19-9	外院 A	2107	0~37	酶免疫发光 /AXSYM
CA19-9	外院 B	206	0~37	蛋白芯片 /HD2001A

案例分析与专家点评

CA19-9 是属于 Lewis 血型抗原类的一种大分子糖蛋白类肿瘤标志物，在胰腺癌、胆囊癌和胆管癌等恶性肿瘤中具有较高的阳性率。由于此类标志物尚没有国际统一的标准品与标准测量方法，可造成不同分析系统间的测值差异较大，进而给患者或临床造成疾病缓解或进展的不同解读，可严重影响诊疗行为。再次强调：此类肿瘤标志物的检测在不同分析系统中没有可比性；在应用肿瘤标志物进行疗效观察时，应关注同一分析系统测量值的动态变化，方可为临床提供准确的信息。

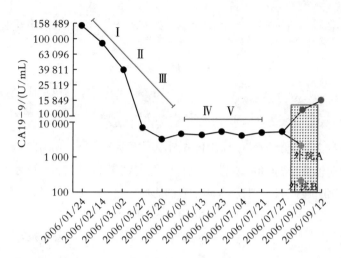

图 12.4 CA19-9 在不同分析系统中的检测差异及在胆囊癌诊疗中的应用。Ⅰ、Ⅱ、Ⅲ 分别为前 3 个疗程，CA19-9 快速下降；Ⅳ、Ⅴ 为后两个疗程，CA19-9 趋于平稳（维持在 4000~6000 U/mL）；红色框内表示该患者标本用不同的系统检测，CA19-9 结果差异巨大，可造成疾病进展或缓解的不同解读。红色检测点表示 CA19-9 快速上升，提示原化疗方案无效，考虑疾病进展并启用新方案

本案例中Ⅳ和Ⅴ两个疗程的 CA19-9 不能进一步下降（维持在 5000 U/mL 附近），预示此时原化疗方案效果有限，7 月出院时 CT 影像示肿块缩小，可认为 6 月有效治疗后的影像学滞后表现。2~3 个月后 CA19-9 升高为患者带来不安，出现因院间检测结果的巨大差异而造成的质疑，此种质疑现象在检验科较为常见，本案给出完美解释与处理，值得大家参考。

（陈永健　浙江省人民医院）

案例五　不同检测系统检测 ProGRP 差异分析

基本信息

冉某某，女，53 岁，体检发现 ProGRP 异常升高。

病史简述

患者冉某于 2020 年 5 月检测肺癌标志物，免疫平台 1 检测结果显示：CEA 2.05 ng/mL、NSE 11.51 ng/mL、Cyfra21-1 2.05 ng/mL、ProGRP 553.6 pg/mL（参考范围 28.3~74.4 pg/mL）。由于 ProGRP 异常升高原因不明，工作人员对该标本进行复查，检测值 558.9 pg/mL。更换检测平台 2 检测，结果为 37.69 pg/mL（参考范围为 < 65 pg/mL）。同时联系患者询问病史，患者自述体格检查和肺部影像学检查正常。

案例随访

工作人员怀疑血清中嗜异性抗体等对平台 1 的检测结果有干扰，于是进行倍比稀释

在检测平台进行检测，结果如表 12.5.1 所示。结果分析：检测结果不呈比例，推测存在干扰物质。

表 12.5.1　倍比稀释试验

ProGRP(pg/mL)	1∶2	1∶4	1∶8
552.5	101.5	22.5	51.5

由于检测平台 2 的配套原装 ProGRP 试剂说明书明确要求 ProGRP 检测需血浆样本，因此通知患者重新抽血，选择肝素锂采血管。检测结果如表 12.5.2 所示。结果分析：血浆标本检测结果无明显差异，排除标本类型的影响。

表 12.5.2　ProGRP 检测（pg/mL）

	检测平台 1	检测平台 2
标本 1 血清（首次采血）	553.6	37.69
标本 3 血浆（二次采血）	532.3	46.27

结合患者 CT 检测结果和复查情况，初步怀疑平台 1 的检测结果异常升高是由血清干扰物质引起。进一步采用 12.5% 聚乙二醇（PEG）沉淀样本中高浓度的免疫球蛋白后再检测。选取两个高值样本作为对照，试验结果如表 12.5.3 所示。

表 12.5.3　沉淀高浓度免疫球蛋白后再检测

ProGRP 标本（pg/mL）	原倍	PEG 处理（1∶1）第一次	PEG 处理（1∶1）第二次	回收率
试验标本	490.8	14.77	15.96	6.26%
对照标本 1	231	123	126.3	109.35%
对照标本 2	264.4	167.7	171.9	130.03%

结果分析：试验标本经 PEG 处理后，检测值回收率低，说明血中存在干扰物质，影响检测结果。

进一步检测常见的嗜异性抗体——类风湿因子，检测结果在参考范围内，排除类风湿因子的干扰。该样本后续送回试剂公司进行分析，但未获得明确的干扰物质。

案例分析与专家点评

血清 GRP 与疾病病理状态密切相关，但 GRP 的半衰期很短，血循环中难以检测。临床以 ProGRP 作为小细胞肺癌患者的可靠指标。ProGRP 在血浆中的稳定性优于血清，因此首选血浆样本。

肿瘤标志物检测过程中出现临床不能解释的异常结果，应注意更换检测平台复查，不同检测平台或不同厂家试剂、仪器性能、抗原抗体检测位点不同，可能导致检测结果不一致。检测工作中，出现检测结果不一致时，应积极分析原因，可通过收集患者临床病史资料、回顾分析前中期各影响因素、抽血复查、倍比稀释检测等方式判断检测平台检测结果的可靠性。

免疫反应中干扰因素众多，常见的干扰来自嗜异性抗体、自身抗体等，干扰也存在随机性，干扰物质常难于鉴定。稀释法和 PEG 沉降法是临床常用的干扰鉴别方法，倍比稀释后结果不成比例或反而降低，PEG 沉降后回收率低，均提示干扰存在。本案例中，我们检测了该标本中类风湿因子的含量，未见异常。我们曾将该标本送回检测平台 1 公司本部进行鉴定，但未能鉴定出干扰物质。

药物、保健品等也是引起干扰的因素之一，为探明干扰原因，我们应注意了解患者的饮食习惯、服药情况等。本例中，患者否认药物或保健品等长期使用史。

（唐　曦　重庆医科大学附属第一医院）

案例六　HCG 异常高值影响其他患者 HCG 结果升高

基本信息

王某某，女，35 岁，既往月经规律，月经型为 12 岁 7/45 日，月经量正常，无经期腹痛。发生于沈阳某医院。

病史简述

2021 年 8 月 2 日，患者自述 4 年前月经量减少，约为既往量的 1/5，经期缩短至 2~3 天。2021 年 5 月 21 日宫腔镜检查提示宫腔粘连，子宫内膜增生？2021 年 5 月 27 日病理结果提示：子宫内膜单纯性增生。现为手术治疗来我院。患者无发热，无头晕乏力，无心慌气短，无恶心呕吐，无腹痛腹胀，无腰骶酸痛，无肛门坠胀，饮食睡眠可，二便正常，体重未见明显增加。性激素检查结果如表 12.6.1 所示，其他检验结果均正常。8 月 10 日检测 β – HCG 9.10 mU/mL，临床医生提出质疑，认为与临床诊断不相符。

表 12.6.1　患者性激素检测结果

项目	结果	单位
促卵泡生成素	2.07	mU/mL
黄体生成素	1.90	mU/mL
催乳素	23.66	ng/mL
孕酮	0.35	ng/mL
睾酮	0.26	ng/mL
性激素结合球蛋白	54.1	nmol/L
游离雄激素指数（％）	1.67 %	/
雌二醇	148.93	pg/mL

案例随访

对于临床反馈，我们立即找到该标本，重新检测，重新复测 < 0.5 mU/mL，查询仪器发现，当天检测该标本前一个标本为 HCG 标本，检测结果为 156 388 mU/mL，异常高

值，若样本针携带污染的话，往往会导致下一个标本检测结果升高

考虑样本针携带污染可能性，我们进行携带污染实验进行确认，按照携带污染实验程序进行，首先未更换样本针进行实验，结果见表 12.6.2，显示样本针存在明显的携带污染。更换样本针后，重复携带污染实验，结果见表 12.6.3，结果显示不存在携带污染，具体结果如下：

表 12.6.2　旧样本针携带污染实验

检测次序	结果（mU/mL）	结果判断	判断标准
L1	0.65		
L2	0.62		
H1	223611		
L3	7.81		
L4	0.9		
H2	232908		
L5	7.6		
L6	1.9		
H3	218847		
L7	8.84		
Mean A	8.09		
Mean B	1.14		
低值 CV%	59.03	失败	10%
Percent Carryover%	609.06	失败	10
Dose Carryover	6.94		
Dose Carryover（＜10PPM）			
携带污染率	30.84	失败	10 ppm

表 12.6.3　新样本针携带污染实验

检测次序	结果（mU/mL）	结果判断	判断标准
L1	2.1		
L2	1.74		
H1	221415		
L3	1.83		
L4	1.64		
H2	202870		
L5	1.8		
L6	1.66		

续表

检测次序	结果（mU/mL）	结果判断	判断标准
H3	192636		
L7	2.07		
Mean A	1.9		
Mean B	1.68		
低值 CV%	3.15	通过	10%
Percent Carryover%	13.1	失败	10
Dose Carryover	0.22		
Dose Carryover（< 10PPM）			
携带污染率	1.05	通过	10ppm

因现代生物技术的快速发展，检验技术现代化、自动化程度越来越高，仪器携带污染也常有发生，厂家及用户也越来越重视，特别是高值样本对正常样本的影响会造成更大的临床影响力，会给临床诊疗带来严重的误导作用，我们一定要按照不同项目、不同仪器有针对性的特性化处理。

案例分析与专家点评

免疫分析仪加样量微少，若清洗不干净，极小量的携带就会导致严重的结果干扰[1, 2]。因此要求我们定期加强样本针保养，根据工作量情况，定期更换样本针，也可以使用超声波对样本针进行清洗，清洗完成后应进行携带污染实验进行确认。

免疫分析仪已经是检验科常规检测仪器，可保证检验结果快速准确，但随着仪器使用，携带污染不可避免出现，因此应根据具体工作情况更换或清洗样本针，并定为每月保养事项，在仪器标准作业流程（SOP）中有所规定。同时应每天清洁加样针，防止分离胶的残留。

携带污染率是表示仪器在检测过程中的交叉污染情况的指标，在反映仪器性能方面占据重要的位置，仪器携带污染的影响范围主要是高值样本对低值样本的结果影响[3, 4]。我们在日常工作中务必重视携带污染问题，避免错误报告的发出、影响临床诊疗，避免医患纠纷。

参考文献

[1] 母海华 . 化学发光免疫分析仪加样针携带污染情况探讨 [J]. 世界最新医学信息文摘 , 2019, 19(74): 194–194.

[2] 夏勇 , 纪玲 , 徐安平 , 等 . Beckman Coulter 实验室自动化系统生化免疫样品间携带污染评估与解除 [J]. 现代检验医学杂志 , 2015(4): 125–127.

[3] 焦玉东 , 张猛 . IMMULITE 全自动化学发光免疫分析仪探针携带污染率的探讨 [J]. 放射免疫学杂志 , 2007, 20(4): 374–375.

[4] 魏寿忠 , 阮琳玲 , 刘光惠 . 高浓度人类免疫缺陷病毒抗体阳性及丙型肝炎病毒抗体阳性致全自动化学发光免疫分析仪探针携带污染 1 例 [J]. 检验医学与临床 , 2014(4): 574–575.

（李　强　中国医科大学附属盛京医院）

案例七 不同检测系统导致高值 β-HCG 结果差异

基本信息

张某某，女，宫外孕需手术治疗。发生于山东某医院。

病史简述

2018 年 7 月 18 日，患者腹痛于急诊科就诊，同时检测 β-HCG，检测结果 77 080 mU/mL，检测仪器为贝克曼 DXI800 检测系统。7 月 21 日住院后复检 β-HCG，结果 26 329 mU/mL，检测仪器为罗氏 E601 检测系统。7 月 22 日 再次复检 β-HCG，检测结果为 31 582 mU/mL，检测仪器为贝克曼 DXI800 检测系统。7 月 25 日复检 β-HCG，结果 18 955 mU/mL，检测仪器为罗氏 E601 检测系统。

临床医生反映结果与临床不符且与前一次结果相差甚远，提出质询。

案例随访

检验科收到质询电话，随即对检测结果进行复核，过程中发现急诊化验室检测两次，发光免疫组检测两次。分别查找原始标本并利用两检测仪器进行复检，复检结论为：在贝克曼 DXI800 仪器复检的两次结果与之前结果无明显差异；在罗氏 E601 仪器复检的两次结果与之前结果无明显差异。

案例分析与专家点评

罗氏 E601 仪器 HCG 检测原理：第一步，10 μL 样本，生物素化的抗 HCG 单克隆抗体和钌（Ru）标记的抗 HCG 单克隆抗体混匀，形成夹心复物。第二步，加入链霉亲和素包被的微粒，让上述形成的复合物通过生物素与链霉亲和素间的反应结合到微粒上。反应混合液吸入到测量池中，微粒通过磁铁吸附到电极上，未结合的物质被清洗液洗去，电极加压后产生化学发光，通过光电倍增管进行测定。检测结果由机器自动从标准曲线上查出。

贝克曼 DXI800 仪器 HCG 检测原理为间接化学发光法：用参与发光反应的酶来标记抗原或抗体，免疫反应后，加入发光底物，测定发光体系的发光强度来进行抗原或抗体的检测。

参考美国 CLSI EP9-A2 文件 [1]，使用患者样本进行方法学比对。通过数据分析：相关性 > 0.975，两个平台存在一定的系统偏差，贝克曼平台 β-HCG 检测结果相对于罗氏整体偏高，缺失 1000~1350 mU/mL 浓度区间样本的比对数据，收集更多的数据弥补缺失区域，补充实验数据规律一致，两个平台检测 β-HCG 平均偏差超过了卫计委临床检验中心室间质评的允许总误差（12.5%）的一半，结果见图 12.7.1~12.7.2。

结论：①两种检测方法学对于同一样本 β-HCG 检测存在差异，因为各实验室使用的检测抗体所针对的抗原位点常有不同 [2]；二是溯源性的差异，罗氏 β-HCG 溯源至 WHO 第四代国际标准，贝克曼 β-HCG 溯源至 WHO 第五代国际标准品，而第五代试剂

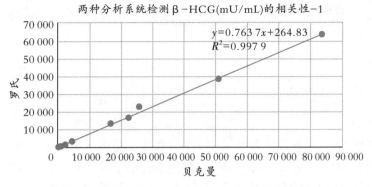

图 12.7.1　两种不同平台分析同一患者 β-HCG 结果相关性（低浓度范围）

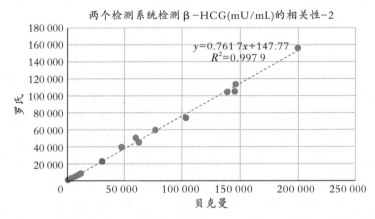

图 12.7.2　两种不同平台分析同一患者 β-HCG 结果相关性（高浓度范围）

与第四代试剂相比存在一定的系统偏高[3]。②比对结果。两种检测系统的稀释倍数及稀释阈值不同，引入了一定的系统间差异。两种检测系统检测标本值 < 1350 mU/mL 时，差异不明显且在允许范围内。当检测标本值 > 1350 mU/mL，贝克曼 DXI800 会对检测标本进行 1∶199 稀释进行复检。罗氏 E601 检测值 > 10 000 mU/mL 进行 1∶100 稀释复检。③制定不同系统的比对程序及比对时间。比对实验是实现准确度溯源和检验结果可比性的重要途径[4-5]。

参考文献

[1] National Committee for Clinical Laboratory Standards Methodcomparison and bias estimation using patient sampies[S]. Approved Guideline EP9–A2, NCCLS, 2002.

[2] 徐晓姹，吕时铭．人绒毛膜促性腺激素在体内的存在形式及其临床应用 [J]. 国外医学 (临床生物化学与检验学分册), 2005(11): 815–818.

[3] 张凯，国秀芝，孙丹丹，等．贝克曼 4 代和 5 代总 β 亚单位人绒毛膜促性腺激素测定试剂的分析性能验证及比较 [J]. 标记免疫分析与临床 , 2017, 24(2): 221–225.

[4] 魏昊，丛玉隆．医学实验室质控管理与认可指南 [M]. 北京：中国计量出版社 , 2004: 111–114.

[5] 余文辉，张春雷，杨小红，等．化学发光法检测血清 T-βHCG 分析灵敏度验证实验的建立与评价 [J]. 中华生物医学工程杂志 , 2014, 20(6): 441–445.

（刘海峰，董海新　济宁医学院附属医院）

案例八　警惕：真假 CEA 升高迷云——仪器跳值惹的祸！

基本信息

患者，女，59 岁，于贵州遵义某医院内分泌科就诊。

病史简述

2021 年 7 月 28 日，患者述因腹部包块来院检查，超声结果提示：双侧乳腺腺体组织局部增厚，BI-RADS 0 类，未见明确占位性病变；甲状腺结节，TI-RADS 4a 级，双侧颈部探及淋巴结，随诊；腹壁包块探查印象：腹壁混合回声团，考虑脓肿；前下腹壁占位性病变，考虑感染性病变可能性大，待除外肿瘤病变。阴道彩超检查结果印象：符合子宫肌瘤声像图改变；盆腔积液。

案例随访

该患者于就诊当日检查 CEA 结果异常升高（表 12.8.1）。次日重新采血复查女性肿瘤标志物，所有结果均在正常范围内，结果见表 12.8.2。患者拿到两次存在差异的结果后，向检验科质询。实验室收到质询后立即启动调查程序，首先检查血样和调取仪器上机检测记录。结果显示：第一份样本条码粘贴正确，信息完全，未发现人工编号或者补打条码的情况，排除样本存在张冠李戴的情况。调取样本在仪器上检测的运行信息，显示仪器通过 LIS 双向通信模式提取标本检测信息进行检测并传输结果，仪器检测结果为756.8 μg/L，信息传输正确。以上调查结果提示 CEA 第一次检测结果为 756.8 μg/L 确为患者样本检测所得结果。于是，实验室工作人员将第一次标本重新复查，结果为 1.3 μg/L，与重新采集样本的检测结果（1.1 μg/L）相符。这提示第一次的检测结果不可信，需进一步查找原因。

表 12.8.1　第一次 CEA 检测结果（2021 年 7 月 28 日）

序号	代号	项目名称	结果	单位	参考范围
1	CEA	癌胚抗原	756.8	μg/L	非吸烟＜ 3.0，吸烟＜ 5.0

表 12.8.2　第二次肿瘤标志物检测结果（2021 年 7 月 29 日）

序号	代号	项目名称	结果	单位	参考范围
1	CEA	癌胚抗原	1.1	μg/L	非吸烟＜ 3.0，吸烟＜ 5.0
2	CA19-9	糖类抗原 CA19-9	7	U/mL	＜ 25
3	CA15-3	糖类抗原 CA15-3	9.0	U/mL	＜ 31
4	CA125	糖类抗原 CA125	4	U/mL	＜ 35
5	Fer	铁蛋白	96.0	μg/mL	11.0~306.8
6	AFP	甲胎蛋白	2.8	ng/mL	＜ 9.0
7	β-HCG	人绒毛膜促性腺激素	2.420	MIU/mL	＜ 5.0
8	SCC	鳞状上皮细胞癌抗原	0.7	ng/mL	＜ 1.5
9	HE4	人附睾蛋白 4	25	pmol/L	＜ 70

进一步调取仪器运行数据，该样本检测前后各 10 份样本均不存在异常升高样本，且当日所有 CEA 样本中也未发现接近或高于 756.8 μg/L 的结果，排除其他样本污染或者存在替换或传输错误的可能性。该样本第一次检测时间段前后仪均未发现仪器报警信息，当日仪器质控结果均在控，并对当日 CEA 样本随机复查 50 份，结果均符合当日检测结果，提示仪器运行状态良好。仪器工程师 7 月 29 日对该台仪器状态进行全部检测，均正常，因此以上排查程序排除了检测系统异常。

案例分析与专家点评

CEA 是由胎儿胃肠道上皮组织、胰和肝细胞所合成的一种可溶性糖蛋白，存在于 2~6 个月胎儿胃肠道、肝脏和胰腺中，出生后血清中含量极低。血清中 CEA 升高可见于肺癌、结直肠癌、乳腺癌及其他多种恶性肿瘤。在本例患者中，通过复核及查阅文献后分析后认为：第一次 CEA 检测结果为 756.8 μg/L 可能是由于仪器跳值所致的偶发事件。跳值定义：为样本及测试条件所导致的非重现性假阳或初测假阳性，测试结果表现为发光值 RLU 偏高，经过重复测试结果趋于正常，且该现象重现性低，与系统精密度无关。引起跳值可能的原因是样本中的某些物质引起反应试剂非特异性吸附而造成干扰，如纤维蛋白、脂类复合物、细胞碎片等，严重时可见絮状物质，但大多数时候不可见。对该案例的第一次检测样本进行仔细观察，在管壁可见红细胞挂壁现象，提示存在离心不足，这可能会导致第一次吸样时有纤维蛋白原混入反应体系中，引起跳值现象。次日复查该样本，由于经过 24 h 的重力沉降效应，纤维蛋白原沉积于血液下层，未对复查结果产生干扰。

该案例提示我们在进行样本检测和报告审核时，对异常增高的样本，要建立复检规则，关注样本处理质量。个别样本由于离心制备不彻底，会造成假阳性结果，如果忽略会给临床造成误诊。可采用延长样本离心时间、重复测定、异常结果复查、结果报告应结合病史认真分析等措施，降低假阳性率，增加检测结果准确性。

（黄　健　遵义医科大学附属医院）

案例九　不同检测系统 HCG 差异分析

基本信息

邓某某，女，41 岁，发现血 HCG 升高 1 月余。

病史简述

2021 年 12 月 11 日在外院查血 HCG，结果为 36 mU/mL，B 超提示宫内外未见孕囊。12 月 15 日、12 月 22 日复查，血 HCG 分别为 40 mU/mL、44 mU/mL。2022 年 1 月 13 日另一医院检查，血 HCG 为 38.1 mU/mL。

2022 年 1 月 14 日在我院妇科门诊就诊，无阴道流血、咳嗽、头痛及咯血、流鼻血等不规则出血。B 超提示左附件区探及一混合性回声团，大小约 2.8 cm×2.2 cm×2.7 cm，边界清，内回声不均，考虑卵巢来源，性质待定。血 HCG < 2.0 mU/mL，CA125、CA15-3、CA19-9、CEA、AFP 均正常，临床反馈血 HCG 结果与外院不符，要求实验室进一步核实。

案例随访

将 1 月 14 日样本于本院另一检测平台复查，结果仍 < 2.0 mU/mL。进一步梳理患者自 2021 年 12 月 11 日以来血 HCG 检测情况，发现外院两家实验室均使用检测平台 A，结果均为阳性，我院两检测平台（B、C），检测结果均为阴性，具体见表 12.9.1。

表 12.9.1　不同平台 HCG 的检测结果

日期	检测平台	HCG（mU/mL）	医院
2021/12/11	A	36	外院 1
2021/12/15	A	40	外院 1
2021/12/22	A	44	外院 1
2021/12/23	B	< 2.0	本院
	C	< 2.0	本院
2022/1/13	A	38.1	外院 2
2022/1/14	B	< 2.0	本院
	C	< 2.0	本院

将 1 月 14 日原液及聚乙二醇 1∶1 预处理样本送至外院 2（平台 A）、外院 4（平台 D）检测，具体结果见表 12.9.2。

表 12.9.2　不同处理及不同平台 HCG 检测结果

标本	检测平台	HCG（mU/mL）	医院
原液	B	< 2.0	本院
	C	< 2.0	本院
	A	35.93	外院 2
	D	0.39	外院 3
聚乙二醇 1∶1 预处理	B	< 2.0	本院
	A	< 1.2	外院 2

根据 4 个检测平台及聚乙二醇预处理检测结果，推测检测平台 A 血 HCG 结果受嗜异性抗体干扰所致，进一步问诊，得知患者有类风湿病史，长期服用抗类风湿药物。进行类风湿因子检测，结果为 193 U/mL（阳性）。经检验科沟通解释，临床及患者获知检测干扰情况，未对患者进行诊疗干预。2022 年 3 月 28 日，患者回院复诊，超声检查及血 HCG 无明显改变。

案例分析与专家点评

HCG 由合体滋养细胞分泌，是一种糖蛋白激素，由 β 亚基（145 个氨基酸）和 α 亚基（92 个氨基酸）组合而成，是检测妊娠和妊娠相关疾病的重要标志物，尤其在滋养细胞疾病和生殖细胞肿瘤诊疗中。排除妊娠的 HCG 持续阳性，是滋养细胞肿瘤诊断的重要依据。如果误诊，后果将不堪设想，所以本案 HCG 阴性还是阳性，至关重要。

HCG 检测的去干扰能力，与检测位点密切相关，本案例涉及 4 个检测平台，A 平台设计了顺磁微粒子结合的 β–HCG 抗体、吖啶酯标记的 β–HCG 抗体，没有针对 HCG 独特位点的单克隆抗体；B、C、D 3 个平台则设计了针对 HCG 独特位点的单克隆抗体：B 平台设计了生物素化的抗 HCG 单克隆抗体、钌（Ru）标记的抗 HCG 单克隆抗体；C 平台设计了磁性磁珠结合的抗 β–HCG 单克隆抗体、碱性磷酸酶结合的抗 β–HCG 单克隆抗体；D 平台设计了碱性磷酸酶结合的兔抗 β–HCG 单克隆抗体、顺磁性微粒结合的山羊抗小鼠 IgG–小鼠抗 β–HCG 单克隆抗体。

嗜异性抗体由已知或未知抗原物质刺激产生，可直接结合免疫反应中的检测位点，使结果出现假性偏高或偏低。类风湿因子是一类明确的嗜异性抗体，通常是 IgM[1]。本案例患者具有类风湿病史，类风湿因子阳性，其 HCG 应在去干扰能力强的检测平台进行检测，如平台 B、C、D；检测平台 A，抗干扰能力弱（无针对 HCG 独特位点的单克隆抗体），嗜异性抗体、非特异性蛋白、类 HCG 等干扰物质可至结果假性偏高或偏低[2, 3]，所以本例患者 HCG 结果持续增高。日常工作中，当怀疑嗜异性抗体干扰时，可以通过倍比稀释、聚乙二醇回收试验等方法加以排查，并通过嗜异性抗体阻断剂、更换检测平台、聚乙二醇预处理等方法去除干扰[4, 5]。

本例患者从 2021 年 12 月 11 日发现 HCG 阳性至 2022 年 1 月 14 日，历经 1 个多月，多家医院，多次检查，实验室未能进行充分追踪、临床沟通及病史采集，从而忽略了嗜异性抗体干扰这一关键信息，导致患者多次就诊。因此实验室应加强异常结果的来源分析，加强临床沟通，深入了解病史，必要时亲自问诊，为临床提供准确的实验结果，避免错误的诊疗活动。

参考文献

[1] Johanna E Gehin, Rolf A Klaasen, Ellen S Norli, et al. Rheumatoid factor and falsely elevated results in commercial immunoassays: data from an early arthritis cohort[J]. Rheumatology International, 2021, 41: 1657–1665.

[2] Jose C Jara Aguirre, Darci R Block, Nikola A Baumann, et al. Human Chorionic Gonadotropin (hCG) Heterophile Interference Investigations: Experience from a Referral Laboratory[J]. American Journal of Clinical Pathology, 2018, 149: 186–187.

[3] Annemieke C Heijboer, Frans Martens, Sandra D Mulder, et al. Interference in human chorionic gonadotropin (hCG) analysis by macro-hCG[J]. Clinica Acta, 2011, 412: 23–24.

[4] Nils Bolstad, David J Warren, Kjell Nustad. Heterophilic antibody interference in immunometric assays[J]. Best Practice & Research Clinical Endocrinology & Metabolism, 2013, 27: 647–661.

[5] 钱丹，刘畅，杨聚豪，等. 异嗜性抗体对孕妇血清甲状腺功能免疫测定值干扰的分析与处理 [J]. 国际检验医学杂志，2022, 43(5): 637–640.

（李小妹　广西壮族自治区妇幼保健院）

案例十　试剂磁微粒沉淀引起 AFP 异常升高

基本信息

李某某，男，46 岁，临床诊断：肝恶性肿瘤（原发性肝癌 cT3N0M1 Ⅳ期）。发生于重庆某医院。

病史简述

2021 年 7 月，患者发现肝占位性病变，就诊于我院，诊断为原发性肝恶性肿瘤。9 月，患者行开腹部分肝切除术＋胆囊切除术。

2021 年 10 月至 2022 年 5 月，患者行仑伐替尼靶向治疗和信迪利单抗治疗。并定期做肝癌肿瘤标志物随访检查，随访中患者 AFP 结果一直在 1.5 ng/mL 左右，处于正常水平。

2022 年 5 月 30 日来院复查，检测结果显示：AFP 30.2 ng/mL，其他肝癌标志物结果正常，结果与近期随访以来的结果和诊疗预期不符，且与同期其他肝癌肿瘤标志物结果不一致。

案例随访

检验科将标本二次离心后在西门子平台上复查，检测结果更高。查看当日质控结果在控，且结果在靶值附近，查看试剂发现正在使用的试剂剩余检测数量为 93 例（一条试剂总检测量为 100 例）。用该条试剂重做质控结果超过均值 3 个标准差。取出试剂观察发现该试剂有磁微粒沉淀，且沉淀不能通过震荡摇散。更换试剂后重新做室内质控，质控在控后进一步检测该标本，检测结果正常。数据总结如表 12.10 所示。

表 12.10　不同试剂条 AFP 质控和检测结果

	试剂条编号：04124710004256	试剂条编号：01124710004243
质控（低值）	49.43	18.25
质控（高值）	118.32	91.72
	30.2	1.28
	32.7	1.32
标本		
标本复查		

注：AFP 单位均为 ng/mL，该批号 AFP 低值质控均值 17.15，标准差 0.73；高值质控均值 88.45，标准差 3.6

案例分析与专家点评

免疫磁珠技术根据磁吸附原理，用合成的含金属小颗粒，经特殊处理，用吸附在磁珠上的抗体识别抗原，在磁铁磁力的作用下，磁珠与抗原抗体复合物和其他物质分离。该技术已用于免疫检测、细胞分离和蛋白质纯化等。免疫磁珠技术应用于检测，克服了放射免疫和普通酶联免疫检测方法的缺点，具有灵敏度高、检测速度快、特异性强和重复性好等优点 [1]。

　　本案例考虑试剂质量问题导致 AFP 结果偏高。由于 AFP 每天标本检测量接近 400 例，考虑该患者检测所用的试剂与早上做质控的试剂应该不是同一条。早上一条试剂的质控在控并不能完全代表整天所有试剂的质控结果在控。有必要的话需要下午加做一次室内质控。

　　考虑到 AFP 试剂本身磁珠相对比较粗大，且量比较多，在给仪器添加试剂的时候，需要手工充分摇匀，且要注意观察试剂中磁微粒是否能够完全摇散，是否有无法摇散的成堆的磁微粒，如果有则属于试剂质量问题，需要联系试剂商更换试剂。

　　报告审核过程中需要注意同一时间段同一项目的检测结果是不是有较多的同时增高或者降低，帮助我们判断是不是存在系统误差。

参考文献

[1] 牛天贵, 贺稚. 食品免疫学 [M]. 北京 : 中国农业大学出版社, 2010.

（郭变琴，吴立翔，王亚丽　重庆大学附属肿瘤医院）

案例十一　钩状效应引起 AFP 结果与 AFP-L3 不符

基本信息

　　毛某某，男，50 岁，患者无明显诱因出现右上腹间歇性隐痛，诊断原发性肝癌。发生于重庆某医院。

病史简述

　　2022 年 4 月，患者在当地医院行影像学检查显示：考虑肝癌恶性肿瘤可能性大，建议转到上级医院就诊。

　　2022 年 5 月，患者就诊于我院，行腹部增强 CT 等检查，明确诊断肝癌，并完善相关检查，做术前评估，择期手术。

　　2022 年 5 月 10 日，患者采血检测肝癌肿瘤标志物，AFP-L3 检测结果为 > 2500 ng/mL，同时 AFP 检测结果为 784.5 ng/mL。AFP 与 AFP-L3 结果相互矛盾，检验人员开始查找原因。

案例随访

　　查看当天仪器状态，西门子检测平台未见明显异常；查看当天质控，AFP 质控结果在控；查看试剂情况，该患者的 AFP 与 AFP-L3 检测应用同一条试剂；查看标本状态，无脂血、无溶血、无张冠李戴等信息错误。检验科将标本重新离心后在原西门子平台对原标本进行 200 倍稀释同时检测 AFP 和 AFP-L3，结果如表 12.11 所示。

表 12.11　**稀释前后 AFP 和 AFP-L3 检测结果**

	原血（ng/mL）	200 倍稀释（ng/mL）
AFP	784.5	> 200 000
AFP-L3	> 2500	9541

注：稀释标本结果已乘以相应稀释倍数，为最终检测结果

案例分析与专家点评

AFP 是一种单链糖蛋白，分为 AFP-L1、AFP-L2 和 AFP-L3。AFP-L1 主要见于良性肝病，AFP-L2 主要由卵黄囊产生并多见于孕妇，而 AFP-L3 主要来源于肝癌细胞，也被称为 AFP 异质体。血清 AFP 及其异质体是诊断肝癌的重要指标和特异性最强的肿瘤标志物，国内常用于肝癌的普查、早期诊断、术后疗效监测和随访，且有助于鉴别肿瘤的来源。AFP 成年人血中浓度甚低，主要用于协助诊断原发性肝癌和监测治疗。AFP 异质体是糖链结构不同，可用于对原发性肝癌的鉴别诊断，因此 AFP-L3 是 AFP 的一部分[1]。

本案例考虑 AFP 含量过高引起钩状效应，导致检测结果远低于真实值。钩状效应即 Hook 效应，是指由于抗原抗体比例不合适而导致假阴性的现象，其中抗体过量称为前带效应，抗原过量称为后带效应。由于 AFP 采用直接化学发光技术的双抗体夹心法，使用了两种定量抗体，极少数情况有可能因为患者体内抗原含量过高而引起后带效应，导致假阴性。

日常报告审核工作中，需要随时关注项目的既往结果和患者的诊疗病程，并注意对照其他可以相互印证有一定比对价值的项目，比如：AFP 应大于 AFP-L3，且两者一般情况下应同步升高或者降低。对于结果有不相符或者矛盾的地方，应引起重视并及时查找原因，注意排除钩状效应的影响。

参考文献

[1] 熊立凡，胡晓波．明明白白看化验单 [M]．上海：上海科学技术出版社，2016．

（郭变琴，吴立翔，王亚丽　重庆大学附属肿瘤医院）

案例十二　　AFP 假阴性——钩状效应

基本信息

邓某某，男，53 岁。体检发现肝内占位，于哈尔滨某医院行介入治疗。

病史简述

2022 年 1 月 26 日体检，CT 检查示：肝多发性实质占位，S 段大小 76 mm × 40 mm（恶性可能），门静脉左支内充盈缺损，考虑为癌栓。2 月 8 日于医院就诊，行肿瘤标志物蛋白芯片 12 项检测（表 12.12.1），其中 AFP 结果正常，医生提出异议。

案例随访

接到医生异议后，检验科用另一平台罗氏 Cobas e601 进行 AFP 检测，结果为 206 958 ng/mL（表 12.12.2）。2022 年 2 月 9 日行肝脏穿刺，报告为肝细胞癌。于是进行经动脉灌注化疗术及化疗栓塞术治疗。

表 12.12.1 多肿瘤标志物蛋白芯片 12 项检测结果

编号	检验项目	结果	单位	参考范围
1	CA19-9	33.5	U/mL	0~35
2	NSE	11.2	ng/mL	0~13
3	CEA	3.24	ng/mL	0~5
4	CA242	10.4	U/mL	0~20
5	Fer	134.3	ng/mL	0~219
6	β-HCG	< 0.3	mIU/mL	0~3
7	AFP	3.1	ng/mL	0~20
8	fPSA	0.3	ng/mL	0~1
9	tPSA	0.5	ng/mL	0~5
10	CA125	23.9	U/mL	0~35
11	HGH	4.7	pg/mL	0~7.5
12	CA15-3	24.6	U/mL	0.35

表 12.12.2 罗氏 Cobas e601 检测结果

项目	2022/2/14（原倍）	2022/2/14（稀释 400 倍）
CEA（ng/mL）	3.42	
AFP（ng/mL）	> 1200 ↑	206 958 ↑
CA19-9（ng/mL）	33.87	

案例分析与专家点评

AFP 是临床公认的肝细胞肝癌诊断最灵敏的标志物之一。医生在查阅该患者检查结果发现，肝脏有巨大占位性病变，高度怀疑原发性肝癌，因此与检验科沟通，检验科立即选用不同平台对标本进行复测，检测结果显示高于检测上限 1200 ng/mL，稀释后为 206 958 ng/mL。罗氏仪器检测结果不受钩状效应（Hook 效应）的影响（AFP < 1210 000 ng/mL）。因此考虑芯片的检测结果是由于 Hook 效应引起。

由于患者指标检测结果与临床表现不符，因此高度怀疑是由于被测物质（AFP）浓度过高超过其线性范围而导致的假阴性。其发生原因是待测抗原与标记二抗的亲和力比一抗大，因此抗原与标记二抗发生交叉重叠结合，由于立体效应和互相挤压作用使抗原分子发生构型改变，而从包被抗体上解离被洗脱，致反应信号降低，造成假性低值。

发生钩状效应的原因还有包被抗体亲和性低、标记二抗不足、洗涤不适当、过度孵育等[1]。由于钩状效应发生具有不可预见性，减少和避免钩状效应一直是检验人员较为棘手的问题，对可疑的结果要及时与临床医生进行沟通并结合患者的病情及其他检查结果综合分析讨论，必要时对标本进行复测或稀释后复测避免因钩状效应导致检验结果的错报。

参考文献

[1] Bertsch T, Bollheimer C, Hoffmann U, et al. Alpha–1–fetoprotein (AFP) measurements and the high-dose hook effect[J]. Clin Lab, 2014, 60(9): 1585–1586.

（梁　欢，苏亚娟，孙轶华　哈尔滨医科大学附属肿瘤医院）

案例十三　钩状效应导致 AFP 检测值假性偏低

基本信息

于某某，女，39 岁，原发性肝癌，就诊于北京某医院。

病史简述

现病史：乙肝病史 10 余年，1 个多月前腹痛，当地医院腹部 CT 提示肝内占位。家族史：母亲 HBsAg 阳性，肝硬化；妹妹 HBsAg 阳性。实验室检查：2021 年 7 月 30 日门诊采血检验结果如表 12.13.1 所示。影像学检查：2021 年 8 月 4 日腹部 CT 报告弥漫型肝癌，肝硬化，脾大，腹水；双肺多发转移可能性大。

表 12.13.1　**实验室检查结果**

肝功能指标	病原检测	肿瘤标志物
ALT 35 U/L	HBV-DNA 6487 U/mL ↑	AFP > 121 000 ng/mL ↑
AST 75 U/L ↑	HBsAg 143 U/mL 阳性 ↑	AFP-L3 3370 850 ng/mL ↑
TBil 43 μmol/L ↑		
DBil 16.6 μmol/L ↑		

诊断与治疗：2021 年 8 月 9 日住院诊断原发性肝癌，肝炎肝硬化失代偿期乙型；给予保肝、降酶、抗病毒、抗肿瘤等药物治疗，2021 年 8 月 19 日病情好转出院。于 2021 年 9 月 3 日再次复诊检测。

案例随访

实验室采用罗氏电化学发光免疫分析仪 e801 系统（两个模块共四个测量池）检测 AFP（一步双抗体夹心法），采用亲和吸附离心管法（2.5 倍稀释）提取 AFP-L3 后，再次用 e801 检测 AFP-L3。

2021 年 7 月 30 日初始检测样本结果显示：AFP 901 ng/mL（A11 测量池），AFP-L3 > 1210 ng/mL，出现了 AFP-L3 > 总 AFP 不合逻辑的情况，审核时引起工作人员关注，遂更换另一测量池 A22 进行复测，结果为 AFP > 1210 ng/mL，进一步用仪器自动 100 倍稀释后检测结果为：AFP > 121 000 ng/mL（回报我室验证的可报告范围上限），AFP-L3 经稀释重新提取后结果为 3370 850 ng/mL，符合逻辑。

分析判断初次检测 AFP 结果假性偏低原因可能是：① A11 测量池性能出现问题；②因标本 AFP 异常高值，出现钩状效应导致 AFP 检测值假性偏低。

验证过程如下：

（1）采用不同测量池或稀释倍数复测数据如表 12.13.2 所示。

表 12.13.2　e801 检测 AFP 发光值和检测结果数据表

测量池	稀释倍数	2021/7/30 样本		2021/9/3 样本	
		发光值	检测结果（ng/mL）	发光值	检测结果（ng/mL）
A11	原倍	872 633	864	2268 389	＞ 1210
A12	原倍	992 500	913		
A21	原倍	928 291	866		
A22	原倍	976 399	903		
A11	仪器 100 倍	13575 905	＞ 121 000	13781 270	＞ 121 000
A11	仪器 400 倍	8575 374	＞ 484 000		
A11	仪器 900 倍	4039 203	＞ 1089 000	2683 768	＞ 1089 000
A11	手工 1 : 1 + 仪器 900 倍	2297 410	＞ 1089 000		
A11	手工 1 : 2 + 仪器 900 倍	1602 808	＞ 1089 000	1100 139	922779 × 3=2768 337
A11	手工 1 : 4 + 仪器 900 倍	1200 395	1034 817 × 5=5174 085	710 189	549 718 × 5=2748 590

验证讨论：①四个测量池复测 2021 年 7 月 30 日原倍样本，结果均出现假性偏低；7 月 30 日和 9 月 3 日两次采集的样本均呈现，原倍发光值和仪器 100 倍稀释发光值相比，加大稀释倍数而发光值不降反升的现象。符合"钩状效应（Hook effect）"的定义，即指免疫检测中由于抗原、抗体浓度比例不合适而致检测结果呈假阴性的现象[1]。②经过手工稀释叠加仪器稀释的方法，7 月 30 日样本最终得到＞ 500 万 ng/mL 的检测结果，符合试剂说明书"AFP 浓度≤ 10 万 U/mL（121 万 ng/mL）时无高剂量钩状效应"的声明。根据 9 月 3 日样本的验证结果，AFP 达到 270 万 ng/mL 时，原倍检测结果＞ 1210 ng/mL，未出现假性偏低现象。

经与临床沟通，两次采集样本的 AFP 数值变化，符合临床表现，证明治疗方案有效。

（2）送至院外不同检测平台复测，数据如表 12.13.3 所示。

表 12.13.3　不同平台检测 AFP 数据表

样本日期	检测系统	本院 e801（ng/mL）	A 系统（ng/mL）	B 系统（ng/mL）
2021/7/30	原倍	901	＞ 1200	3470.4
	稀释	5174 085	4734 000	6739 400
2021/9/3	原倍	＞ 1210	＞ 1200	＞ 4000.0
	稀释	2748 590	2142 000	3414 263

验证讨论：①e801 和 B 系统检测 2021 年 7 月 30 日原倍样本均出现假性偏低的结果。②三个平台经稀释得到最终的检测结果虽数值有所不同（可能因稀释倍数过大导致误差较大），但数量级一致，证明此患者样本中的 AFP 为异常高值。

综合以上验证过程，再依据对实验室"人机料法环""检验前中后"各个环节质量控制的排查，可以判断 2021 年 7 月 30 日原倍样本 AFP 检测值出现高剂量钩状效应导致的检测值假性偏低现象。

患者经多次靶向药物治疗和免疫治疗期间 AFP、AFP-L3 和 AFP-L3% 变化趋势如图 12.13 所示，AFP-L3% 稳定在 10% 左右，于 2022 年 1 月 25 日出院后未再随访。

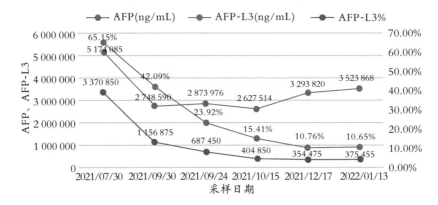

图 12.13 患者 AFP、AFP-L3、AFP-L3% 变化趋势图

案例分析与专家点评

在发生钩状效应时，测量值不能反映检测系统的真实性能，因此检测值出现 A11 初次为 901 ng/mL，A22 > 1210 ng/mL，A22 复测为 903 ng/mL，不同测量池间复测，或用同一测量池复测，存在检测值不稳定的情况。

高剂量钩状效应更易发生在一步双抗体夹心法的免疫反应中。在一步夹心法中过量的被测物与固相蛋白及标记蛋白争相结合，难以或不能有效地形成夹心结合物。高剂量钩状效应使强阳性标本误测为弱阳性甚至假阴性结果[2]。对于如 AFP、HCG 等在人体浓度范围较宽的物质，在用一步双抗体夹心法测定时要格外关注高剂量钩状效应的发生。解决方案是预稀释样本，使抗原抗体达到合适比例，以消除钩状效应。

本例患者在我院是初次就诊，没有以往 AFP 结果做参考，之所以发现钩状效应，主要是因为发生 AFP-L3 ＞总 AFP 不合逻辑的情况，审核时得以进一步复测。如只申请 AFP，很难通过人员审核进行判断，造成回报结果偏低甚至假阴的情况，说明钩状效应极具隐蔽性，如同隐形的冰山，对临床诊疗的潜在危害较大。

在今后逐步实现实验室信息系统（LIS）自动审核功能过程中，需要不断积累设置审核条件的经验，如总 AFP > AFP-L3 的逻辑关系。

实验室不仅要关注整体检测系统的日常质控（"人机料法环""检验前中后"各个环节），还应关注检测方法或系统的局限性，以及内源性干扰（HAMA、类风湿因子、自身抗体、补体、交叉反应等），外源性干扰（样本脂血、溶血、污染、保存时间、纤维蛋白、抗凝剂、生物素、药物、样本灭活等）导致的误差，熟悉并掌握厂商说明书声明的检测性能与局限，注重检测结果的分析与判读，密切与临床沟通，对可能的干扰因素时刻保持警惕，练就一双"慧眼"，尽力将各种干扰因素在实验室内排除，为患者的诊疗提供更可靠有效的检验结果。

尽管该案例受钩状效应影响的初始检测结果 901 ng/mL 已超出 AFP ≤ 7 ng/mL 的参考区间，且大于 400 ng/mL，符合《原发性肝癌诊疗指南（2022 年版）》中肝癌的血液学分子标志物[3] 诊断标准，如果回报给临床可能不会对临床诊疗造成不良后果，但是作为检验人，要具备相关的理论知识，对检验结果要有综合分析与判定的能力。

对于本案例出现结果异常时，要掌握处理该问题的操作技术规范，具备解决问题的能力，及时与临床沟通，判定结果是否与临床相符，最终为临床提供准确的检验报告。

参考文献

[1] 陈华根, 刘冰. 规范使用"带现象"和"钩状效应"概念 [J]. 中国输血杂志, 2006, 19(3): 218.
[2] 杨振修. 钩状效应和免疫学检验 [J]. 上海医学检验杂志, 1994, 9(2): 111–112.
[3] 国家卫生健康委办公厅. 原发性肝癌诊疗指南 (2022 年版)[J]. 临床肝胆病杂志, 2022, 38(2): 288–303.

（姜菲菲，娄金丽　首都医科大学附属北京佑安医院）

案例十四　fPSA/tPSA 比例倒置，原因为何？

基本信息

患者，男，28 岁。发生于四川某医院。

病史简述

2019 年 8 月患者至我院进行健康体检，当日实验室检查结果：血常规、大小便常规、甲状腺功能、血糖均无异常，甘油三酯 2.40 mmol/L（参考范围 0.29~1.83 mmol/L），尿酸 525 μmol/L（参考范围 240~490 μmol/L），同型半胱氨酸 28.4 μmol/L（参考范围 < 15 μmol/L）；血清肿瘤标志物中 PSA 检测结果异常，表现为 fPSA 与 tPSA 的比例倒置为 1391.94 %，其余肿瘤标志物结果无异常，结果见表 12.14.1。

表 12.14.1　患者肿瘤标志物检测结果

项目	AFP（ng/mL）	CEA（ng/mL）	CA19–9（U/mL）	t–PSA（ng/mL）	f–PSA（ng/mL）	fPSA/tPSA（%）
结果	3.10	1.59	12.7	0.273	3.800	1391.94
参考值	< 8	< 3.4	< 22	< 3	< 0.75	25~100

案例随访

我室采用罗氏电化学发光平台 e170 及配套试剂进行肿瘤标志物检测，面对不合理的 fPSA/tPSA 结果模式，我们做出如下处理：①对当日质控及其他样本的检测结果进行回顾，未发现异常；同时，对样本的 tPSA 和 fPSA 项目进行复查，复查前后结果一致，排除偶然误差。②将该样本采用另一检测平台——贝克曼全自动化学发光分析平台（UniCelDxI 800）——进行检测，结果显示 tPSA 结果无明显变化，fPSA 结果降低，fPSA/tPSA 比值为 40.74 %，由此推测该患者体内存在电化学发光法 fPSA 检测试剂的干扰物质，导致 fPSA 假性升高。③采用聚乙二醇（PEG）（25% PEG 6000）沉淀法将原样本进行处理后使用罗氏电化学发光法重新检测，以排除干扰物质的影响。如表 12.14.2 所示，对照样本在使用 PEG 处理前后其 tPSA 和 fPSA 的结果变化不大；患者样本在使用 PEG 处理后，其 tPSA 结果无显著变化，而 fPSA 结果由 3.800 ng/mL 降低为 0.104 ng/mL，回收率为 2.74 %[回收率（%）=（样本处理后的检测值 ×2/ 样本处理前的检测值）× 100]，同时 fPSA/tPSA 比值回落为 43.7%，与贝克曼平台检测结果一致。PEG 沉淀法处理前后样本 tPSA、fPSA 的检测结果分析见表 12.14.2。

表 12.14.2　PEG 沉淀法处理前后样本 tPSA、fPSA 的检测结果分析

组别		tPSA（ng/mL）	fPSA（ng/mL）	fPSA/tPSA（%）
患者样本	首测	0.273	3.800	1 391.94
	复测	0.274	5.150	1 886.45
	PEG 处理后检测	0.238	0.104	43.70
对照样本	首测	0.794	0.216	27.20
	PEG 处理后检测	0.644	0.148	22.98

案例分析与专家点评

本例患者 fPSA/tPSA 比例倒置，经过复测和更换平台检测后推测是由 fPSA 异常增高所致；患者血清样本经 PEG 沉淀法处理后，fPSA 结果回落，回收率小于 40%，提示患者体内存在某种大分子干扰物质，导致电化学发光法检测 fPSA 的结果假性升高。

通常，干扰物质包括嗜异性抗体、自身抗体、类风湿因子、人抗动物抗体以及其他一些结合球蛋白等[1]。国外有报道显示，嗜异性抗体同样可干扰贝克曼 UniCelDxI 800 平台对 fPSA 的检测，因此，检测仪器不是导致 fPSA 假性升高的主要因素[2]。

罗氏 tPSA 试剂中的单克隆抗体可结合 fPSA 和 cPSA，而 fPSA 试剂中单克隆抗体仅能结合 fPSA；此外，tPSA 试剂 pH 6.0，而 fPSA 试剂 pH 7.4。因此，采用结构不同的鼠源单克隆抗体和处于不同 pH 值环境，均可能影响嗜异性抗体的干扰现象，导致同一平台检测条件下 fPSA 假性升高而 tPSA 不受干扰[3, 4]。

在 fPSA 和 tPSA 检测中，嗜异性抗体干扰检测结果的发生率为 1% 和 1.2 %，当发现不合理的检测结果时，如怀疑是嗜异性抗体等物质的干扰，可采用稀释法、PEG 沉淀法或使用嗜异性抗体阻断剂等方法对样本进行处理，或可根据实验室条件采用不同的检测系统进行复测，从而降低或消除干扰因素的影响[5]。

参考文献

[1] 黎锦，李一荣 . 内源性抗体对临床免疫检测的干扰及对策 [J]. 中华检验医学杂志，2016, 39(11): 811–813.

[2] 汪怀周，贺铮雯，鲁琼，等 . 异嗜性抗体干扰引起血清多项肿瘤标志物显著升高 1 例 [J]. 检验医学，2019, 34(11): 1054–1056.

[3] PEDROSA W,TEIXEIRA L. Interference of heterophilic antibodies with free prostate-specific antigen in the Beckman-Coulter（Unicel DxI）assay,inverting the free/total prostate-specific antigen ratio[J]. Ann Clin Biochem, 2009, 46(Pt 4): 344–345.

[4] PREISSNER C M, DODGE L A, O'KANE D J, et al. Prevalence of heterophilic antibody interference in eight automated tumor marker immunoassays[J]. Clin Chem, 2005, 51(1): 208–210.

[5] 谢中华，苗强，魏彬，等 . 游离前列腺特异抗原检测结果假性升高 1 例报道 [J]. 检验医学 , 2022, 37(9): 904–906.

（牛　倩　四川大学华西医院）

案例十五　一例甲状腺癌全切术后随访患者 Tg 假阴性带来的思考

基本信息

患者许某某，女，51 岁，甲状腺癌全切术后。发生于新疆某医院。

病史简述

2019 年 5 月，患者行"甲状腺全部切除术"，术后病理示：甲状腺右叶甲状腺微小乳头状癌，甲状腺左叶及峡部甲状腺乳头状癌。9 月行放射性同位素 ^{131}I 治疗。

2020 年 5 月 14 日门诊复查，^{131}I 甲状腺显像及全身显像示颈部未见残留功能性甲状腺组织，全身未见摄碘病灶；Tg < 0.040 ng/mL。5 月 24 日门诊复查，^{131}I 甲状腺显像及全身显像示颈部未见残留功能性甲状腺组织，胸 3 椎体右缘及右侧横突浓聚，考虑骨转移可能性大；Tg < 0.040 ng/mL。Tg < 0.040 ng/mL，与骨扫描结果不符，受到临床质询。

案例随访

检验科接到临床质询后，从冰箱找出患者标本，进行复检，并检测抗甲状腺球蛋白抗体（TgAb）。患者样本初检和复检结果见表 12.15.1。

表 12.15.1　患者样本初检和复检结果

检验项目	第一次	复检
Tg	< 0.040 ng/mL	< 0.040 ng/mL
TgAb		1360 U/mL

高浓度的 TgAb 会对 Tg 检测产生干扰。在 TgAb 干扰存在的情况下，稀释试验结果通常不呈线性。取另一 Tg 阳性而 TgAb 阴性的血清，用该患者的血样将其分别稀释 2 倍、4 倍、8 倍，结果发现倍比稀释回收率较差，尤其在 4 倍、8 倍稀释后，提示 Tg 检测受干扰，该患者血清样本对另一 Tg 阳性而 TgAb 阴性的血清中 Tg 回收率的影响结果见表 12.15.2。

表 12.15.2　Tg 回收率

原倍	2 倍稀释（回收率）	4 倍稀释（回收率）	8 倍稀释（回收率）
372 ng/mL	154.75 ng/mL（83.2%）	74.62 ng/mL（80.2%）	33.52 ng/mL（72.1%）

案例分析与专家点评

本案例血液样本 TgAb 为 1360 U/mL，经稀释后，Tg 检测结果持续下降，回收率较差，提示存在 TgAb 对 Tg 检测的干扰。电化学发光分析检测 Tg 的原理是双抗体夹心法，用这种方法检测 Tg 时应该注意，有 11%~20% 的甲状腺癌患者外周血中存在 TgAb，而 TgAb 对大部分检测 Tg 的方法都有影响，可导致检测结果偏低造成假阴性，从而延误患者的治疗，TGAb 产生干扰的振幅和方向与选用方法及患者血样中所含 TgAb 的浓度、亲和力相关[1]。《甲状腺癌血清标志物临床应用专家共识》强烈推荐分化型甲状腺癌（DTC）甲状腺全切术后应常规检测 Tg 与 TgAb，且选择同一厂商的 Tg 和 TgAb 检测试剂，建议连续检测用于持续评估术后复发风险及治疗反应；术后持续监测血清 Tg 与 TgAb，对动态风险分层进行持续评估，指导 DTC 随访方案及治疗决策的调整[2, 3]。

临床工作位于直面患者的第一线，各方面的信息汇聚于此，因此临床医生也是最容易遇到问题、发现问题的。该案例告诉我们，解决问题的钥匙往往在于沟通，通过多学科合作的办法可以给临床工作提供更加可靠、全面的信息。

参考文献

[1] 唐芳，张波，史育红. 对比分析甲状腺球蛋白抗体对电化学发光法和免疫放射法测定甲状腺球蛋白的干扰 [J]. 标记免疫分析与临床，2020, 27(11): 1998–2002.

[2] 段莉莉，崔静，武新宇，等. 甲状腺乳头状癌甲状腺球蛋白抗体的动态监测及其预后价值 [J]. 中华核医学与分子影像杂志，2019, 39(3): 146–149.

[3] 中国抗癌协会甲状腺癌专业委员会 (CATO). 甲状腺癌血清标志物临床应用专家共识 (2017 版) [J]. 中国肿瘤临床，2018,45(1):7–13.

（冯阳春　新疆医科大学附属肿瘤医院）

案例十六　SCC 假性升高的罪魁祸首——试剂污染

基本信息

武某某，男，70 岁。2019 年患肺癌，靶向药物治疗至今。于哈尔滨某医院定期复查。

病史简述

2019 年 11 月初无明显诱因出现阵发性咳嗽，痰中带血，CT 示右肺下叶肿块伴毛刺及分叶。病理报告：右肺肺腺癌。口服靶向药物 EGFR 三代抑制剂 ASK，并定期复查肿瘤标志物 CEA、AFP、NSE、SCC 等项目。

案例随访

2019 年 12 月 3 日首次复查 CEA 发现升高明显，用靶向药物治疗后逐渐下降至正常，CT 示肿块明显缩小。AFP、NSE、SCC 等项目均正常。2021 年 7 月 5 日复查中发现 SCC 明显升高，实验室更换检测试剂复查，结果正常（表 12.16.1）。推测原因可能是由于试剂污染造成结果假性升高。

表 12.16.1 CEA 和 SCC 的检测结果

日期	2019/12/3	2020/6/5	2020/12/6	2021/7/5	2021/7/5	范围
CEA（ng/mL）	55.92 ↑	23.25 ↑	5.85	3.56	3.56	0~5
SCC（ng/mL）	1.4	1.4	1.3	8.9 ↑	1.4	0~1.5

针对 SCC 突然升高，我们首先对当天的 SCC 试剂质控进行了检查。此标本的检测试剂为当天新开试剂，上机质控结果均在控。但是，当天使用该瓶试剂检测的 20 例样本中，包括此患者的 18 例标本结果均超出正常范围。我们立即对该瓶试剂重新进行质控检测，结果为失控，推测该试剂可能被污染。雅培检测 SCC 试剂为磁珠和吖啶酯双试剂。为寻找原因，进行了以下实验（表 12.16.2）。

实验一：使用确定质控没有问题的试剂检测已使用的磁珠瓶和吖啶酯瓶中试剂的 SCC 值，将未使用过的试剂作为对照。结果发现吖啶酯瓶的 SCC 值升高，表明该瓶试剂被污染。

实验二：因为该公司试剂软盖清洗后重复使用，怀疑试剂污染源可能是软盖。所以，我们在确认吖啶酯试剂瓶污染后，取下该试剂瓶软盖，用沾湿的棉棒分别擦拭软盖的外侧和内侧，然后将棉棒浸入去离子水中涮洗，检测涮洗液中的 SCC 值。测定结果显示涮洗液中 SCC 值均升高。由此肯定污染来源于试剂瓶软盖。

在更换试剂及软盖，清洗仪器管路后，重新检测该患者样本 SCC，结果为 1.4 ng/mL。

表 12.16.2 污染源排查实验结果

实验组别	样本	检测结果	结论
对照组	新试剂磁珠瓶	0.0 ng/mL	
	新试剂吖啶酯瓶	0.0 ng/mL	
实验组	SN02230 磁珠瓶	0.0 ng/mL	
	SN02230 吖啶酯瓶	5.6 ng/mL	吖啶酯瓶污染
对照组	干净棉签溶于水	0.0 ng/mL	
实验组	吖啶酯软盖表侧溶于水	0.2 ng/mL	
	吖啶酯软盖里侧溶于水	0.7 ng/mL	软盖污染

案例分析与专家点评

此患者为肺腺癌，CEA 升高，治疗后肿瘤缩小，CEA 下降，说明治疗效果良好。而在治疗过程中突然出现 SCC 升高，需要进一步分析。

SCC 应用于鳞状上皮源性肿瘤，在对肺癌的辅助诊断中，主要提示肺鳞癌[1]。该患者为肺腺癌，SCC 的升高存在肺腺癌向肺鳞癌转化的可能，但也不排除其他因素对检测结果的影响。因此我们仔细排查了检验的各个环节，确定检测试剂被污染。引起试剂污染的可能原因有试剂针污染、搅拌棒污染、比色杯污染、试剂成分的直接污染等。本案例中，因只有正在使用的试剂质控失控，可以排除试剂针、搅拌棒和比色杯等污染。在用试剂开瓶时质控在控，排除试剂本身质量问题，因此高度怀疑唯一与试剂接触的软盖被污染了。最终，我们通过一系列实验证实了软盖确实存在污染，分析原因可能是做质控时，加样针将被污染软盖中的 SCC 带入瓶中，造成样本结果异常，而试剂针加样后进行了清洗，故未造成其他试剂污染。因为唾液、汗液及其他体液中有散在的 SCC 反应决定簇，可能在操作过程中软盖被唾液或气雾（如打喷嚏时产生）或带有汗液的手套污染，进而造成试剂污染。

在 SCC 的检测中，处理相关的试剂、样本、耗材和患者标本时应时刻戴着手套和口罩，建议使用面屏。在处理高值浓度的 SCC 相关耗材比如高值质控品和校准品后最好更换一次性手套。相关耗材单独使用，避免直接触碰。并建议对所有高值样本结果进行复测。

参考文献

[1] Yan Li, Ming Li,Yi Zhang, et al. Age-stratified and gender-specific reference intervals of six tumor markers panel of lung cancer: A geographic-based multicenter study in China[J]. J Clin Lab Anal, 2021, 35(6): e23816.

（梁　欢　哈尔滨医科大学附属肿瘤医院）

案例十七　拨云见日，去伪存真——解密与临床不符的降钙素升高

基本信息

郑某某，女性，32 岁。发生于天津某医院。

病史简述

2021 年 2 月 27 日体检，血、尿、生化常规均正常，超声检查示甲状腺稍大、有小结节。3 月 11 日门诊查游离甲状腺功能、抗体、肿瘤标志物，仅降钙素 47.90 pg/mL ↑。患者 3 月 13 日、4 月 10 日、4 月 19 日多次门诊复查降钙素，结果分别为 40.10 pg/mL ↑、39.70 pg/mL ↑、48.70 pg/mL ↑，稳定地徘徊在同一水平，查电解质未见异常。去另外 2 家医院查降钙素，其中 Z 医院和 E 医院检测平台结果分别为 2.64 pg/mL 和 2.5 pg/mL，结果正常。Z 医院超声示甲状腺左右叶多发结节、考虑结节性甲状腺肿（2~3 级），双下颈气管旁多发淋巴结考虑炎性。出于焦虑患者又做了垂体、颈部、胸部和腹部磁共振等多项影像学检查均未发现异常。十几位内、外科专家给出了不同的处理意见（观察随诊或手术切除）。

患者带着诸多疑问和惶恐来到检验科，寻求帮助并要求给予合理的解释。

案例随访

根据患者主诉和提供的相应病历资料，检验科经分析讨论，结合病史及降钙素单纯升高的现象，梳理了患者在科室多次的检查结果、室内质控情况、仪器设备状态、试剂耗材、LIS 传输、临床及患者反馈记录等均未发现异常。考虑可能存在某种干扰或其他问题，联系厂商研讨，最终确定五步方案：①给患者抽血后同时送同检测平台 1 家、不同检测平台 2 家医院进行检测，目的是确保同一血样在不同设备、检测平台的检测（表

12.17.1~2）；②同一样本进行倍比稀释检测观察是否呈线性；③20%PEG 处理样本后复检；④HBT 阻断管验证是否存在嗜异性抗体（HA）的干扰（表 12.17.3）；⑤建议患者做 *RET* 基因分析排除基因突变的可能性。

表 12.17.1　同一样本不同采血管同一平台不同地区仪器结果比较

检测平台	医院	结果	参考范围	提示
S 检测平台（促凝管）	天津某医院	39.68 pg/mL	0~5 pg/mL	↑
S 检测平台（促凝管）	河北某医院	37.25 pg/mL	0~5 pg/mL	↑
S 检测平台（肝素管）	天津某医院	39.54 pg/mL	0~5 pg/mL	↑
S 检测平台（肝素管）	河北某医院	39.98 pg/mL	0~5 pg/mL	↑

表 12.17.2　同一样本三种不同检测平台结果比较

检测平台	结果	参考范围	提示	备注
S 检测平台	39.68U/mL	0~5 pg/mL	↑	初始平台
R 检测平台	3.02 U/mL	0~6.4 pg/mL		
X 检测平台	9.48 U/mL	0~18 pg/mL		

表 12.17.3　同一样本相同检测平台不同处理方法后检测结果比较

原始结果	处理方法	处理后检测结果
43.4 pg/mL	倍比稀释（1:2，1:4，1:8）	与对照组比不呈线性
43.4 pg/mL	20%PEG 1:1 处理	30.66 U/mL ↑（已乘稀释倍数）
43.4 pg/mL	嗜异性抗体阻断剂（HBT）处理	5.37 U/mL ↑（明显降低）

　　通过对 *RET* 基因的外显子 5、8、10、11 和 13~16 进行测序，未发现任何病理突变，排除家族癌综合征的可能性。最终证实郑某某的降钙素升高是由 HA 干扰所致，迷雾揭开。

案例分析与专家点评

　　降钙素作为甲状腺髓样癌筛查的单一指标有着重要作用，正常降钙素水平可以排除此肿瘤。鉴于方法学原因免疫法测定降钙素有可能出现错误结果，如 HA 的干扰，是指患者血清 / 血浆中的内源性嗜异性抗体干扰免疫检测体系，能影响各种类型检测，对夹心法影响最大、造成结果假性增高、导致误诊，甚至更严重后果[1]。

　　本案例患者因甲状腺有结节，加之降钙素升高做了很多不必要的检查，承受了巨大心理压力。如果患者做了手术、必将造成不必要的身心负担，幸好检验科及时沟通并采取积极的措施，方能最终取得较满意的结果。因此如何发现问题、解决问题已成为摆在检验人面前的重要课题。

　　三点启示：①单纯降钙素升高不能轻易认定患者存在甲状腺肿瘤。②对此情况在结合病史及其他资料不能明确者，可采用不同平台、样本稀释、PEG 沉淀、HBT 阻断的方法进行分析、鉴别。③建立异常结果筛查机制，做到防患于未然。

参考文献

[1] Philipp Seifert, Elena Kloos, Konstanze Ritter, et al. Calcitonin Screening—Consideration of Heterophilic Antibody Interference in a Case of Obscure Hypercalcitoninemia[J]. Nuklearmedizin, 2020 59(1): 35–37.

（张晓方，刘艺贤，董作亮　天津医科大学总医院）

案例十八　性激素与 HCG 呈现的一起"连环案"

基本信息

张某某，女，51 岁，因"水肿待查、高血压、胃部不适"就诊于天津某医院代谢科。

病史简述

患者血常规、肝肾功能、血糖、血脂、电解质均正常，性激素检测发现雌二醇（E_2）> 1000 pg/mL，孕酮（P）> 60 ng/mL 显著升高，垂体激素受抑制，呈现妊娠激素表现，与患者年龄及诊断不符。排除样本、仪器、试剂因素，复检结果一致。随即将原血行 HCG 检测，结果 3613 mU/mL↑（参考区间 0~10 mU/mL），考虑妊娠，并电话通知临床医生请妇科会诊。为何绝经期女性会出现这样的性激素结果，莫非为不知情的意外怀孕？HCG 与性激素水平为何不匹配？

带着疑问检验科多次与临床沟通，试图找到答案。

案例随访

针对该患者性激素结果（表 12.18），经与临床沟通，得知患者对是否妊娠并不知情，时有恶心无其他不适，其实恶心与妊娠有关。妇科会诊并经超声检查考虑葡萄胎，转入妇科行清宫术证实为巨葡萄胎，术前 HCG 5632 mU/mL↑，与诊断不符，检验科产生怀疑，是不是存在钩状效应，取原血 1∶100 稀释最终结果为 595 932 mU/mL↑↑↑，术后再检测 HCG 47 400 mU/mL↑，术后 3 周复查 HCG 3.6 mU/mL 恢复正常，几经周折终于尘埃落定。

表 12.18　张某某初次入院性激素检测结果

项目	结果	单位	参考区间
促卵泡生成素（FSH）	< 0.3↓	U/L	卵泡期：2.5~10.2，排卵期：3.4~33.4，黄体期：1.5~9.1
黄体生成素（LH）	0.74↓	U/L	卵泡期：1.9~12.5，排卵期：8.7~76.3，黄体期：0.5~16.9
催乳素（PRL）	39.12↑	ng/mL	卵泡期：2.8~29.2，排卵期：2.8~29.2，黄体期：2.8~29.2
雌二醇（E_2）	> 1000↑	pg/mL	卵泡期：19~144，排卵期：64~357，黄体期：56~214
孕酮（P）	> 60↑	ng/mL	卵泡期：0.15~1.4，排卵期：4.44~28，黄体期：3.34~35.5
睾酮（T）	58	ng/dL	卵泡期：17~76，排卵期：14~76，黄体期：14~76

案例分析与专家点评

本案例是检验科医生在审核结果过程中，发现性激素检测结果与患者年龄、诊断不符。在排除实验因素后，依据经验原血检测 HCG，考虑妊娠，并主动联系临床进行沟通。后期妇科会诊考虑葡萄胎后转科，术前检测 HCG 为 5632 mU/mL↑、与葡萄胎诊断不符。检验科考虑可能与钩状效应有关，并通过稀释还原真相通知临床解除疑虑。整个过程通过认真分析、及时沟通、正确措施确保患者得到规范及时有效的诊治，正是检验人精益求精一丝不苟的态度成就了患者的满意治疗，同时也得到临床医生的认可和好评。

三点启示：①检验科在结果审核遇到疑问或不符时，切不可得过且过，一定认真复核、及时主动联系临床。②性激素结果分析解释较为复杂，需要检验人有扎实的基本功和临床知识。③钩状效应是由于抗原抗体比例不合适而导致假阴性结果的现象，抗体过量称为前带效应，抗原过量称为后带效应，往往前带效应明显，可通过稀释样本的方法解决。

（李　君，董作亮　天津医科大学总医院）

案例十九　HCG 的钩状效应影响案例

基本信息

患者，女，28 岁，因不规则阴道出血、宫内中孕（13 周）于 2017 年 4 月 16 日来北京某医院妇产科急诊就诊。

病史简述

B 超提示宫腔内可见一成形胎儿，需除外妊娠滋养细胞疾病。首诊 β-HCG 检测结果＞20 万 U/L（A 系统）。次日上午再次送检 β-HCG，于 B 系统检测，结果显示 800 U/L。结果发出后急诊科医生对该结果表示怀疑，遂于 A、B 两系统同时复测，A 系统结果＞20 万 U/L，B 系统结果仍为 800 U/L 且无任何报警，10 倍稀释后，B 系统结果＞281 400 U/L。

案例随访

4 月 18 日再次送检 β-HCG，经 B 系统稀释后最终结果 3535 600 U/L。4 月 18 日 MRI 诊断提示宫腔大片异常信号，结合临床，考虑滋养细胞疾病可能。4 月 19 日行钳刮术，术后病理提示为绒毛水肿，滋养细胞增生，病变符合葡萄胎。患者最终诊断为双胎之一合并妊娠滋养细胞疾病。4 月 20 日患者术后 β-HCG 下降为 779 500 U/L。6 月 5 日 β-HCG 结果为 165.27 U/L。

案例分析与专家点评

目前检测 β-HCG 的商业化免疫方法都是依据"夹心"的原理，并采用两种不同的抗体。定量的全自动化学发光免疫分析仪，如罗氏、西门子、贝克曼和雅培等的总 β-HCG

测定试剂盒都能够检测完整的 HCG 分子和游离 β-HCG 亚基。Aleksandra 等报道了在 HCG 浓度大于 40 万 U/L 时，Abbott I-STAT Total β-HCG 试剂盒会产生钩状效应[1]。一步法 ELISA 将待测抗原和酶标抗体同时加入微孔板内，当标本中抗原含量过高时，包被抗体量相对不足，导致不能形成双抗体夹心复合物，抗原分子只与酶结合抗体反应。此时，虽然待测抗原含量很高，却没有产生较高的检测信号，这种现象称为"钩状效应"。本案例患者因其双胎之一合并葡萄胎，因此血清中 β-HCG 含量过高，B 系统产生了钩状效应。基于此，我们用该患者检测后剩余血清对 6 种系统检测 β-HCG 出现钩状效应的能力进行验证，结果如表 12.19 所示。6 种检测系统中 3 种检测平台出现钩状效应，同时 6 种检测平台稀释后结果差异大。有文献对血清 β-HCG 做了 Cobas e601 和 Abbott I2000 平台的比对[2]，结果 Abbott I2000 平台的检测结果比 Cobas e601 平台检测结果高出 25%，这与我们的检测结果一致。

表 12.19　6 种系统检测结果（U/L）

检验平台	原倍样本		10 倍稀释样本		50 倍稀释样本	
	检测结果	信号值	检测结果	信号值	检测结果	信号值
A 系统	Diluted	> 2000	4042 960	> 2000	3878 400	> 2000
B 系统	800×	4952 568	> 281 400	19 349 133	4479 384	3123 284
C 系统	> 15 000	2636 045	> 225 000	2609 686	3790 550	1133 715
D 系统	> 10 000	1846 443	2975 630	675 284	3333 900	176 895
E 系统	1540×	20 403 562	> 200 000	78 913 707	2810 000	19 163 988
F 系统	578.7×	457 724	> 1000	1900 833	4065 935	318 949

注：× 为未报警

由于妊娠滋养细胞病（如葡萄胎妊娠、绒毛膜癌等）的 HCG 浓度过高，在检测过程中常出现钩状效应，导致检测结果偏低甚至假阴性结果，给临床的诊断和后续治疗方案的制定带来影响，因此在检测过程中检验科要关注患者的诊断和既往结果，对可疑标本进行稀释检测，同时关注所用系统的性能指标，密切与临床沟通，特殊标本检测前需要临床医生对标本进行备注，从而避免类似情况发生。

参考文献

[1] Aleksandra, M, Sowder, et al. Analytical performance evaluation of the i-STAT Total β-human chorionic gonadotropin immunoassay[J]. Clinica Chimica Acta, 2015, 446: 165–70.
[2] Guan X, Sun Y, Zhang H, et al. Comparison of Architect i2000sr and Cobas e601 Systems for Determining Serum Human Chorionic Gonadotropin-Beta[J]. Clinical Laboratory, 2016, 62(9): 1815.

（张　琪，程歆琦，齐志宏　中国医学科学院北京协和医院）

第十三章
血液中其他干扰物质对检测结果的影响

案例一　Lewis 血型抗原造成 CA19-9 与 CA50 检测结果假阴性

基本信息

梁某某，男，半年前出现间歇性无诱因腹痛，服用止痛片后好转。近期腹痛加剧，服用止痛片无明显好转，且消瘦，食欲差。

病史简述

2019 年 3 月于医院检查，经 B 超与 CT 检查后高度怀疑胰腺癌，遂住院治疗。2019 年 3 月，外科手术后病理结果支持胰腺癌诊断，CA19-9 与 CA50 检测结果未见异常。4 月，患者复查 CA19-9 与 CA50 结果未见异常，且 CT 检查未见胰腺癌转移。10 月，患者不适遂住院检查。胃肠镜显示胰腺癌发生肠转移，CA19-9 与 CA50 检测结果仍然正常。

在肿瘤的发展、转移过程中，肿瘤标志物 CA19-9 与 CA50 等水平未见显著变化，临床医生咨询检验科并希望给予解释。

案例随访

检验科重测样本库保存的患者近期样本，CA19-9 与 CA50 复查结果与初次结果相同。为解释该患者检测结果，经文献检索发现血型抗原可影响肿瘤标志物检测。经对患者的 Lewis 血型抗原进行检测，结果显示该患者不具有 Lewis 血型抗原。

案例分析与专家点评

CA50 与 CA19-9 具有相同的抗原决定簇，它们的检测依赖 Lewis 血型抗原的表达。3%~7% 的患者缺失 Lewis 血型抗原，无法检测到 CA50 与 CA19-9，从而易产生假阴性结果[1]。

在日常工作中，如临床高度怀疑胰腺癌、肠癌或胃癌的患者，在进行 CA50 与 CA19-9 肿瘤标志物检测时应注意结果的解释，建议检测结果正常的癌症患者同时进行 Lewis 血型抗原检测[2-4]。

日常检测工作发现的异常结果，可能有文献或病例报道。作为检验人员应借助网络咨询并查找相关信息，不断提高分析问题、解决问题的能力。

参考文献

[1] 中华人民共和国国家卫生健康委员会. 常用血清肿瘤标志物检测的临床应用和质量管理（WS/T 459–2018）[S], 2019. 6.

[2] Liu C, Deng S, Jin K, et al. Lewis antigennegative pancreatic cancer: An aggressive subgroup[J]. Int J Oncol, 2020, 56(4): 900–908.

[3] Chen B, Zhou J, Ma Y, et al. Evaluation of multiple biological indicators for the combined diagnosis of metastases from colorectal cancer—a retrospective study based on 1163 patients. World journal of surgical oncology[J]. World J Surg Oncol, 2023;21(1): 229.

[4] Huang ZB, Zhou X, Xu J, et al. Prognostic value of preoperative serum tumor markers in gastric cancer[J]. World journal of clinical oncology, 2014;5(2): 170–6.

（陈克平　东南大学附属中大医院）

案例二　饮用减肥茶引起的 CA19–9 异常升高

基本信息

龚某某，女，31 岁，体检显示 CA19–9 异常升高。

病史简述

2018 年 12 月 20 日，患者在外院体检发现 CA19–9 异常升高达 1498 U/mL，来我院复查显示 917.7 U/mL，无不适，查 PET-CT 未见明显异常。

2021 年 3 月 2 日患者再次复查 CA19–9，结果显示 1842 U/mL，无不适，胃镜显示慢性胃炎，肠镜无特殊，腹部增强 CT 未见明显异常。

2021 年 3 月 12 日和 2021 年 3 月 16 日患者两次复查 CA19–9，依然明显升高，考虑到患者是年轻女性，CA19–9 异常升高已有 2 年余，PET-CT、腹部增强 CT、胃镜和肠镜均未发现明显异常，而且期间在外院复查过 CA19–9，结果也曾有所下降。实验室人员怀疑标本中是否有干扰物质存在，所以将标本倍比稀释后再次检测，结果有所下降，说明可能存在干扰物质，检测结果见表 13.2.1。

表 13.2.1　倍比稀释后 CA19–9 检测结果（U/mL）

稀释倍数	1：2	1：4	1：8	1：16	1：32	1：64	1：128
2021/3/12	1318.6	1053.5	689.9	694.9	607.0	561.3	640.0
2021/3/16	729.1	439.8	424.0	444.7	388.5	389.1	360.9

注：结果已乘稀释倍数

案例随访

实验室人员联系患者，经详细询问，该患者有长期饮用减肥茶的习惯，是可能影响

CA19-9 显著升高的原因。停止饮茶半个月结果降至 97.5 U/mL；4 月 2 日后复饮，5 月 21 日复检又有升高，再次停饮半月余，复查 CA19-9 结果明显下降，证实与饮用减肥茶有关。随访结果显示如表 13.2.2。

表 13.2.2 CA19-9 随访结果（U/mL）

日期	3.12	3.16	3.19	3.24	4.2	4.27	5.21	6.8
原倍	1200.0	815.4	415.0	177.4	97.5	372.3	752.8	363.3
稀释	544.8	347.3	267.5	142.1	未做	182.8	287.6	207.0

注：结果已乘稀释倍数

案例分析与专家点评

本例患者为年轻女性，CA19-9 异常升高已有 2 年多，PET-CT、腹部增强 CT、胃镜和肠镜均未发现明显异常，而且期间在外院复查过 CA19-9，结果也曾有所下降。将标本倍比稀释后再次检测，检测结果并不呈线性，因此高度怀疑血液中可能存在干扰物质，干扰物质随着标本的稀释，对标本检测结果的影响随之减少，稀释后的结果更接近患者的真实结果。患者有长期饮用减肥茶习惯，停止饮用减肥茶后，检测到的 CA19-9 结果逐渐下降，再次复饮后 CA19-9 水平又随之升高，再次停止后又缓慢下降。初步证实患者 CA19-9 的异常升高可能与其饮用减肥茶密切相关。饮用此减肥茶后，体内产生了类似于嗜异性抗体的物质还是诱导了细胞分泌 CA19-9，尚有待于进一步研究。如遇上述情况，可请求外院不同检测平台的检测仪器进行检测，排除因不同检测平台的检测方法引起差异，是寻找问题的佐证之一。

此案例在不同的平台进行检测，其结果也是异常升高，说明该标本中确实含有的干扰物质与检测试剂存在交叉反应。另一方面，也可以请求试剂厂家支持，寻找中和试剂进行中和试验，常用阻断剂法，但不一定能找到对应的阻断剂。在工作中，稀释法则是一种简单的初筛试验，含有嗜异性抗体等干扰物质的标本经稀释后结果常不成比例，值得借鉴。因此，在工作中如果遇到类似情况，可进一步了解患者饮食、生活、用药等自身的一些情况，还有自身免疫性疾病患者或慢性病患者、近期有免疫接种、输血或者接受单克隆抗体治疗、兽医以及与动物接触密切的患者存在嗜异性抗体的可能性。

（谭亚君 浙江大学医学院附属第一医院）

案例三 无症状健康者 CA19-9 升高

基本信息

徐某某，女，25 岁，常规体检。发生于上海某医院。

病史简述

2020 年 12 月，常规体检发现 CA19-9 升高为 48.3 U/mL（参考范围：≤ 30 U/mL，A 检测平台），其他肿瘤指标均正常。影像学检查未见异常。其同卵双生妹妹——夏某某，查 CA19-9 为 53.6 U/mL，影像学检查未见异常。

2021 年 10 月，两人复查 CA19-9，徐某某为 46.5 U/mL；夏某某为 47.1 U/mL，腹部 CT 未见异常。

案例随访

经询问病史，该案例多年饲养宠物并曾被宠物咬伤，怀疑存在嗜异性抗体（HA）干扰。HA 可以与试剂中抗体（如鼠单抗）发生反应，干扰体外免疫检测，使检测结果出现异常。

稀释法是针对 HA 一种简单的初筛试验，干扰物质随着标本的稀释，对标本检测结果的影响会随之减少。嗜异性抗体干扰存在的情况下，稀释试验结果通常不呈线性。

实验室用 A 检测平台配套的稀释液将样本进行连续稀释，结果发现倍比稀释回收率较好，可排除嗜异性抗体干扰，结果如表 13.3.1 所示（结果已乘稀释倍数）。

表 13.3.1　倍比稀释回收实验结果

患者	CA19-9	稀释比例				
		原倍	1∶1	1∶2	1∶5	1∶10
徐某某	检测值（U/mL）	45.3	46	46.6	47.4	48.5
	回收率（%）	–	101.5	102.9	104.6	107.1
夏某某	检测值（U/mL）	46.8	47.5	48.1	48.9	50.1
	回收率（%）	–	101.5	102.8	104.5	107.1

不同的检测系统，因为试剂的抗原或抗体反应位点可能不同，所得检测结果也可能不一致。2021 年 6 月，两人在外院不同的检测系统复查 CA19-9，徐某某为 47.5 U/mL，夏某某为 45.7 U/mL，腹部超声未见异常。样本 B 检测平台，结果显示与 A 检测平台结果一致，均大于参考上限，结果见表 13.3.2。

表 13.3.2　不同检测平台 CA19-9 的检测结果（U/mL）

	A 检测平台	B 检测平台	提示
徐某某	46.5	47.5	升高
夏某某	47.1	45.7	升高

案例分析与专家点评

本案例样本的连续稀释后，检测结果无差异，排除嗜异性抗体的干扰。不同检测平台的 CA19-9 检测结果无差异，也排除了分析中的影响因素。孪生姐妹并未发现致病性疾病（良性与恶性），认为 CA19-9 升高是非特异性的一种情况。可能与 Lewis 和 Secretor 基因多态性以及表型组合有关。

Lewis（FUT3）和 Secretor（FUT2）基因与 CA19-9 的分泌相关，具有高度的多态性，在人群间存在差异。中国人群的 FUT3 和 FUT2 基因 Le/Se（双阳性表型），表现为最高频率，其后依次是 Le/se（Lewis 阳性和 Secretor 阴性）、le/Se（Lewis 阴性和 Secretor 阳性）和双阴性表型 le/se。Le/Le 基因型的 CA19-9 水平显著高于 Le/le 基因型[1]。此外，Lewis

空表型组的 CA19-9 值完全无法检测。按 Secretor 表型分组，具有 se/se 表型的 CA19-9 值远高于 Se/se 型和 Se/Se 型。因此 Lewis 阳性和 Secretor 阴性表型的人群 C19-9 的水平高于其他表型的正常人群水平。

良性和恶性疾病的 CA19-9 值有重叠，基于单个测量值不能做出可靠的鉴别，CA19-9 变化趋势比单次检测更为重要。如果水平持续升高，则应进一步确定病因。CA19-9 水平升高的诊断意义必须谨慎评估，需要考虑 FUT2/3 基因型对 CA19-9 表达的影响。因此要求检验工作者在审核报告时擦亮双眼，增加与临床医生的沟通，为临床及患者出具更加精准的判断。

参考文献

[1] Guo Meng, Luo Guopei, Lu Renquan, et al. Distribution of Lewis and Secretor polymorphisms and corresponding CA19-9 antigen expression in a Chinese population[J]. FEBS open bio, 2017, 7 (11): 1660-1671.

（胡　尧　复旦大学附属华山医院）

案例四　fPSA/tPSA 比值异常案例

基本信息

秦某某，男，68 岁，因 CT 显示双肺散在多个小结节灶，收治于北京某医院。

病史简述

患者 2 周前因反复咳嗽、咯痰、憋喘，就诊于外院。胸部 CT 检查显示：双肺散在分布多个结节，右肺上叶有两个软组织密度肿块。考虑右肺上叶中央型肺癌。后到北京医院胸外科行进一步诊疗。2019 年 4 月 30 日入院，5 月 5 日检验报告显示"fPSA 为 10.291 ng/mL（参考值为 < 0.934 ng/mL），tPSA 为 0.904 ng/mL，fPSA 与 tPSA 的比值为 11.38（大于 1）"，此异常结果引起检验科免疫组技师和胸外科临床医生的高度关注。

案例随访

患者的体格检查及专科检查均正常。该患者无动物（宠物）接触史。结合临床诊断，该患者的其他检验项目无明显异常。案例所涉及的各检查项目室内质控均在控，室间质评均合格。相关项目复查：医院检验科分别于 2019 年 5 月 9 日、5 月 13 日、5 月 31 日和 7 月 26 日多次复查该患者 fPSA 和 tPSA 这两项肿瘤标志物，fPSA 与 tPSA 的比值均异常，如表 13.4 所示。

表 13.4　fPSA 与 tPSA 的检测值

检验项目	2019/7/26	2019/5/31	2019/5/13	2019/5/9
fPSA（ng/mL）	5.197	12.673	7.998	8.234
tPSA（ng/mL）	0.664	2.399	0.852	0.946
fPSA/tPSA	7.83	5.28	9.39	8.7

该患者自述：曾在外院进行过肿瘤标志物的检查，当时 fPSA 与 tPSA 的比值为 2.08，亦大于 1。外院肿瘤标志物检测仪器及试剂的品牌、种类与北京医院均不相同。

案例分析与专家点评

fPSA 和 tPSA 的比值理论上应小于 1，但该患者在北京医院前后 5 次的肿瘤标志物检查结果以及在外院的一次肿瘤标志物检查结果均显示该比值大于 1。以下因素会对 fPSA 和（或）tPSA 的检测造成影响。

嗜异性抗体干扰：接受小鼠单克隆抗体制剂诊断或治疗的患者，其血清样本中可能含有人抗小鼠抗体（HAMA）。使用含有小鼠单克隆抗体的试剂盒（如本案例中使用的 fPSA 和 tPSA 试剂盒）检测此类样本时，检测值可能会假性升高或降低[1, 2]。人血清中的嗜异性抗体可与试剂中的免疫球蛋白发生反应，干扰体外免疫测定。经常与动物或动物血清产品接触的患者，其血液样本可能会受到此干扰，并使检测结果出现异常值[3]。患者血液样本中可能含有与 fPSA 免疫特性相似的干扰物质（如有相似的抗原决定簇等）。该物质可与 fPSA 检测试剂中的单克隆抗体结合，但不能与 tPSA 检测试剂中的单克隆抗体结合，从而造成 fPSA 异常升高，进而出现 fPSA 与 tPSA 比值倒置（大于 1）[4]。

分析前患者的状态：直肠指检（DRE）可能导致某些患者的 fPSA 水平及 fPSA/tPSA 比值发生显著变化。同理，前列腺按摩、超声检查、膀胱镜检查和穿刺活检等亦可引起血清 PSA 水平异常波动与变化。此外，血清 PSA 水平可能会受手术、药物治疗等因素的影响，如激素治疗、免疫治疗、前列腺手术等[5-7]。

fPSA/tPSA 比值倒置的情况较为罕见，出现这种情况时，应首先确认实验室的质控、检测系统有无异常，并在无异常的情况下进行复查。如果复查结果仍异常，则需对患者样本进行进一步处理，常用的处理方法有梯度稀释（稀释倍数应在检测仪器规定的范围内）、聚乙二醇（PEG6000）处理法、嗜异性抗体阻断试剂（HBT）处理法等。将处理之后的样本进行复测，再次比对复查结果与之前的异常结果，综合分析后，一般情况下可找到干扰因素[8-10]。

参考文献

[1] Henttu P, Vihko P. Prostate-specific Antigen and Human Glandular Kallikrein: Two Kallikreins of the Human Prostate[J]. Ann Med, 1994, 26: 157–164.

[2] Tewari PC, Bluestein BI. Multiple forms of prostate specific antigen and the influences of immunoassay design on their measurement in patient serum[J]. J Clin Ligand Assay, 1995, 3:186–196.

[3] Zhang WM, Leinonen J, Kalkkinen N, et al. Purification and Characterization of Different Molecular Forms of Prostate-Specific Antigen in Human Seminal Fluid[J]. Clin Chem, 1995, 41(11):1567–1573.

[4] Prestigiacomo AF, Stamey TA. Clinical usefulness of free and complexed PSA[J]. Clin Lab Invest, 1995, 221:32–34.

[5] Partin AW, Carter HB, Chan DW, et al. Prostate specific antigen in the staging of localized prostate cancer: influence of tumor differentiation, tumor volume and benign hyperplasia[J]. J Urol, 1990, 143:747–752.

[6] Scher HI, Kelly WK. Flutamide withdrawal syndrome: its impact on clinical trials in hormone-refrac-

tory prostate cancer[J]. J Clin Oncol, 1993, 11: 1566–1572.

[7] Semjonow A, Brandt B, Oberpenning F, et al. Discrepancies in assays impair the interpretation of prostate-specific antigen[J]. Urology, 1995, 34: 303–315.

[8] Partin AW, Pound CR, Clemens JQ, et al. Serum PSA after anatomical radical prostectomy. The Hopkins experience after 10 years[J]. Urol Clin North Am, 1993, 20:713–725.

[9] Blijenberg BG, Eman I, Boeve ER, et al. The Analytical and Clinical Performance of the New Boehringer Mannheim Enzymun-Test PSA Assay for Prostate-Specific Antigen[J]. Eur J Clin Biochem, 1995, 33: 383–392.

[10] Mettlin C, Littrup PJ, Kane RA, et al. Relative sensitivity and specificity of serum prostate specific antigen (PSA) level compared with age-referenced PSA, PSA Density, and PSA Change[J]. Cancer, 1994, 74: 1615–1620.

（张建港，郭芷萱，谢志贤 北京医院）

案例五 CA72-4 飙升——肿瘤复发还是转移？

基本信息

患者，女，52 岁。

病史简述

患者自 2018 年 10 月起出现大便带血，感下腹部阵发性隐痛。2018 年 11 月就诊外院，肠镜示：距肛门约 7 cm 可见菜花样不规则隆起（病理结果未出）。为求进一步诊疗来威海某医院就诊。患者精神状态一般，食欲一般，体重减轻 4~5 kg。于 2018 年 11 月 16 日在全麻下行腹腔镜直肠癌根治术（Dixon），术后病理示：（直）肠隆起型黏液腺癌。术后 1 个月，采用 XELOX 方案进行化疗，辅以保肝、护胃、提高免疫力治疗，患者病情平稳。

治疗期间持续监测肿瘤标志物，2019 年 7 月例行检查中发现一直正常的 CA72-4 升至 74.6 U/mL（参考范围 0~6.9 U/mL），CEA、CA19-9、AFP、CA125、CA15-3 均正常。主管医生结合患者临床表现，未予特殊处理，嘱其随诊。2 个月后再次复查，CA72-4 升至 265.5 U/mL，立即行腹部加强 CT、胃镜、肠镜检查，未发现有复发病灶或转移病灶。实验室发现异常，对检测系统进行核查，近期并无大修记录，室内质控亦正常，遂与临床沟通。

患者入院后第一次肿瘤标志物检查结果均正常（图 13.5）。

案例随访

主管医生反馈，本例患者术后放化疗以来病情稳定，通过影像学和胃肠镜未找到相应的肿瘤转移与复发的证据。我们进行了相关文献的检索，文献显示 CA72-4 的特异性不高，在许多良性疾病中也可以升高。许多痛风患者会有 CA72-4 的显著升高，待痛风急性发作过后，往往会降至正常[1]。本例患者既往无痛风病史，可排除痛风合并的 CA72-4 的升高。同时，CA72-4 易受很多干扰因素的影响造成假性升高，最常见的

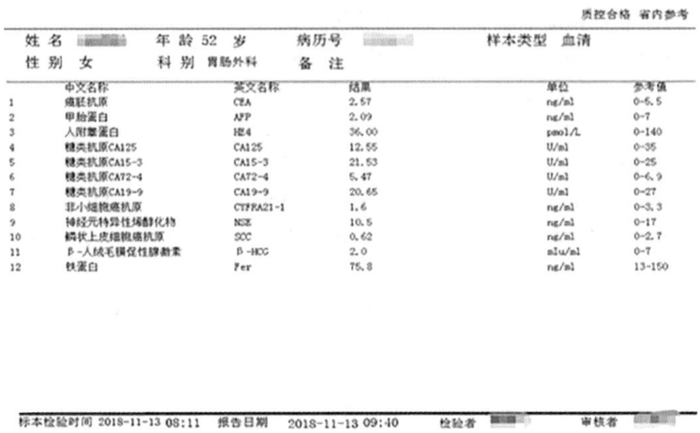

质控合格 省内参考

	中文名称	英文名称	结果	单位	参考值
	姓 名 ▓▓▓	年 龄 52 岁	病历号 ▓▓▓	样本类型 血清	
	性 别 女	科 别 胃肠外科	备 注		
1	癌胚抗原	CEA	2.57	ng/ml	0-5.5
2	甲胎蛋白	AFP	2.09	ng/ml	0-7
3	人附睾蛋白	HE4	36.00	pmol/L	0-140
4	糖类抗原CA125	CA125	12.55	U/ml	0-35
5	糖类抗原CA15-3	CA15-3	21.53	U/ml	0-25
6	糖类抗原CA72-4	CA72-4	5.47	U/ml	0-6.9
7	糖类抗原CA19-9	CA19-9	20.65	U/ml	0-27
8	非小细胞肺癌抗原	CYFRA21-1	1.6	ng/ml	0-3.3
9	神经元特异性烯醇化物	NSE	10.5	ng/ml	0-17
10	鳞状上皮细胞癌抗原	SCC	0.62	ng/ml	0-1.5
11	β-人绒毛膜促性腺激素	β-HCG	2.0	mIu/ml	0-7
12	铁蛋白	Fer	75.8	ng/ml	13-150

标本检验时间 2018-11-13 08:11 报告日期 2018-11-13 09:40 检验者 ▓▓ 审核者 ▓▓

图 13.5　患者检验报告单

就是营养滋补品和药物。既往有文献报道胃肠道肿瘤患者食用野生榛蘑和灵芝孢子粉后，导致 CA72-4 升高；患者停用保健品后一段时间，CA72-4 可降至正常[2, 3]。工作人员与患者沟通，反馈近期服用冬虫夏草胶囊以增强体质，建议患者停止服用冬虫夏草胶囊，随访监测 CA72-4。1 周后再次检测 CA72-4，结果降为 147.2 U/mL；1 个月后，CA72-4 结果 6.1 U/mL。表 13.5 为患者服用虫草胶囊前后，罗氏 602 电化学发光法检测的 CA72-4 结果。

表 13.5　CA72-4 检测结果（U/mL）

日期	2019/5/6	2019/7/10	2019/9/13	2019/9/21	2019/10/21	2019/11/19
CA72-4	5.5	74.6	265.5	147.2	6.1	5.6

案例分析与专家点评

众所周知，CA72-4 是一种分子结构复杂的糖蛋白，其在肿瘤细胞中的具体作用目前并不完全明确。我们检测 CA72-4 采用的是免疫法中的电化学发光法，灵敏度与特异性都极高，但所有的免疫法都不可避免地会受到非特异性的干扰。冬虫夏草的主要活性成分为虫草多糖，这是一种高分子量超支化杂多糖[4, 5]。因此我们推测虫草胶囊的有效成分经消化系统分解入血后可能具备与 CA72-4 类似的结构，检测过程发生了非特异性反应，造成假性升高。

本案例中发现冬虫夏草胶囊引起 CA72-4 升高，但患者未出现临床不适，随后长达半年的随访亦未见疾病进展，故认为冬虫夏草胶囊引起的 CA72-4 升高与肿瘤的复发和转移无关，是非病理性的升高。当临床遇到 CA72-4 突然升高尤其是单项指标升高的病例时，应加强沟通，了解患者的饮食、服用药物等情况，给患者一个科学合理的解释，避免造成患者的恐慌与医疗资源的浪费。

参考文献

[1] 王晓东. 痛风合并糖类抗原 724 升高的临床特征分析 [J]. 中华风湿病学杂志, 2017, 21(4): 262-264.

[2] 颜兵, 何志华, 秦志丰, 等. 灵芝孢子粉引起胃肠道肿瘤患者 CA72–4 升高 3 例并文献分析 [J]. 中国中西医结合杂志, 2012, 32(10): 1426–1427.

[3] 李志友, 孙丽华. 胃癌术后患者食用野生榛蘑致血清 CA72–4 非病理性升高一例 [J]. 中华风湿病学杂志, 2011, 34(2): 180–181.

[4] Wang JQ, Nie SP, Kan LJ, et al. Comparison of structural features and antioxidant activity of polysaccharides from natural and cultured Cordyceps sinensis[J]. Food Sci Biotechnol, 2017, 26(1): 55–62.

[5] Wu DT, Meng LZ, Wang LY, et al. Chain conformation and immunomodulatory activity of a hyperbranched polysaccharide from Cordyceps sinensis[J]. Carbohyd Polym, 2014, 110: 405–414.

（曲业敏　山东大学附属威海市立医院）

案例六　轻链多聚体引起多发性骨髓瘤患者尿液轻链定量结果异常升高

基本信息

曹某某, 女, 77 岁, 多发性骨髓瘤多年。发生于上海某医院。

病史简述

2006 年患者出现贫血, 但未进行特殊治疗。2007 年出现胸椎体压缩性骨折, 在当地医院骨科行手术治疗。2008 年出现右下肢疼痛及右踝关节肿胀, 至上海某医院风湿科就诊, M 蛋白鉴定结果为阳性, 怀疑为多发性骨髓瘤, 推荐至血液科就诊。

2010 年患者到上海某医院血液科接受治疗, M 蛋白检测结果为轻链型多发性骨髓瘤。尿液轻链检测结果为 4830 mg/L, 因发现该尿液轻链定量结果高于尿总蛋白定量结果, 对轻链定量的结果提出质疑。

案例随访

检验科将原标本进行复查, 检测结果无疑, 为解决疑问, 同时也为验证前期发现的轻链聚合体可能对免疫比浊法定量结果产生影响, 遂将收集到的相关尿液样本（含本病例样本在内）分为两组: 未处理组和加入 β – 巯基乙醇（终浓度 1%）处理组, 然后进行 SDS-PAGE 电泳定性检测和散射速率比浊法定量检测。检测结果发现, 和轻链均有不同形式的聚合体存在, 经 β – 巯基乙醇处理后显示为 25 kDa 左右的浓密条带, 而其他分子量条带消失; 轻链定量结果提示经 β – 巯基乙醇处理后的结果值明显下降, 本病例（12 号样本）轻链结果为 1560 mg/L, 具体如表 13.6 所示。

案例分析与专家点评

免疫球蛋白轻链有两种类型, 分子量在 25 kDa 左右, 轻链容易形成由二硫键连接而成的二聚体, 而使分子量增大。但在尿液及其他体液样本中分子存在形态可能与血液中有所不同 [1]。轻链易从肾小球滤过, 超出肾小管重吸收或处理能力时尿液中出现大量的游离轻链, 血清蛋白电泳不易形成 M 蛋白带, 在免疫固定电泳条带也不明显的情况下,

表 13.6　患者尿液样本经 β – 巯基乙醇处理后轻链定量结果

	类型	未处理组			处理组		
		κ（mg/L）	λ（mg/L）	κ/λ	κ（mg/L）	λ（mg/L）	κ/λ
1	λ	7.85	4120.00	0.0019	8.03	612.00	0.0131
2	κ	7.22	3.91	1.8465	7.64	5.97	1.2797
3	λ	8.01	2110.00	0.0038	8.66	1740.00	0.0049
4	λ	9.16	262.00	0.0349	8.33	201.00	0.0414
5	λ	7.69	2280.00	0.0034	9.44	1910.00	0.0049
6	κ	34.60	3.91	8.8491	11.50	3.92	2.9336
7	λ	15.20	240.00	0.0633	9.90	156.00	0.0635
8	κ	5190.00	51.70	100.3868	2240.00	41.50	53.9759
9	λ	7.53	3450.00	0.0022	25.10	2060.00	0.0122
10	κ	7380.00	8.11	909.9877	416.00	17.10	24.3275
11	λ	9.38	2340.00	0.0040	8.95	460.00	0.0195
12	λ	14.20	4830.00	0.0029	12.20	1560.00	0.0078

注：处理组加入 β – 巯基乙醇（2-ME）终浓度为 1%

可进行尿液的免疫固定电泳及轻链定量检查，对某些轻链型骨髓瘤的治疗和预后的评价有重要作用 [2]。

　　SDS-PAGE 电泳可以将蛋白质按分子量大小分离开来，在本案例中，采用 β – 巯基乙醇处理后，破坏蛋白质之间的二硫键，使得多聚体解聚形成单体，条带则从 45 kDa 左右变成 25 kDa 左右，与免疫球蛋白轻链的分子量一致，大体可以说明该样本中存在二聚体，其他样本中轻链也存在聚合体形式，以二聚体、三聚体等多种形式存在 [1]。

　　轻链定量主要采用免疫比浊法进行测定，会对单克隆免疫增殖病的诊断、治疗及预后监测产生重要作用，但轻链形成多聚体后会改变光的散射性质而干扰散射速率比浊法定量检测的准确度，出现定量结果大幅升高的情况 [3]。因此将多聚体解聚后再进行检测，可能是解决这一干扰现象的有效方法。在本案例中，采用一定浓度的 β – 巯基乙醇这一还原剂处理后，发现尿液轻链定量结果显著下降。这一结果既从另一方面证明了轻链聚合体的存在，并且会干扰免疫比浊法定量检测结果，通过此种处理可有效消除多聚体导致的干扰。

参考文献

[1] Li C, Geng H, Yang Z, et al. Influence of immunoglobulin light chain dimers on the results of the quantitative nephelometric assay[J]. Clinical Laboratory, 2011, 57(1–2):53–7.

[2] 汪薇，阎有功，张利方，等. 轻链型多发性骨髓瘤实验室检查特征 [J]. 中华检验医学杂志，2015, 38(2):135–136.

[3] 李畅，陆慧琦，赵文静，等. 轻链病病人尿轻链多聚体的鉴定及对定量结果的影响 [C]. 中华医学会第七次全国检验医学学术会议资料汇编，2008: 282.

（周　琳，李　畅，吴洪坤　上海长征医院）

案例七 循环肿瘤 DNA 检测结果真假难辨
——都是克隆造血惹的祸？

基本信息

张某某，男，64 岁，因"确诊结肠癌 4 年余，复发转移近 2 年"入院。

病史简述

2013 年 12 月患者确诊乙状结肠癌，行肠癌根治术，病理示：管状腺癌。2016 年 7 月 MRI 发现肝占位，行肝部分切除术，病理示：结肠腺癌肝转移，基因检测：*KRAS*、*NRAS*、*BRAF*、*PIK3CA* 未检测到突变。

2017 年 6 月 MRI 发现多发肝转移；PET-CT 示肝脏包膜多发种植转移，右侧腹盆腔腹膜多发种植转移，左肺下叶胸膜下转移结节可能。6 月至 11 月姑息一线爱必妥（西妥昔单抗）+FOLFIRI 方案治疗，随后爱必妥 + 卡培他滨维持治疗。2018 年 3 月疾病进展。2018 年 4 月采用二代测序 ctDNA 检测示：*KRAS* G12V < 0.5%。

案例随访

患者为晚期结直肠癌，爱必妥 +FOLFIRI 治疗后疾病进展。为明确耐药原因，患者接受二代测序 ctDNA 检测，结果显示 *KRAS* G12V 低丰度突变。那么，该患者是否确实存在"爱必妥继发耐药"？

仔细分析检测结果，ctDNA 中的 *KRAS* 突变丰度（Variant Allel Frequency，VAF）低于 0.5%，接近 NGS 平台检测下限，需警惕克隆造血导致的假阳性。因此，接下去面临的问题是如何辨别此次 ctDNA 检出的 *KRAS* 突变到底是真是假？

采用数字 PCR 重新检测患者外周血细胞和血浆中 *KRAS* G12V 突变的情况。结果显示，外周血细胞及血浆中均检测到该突变。对外周血细胞进行流式分选后再检测基因突变，仅在淋巴细胞中检出突变，证明 ctDNA 检测到的 *KRAS* 突变为淋巴细胞的克隆造血（图13.7）。因此，这例患者的 ctDNA 中未检出肿瘤耐药突变，只是克隆造血造成的干扰。

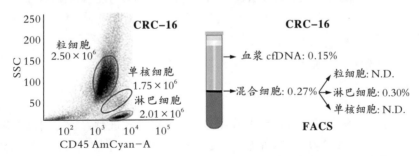

图 13.7 数字 PCR 检测外周血细胞及血浆中的 *KRAS* G12V 突变

案例分析与专家点评

循环肿瘤 DNA（circulating tumor DNA，ctDNA）是肿瘤释放进外周血的 DNA，可反映肿瘤的基因信息。ctDNA 检测已被广泛应用于临床抗肿瘤治疗的指导。然而，在实际临床应用过程中，仍有一部分患者无法从 ctDNA 检测推荐的靶向治疗中获益。除了肿瘤异质性的原因，也可能是克隆造血引起的干扰。

克隆造血（clonal hematopoiesis，CH）是指具有单或多个体细胞突变的血细胞亚群的增殖，来源于造血干细胞的体细胞突变，而非生殖细胞。据研究报道，实体瘤中克隆造血的检出率高达 26.5%（4628/17469）。在没有匹配的外周血测序结果的流程下，912 例（5.2%）患者至少有 1 个克隆造血相关突变被错误地归为肿瘤相关突变，外周血克隆造血的突变丰度中位值为 0.16%（0.04~0.53%）[1]。

克隆造血的发生与多种因素相关，包括年龄、吸烟、放疗、化疗等。高龄以及既往接受放疗的患者，克隆造血的发生率会显著升高，尤其需要警惕[2]。除此之外，随着基因检测技术的不断进步，ctDNA 的检测下限不断下降，随之而来的克隆造血的检出率也会相应提高。克隆造血的干扰会造成 ctDNA 假阳性结果，从而错误地指导肿瘤患者的治疗选择。正如本案例中的情况，若不经思考，直接将 ctDNA 检测到的低丰度 *KRAS* G12D 突变报告给临床，临床医生会误以为是基因突变导致的爱必妥耐药。

面对克隆造血的问题，应该如何规避？首先，需要了解患者的具体情况（包括年龄、既往治疗等），初步排查克隆造血相关因素。其次，仔细分析检测结果，克隆造血的突变丰度往往比较低，对于临界检测下限的结果需要警惕克隆造血的可能。最后，建议样本前处理时留存白细胞样本，对于疑似克隆造血干扰的样本，进一步检测留存的白细胞样本，从而判断是否为克隆造血。

参考文献

[1] Ptashkin RN, Mandelker DL, Coombs CC, et al. Prevalence of Clonal Hematopoiesis Mutations in Tumor—Only Clinical Genomic Profiling of Solid Tumors [J]. JAMA Oncology, 2018, 4(11): 1589–1593.
[2] 陈馨宁，王蓓丽，郭玮. 克隆性造血对肿瘤体细胞突变检测的影响 [J]. 中国癌症杂志，2020, 30(9): 707–711.

（姜惠琴，郭　玮　复旦大学附属中山医院）

案例八　寻找 CA72-4 值异常升高 40 倍的幕后"黑手"

基本信息

患者，男，65 岁，肿瘤筛查。发生于天津某医院。

病史简述

患者主诉近 1 年来胃部不适，要求做肿瘤筛查。对患者进行胃肠肿瘤标志物检测，其中 CEA 2.50 μg/L、CA19-9 16.0 U/mL、CA242 3.20 U/mL 结果均正常，只有 CA72-4 值高达 280.6 U/mL，超出正常值 40 倍。后经过胃镜、肠镜及 CT 等检查，排除了肿瘤及良性疾病。

案例随访

首先从样本保存冰箱中重新找到该样本，经仔细观察，血清呈清亮淡黄色，排除样本自身因素影响后，检查科室负责检测的化学发光仪器状态并无异常，当日室内质控均在控，试剂状态良好。

有文献报道[1]，痛风患者在使用药物治疗时，CA72-4会有明显升高，在停药后则明显下降，二者之间有密切的关联。于是建议临床检测肝肾功能，结果尿酸258 μmol/L正常，其他结果也均为正常。与患者家属沟通得知患者无通风病史，随后，又详细询问了患者的日常作息、饮食等方面的信息，得知该患者的子女考虑到父亲年龄较大，免疫力低下，为父亲购买了灵芝孢子粉服用，以达到日常保健的效果，难道这与CA72-4值异常升高有关？

查阅文献[2]后发现，灵芝孢子粉（Ganoderma lucidum spore powder，GLSP）的摄入可能对CA72-4的表达产生影响，导致其异常升高。研究中为了探讨血清CA72-4测定是否可能受到GLSP一个或多个组分的干扰，选择在加入GLSP前后分别测定了五个血清样本。结果表明：① GLSP的存在或不存在，血清CA72-4水平不变，说明血清中CA72-4水平受GLSP直接干扰是可以排除的。因此推测CA72-4的升高可能与GLSP在体内各种成分的生物活性有关，但GLSP是如何上调CA72-4表达的机制尚未明确。②研究还显示只有CA72-4会受到GLSP的影响，其他肿瘤标志物如CA125、CA15-3、CEA等均未受到GLSP的干扰。按照文献所述，建议患者分别于停药2周和停药4周后进行CA72-4复检，结果如图13.8所示。

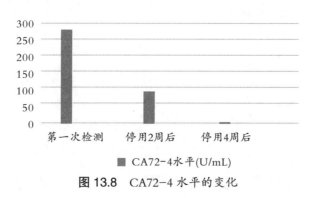

图13.8 CA72-4水平的变化

真相水落石出：导致CA72-4值异常升高的"真凶"正是GLSP的摄入。这不但给临床医生解答了"谜"之惑，更是给患者吃了一颗定心丸，减轻了患者的精神压力。

案例分析与专家点评

当出现临床症状与检验结果不符时，要及时沟通，相互信任，全面分析与临床诊断不符的原因，及时反馈，促进彼此共同进步。

虽然肿瘤标志物作为癌前筛查项目，但具有特异性的指标不多，需多个肿瘤标志物联合检测，并持续观察其动态变化，如此才能作为判断依据。

当检查出某项肿瘤标志物数值升高时，必须理性对待，排除一些影响检测结果的因素后，再仔细复查、小心求证，直至找到藏在问题背后的真正诱因。

经一事长一智。通过对本案例的深查细究，并查阅相关书籍[3]和大量文献[1,2,4]资料，对临床上可导致 CA72-4 值升高的原因做了全面总结（表 13.8）。

表 13.8　CA72-4 值升高的常见因素

因素	具体情况
消化道和其他部位肿瘤	主要见于消化道肿瘤，如胃、结直肠、胰腺胆管，还会见于其他部位肿瘤，如卵巢癌、非小细胞肺癌等的灵敏度较高
慢性胃部疾病和其他消化道慢性疾病	如胃炎、胃肠道功能紊乱、急性胰腺炎、胆囊炎等
良性疾病	如胰腺炎，肝炎，肝硬化，肺病，风湿病，妇科疾病（月经不调、卵巢囊肿、乳腺疾病）等
非疾病性特殊原因	女性孕期或月经期、饮酒、睡眠不好、进食补品等
药物	服用激素类药物或其他药物，如非甾体抗炎药、糖皮质激素、奥美拉唑治疗、抗痛风治疗、秋水仙碱以及布洛芬治疗心包渗出的患者
样本不合格、储存不当导致检查失误	样本溶血或脂血，以及储存不当，如容器、抗凝剂等出现问题

参考文献

[1] 沈括，冯建明，李文倩，等 . 痛风患者血清糖类抗原 72-4 水平异常的调查分析 [J]. 国际检验医学杂志，2017, 38(17): 2474-2475.

[2] Liang Yan, Mingjun He, Xiaoxia Fan, et al. An abnormal elevation of serum CA72-4 by ganoderma lucidum spore powder[J]. Annals of Clinical Laboratory Science, 2013, 43(3): 337-340.

[3] 王兰兰，许化溪 . 临床免疫学检验 [M]. 5 版 . 北京：人民卫生出版社，2012.

[4] 章立河，金珍木，李素蘋 . 秋水仙碱对痛风性关节炎患者肿瘤标志物的影响 [J]. 医学研究杂志，2017, 46(12): 154-164.

（葛　鹏　天津医科大学空港肿瘤医院）

案例九　多发性骨髓瘤引起 AFP 异常增高一例

基本信息

王某某，女，65 岁，因"心悸、头晕、乏力伴骨痛 2 个月"就诊。发生于上海某医院。

病史简述

2015 年 7 月患者就诊于心内科，查体见轻度贫血貌，胸骨轻触痛。患者的实验室检查和影像学检查。血常规：RBC 3.01×10^{12}/L ↓，Hb 91 g/L ↓，WBC 4.54×10^9/L, PLT 165×10^9/L。肝肾功能：转氨酶及胆红素均正常，总蛋白 84.8 g/L，白蛋白 33.6 g/L ↓，球蛋白 58.1 g/L ↑，白球比例 0.58 ↓；血肌酐及尿素氮正常。肿瘤标志物：AFP 180 ng/mL ↑，其余标志物 CEA、CA19-9、CA125、HCG 等均正常。病毒性肝炎血清免疫检测：甲肝、乙肝、丙肝、戊肝阴性。上腹部 CT：肝胆胰脾未见异常，可见多发性骨质破坏。

患者入院行进一步检查以明确诊断。因患者 AFP 升高，上腹部 CT 及胃肠镜检查均未发现实质脏器异常，临床医生就 AFP 升高的原因与检验科进行了讨论。

案例随访

检验科对原肿瘤标志物的标本进行复测，检测结果无明显变化，再将标本采用第二种不同检测系统进行复测，AFP 162 ng/mL，结果相近。追问病史，患者无生物免疫制剂治疗史，近期无宠物接触史。

入院 1 周后，患者复查肿瘤标志物，结果显示 AFP 186 ng/mL。第二种不同检测平台的复测结果为 173 ng/mL。鉴于患者初诊时有贫血、骨痛，白球比例倒置，为明确诊断，入院后患者进一步行实验室和影像学检查。

血清蛋白电泳：白蛋白 35.7% ↓，α_1 1.6%，α_2 4.5% ↓，β 5.5% ↓，γ 52.7% ↑。血清免疫球蛋白定量：IgG 4.32 g/L ↓，IgA 53.7 g/L ↑，IgM < 0.18 g/L ↓，κ 4.95 g/L ↑，λ 0.57 g/L ↓，κ/λ 8.7。血清游离轻链 κ 137.0 mg/L ↑，游离 λ 7.51 mg/L，游离 κ/λ 18.24 ↑。血清免疫固定电泳：白蛋白 34.9% ↓，α_1 1.7%，α_2 4.5% ↓，β 5.3% ↓，γ 53.6% ↑，沉淀线 IgA 轻链 κ 型，电泳分型 IgA κ，M 蛋白定量 50.70%（图 13.9.1）。血电解质：钙 2.75 mmol/L ↑，钠 140.6 mmol/L，钾 3.17 mmol/L ↓，氯 97.0 mmol/L，磷 0.79 mmol/L ↓，镁 0.82 mmol/L。β_2 微球蛋白 3.56 mg/L ↑。骨髓细胞学涂片分类：浆细胞明显增多占 47%，原幼浆细胞占 1.5%，成熟红细胞呈缗钱状排列。24 h 尿轻链：24 h 尿轻链 κ 34.50，24 h 尿轻链 λ 6.14，24 h 尿量 1500 mL，尿轻链 κ 23.00 mg/L ↑，尿轻链 λ 4.09 mg/L。骨髓流式细胞术分析：浆细胞占有核细胞比例为 18.5%，浆细胞主要免疫表型为 $CD45^-CD38^+CD138^+CD56^+CD19^-CD20^-$，浆细胞中免疫球蛋白轻链 κ/λ =99.6/0.1（图 13.9.2）。骨髓荧光原位杂交：TP53+，RB1+，IGH−，13q14.3/13q34+，CKS1B−。胸腰椎磁共振平扫：胸、腰椎多发骨质破坏。胸部 CT 显示：两肺纹理增粗，胸骨体溶骨性破坏。

根据以上检查结果，患者明确诊断为 IgA κ 轻链型多发性骨髓瘤，ISS 分期 II 期。

患者接受硼替佐米、地塞米松、来那度胺治疗 4 个疗程后，症状有所缓解。血清免疫固定电泳：IgA 单克隆免疫球蛋白阳性，κ 游离轻链阳性，M 蛋白定量 17.20%，骨髓

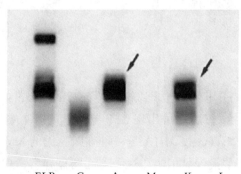

ELP　G　A　M　K　L

图 13.19.1 *血清免疫固定电泳图*

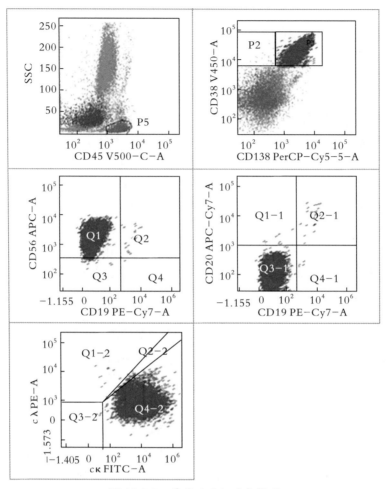

图 13.9.2　骨髓流式细胞分析图

穿刺显示骨髓浆细胞降为 5.5%，提示多发性骨髓瘤部分缓解，复查肿瘤标志物 AFP 水平逐渐下降。

患者历次 AFP 检测结果如表 13.9 所示。

表 13.9　患者不同阶段 AFP 检测结果（ng/mL）

	初诊	入院 1 周	第一疗程	第二疗程	第三疗程	第四疗程
AFP	180	186	173	181	125	93

案例分析与专家点评

血清 AFP 浓度的升高并非一定是肝细胞癌所独有的。正常妊娠以及某些良性肝脏疾病（病毒性肝炎、肝硬化）患者均可出现 AFP 浓度升高。本案例所示 AFP 异常升高的多发性骨髓瘤（Multiple Myeloma，MM）是一种临床少见的 MM 亚型。该例患者有 AFP 升高，但是腹部 CT 影像学报告显示实质性脏器无明显异常，胃肠镜检查未发现异常，提示需进一步分析 AFP 升高的原因。

MM 是一种骨髓浆细胞异常增殖的恶性疾病，产生单克隆免疫球蛋白，常见的症状包括骨髓瘤相关器官功能损伤的表现，即血钙增高、肾功能损害、贫血、骨病以及继发淀粉样变性等相关表现。本例患者为老年女性，存在贫血、免疫球蛋白异常增高，根据特征性的血清蛋白电泳、免疫固定电泳、流式细胞免疫分型、骨髓细胞形态学检查，诊断为 IgA κ 轻链型 MM，ISS 分期 Ⅱ 期。

研究发现 AFP 异常升高的 MM 与 ZHX2（zinc-finger and homeoboxes 2，锌指和同源框 2）有关[1]。ZHX2 是参与 AFP 表达调控的一种转录抑制因子。ZHX2 位于染色体 8q24.13，其启动子甲基化有沉默基因表达的作用，是 AFP 的负向调控因子，ZHX2 与 MM 的侵袭性有关[2, 3]。本例患者在治疗后 AFP 水平小幅降低，但仍处于异常升高状态，且患者经过 4 个疗程治疗后仍处于部分缓解，其 AFP 持续升高可能与 ZHX2 低表达相关，可进一步检测 ZHX2 的表达。

本案例提示，在实际工作中如遇不明原因的肿瘤标志物测定值升高，在排除分析中因素后，需充分考虑患者基础疾病对测定结果的影响。

参考文献

[1] Nakao K, Ichikawa T. Recent topics on α-fetoprotein[J]. Hepatol Res, 2013, 43(8): 820–825.

[2] Armellini A, Sarasquete ME, García-Sanz R, et al. Low expression of ZHX2, but not RCBTB2 or RAN, is associated with poor outcome in multiple myeloma[J]. Br J Haematol, 2008, 141(2): 212–215.

[3] Jiang J, Sun Y, Xu J, et al. ZHX2 mediates proteasome inhibitor resistance via regulating nuclear translocation of NF-κB in multiple myeloma[J]. Cancer Med, 2020, 9(19): 7244–7252.

（周韵娴　上海交通大学医学院附属新华医院）

案例十　耄耋老人 HCG 异常升高的元凶

基本信息

王某，女，83 岁，因"心悸、水肿、乏力"就诊于北京某医院内科门诊。

病史简述

妇科肿瘤标志物联检示血 HCG 为 16.61 U/L，余正常。患者绝经多年，HCG 结果异常升高，向临床医生了解该患者病情，腹部及盆腔 B 超结果提示：均未见明显异常，胸部 CT 检查未见明显异常。当日 HCG 室内质控结果在控，对该患者血液样本进行复测，结果无误排除检验误差。对该患者重新抽血进行复测后结果一致，排除标本因素。

HCG 检测使用的是国产普门 ecl8000 电化学发光仪，将原标本在本室的罗氏 411 电化学发光仪检测系统再次进行复检，血 HCG 结果为 10.31 U/L，高于正常上限。

案例随访

联系临床医生是否考虑有其他疾病干扰 HCG 的检测结果，根据患者主诉自身症状，心悸、乏力、浮肿、面色苍白等，考虑不除外内分泌代谢性疾病，进一步抽血检测内分泌激素水平，结果显示 T_3 0.27 ng/mL，T_4 3.86 µg/dL，TSH > 50 µU/mL，FSH 67 mU/mL，LH 56 mU/mL，P 0.02 ng/mL，E_2 2.0 pg/mL，结合临床表现及甲状腺功能检查，该患者最终诊断为原发性甲状腺功能减退。

FSH、LH、TSH 水平增高会对 HCG 等项目的检测产生干扰，将原标本在本室的罗氏 411 电化学发光仪检测系统检测该患者血样本的 β–HCG 结果为 0.31 U/L，进一步证实该患者的 HCG 升高是高水平的垂体激素与 HCG 之间存在交叉反应所致。

案例分析与专家点评

HCG 是由滋养细胞分泌的一种糖蛋白，升高见于早期妊娠、葡萄胎、绒毛膜上皮细胞癌、畸胎瘤，以及异位 HCG 分泌肿瘤（如胃癌、胰腺癌、肺癌、结肠癌、肝癌、卵巢癌、消化系统癌症等）。正常妊娠和某些病理妊娠可出现类甲亢样表现及甲状腺生化指标异常，这些异常与 HCG 的分泌有关[1]。HCG 是由 α 和 β 两个亚基组成，其与 TSH 结构相似，分子结构具有同源性，提示可能存在功能上的同一性[2]，其 α 亚基与垂体分泌的黄体生成素（LH）和促卵泡刺激素（FSH）等也有相似性，其 β 亚基为 HCG 所特有。此病例 LH、FSH、TSH 水平明显升高，这些激素与 HCG 产生交叉反应，造成 HCG 检测结果异常升高，而 β–HCG 检测结果正常。

因此，对于来自垂体的一些糖蛋白激素如 FSH、TSH、LH 水平增高的人群检测 β–HCG 可以避免误诊误治，应引起临床医务工作者的重视。

参考文献

[1] 王清图, 陶华娟. HCG 分泌异常引起的甲亢 [J]. 现代妇产科进展, 2000, 9(1), 2.
[2] Glinoer D, De Nayer P, Bourdoux P, et al. Regulation of maternal thyroid during pregnancy[J]. J Clin Endocrinol Metab, 1990, 71: 276.

（段 超，宋春丽 北京中医药大学房山医院）

案例十一 健康体检者食用大王蛇后致 CA72-4 升高一例

基本信息

张某某，男，32岁，无任何身体不适，2016 年 4 月 1 日于南京某医院进行健康体检。

病史简述

查体包括血常规、尿常规、肿瘤标志物、肝肾功能、血糖、血脂等实验室项目检测，同时行体格检查和胸部影像学检查。

检测结果显示 CA72-4 异常升高，结果为 316.7 U/mL（参考区间 0~6.9 U/mL），其余肿瘤标志物结果均正常，其他实验室指标无异常。查体显示，体温、脉搏、呼吸、血压以及腹部触诊均无异常，胸部影像学结果无异常，无其他慢性疾病史，无身体异常。询问饮食，饮食规律，体检前一晚和朋友聚餐，食物和以往无异常，后回忆晚餐曾食用约 300 g 大王蛇肉。考虑患者无其他身体不适，仅 CA72-4 异常升高，因此未进行进一步检查，建议停止食用大王蛇肉，其余饮食基本如以前，定期复查 CA72-4。

案例随访

患者先后 4 次复测 CA72-4，2016 年 4 月 4 日结果为 51.4 U/mL；4 月 14 日结果为 8.2 U/mL；7 月 20 日 CA72-4 恢复到正常水平，结果为 2.5 U/mL。

案例分析与专家点评

CA72-4 是高分子量的类黏蛋白——肿瘤相关糖蛋白 72（TAG72），属于癌胚性抗原。在多种胃肠道腺癌患者的血清中可以检出。本实验室 CA72-4 采用罗氏电化学发光免疫分析测定，原理是利用 B72-3 和 CC49 两种单克隆抗体，按照双抗体夹心法原理进行测定。这两种抗体可与多种肿瘤包括乳腺癌、结肠癌、非小细胞肺癌、上皮性卵巢癌、子宫内膜癌、胰腺癌和胃癌，而不与正常成人组织发生反应；此外，血清 CA72-4 升高可见于各种良性疾病，如胰腺炎、肝硬化、肺部疾病、风湿性疾病、妇科病、良性卵巢疾病、良性乳腺疾病和良性胃肠道疾病，但升高幅度很小[1]。因此，CA72-4 对良恶性疾病具有特别高的诊断特异性。

值得关注的是，有研究表明服用以下一些食物或者药物可引起 CA72-4 假性升高：①服用保健品，如螺旋藻、金蝉花和灵芝孢子粉等[2]；②服用野生榛蘑、海参和适量酵母片[3]；③服用秋水仙碱（治疗风湿药物）[4]。其假性升高的原理是造成 CA72-4 测定的干扰，以致出现非病理性升高。目前，尚未见食用蛇类食物导致 CA72-4 异常升高的病例报道。

CA72-4 作为一种特别的分子，或由肿瘤细胞本身产生，或为机体对癌细胞免疫应答有关。以上一些食物和药物本身不含有 CA72-4 组分，推测患者可能是食用蛇类食物所致。

参考文献

[1] Johnston WW, Szpak CA, Thor A, et al. Phenotypic characterization of lung cancers in fine needle aspiration biopsies using monoclonal antibody B72.3[J]. Cancer Res, 1986, 46(12 Pt 1): 6462–70.

[2] 潘志文，张毅敏，王明丽，等 . 服用营养滋补品致 CA72-4 异常升高 5 例并文献分析[J]. 浙江医学，2016, 38(12): 1022–1023.

[3] 李志友，孙丽华 . 胃癌术后患者食用野生榛蘑致血清 CA72-4 非病理性升高一例 [J]. 中华检验医学杂志，2011, 34(2): 180–181.

[4] 袁丹聘 . 血清 CA72-4 一过性异常增高 1 例原因分析 [J]. 基层医学论坛，2016, 20(05): 721.

（谢而付，徐华国，潘世扬　南京医科大学第一附属医院）

案例十二　CA19-9 升高所致乌龙事件的启示：关注嗜异性抗体的干扰

基本信息

李某某，男，44 岁，正常体检者。发生于天津某医院。

病史简述

2018 年 7 月 3 日体检发现 CA19-9 显著升高（638.34 U/mL，参考区间 0~37 U/mL），AFP、CEA 等多种肿瘤标志物、肝肾功能、肝炎系列等指标均未见异常。7 月 21 日同平台检测 CA19-9 为 801.03 U/mL ↑。8 月 17 日外院检测 CA19-9 正常（6.96 U/mL，参考区间 0~27 U/mL）。9 月 4 日原单位复查 CA19-9 结果为 706.20 U/mL ↑。

出于担心李某某做了一系列血清学指标、胃肠镜、CT、MRI、PET-CT 等检查均未发现肿瘤，几经波折花费巨大、身心俱疲。患者随后向体检中心提出疑问，并要求给予明确的解释。

案例随访

体检中心联系检验科，检验科核查几次检测当日的室内质控及其他患者结果均未发现异常，也没有其他科室医生反馈 CA19-9 检测结果存在问题。9 月 5 日复检了 9 月 4 日李某某和随机几个患者标本，结果重复性很好，李某某 CA19-9 结果为 720.00 U/mL ↑，同时排除了仪器、试剂、样本、LIS 传输等问题。

经科室讨论，决定将该标本送检至其他两家不同检测平台的医院检测，结果均在参考区间内（表 13.12.1）。为明确李某某 CA19-9 真实水平，给患者一个解释，科室随后采取了三种措施：①将标本稀释 10 倍后再检测；②用 20%PEG 6000 1∶1 处理后再检测；③将样本送至厂商研发中心，用嗜异性抗体（HA）阻断管（HBT）处理后再检测（结果见表 13.12.2）。至此，我们证实李某某血清 CA19-9 的"升高"是由 HA 引起的假阳性。

表 13.12.1　同一样本 3 种检测平台结果比较（U/mL）

检测平台	结果	参考范围	提示	备注
A 检测平台	720.00	0~37	↑	我院平台
R 检测平台	7.05	0~27		外院平台
S 检测平台	15.87	0~30.9		外院平台

表 13.12.2　同一样本相同检测平台不同处理方法后检测结果比较（U/mL）

原始结果	处理方法	处理后检测结果	参考范围	提示
720.00	稀释 10 倍	120.78	0~37	↑
720.00	20% PEG 1∶1 处理	30.66	0~27	↑
720.00	HBT 处理	22.54	0~30.9	

注：处理后的结果已乘相应稀释倍数

案例分析与专家点评

CA19-9 是胰腺癌和结直肠癌标志物，胰腺癌患者 85%~95% 为阳性[1]。体检者异常升高势必会给本人带来巨大心理压力。HA 是由已知或未知的抗原物质刺激人体产生的一类免疫球蛋白。通常是由人类直接接触到动物、污染的食品、未经高温消毒的鲜奶和免疫疗法或者接种来源于动物血清或组织的疫苗产品后产生。患者血清/血浆中的内源性 HA 可结合免疫分析试剂的异源抗体，造成与实际分析物浓度无关的虚高检测值[2]，可能导致误诊，因此需要格外关注！

三点启示：① CA19-9 升高不一定是肿瘤，对于检测结果与临床明显不符者一定要关注 HA 的干扰。② 可用不同平台、样本稀释、PEG 沉淀、HBT 阻断的方法进行甄别。③ 对于结果异常的患者，检验人员应把工作前移，主动、细心查找原因，加强与临床科室的充分沟通与合作。

参考文献

[1] Lee T, Teng TZJ, Shelat VG. Carbohydrate antigen 19-9 tumor marker: Past, present, and future[J]. World J Gastrointest Surg, 2020, 12(12): 468-490.

[2] Martins TB, Pasi BM, Litwin CM, et al. Heterophile antibody interference in a multiplexed fluorescent microsphere immunoassay for quantitation of cytokines in human serum[J]. Clin Diagn Lab Immunol, 2004, 11(2): 325-329.

（张晓方，董作亮　天津医科大学总医院）

案例十三　疑肿瘤扑朔迷离，去干扰水落石出
——嗜异性抗体引起的 CA19-9 假性升高

基本信息

患者，女，42 岁，因检测 CA19-9 升高就诊于北京某医院。

病史简述

2015 年 5 月体检发现 CA19-9 35 U/mL（参考区间 < 27 U/mL），后逐年升高。2018 年 5 月外院 CA19-9 > 700 U/mL，复测 > 7000 U/mL，其余肿瘤标志物正常。6 月上腹部增强 MRI+ 经内镜逆行胰胆管造影术（ERCP）：胆总管轻度扩张（患者行 ERCP 后引发操作性胰腺炎）。胃镜、肠镜、胸部 CT 和下腹部增强 MRI 未见肿瘤。2018 年 6 月至 2019 年 12 月多次在我院复测 CA19-9 均升高（图 13.13），原因不明。

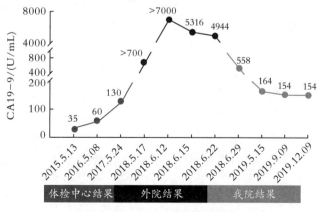

图 13.13　CA19-9 变化趋势图

案例随访

该患者主要表现为 CA19-9 进行性升高，完善检查后未发现胆管癌、胰腺癌及胃肠道肿瘤等各种肿瘤。胆总管轻度扩张不能解释 CA19-9 显著升高。我们对检验过程进行梳理，结合 CA19-9 波动较大的特点，考虑内源性抗体干扰的可能性大。进行验证如下：

其他检测系统检测：调查发现，我院和体检中心用罗氏 E602 平台检测 CA19-9，外院用西门子 Advia Centaur XP 平台。随后我们将患者血清分别送到迈瑞 CL6000i、安图 A2000plus、贝克曼 DXI800 三个平台检测，结果显示 CA19-9 在这三个平台上检测结果均在正常参考范围内，分别为 7.7 U/mL、6.8 U/mL 和 8.8 U/mL。

聚乙二醇（PEG）沉淀试验：该患者血清 PEG 沉淀后在 E602 和 Advia Centaur XP 平台 CA19-9 检测结果均降至正常水平，而对照血清和质控在 PEG 沉淀前后 CA19-9 结果没有明显变化（表 13.13）。

嗜异性抗体阻断剂（HBT-6）阻断试验：患者血清用 HBT-6 阻断后在 E602 和 Advia Centaur XP 平台 CA19-9 检测结果显著下降，而对照血清和质控在 HBT-6 阻断前后 CA19-9 结果没有变化（表 13.13）。

表 13.13　干扰分析——PEG 沉淀试验 & HBT-6 阻断试验

	PEG 沉淀前（U/mL）	PEG 沉淀后（U/mL）	HBT-6 阻断前（U/mL）	HBT-6 阻断后（U/mL）
患者 CA19-9（E602）	154.0	15.5	154.0	28.5
患者 CA19-9（Advia Centaur XP）	889.2	10.6	889.2	41.9
对照血清 CA19-9（E602）	119.7	136.5	86.6	82.8
CA19-9 质控 1（E602）	25.4	29.0	18.6	16.4
CA19-9 质控 2（E602）	107.3	108.1	89.1	89.2

案例分析与专家点评

多平台检测显示在其他 3 个检测系统 CA19-9 结果均正常，提示该患者血清中可能存在内源性抗体，能干扰 E602 和 Advia Centaur XP 平台对 CA19-9 的检测[1]。PEG 沉淀试验也证实了这一推测，并发现其对 Advia Centaur XP 平台的干扰更明显。三家医院的结果均升高，也让临床医生对 CA19-9 检验结果更加深信不疑。这也是该案例的难点之一。

内源性干扰抗体是临床免疫检测中一类重要的干扰物质，常见的内源性干扰抗体包括人抗动物抗体、嗜异性抗体和自身抗体[2]。该患者血清经过 HBT-6 处理后 CA19-9 检测结果显著降低，证实患者血清中存在嗜异性抗体。询问病史，患者工作中要做小鼠实验，因此考虑为接触小鼠导致机体产生了嗜异性抗体。临床与检验的沟通至关重要。回顾该案例，如果发现检验结果与临床不符应及时进行沟通，可以避免包括 ERCP 在内的高风险检查。

参考文献

[1] Bolstad N, Warren DJ, Nustad K. Heterophilic antibody interference in immunometric assays[J]. Best

Pract Res Clin Endocrinol Metab, 2013, 27(5): 647–661.

[2] Paragliola RM, Corsello A, Papi G, et al. Immunoassay Interference on Thyroid Function Tests During Treatment with Nivolumab[J]. Thyroid : official journal of the American Thyroid Association, 2020, 30(7): 1091–1094.

（赵　伟，段　磊，曹永彤　中日友好医院）

案例十四　嗜异性抗体干扰引起一孕妇 CA19–9、ProGRP 异常升高

基本信息

龚某某，女，22 岁，汉族，因怀孕产检就诊于重庆陆军军医大学第二附属医院，发现甲状腺激素、肿瘤标志物异常增高，考虑为中枢性甲状腺功能亢进及 TSH 瘤可能？肿瘤标志物异常待排？

病史简述

患者 2016 年因初孕就诊，前后 7 次血清学检查，提示甲状腺激素及肿瘤标志物异常，但患者一直无明确心悸、怕热、多汗、乏力、体重减轻等相应临床表现；MRI 平扫见垂体体积增大，高度约为 10 mm，中份略向上突，垂体内（Se51 m5）似见结节灶（大小约 7 mm），垂体柄无偏移，鞍底骨质未见异常改变，其他未见特殊；超声显示甲状腺体回声增粗不均质，甲状腺右侧叶混合回声结节，甲状腺双侧叶不均质回声结节，考虑腺病并囊性变；右侧颈部淋巴结稍大，左侧颈部淋巴结可见。腹部 CT 无异常。考虑到临床症状与检测指标存在明显不符合。与我科沟通后做了以下处理。

案例随访

检验科对照当日质控并将原标本进行复查，检测结果无疑，认为存在某种干扰导致检测结果的假性升高可能，需要进一步逐步排除干扰以确认检测结果，对该患者标本经过以下处理，证实了由于嗜异性抗体的干扰导致了检测结果假阳性的猜测。处理结果如下。

PEG 沉淀：将病例血清标本与对照标本血清用 25% 的 PEG 6000 沉淀血清中的大分子蛋白后检测 CA19–9、ProGRP 肿瘤标志物水平，计算 PEG 沉降回收率均小于 60 %，提示存在内源性干扰物质，检测结果见表 13.14.1。

表 13.14.1　PEG 沉淀试验检测结果

项目	CA19–9（U/mL）	ProGRP（pg/mL）
处理前	111.59	122.10
处理后	32.62	33.64
参考范围	0~37	< 70
回收率	58%	55%

嗜异性抗体阻断试验：本院检测系统为雅培 i2000，CA19-9、ProGRP 检测试剂所用标记抗体来源于小鼠，因此选择针对小鼠的嗜异性抗体阻断剂（HBR）进行试验。病例标本血清经 HBR 阻断剂处理前后 CA19-9、ProGRP 检测值相差较大，结果显示阻断有效，提示血清存在嗜异性抗体干扰，检测结果如表 13.14.2 所示。

表 13.14.2　嗜异性抗体阻断试验

项目	CA19-9（U/mL）	ProGRP（pg/mL)
处理前	111.59	122.10
处理后	33.88	25.38
参考范围	0~37	< 70

案例分析与专家点评

本案例血清标本用 25% 的 PEG 6000 沉淀处理后，CA19-9、ProGRP 测定值降低，计算 PEG 沉淀回收率，回收率 < 60%，提示检测结果存在内源性干扰物质。进一步采用正常血清对照，排除患者体内类风湿因子、IgG 和 IgA 等常见大分子蛋白质对 CA19-9、ProGRP 检测结果的干扰，确认存在内源性物质干扰。最后采用嗜异性抗体阻断剂方法确认嗜异性抗体对患者 CA19-9、ProGRP 肿瘤标志物指标检测结果的干扰，为临床医生提供了准确的参考数据。

本例患者肿瘤标志物升高与临床表现不符，研究者初步判断检测结果可能受到干扰。得知患者家中长期养犬，在怀孕后停止饲养，初步认为检测结果有可能受到宠物来源嗜异性抗体的干扰。

雅培公司的 ProGRP、CA19-9 检测试剂盒采用两步双抗体夹心法，捕获抗体识别抗原位点为 ProGRP 氨基酸残基 84~88 和 71~75，主要识别肽链的 C 末端，而检测抗体识别氨基酸残基 40~60。夹心法免疫检测至少使用两种对抗原不同表位的抗体，捕获抗原包被固相，标记抗体游离在溶体中。正常情况下，样本中的抗原连接两种抗体，标记抗体结合到固相的量与样本中的抗原浓度呈正比。嗜异性抗体在抗原不存在的情况下，也可以桥连两种抗体，使得结合到固相的标记抗体浓度升高，造成假阳性结果。

被检血清中存在的干扰物质如为抗体类物质我们称之为"嗜异性抗体（HAMA）"可以与试剂中免疫球蛋白（如鼠单抗）发生反应，干扰体外免疫检测，使检测结果出现异常。

在实际工作中如遇上述情况，当怀疑检验结果受干扰时，首先应结合专业知识和患者病史、临床表现等，确认是否存在干扰，排除年龄、性别、合并疾病（包括遗传）、药物治疗以及来自标本采集与保存等常见原因，进一步采用健康对照、PEG 沉淀处理等排除患者体内大分子蛋白质干扰。但 PEG 沉淀法不能确定是否为嗜异性抗体的干扰。本病例通过检测系统鼠单抗的阻断剂，明确了患者体内嗜异性抗体的干扰，值得借鉴。

（钱　丹　陆军军医大学第二附属医院）

案例十五　嗜异性抗体引起 ProGRP 假性升高一例

基本信息

患者，男，42 岁，在北京某查体中心进行健康体检。

病史简述

患者 2019 年 7 月查体时发现血 ProGRP 1368 pg/mL（参考范围 0~50 pg/mL），之后来北京某医院呼吸科就诊，1 周后检测血浆 ProGRP 1420.5 pg/mL（参考范围 0~50 pg/mL），血常规、尿常规、肝肾功能、血脂、血糖以及 RF 和其他肿瘤标志物结果均在参考范围内。低剂量胸部 CT 未见异常。两次不同实验室检测的 ProGRP 均很高，与患者病史、临床表现和诊断不符。

案例随访

两次 ProGRP 结果均来源于 ARCHITECT i2000SR 检测系统，患者是宠物店老板，经常接触宠物，怀疑该患者血液中存在嗜异性抗体等物质干扰了 ProGRP 检测结果。为此，进行了以下试验。

连续倍比稀释试验：用 ARCHITECT 平台配套的稀释液将患者标本和健康对照标本分别稀释 2 倍、4 倍、8 倍，分别检测 ProGRP，结果发现患者标本倍比稀释回收率较差，尤其在 4 倍、8 倍稀释后，提示 ProGRP 检测受到干扰，而对照标本倍比稀释回收率较好，结果见表 13.15。

表 13.15　倍比稀释试验检测结果

ProGRP（pg/mL）	原倍（回收率）	2倍稀释（回收率）	4倍稀释（回收率）	8倍稀释（回收率）
患者标本	1826.5	1900（104%）	2600（142%）	4000（219%）
对照标本	48	49（102%）	48（100%）	47.6（99%）

不同分析平台检测：将该患者标本同时送至罗氏 Cobas e601 检测系统，ProGRP 结果为 34.6 pg/mL，与 i2000 检测的结果差异很大。

PEG 沉淀试验：嗜异性抗体通常为大分子蛋白，用 20% 的 PEG 6000 沉淀该患者血浆中的大分子蛋白后检测其上清 ProGRP，结果显示 PEG 沉淀后该患者标本的 ProGRP 降至 40 pg/mL，而对照标本变化不大。

嗜异性抗体阻断试验：ARCHITECT i2000SR 的 ProGRP 检测试剂所用标记和捕获抗体均来源于小鼠，因此选择 Scantibodies 厂家针对小鼠的嗜异性抗体阻断剂 HBR20、HBR23、HBR24 对该患者标本进行阻断试验，结果显示只有 HBR20 和 HBR23 阻断有效，阻断后的患者标本 ProGRP 分别降至 37.6 pg/mL 和 35.7 pg/mL，对照标本没有变化。

案例分析与专家点评

美国临床生物化学学会（NACB）指南建议，若无肾功能受损，ProGRP 浓度 > 200 pg /mL 要高度怀疑肺癌，大于 300 pg/mL 尤其考虑 SCLC[1]。该案例肝肾功均正常，

ProGRP 水平很高，与病史和临床表现及诊断不符。由于患者经常接触宠物，体内存在嗜异性抗体的可能性大，通过连续倍比稀释、更换检测平台、PEG 沉淀以及嗜异性抗体阻断试验证实该患者标本 ProGRP 受到嗜异性抗体干扰出现假性升高。

案例中远高于参考范围的 ProGRP 结果来源于 ARCHITECT i2000SR，更换罗氏 Cobas e601 后结果在参考范围内。后者检测结果可溯源至 ARCHITECT 的 ProGRP 检测，这两个系统的 ProGRP 结果具有良好的相关性。Elecsys 胃泌素释放肽前体（ProGRP）多中心评估研究表明在 ProGRP 浓度高达 500 pg/mL（斜率 1.02，截距 –2.72 pg/mL）的测定范围内，ARCHITECT 和 Cobas® 检测在血浆中均显示出良好的相关性。同时证实在 Cobas® 检测中，ProGRP 浓度高达 500 pg/mL（斜率为 0.93，截距为 2.35 pg/mL）的测定范围内，血清和血浆之间表现出良好的相关性。再次证实嗜异性抗体导致两个检测系统存在偏差。嗜异性抗体干扰发生率很高，有研究测试涵盖 91 种分析物的 170 种不同检测方法对嗜异性抗体干扰的灵敏度，发现 19 种不同分析物的 21 种检测方法受到 Fc 反应性嗜异性抗体的干扰[2-4]。同一患者样本的干扰程度也会随时间而变化。嗜异性抗体的存在容易误诊而导致进行不必要的治疗。检测试剂中加入嗜异性抗体阻断剂，可以将干扰发生率从 2%~5% 降至 0.5%~2.5%。

本案例提示，当实验室结果与临床不符时，应该考虑到嗜异性抗体等物质的干扰，可通过合适的方法排除干扰，从而为临床提供可靠的检测数据。

参考文献

[1] 闫存玲，郭子健. 肺癌实验室诊断专家共识 [J]. 山东大学学报（医学版），2018, 56(10): 9–17, 30.

[2] Bolstad N, Warren DJ, Bjerner J, et al. Heterophilic antibody interference in commercial immunoassays; a screening study using paired native and pre-blocked sera [published correction appears in Clin Chem Lab Med, 2012, 50(2):409][J]. Clin Chem Lab Med, 2011, 49(12): 2001–2006.

[3] Korse CM, Holdenrieder S, Zhi XY, et al. Multicenter evaluation of a new progastrin-releasing peptide (ProGRP) immunoassay across Europe and China[J]. Clin Chim Acta, 2015, 438: 388–395.

[4] Preissner CM, Dodge LA, O'Kane DJ, et al. Prevalence of heterophilic antibody interference in eight automated tumor marker immunoassays[J]. Clin Chem, 2005, 51(1): 208–210.

（张　芳，齐志宏　中国医学科学院北京协和医院）

案例十六　嗜异性抗体引起肿瘤标志物异常升高

基本信息

张某某，女，49 岁，肺恶性肿瘤术后 3 余年，慢性胃炎 3 余年。发生于温州某医院。

病史简述

患者 2019 年 5 月于外院行肺肿瘤切除术。术后复查 CEA 在 1.1~1.6 ng/mL，影像学检查无异常发现。2021 年 9 月、10 月和 11 月查 CEA 分别为 63.4 ng/mL、61.7 ng/mL 和

60.3 ng/mL，首先考虑复发，SPECT-CT 未见明显转移迹象。随后规律随访，至 2022 年 1 月和 2 月 CEA 检测结果分别为 85.2 和 78.6 ng/mL，仍明显升高。患者述外院 CEA 检测结果均在正常范围，与我院结果差异较大，提出质询。

案例随访

因本院平台与外院平台 CEA 检测结果相差较大，且 CEA 与影像学结果不符。咨询患者的病史及用药史后均未发现异常，怀疑其血液中存在内源性物质干扰。2022 年 3 月重新采集患者的血样再次检测并进行梯度稀释，结果依然偏高（表 13.16.1）。为排除可能存在嗜异性抗体的干扰，继而加入嗜异性抗体阻断剂 HIER-E-001，复测后 CEA 结果为 2.55 ng/mL（图 13.16），故该案例 CEA 异常升高可能是由嗜异性抗体引起。

表 13.16.1　血样梯度稀释后 CEA 检测结果

稀释倍数	1	2	4	8	16	32
检测结果（ng/mL）	76.164	45.78	24.628	14.382	6.677	3.541
换算后结果（ng/mL）	76.164	91.56	98.512	115.056	106.832	113.312

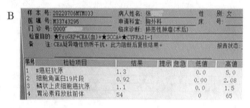

图 13.16　加入阻断剂后患者 CEA 水平。A 为 2022 年 3 月份的结果；B 为 2022 年 7 月 6 日复查结果

案例分析与专家点评

影响免疫检测结果的干扰因素众多，如嗜异性抗体、自身抗体和类风湿因子等[1]。常对血液进行梯度稀释或加入阻断剂来查找原因，该案例通过加入嗜异性抗体阻断剂解决了该案例中的疑问。

嗜异性抗体的产生主要与输血史、动物类血清疫苗接种史和接触宠物污染后的水有关[2]，可能是该患者自 2021 年 6 月后接触过相关物品，从而导致体内产生高浓度的嗜异性抗体。

嗜异性抗体能与多个物种的免疫球蛋白结合，从而影响检测结果[3, 4]。不同检测平台所使用的试剂抗原抗体结合位点及物理阻滞剂均有可能存在差异，如日常工作中遇到检验结果与临床严重不符，在考虑是否存在内源性干扰物质时，可尝试加入阻断剂并使用其他平台进行复测，是寻求原因的不错办法。

为消除因嗜异性抗体造成的假阳性，我们建立了针对性的防范机制，即在没有基础疾病或肿瘤的患者中，肿瘤标志物如果明显升高则使用阻断剂进行复测并在其他平台复检[2]。基于此，在两个月内我们先后发现郑某某和周某某两名患者同样因血液中存在嗜异性抗体而导致 CA19-9 升高，在其他平台复检 CA19-9 均在正常范围内（表 13.16.2），切实解决了疑惑。

表 13.16.2　嗜异性抗体引起 CA19-9 假性升高

	阻断前 CA19-9（U/mL）	阻断后 CA19-9（U/mL）	其他平台检测结果
郑某某	1085.7	9.7	9.5
周某某	221.3	5.4	5.1

参考文献

[1] Serei VD, Marshall I, Carayannopoulos MO. Heterophile antibody interference affecting multiple Roche immunoassays: A case study[J]. Clin Chim Acta, 2019, 497:125–129.

[2] Abe M, Matsuura T, Hyoki M, et al. Examination of the patient serum presenting a CEA false high value after cancer immuno-cell therapy[J]. Rinsho Byori, 2011, 59(8):763–9.

[3] 汪怀周, 贺铮雯, 鲁琼, 等. 异嗜性抗体干扰引起血清多项肿瘤标志物显著升高 1 例 [J]. 检验医学, 2019, 34(11): 1054–1056.

[4] 韦维. 异嗜性抗体在免疫测定中干扰的研究进展 [J]. 国际检验医学杂志, 2010, 31(10): 1123–1126.

（邵方桂，吴锐浩，王瑜敏　温州医科大学附属第一医院）

（徐笑红　中国科学院大学附属肿瘤医院）

案例十七　交叉反应惹的祸——不同检测系统 CEA 结果差异的原因分析

基本信息

易某某，男，63 岁，2021 年 9 月 1 日于安徽某医院进行常规体检。

病史简述

体检结果显示，血常规、肝肾功能均无异常；腹部 B 超、胸部 CT 均未见异常；肠镜检查提示，肠道 17 点钟和 20 点钟处各有 1 个小息肉；血清肿瘤标志物检测结果均无异常，其中 CEA 4.36 ng/mL（丙公司仪器）。

2021 年 9 月 8 日，患者在安医高新医院行结肠息肉切除术，术前检测血清 CEA 24.00 ng/mL（甲公司仪器），术后病理提示为结肠平滑肌腺瘤。10 月 22 日患者来我院复查血清 CEA，结果为 19.24 ng/mL（甲公司仪器），用丙公司仪器随即复查 CEA 结果为 4.40 ng/mL。

鉴于两个检测系统对同一样本 CEA 的检测结果相差较大，该病例引起了我们的关注。

案例随访

10 月 22 日由于甲公司和丙公司两厂家设备对同一份标本 CEA 检测结果相差较大，甲公司仪器检测结果偏高，且该患者肠道良性腺瘤切除已 1 个多月，故我们怀疑有干扰物质影响，于是对标本进行 2 倍稀释后再次于甲公司仪器检测，结果为 18.30 ng/mL（已乘稀释倍数）。电话询问患者本人，自述有过敏性鼻炎、哮喘病史，曾经于 2020 年 9 月在平安医院体检，当时血清 CEA 5.50 ng/mL（丁公司仪器）。随后我们将 10 月 22 日的血清标本用不同公司检测系统复查（所有仪器室内质控均无异常），各检测系统结果汇总见表 13.17.1。

表 13.17.1 不同公司仪器 CEA 检测结果（ng/mL）

检测系统	甲公司	乙公司	丙公司	丁公司
CEA	19.24	21.71	4.40	3.67

经与接诊该患者的医生沟通，本次 CEA 报告两个检测系统的结果，即"甲公司仪器结果 19.24 ng/mL，丙公司仪器结果 4.40 ng/mL，建议 1 个月后复查"。

2021 年 11 月 29 日，该患者再次来我院复查 CEA，我们分别用甲公司和丙公司两台仪器检测，结果见表 13.17.2。

表 13.17.2 甲和乙公司仪器 CEA 检测结果（ng/mL）

检测系统	甲公司	丙公司
CEA	18.02	2.77

电话告知患者两检测系统的结果存在差异，建议其定期复查。

案例分析与专家点评

本案例 10 月 22 日样本经 2 倍稀释后检测，结果与原倍相差无几，说明甲公司检测系统结果偏高不是受干扰物质影响。总结该患者 2020—2021 年在不同医院不同检测系统的 CEA 结果，见表 13.17.3。

表 13.17.3 患者于 2020—2021 年的 CEA 检测结果（ng/mL）

日期	甲公司	乙公司	丙公司	丁公司
2020/9				5.50
2021/09/01			4.36	
2021/09/08	24.00			
2021/10/22	19.24	21.71	4.40	3.67
2021/11/29	18.02		2.77	
2021/12/17	15.56		3.11	

由此可见，该患者血清 CEA 在甲公司和乙公司仪器的检测结果较为一致，而丙公司和丁公司的检测结果也较为一致。由于不同检测系统试剂中 CEA 抗体所针对的抗原表位不同，我们推测这可能是造成同一样本结果不同的主要原因。通过查阅文献，得知 CEA 基因家族可分为 3 个亚型，其中 CEA 亚型编码 CEA 蛋白、非特异性交叉反应抗原（non-specific cross-reacting antigen，NCA）、胆汁糖蛋白（biliary glycoprotein，BGP）等，而胎粪抗原 NCA-2 是与 CEA 抗原在结构上最具相似性的蛋白，因此二者含有较多共同

的抗原表位[1]。同时，甲公司 CEA 试剂盒以及乙公司 CEA 试剂盒说明书均已明确提出该试剂盒抗体能同时与 CEA 和 NCA-2 反应[2]，且与 NCA-2 的交叉反应能帮助早期发现结直肠癌转移和复发。在 2009 年日本的一项个案报道中[2]，1 例结肠癌患者血清 CEA 在甲公司和乙公司的检测结果一致，均高于丁公司检测系统，这与本案例患者的检测结果相似。日本案例中的患者血清蛋白经免疫印迹实验，显示出高浓度的 NCA-2 条带，而 CEA 条带并不明显，这表明甲公司和乙公司 CEA 抗体的交叉反应对 NCA-2 高表达而 CEA 低表达个体的肿瘤转移复发具有更灵敏的监测作用。据此，我们推测本案例患者可能是 NCA-2 高表达个体，即使未患有恶性肿瘤，但甲公司和乙公司抗体试剂对 NCA-2 的交叉反应导致了 CEA 检测结果的升高。对于本例患者存在异常增高的肿瘤标志物，除了建议该患者定期复查、动态监测，更需要我们充分结合不同厂家设备项目的检测原理、患者病史、病理生理状态、实验室质控等因素进行综合分析判断。

因此，不同检测系统 CEA 结果的差异与试剂抗体相关，有的个体在不同检测系统结果差异较小，可能是由于 NCA-2 这类能发生非特异性交叉反应的抗原表达水平较低；有些个体结果差异较大，可能是 CEA 基因家族其他相关抗原呈高表达。但是目前尚没有研究去采集大样本人群的 NCA-2 等抗原的表达信息，NCA-2 的表达与 CEA 表达水平的相关性亦不明确，故有待进一步的研究来提高我们对 CEA 交叉反应抗原的认识。

参考文献

[1] Hammarström S. The carcinoembryonic antigen (CEA) family: structures, suggested functions and expression in normal and malignant tissues[J]. Semin Cancer Biol, 1999, 9(2): 67–81.

[2] Hanada H, Muggi S, Takeoka K, et al. Early detection of colorectal cancer metastasis and relapse by recognizing non-specific crossreacting antigen 2 in commercial carcinoembryonic antigen assays[J]. Clin Chem, 2009, 55(9): 1747–1748.

（董文茜　中国科学技术大学附属第一医院）

案例十八　RF 对 CA19-9 检测假阳性的影响

基本信息

杨某某，女，68 岁，多关节肿痛 5 年余。发生于重庆某医院。

病史简述

2017 年 12 月，患者双手关节肿痛，累及近端指间关节、掌指关节及双腕，伴晨僵，诊断为类风湿关节炎继发重度骨质疏松，治疗效果不佳。

2019 年 4 月，类风湿关节炎继发重度骨质疏松。治疗后症状缓解，仍旧反复。

2021 年 11 月，类风湿因子（RF）1044.4 U/mL（参考范围 0~30 U/mL），类风湿因子分型 IgG 99.9 RU/mL（0~20 RU/mL），IgA 398.9 RU/mL（0~20 RU/mL），IgM 442.9 RU/mL（0~20 RU/mL），CA19-9 5286.22 U/mL。

案例随访

CA19-9 结果与前一次结果相差甚远且与临床症状不符，引起检验人员的注意。怀疑样本受到某种内源物质的干扰。

将样本用配套稀释液将原标本进行多个倍数稀释复查，检测结果显示不呈线性（表 13.18.1），怀疑有干扰物质存在。

表 13.18.1　不同倍数稀释后 CA19-9 检测结果

检验项目	原倍	1：10 稀释	1：200 稀释
CA19-9（U/mL）	＞ 700	5286.22	10023.52

不同的检测系统复查，提示西门子检测系统可能存在干扰（表 13.18.2）。

表 13.18.2　不同检测平台 CA19-9 检测结果

检验项目	西门子 Centaur XP	雅培 i2000SR	罗氏 e602
CA19-9（U/mL）	5286.22	＜ 2.0	3.0

使用 12.5% 聚乙二醇（PEG）沉淀样本中高浓度的 RF 及免疫球蛋白（表 13.18.3），CA19-9 结果为阴性，证明确实受到 RF 的干扰。

表 13.18.3　PEG 处理后 CA19-9 检测结果

样本	PEG 沉淀前	PEG 沉淀后	沉淀回收率 (%)
RF 阴性对照样本（U/mL）	1697.77	1290	75.98
本案样本 CA19-9（U/mL）	5286.22	2.4	0.05
本案样本 RF（IU/mL）	1044.40	1.0	9.57

案例分析与专家点评

目前化学发光免疫分析法是国内外临床实验室用于 CA19-9 定量测定最常见的方法。然而，非特异性反应是抗原抗体反应中普遍存在的问题，其中包括嗜异性抗体、自身抗体和 RF 等干扰。有文献报道 [1]，多数高浓度 RF 值不干扰 CA19-9 的检测，只有当 RF 的抗原决定簇与 IgG 分子上 Fc 段对应的空间结构有互补性时才有可能结合引起干扰，而 RF 有着自身特异性，对于某个个体干扰具有随机性，没有规律可循，也不能事先预测。

如果高度怀疑样本受到干扰物质的影响，一般可通过以下几个步骤来明确干扰。首先可通过将样本进行不同倍数稀释后检测，确定是否有干扰。由于不同厂家试剂的抗原或抗体反应位点不同，针对不同干扰物质的抗干扰能力不一样，也可通过不同厂家的仪器复查来确定干扰。RF 主要成分被认为是多克隆 IgM 型 RF，而与 PEG 聚乙二醇沉淀的主要是此类较大的复合物 [2]，而对其他小分子单体 RF 沉淀很少，因此使用 PEG 对样本中 RF 进行沉淀后再检测，是消除干扰的一种常用方法。

参考文献

[1] Todd DJ, Knowlton N, Amato M, et al. Erroneous augmentation of multiplex assay measurements in patients with rheumatoid arthritis due to heterophilic binding by serum rheumatoid factor[J]. Arthritis Rheum, 2011, 63(4): 894–903.

[2] Bartels EM, Falbe WI, Littrup AE, et al. Rheumatoid factor and its interference with cytokine measurements: problems and solutions[J]. Arthritis, 2011, 2011: 741071.

（湛晓琴，贾双荣，魏小童，张娟　重庆市中医院）

案例十九　多种肿瘤标志物假性升高——嗜异性抗体惹的祸

基本信息

谭某某，女，30岁，未婚，既往健康。发生于某医院。

病史简述

患者进行肿瘤标志物检测，使用科室罗氏 Cobas e602 电化学发光检测平台，结果显示 CA19-9、NSE、CEA 和 β-HCG 指标异常升高，尤以 β-HCG 明显。患者否认妊娠。

案例随访

发现异常结果后，立即使用罗氏 Cobas e801 电化学发光检测平台进行复测，结果与罗氏 Cobas e602 结果基本相符。患者为科研人员，在科研机构负责实验用小鼠的养殖。根据其工作性质，高度怀疑患者体内可能存在人抗鼠抗体（HAMA）干扰了免疫检测。于是我们在样本中加入 Assay Defender®- 总 HAMA 和干扰的阻断剂，使用罗氏 Cobas e602 电化学发光检测平台进行检测，结果 4 项指标均恢复正常。结果见表13.19.1~3。

表 13.19.1　第一次罗氏电化学发光 Cobas e602 分析仪检测结果

编号	检验项目	结果	单位	参考范围
1	CA19-9	79.33 ↑	U/mL	0~37
2	NSE	26.2 ↑	ng/mL	0~15.2
3	CEA	54.65 ↑	ng/mL	0~5
5	β-HCG	192.3 ↑	mIU/mL	0~5

表 13.19.2　罗氏电化学发光 Cobas e801 分析仪检测结果

编号	检验项目	结果	单位	参考范围
1	CA19-9	77.33 ↑	U/mL	0~37
2	NSE	25.8 ↑	ng/mL	0~15.2
3	CEA	53.99 ↑	ng/mL	0~5
4	β-HCG	189.2 ↑	mIU/mL	0~5

表 13.19.3 罗氏电化学发光 Cobas e602 分析仪检测结果

编号	检验项目	结果	单位	参考范围
1	CA19-9	17.23	U/mL	0~37
2	NSE	5.34	ng/mL	0~15.2
3	CEA	1.27	ng/mL	0~5
4	β-HCG	0.1	mU/mL	0~5

案例分析与专家点评

罗氏全自动免疫分析仪采用电化学发光法，如果体内存在异常蛋白抗体如嗜异性抗体（HAMA）、HAAA、RF、补体、白蛋白、溶菌酶、纤维蛋白、自身抗体等均可与试剂中免疫球蛋白（如鼠单抗）发生反应，干扰体外免疫检测，使检测结果出现异常[1]。

虽然罗氏检测试剂使用 IEP 阻断机制设计，试剂采用人鼠嵌合抗体，可以避免 HAMA 效应产生的干扰，具有一定抗 HAMA 抗体干扰的能力，但仍有可能出现干扰。

本案例中，对升高的 CEA、CA19-9、NSE 和 β-HCG 项目，首先采取科室现有同品牌不同型号电化学发光仪进行复测，结果相符。样本中加入总 HAMA 和干扰的阻断剂进行实验验证，结果恢复正常，说明结果异常是因为 HAMA 的干扰，可以排除患者本身肿瘤的存在，符合临床预期。

对于多项肿瘤标志物同时升高，与临床症状不符时，除用阻断剂法进行验证，还可以采用稀释法，即含有嗜异性抗体的标本稀释后结果常不成比例，不升反降，可以作为简单的初筛实验。检验实验室建立必要的检测流程对于异常检测结果验证意义重大，使患者避免不必要的医疗干预。

参考文献

[1] Khaldoun Ghazal, Severine Brabant, Dominique Prie, et al. Hormone Immunoassay Interference: A 2021 Update[J]. Ann Lab Med, 2022, 42(1): 3–23.

（梁　欢，苏亚娟，孙轶华　哈尔滨医科大学附属肿瘤医院）

附录

英文缩略词中英文注释表

英文全称	英文缩写	中文全称
Carbohydrate antigen 19-9	CA19-9	糖类抗原 19-9
Carbohydrate antigen 50	CA50	糖类抗原 50
Carbohydrate antigen 125	CA125	糖类抗原 125
Carbohydrate antigen 242	CA242	糖类抗原 242
Carbohydrate antigen 15-3	CA15-3	糖类抗原 15-3
Carbohydrate antigen 72-4	CA72-4	糖类抗原 72-4
Neuron specific enolase	NSE	神经元特异性烯醇化酶
Carcinoembryonic antigen	CEA	癌胚抗原
Epithelial membrane antigen	EMA	上皮细胞膜抗原
Prostate specific antigen	PSA	前列腺特异性抗原
Total prostate specific antigen	tPSA	总前列腺特异性抗原
Free prostate specific antigen	fPSA	游离前列腺特异性抗原
Prostate health index	PHI	前列腺健康指数
Tissue polypeptide specific antigen	TPS	特异性组织多肽抗原
Human chorionic gonadotropin	β-HCG	人绒毛膜促性腺激素
Prolactin	PRL	催乳素
Alpha-fetal protein	AFP	甲胎蛋白
Human epididymis protein 4	HE4	人附睾蛋白 4
Cytokeratin fragment 19	Cyfra21-1	细胞角蛋白 19 片段
Squamous cell carcinoma antigen	SCC	鳞状上皮癌细胞抗原
Anaplastic lymphoma kinase	ALK	间变性淋巴瘤激酶
Tumor protein 53	P53	肿瘤蛋白 53
Proliferation cell nuclear antigen	Ki-67	增殖细胞核抗原
Signal transducer and activator of transcription 6	STAT6	信号转导及转录激活蛋白 6

续表

英文全称	英文缩写	中文全称
Pepsinogen Ⅰ	PG Ⅰ	胃蛋白酶原Ⅰ
Pepsinogen Ⅱ	PG Ⅱ	胃蛋白酶原Ⅱ
Pro-gastrin in releasing peptide	ProGRP	胃泌素释放肽前体
Protein induced by vitamin K absence/antagonist–Ⅱ	PIVKA–Ⅱ	异常凝血酶原
Calcitonin	Ctn	降钙素
Thyroglobulin	Tg	甲状腺球蛋白
Thyroid stimulating hormone	TSH	促甲状腺激素
thyroglobulin antibody	TgAb	甲状腺球蛋白抗体
Ferritin	Fer	铁蛋白
Follicle-stimulating hormone	FSH	促卵泡激素
Luteinzing hormone	LH	黄体生成素
Progesterone	PROG	孕酮
Estogen	E_2	雌二醇
Testosterone	TEST	睾酮
Anti-Mullerian hormone	AMH	抗米勒管激素
Alkaline phosphatase	AKP	碱性磷酸酶
Lactate dehydrogenase	LDH	乳酸脱氢酶
Proliferation cell nuclear antigen	PCNA	细胞增殖核抗原
Chromogranin A	CgA	嗜铬粒蛋白 A
Synaptophysin	Syn	突触素
Parathyroid hormone	PTH	甲状旁腺激素
Human epidermal growth factor receptor 2	HER–2	人表皮生长因子受体 –2
Epidermal growth factor receptor	EGFR	表皮生长因子受体
Human anti-animal antibody	HAAA	人抗动物抗体
Epstein-barr virus	EBV	EB 病毒
Cytomegalovirus	CMV	巨细胞病毒
Herpes simplex virus	HSV	单纯疱疹病毒
Varicella-zoster virus	VZV	带状疱疹病毒
Pulmonary enteric adenocarcinoma	PEAC	肺肠型腺癌
Nasopharyngeal carcinoma	NPC	鼻咽癌
Multiple myeloma	MM	多发性骨髓瘤
Large cell neuroendocrine tumor of the lung	LCNEC	肺大细胞神经内分泌肿瘤
Non-small cell lung cancer	NSCLC	非小细胞肺癌

续表

英文全称	英文缩写	中文全称
Small cell lung cancer	SCLC	小细胞肺癌
Primary pulmonary mucinous adenocarcinoma	PPMA	原发性肺黏液腺癌
Meningeal carcinomatosis	MC	脑膜癌
Differentiated thyroid cancer	DTC	分化型甲状腺癌
Medullary thyroid cancer	MTC	甲状腺髓样癌
Urothelial carcinoma	UC	尿路上皮癌
Primary neuroendocrine carcinoma of the breast	PNECB	乳腺原发性神经内分泌癌
Hepatocellular carcinoma	HCC	肝细胞癌
Hepatoid adenocarcinoma	HAC	肝样腺癌
Primary hepatic carcinoma	PHC	原发性肝癌
Hepatoblastoma	HB	肝母细胞瘤
Acute liver failure	ALF	急性肝衰竭
Hepatoid adenocarcinoma of stomach	HAS	胃肝样腺癌
Pulmonary artery intimal sarcoma	PAIS	肺动脉内膜肉瘤
Pancreatic neuroendocrine tumor	PNET	胰腺神经内分泌肿瘤
Peritoneal mesothelioma	PMM	腹膜间皮瘤